口腔科实用技术与疾病诊疗

主编　韩建涛　王　戬　宋培培　孙喜玲
文　娜　王　河　刘　骏

黑龙江科学技术出版社
HEILONGJIANG SCIENCE AND TECHNOLOGY PRESS

图书在版编目(CIP)数据

口腔科实用技术与疾病诊疗 / 韩建涛等主编. -- 哈尔滨：黑龙江科学技术出版社，2024.4

ISBN 978-7-5719-2352-5

Ⅰ. ①口… Ⅱ. ①韩… Ⅲ. ①口腔疾病－诊疗 Ⅳ. ①R78

中国国家版本馆CIP数据核字（2024）第068496号

口腔科实用技术与疾病诊疗

KOUQIANGKE SHIYONG JISHU YU JIBING ZHENLIAO

主　　编　韩建涛　王　戬　宋培培　孙喜玲　文　娜　王　河　刘　骏
责任编辑　包金丹
封面设计　宗　宁
出　　版　黑龙江科学技术出版社
　　　　　地址：哈尔滨市南岗区公安街70-2号　邮编：150007
　　　　　电话：（0451）53642106　传真：（0451）53642143
　　　　　网址：www.lkcbs.cn
发　　行　全国新华书店
印　　刷　黑龙江龙江传媒有限责任公司
开　　本　787 mm×1092 mm　1/16
印　　张　22.75
字　　数　573千字
版　　次　2024年4月第1版
印　　次　2024年4月第1次印刷
书　　号　ISBN 978-7-5719-2352-5
定　　价　198.00元

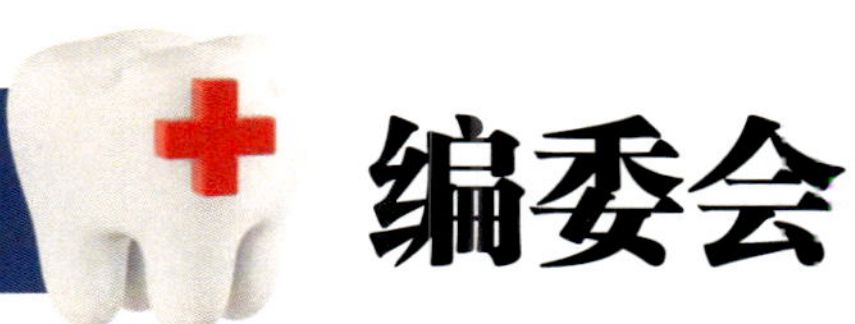

编委会

主　编

韩建涛　王　戬　宋培培　孙喜玲

文　娜　王　河　刘　骏

副主编

李海慧　牛　璐　卓　静　张　玉

耿　华　刘　星

编　委（按姓氏笔画排序）

王　昊（广东医科大学附属医院）

王　河（枣庄市口腔医院）

王　戬（曹县县立医院）

牛　璐（山西省晋城市城区牙医生口腔门诊部）

文　娜（鱼台县谷亭街道社区卫生服务中心）

刘　星（鱼台县人民医院）

刘　骏（淄博市周村区人民医院）

孙喜玲（冠县人民医院）

李海慧（聊城市人民医院）

宋培培（无棣县佘家镇中心卫生院）

张　玉（济宁市兖州区口腔医院）

卓　静（北京中医药大学东直门医院）

耿　华（潍坊市中医院）

韩建涛（枣庄市峄城区中医院）

前　言

口腔作为消化系统的入口，主要承担着咀嚼、吸吮、吞咽、言语、表情和摄食等功能，有时也参与呼吸。这些功能都是人们所必需的，其中咀嚼、吞咽等更是人类赖以生存并维持生命的重要功能。除此之外，口腔还是面部的重要组成部分，其美观性在个人整体形象中起着重要作用。口腔疾病如龋病、牙周疾病等会破坏牙齿硬组织和牙齿周围支持组织，除影响咀嚼功能、言语功能外，还会引起患者社会交往困难和心理障碍。口腔疾病的种类繁多、症状各异，患者个体状况及病情千变万化，口腔医疗领域发展日新月异，因此，口腔科医师需要不断提高诊疗水平，全面系统地学习并掌握口腔医学的新理论、新方法和新技能。为适应口腔医学的快速发展，满足口腔科临床医师的实际需求，编者参阅了大量资料文献，编写了这本《口腔科实用技术与疾病诊疗》。

本书详细介绍了牙体牙髓病、牙周疾病、口腔黏膜病、口腔颌面部感染、口腔颌面部神经疾病、口腔颌面部损伤等口腔常见疾病；针对各种疾病，重点讲解了其病因、临床表现、诊断、鉴别诊断、治疗措施。本书采用图文结合的形式，为一些较难理解的口腔疾病配图，再辅以简明扼要的文字解说，以更加直观的方式加深读者对口腔疾病的认识，起到了事半功倍的效果。本书对口腔科医务人员的工作和学习大有助益，可供各级医疗机构的口腔科医师及口腔专业学生参考使用。

本书编者均来自临床一线，工作繁忙，书稿编写经验有限，加之时间仓促，书中难免存在疏漏之处，敬请广大读者批评指正，以便再版时修订完善。

《口腔科实用技术与疾病诊疗》编委会

2023 年 10 月

目 录

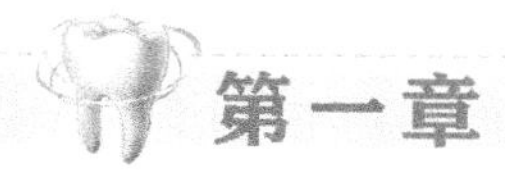

第一章 口腔解剖生理

第一节 牙体解剖生理

一、牙的概述

(一)牙的分类

人的一生有两副牙,第一副为乳牙,第二副为恒牙。乳牙共 20 个,恒牙共 32 个。根据牙的形态和功能不同,乳牙分为乳切牙、乳尖牙和乳磨牙 3 类。恒牙可分为切牙、尖牙、前磨牙和磨牙 4 类。切牙和尖牙位于口腔前庭前部、口角之前,故称为前牙;前磨牙和磨牙位于口角之后,故称为后牙。

(二)牙的功能

牙最重要的功能是咀嚼,其次可协助发音及言语,并在保持面部正常形态等方面起着一定的作用。

(三)临床牙位记录

临床上为了便于描述牙的部位及名称,每个牙均以一定的符号加以表示,目前最常用的牙位记录方法有两种。

1.部位记录法

该法为目前我国常用的记录法,以两条相互垂直的直线将牙弓分为 A、B、C、D 4 个象限,竖线代表中线,区分左右;横线表示𬌗面,横线以上为上颌牙,横线以下为下颌牙。乳牙用罗马数字Ⅰ～Ⅴ表示;恒牙用阿拉伯数字 1～8 表示。越近中线数字越小,如中切牙为 1;越远离中线数字越大,如第三磨牙为 8。

(1)乳牙临床牙位:采用罗马数字记录,如图 1-1 所示。

例如,$\underline{|Ⅳ}$表示左上颌第一乳磨牙,$\underline{Ⅳ|}$表示右上颌第一乳磨牙。

(2)恒牙临床牙位:采用阿拉伯数字记录,如图 1-2 所示。

例如,$\underline{|6}$表示左上颌第一磨牙,$\overline{43|}$表示右下颌尖牙及第一前磨牙。

2.国际牙科联合会系统

国际牙科联合会系统记录牙位时,第一位数表示象限和乳牙或恒牙,即以 1 表示恒牙右上区,2 表示恒牙左上区,3 表示恒牙左下区,4 表示恒牙右下区;5 表示乳牙右上区,6 表示乳牙左上区，7 表示乳牙左下区，8 表示乳牙右下区；第二位数表示各牙与中线相关的位置，越近中线牙数字越小。此种记录方法适用于计算机统计。

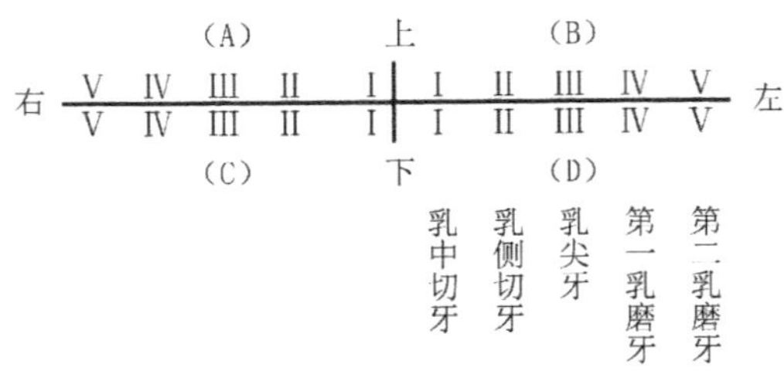

图 1-1　乳牙临床牙位记录

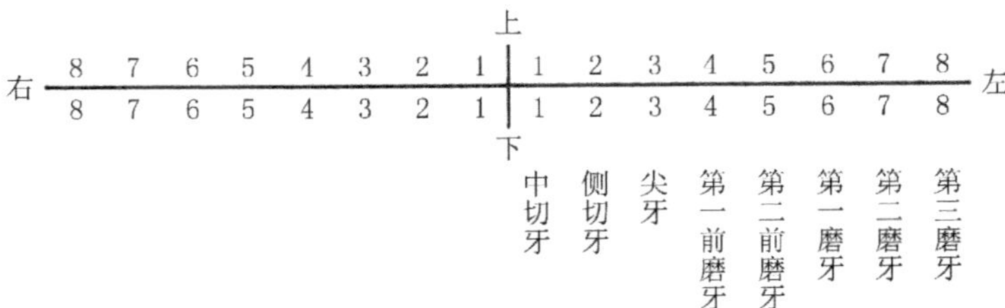

图 1-2　恒牙临床牙位记录

(1)恒牙编号：如图 1-3 所示。

18	17	16	15	14	13	12	11	21	22	23	24	25	26	27	28
48	47	46	45	44	43	42	41	31	32	33	34	35	36	37	38

图 1-3　恒牙编号

每个牙的符号均为两位数，其个位数代表牙序，十位数代表部位，如＃15 即右上颌第二前磨牙。

(2)乳牙编号：如图 1-4 所示。

55	54	53	52	51	61	62	63	64	65
85	84	83	82	81	71	72	73	74	75

图 1-4　乳牙编号

如＃71 代表左下颌乳中切牙。

(四)牙的萌出

牙的发育过程分为发育、钙化和萌出 3 个阶段。牙胚是由来自外胚叶的成釉器和来自中胚叶的乳突状结缔组织构成，形成牙滤泡，包埋于上下颌骨内。随着颌骨的生长发育，牙胚亦钙化发育，逐渐穿破牙囊，突破牙龈而显露于口腔。牙胚破龈而出的现象称出龈。从牙冠出龈至达到咬合接触的全过程叫萌出。牙萌出的时间是指出龈的时间。牙萌出具有下列生理特点：①牙萌出有明确的时间和顺序。②下颌牙萌出时间常较上颌同名牙为早。③牙萌出都是左右对称同时萌出，如一对下颌中切牙同时萌出等。④女性稍早于男性。

1.乳牙的萌出

胚胎两个月，乳牙胚即已发生，5～6 个月钙化。新生儿颌骨内已有 20 个乳牙胚。

乳牙于生后半岁左右开始萌出，约两岁半全部出齐。其萌出顺序约为乳中切牙→乳侧切牙→第一乳磨牙→乳尖牙→第二乳磨牙，通常下颌牙萌出早于上颌同名牙。乳牙正常萌出过程受多种因素的影响，诸如牙胚发育状况，牙根及牙槽骨的生长，口周肌肉的作用，以及全身内分泌因素的影响等，可使上述萌出顺序有所差异。但由于从乳牙萌出至替牙开始尚有一段较长的时间，因此乳牙萌出顺序异常，通常不会导致不良影响。

2.恒牙的萌出

胚胎4个月，第一恒磨牙胚即已发生，它是恒牙中最早发生的牙胚。胚胎5～6个月，恒切牙及尖牙的牙胚即发生。胚胎10个月，前磨牙的牙胚发生。新生儿第一恒磨牙胚已钙化。3～4个月切牙胚已钙化。16～18个月第一前磨牙胚钙化。20～24个月第二前磨牙胚钙化。在5岁以前，尖牙胚及第二磨牙胚均已钙化，第三磨牙胚发生。

儿童6岁左右，在第二乳磨牙的远中部位，萌出第一个恒牙即第一磨牙，不替换任何乳牙。6～7岁至12～13岁，乳牙逐渐为恒牙所替换，此段时期称为替牙秴期。12～13岁以后，称为恒牙秴期。

恒牙萌出较乳牙顺序略有不同：首先萌出者为第一恒磨牙，前磨牙更换乳磨牙的位置，磨牙则在乳磨牙的远中部位萌出。恒牙萌出亦有其顺序，上颌多为6—1—2—4—3—5—7或6—1—2—4—5—3—7；下颌多为6—1—2—3—4—5—7或6—1—2—4—3—5—7。第三磨牙萌出期很晚，在20岁左右，故又名智齿，也可终身不出，因此成人恒牙28～32个均属正常。

（五）牙的组成部分

1.外部观察

从外部观察，每个牙均可分牙冠、牙颈和牙根3个部分。

（1）牙冠：有解剖牙冠和临床牙冠之分。解剖牙冠为牙釉质覆盖的部分，牙冠与牙根以牙颈为界。临床牙冠为牙体露于口腔的部分，牙冠与牙根以龈缘为界。正常健康人的牙，特别是青年人的牙冠，临床牙冠常小于解剖牙冠；老年人或有牙周病的牙，因牙龈萎缩，临床牙冠常大于解剖牙冠。大部分文献所称牙冠指解剖牙冠而言。牙冠的外形随其功能而异。

（2）牙根：亦分为解剖牙根和临床牙根。解剖牙根为牙骨质覆盖的部分，牙根与牙冠以牙颈为界；临床牙根为牙体在口腔内不能见到的部分，牙根与牙冠以龈缘为界，其大小变化见上述牙冠部分。大部分文献所称牙根指解剖牙根而言。牙因功能不同，其牙根的数目常有不同。前牙用以切割和撕裂食物，功能简单，故为单根。前磨牙用以捣碎食物，功能较为复杂，故为1～2根。磨牙用以磨细食物，功能更为复杂，故多为2～3根。牙根尖部有根尖孔，有牙髓神经、血管和淋巴管通过。

（3）牙颈：牙冠与牙根交界处为牙颈。因其呈线形，故又称颈线或颈缘。

2.剖面观察

通过牙体的纵剖面可见牙体由3种硬组织（牙釉质、牙骨质、牙本质）及一种软组织（牙髓）组成。

（1）牙釉质：是构成牙冠表层的硬组织，也是牙体组织中高度钙化最坚硬的组织，呈白色半透明状。

（2）牙骨质：是构成牙根表面的硬组织，色泽较黄。

（3）牙本质：是构成牙体的主质，位于牙釉质与牙骨质的内层，不如牙釉质坚硬，在其内层有一容纳牙髓的腔，称为牙腔。

(4)牙髓:是充满在牙腔中的蜂窝组织,内含血管、神经和淋巴管。

(六)牙体一般应用名词及表面解剖标志

1.应用术语

(1)中线:将颅面部平分为左右两等份的一条假想垂直线,该直线位于面部正中矢状面上,中线通过左右两眼之间、鼻尖和左右两中切牙的接触区。中线将牙弓分成左右对称的两部分。

(2)牙体长轴:为经过牙冠与牙根中心的一条假想直线。

(3)接触区:相邻两牙邻面的接触部位,称接触区或邻接区。

(4)外形高点:为牙体各轴面上最突出的部分。

(5)线角与点角:牙冠上两面相交处成一线,所成的角称线角;如前牙的近中面与唇面的交角称为近唇线角。后牙的近中面与颊面的交角称近颊线角。三面相交处成一点所成的角称点角。磨牙的近中面、颊面与𬌗面相交处称为近颊𬌗点角,前牙的近中面、唇面与切嵴所成的角称近唇切点角。

(6)牙体三等分:为了便于描述,常将牙体的轴面,在一个方向分为三等份,其中一份称为1/3。如在垂直方向牙冠可分为切1/3、中1/3和颈1/3;牙根可分为颈1/3、中1/3和根尖1/3;在近远中方向牙冠可分为近中1/3、中1/3和远中1/3;在唇(颊)舌方向牙冠邻面则分为唇(颊)1/3、中1/3和舌1/3。

2.牙冠各面的名称

每个牙均有与牙体长轴大致平行的4个轴面,分别称为唇(颊)面、舌(腭)面、近中面和远中面;并有与牙体长轴基本垂直的𬌗面或切嵴。

(1)唇面或颊面:前牙牙冠靠近唇黏膜的一面称唇面,后牙牙冠靠近颊黏膜的一面称颊面。

(2)舌面或腭面:前牙或后牙牙冠靠近舌侧的一面均称舌面,上颌牙牙冠的舌面接近腭,故亦称腭面。

(3)近中面与远中面:凡牙冠面向中线的牙面称近中面,牙冠背向中线的称远中面,每个牙的牙冠均有一个近中面和一个远中面。近、远中面合称为邻面。

(4)𬌗面和切嵴:上下颌后牙相对而发生咀嚼作用的一面称为𬌗面。前牙无𬌗面,切端有切咬功能的嵴,称为切嵴。

3.牙冠表面解剖标志

(1)牙冠的突起部分。

牙尖:牙冠上近似锥体形、突出成尖的部分称牙尖。位于尖牙的切端,前磨牙和磨牙的𬌗面上。

切缘结节:初萌切牙切缘上圆形的隆突称切缘结节,随着牙的切磨逐渐消失。

舌面隆突:前牙舌面近颈缘部的半月形隆突起,称舌面隆突,为前牙的解剖特征之一。

嵴:牙冠上细长形的牙釉质隆起,均称为嵴。根据嵴的位置、形状和方向,可分为切嵴、轴嵴、边缘嵴、三角嵴、牙尖嵴、横嵴、斜嵴和颈嵴。①切嵴:为切牙切缘舌侧长条形的牙釉质隆起。②轴嵴:为轴面上从牙尖顶伸向牙颈的纵形隆起。位于尖牙唇面者,称为唇轴嵴;位于后牙颊面者,称为颊轴嵴;位于尖牙及后牙舌面者,称为舌轴嵴。③边缘嵴:为前牙舌面近远中边缘及后牙𬌗面边缘细长形的牙釉质隆起。④三角嵴:为𬌗面牙尖两斜面汇合成的细长形的牙釉质隆起。每条三角嵴均由近中和远中两斜面汇合而成。⑤牙尖嵴:从牙尖顶分别斜向近、远中的嵴,称为牙尖嵴。尖牙的近、远中牙尖嵴组成切嵴;后牙颊尖和舌尖的近、远中牙尖嵴,分别组成颊𬌗边缘嵴和舌𬌗边缘嵴。⑥横嵴：为𬌗面相对牙尖两三角嵴相连、横过𬌗面的细长形牙釉质隆起，为下颌第一前磨牙𬌗面的重要解剖特征。⑦斜嵴：𬌗面斜形相对的两牙尖三角嵴相连，称为斜嵴。为上颌第一磨牙重要的解剖标志。⑧颈嵴：牙冠唇、颊面沿颈缘部位、微显突起的细长形的牙釉质隆起，称为颈嵴。在唇面者称为唇颈嵴；在颊面者称为颊颈嵴。

(2)牙冠的凹陷部分。

沟：位于牙冠的轴面及𬌗面，介于牙尖和嵴之间，或窝的底部的细长凹陷部分，略似山间的溪流。①发育沟：为牙生长发育时，两生长叶相连所形成的明显而有规则的浅沟。②副沟：除发育沟以外的任何沟都称副沟，其形态不规则。③裂：钙化不全的沟称为裂，常为龋病的好发部位。

点隙：为3条或3条以上发育沟的汇合处所成的点状凹陷。该处牙釉质若钙化不全，则成为点隙裂。裂沟和点隙裂均是龋的好发部位。

窝：牙冠舌面及𬌗面上不规则的凹陷，称为窝。如前牙舌面的舌窝、后牙𬌗面的中央窝等。

(3)斜面：组成牙尖的各面，称为斜面。两斜面相交成嵴，四斜面相交则组成牙尖的顶，各斜面依其在牙尖的位置而命名，如尖牙牙尖的斜面有近唇斜面、远唇斜面、近舌斜面和远舌斜面。

(4)生长叶：牙发育的钙化中心称为生长叶，其交界处为发育沟，多数牙是由4个生长叶发育而成，部分牙是由5个生长叶发育而成。

二、牙体内外形态解剖及生理

(一)牙的外形

1.恒牙的外形

恒牙共有32个，上下颌各16个。因牙的形态和功能不同，依次分为切牙、尖牙、前磨牙和磨牙4种类型16种。

(1)切牙组：切牙位于口腔前部，包括上颌中切牙、上颌侧切牙、下颌中切牙及下颌侧切牙。切牙组的共同特点：①上颌切牙体积较下颌切牙大。②牙冠由唇面、舌面、近中面、远中面4个面和一个切嵴组成。③牙冠唇、舌面呈梯形，在唇面切1/3处有两条纵形发育沟。舌面中央有舌面窝，颈1/3处突出即称舌面隆突。④牙冠邻面呈三角形，接触区均位于近切角处。⑤牙根为单根，较直，根尖段略偏远中。

上颌中切牙：为切牙中体积最大、前牙中近远中径最宽、牙弓中位置最靠前的牙。①唇面：略呈梯形，切颈径大于近远中径。切1/3和中1/3较平坦，颈1/3较突出为唇颈嵴。切1/3可见两条发育沟，近中缘和切缘较直，远中缘及颈缘较突。切缘与近中缘相交而成的近中切角近似直角，与远中缘相交而成的远中切角略为圆钝，借以区分左右。新萌出者切缘可见3个切缘结节。牙冠唇面形态可分为卵圆形，尖圆形和方圆形，常与人的面型相协调。②舌面：较唇面为小，中央凹陷成窝称舌窝，周边围以突起的嵴，在牙颈部者称舌面隆突，靠近中缘者称近中边缘嵴，靠远中缘者称远中边缘嵴，在切端位于切缘舌侧者称为切嵴。③邻面：近中面似三角形，顶为切端，底为颈缘，呈“V”字形。接触区在切1/3靠近切角。远中面似近中面但稍短而圆突。接触区在切1/3距切角稍远。④切嵴：切端唇侧较平，舌侧圆突成嵴，称切嵴，与下颌牙的切嵴接触时，能发挥切割功能。侧面观察，切嵴在牙体长轴的唇侧。⑤牙根：为单根，粗壮较直，唇侧宽于舌侧，牙根向根尖逐渐缩小，根长较冠长稍长，亦有根长短于冠长者或偶见牙根弯向唇侧、舌侧和远中唇侧者。牙根颈部横切面为圆三角形。

上颌侧切牙：为切牙中唇面最突、舌窝最深、远中切角最为圆钝者。①唇面：较上颌中切牙者窄小、圆突，近中缘稍长，远中缘较短，与切缘弧形相连，因而切缘明显斜向远中。近中切角似锐角，远中切角呈圆弧形。②舌面：边缘嵴较中切牙者显著，舌窝窄而深，有时有沟越过舌面隆突的远中，延续到根颈部成为裂沟，为龋病的好发部位。③邻面：略呈三角形，近远中接触区均在切1/3，距切角稍远。④切嵴：向远中舌侧倾斜度较中切牙大，似与远中面连续。⑤牙根：单根，较中切牙者细而稍长，根长大于冠长，颈横切面为卵圆形。上颌侧切牙的变异形态较多，如呈锥形或先天缺失者。

下颌中切牙：下颌中切牙是全口牙中体积最小、形态最为对称、离体后较难区分左右者。下颌中切牙的形态特点如下所述。①牙冠：下颌中切牙牙冠宽度约为上颌中切牙者的2/3。②唇面：狭长且光滑平坦，切颈径明显大于近远中径，近中缘与远中缘约对称，近中切角与远中切角约相等，切缘平直，离体后较难区分左右。③舌面：近远中边缘嵴微突，舌面窝浅。④邻面：约呈三角形，近远中接触区均在切1/3靠近切角。⑤牙根：单根形扁，远中面的长形凹陷，较近中面者略深，可作为鉴别左右的参考。根中1/3横切面呈葫芦形。

下颌侧切牙：下颌侧切牙与下颌中切牙相似，但有下列特点。①下颌侧切牙的牙冠较下颌中切牙稍宽。②唇面：切缘略向远中倾斜，远中切角较近中切角圆钝。③邻面：约呈三角形，近中接触区在切1/3靠近切角，远中接触区在切1/3距切角稍远。④牙根：为单根，形扁圆，较下颌中切牙者稍长，根尖偏向远中。

上颌切牙与下颌切牙的区别：①上颌切牙的牙冠宽大，唇面发育沟明显；下颌切牙的牙冠窄小，唇面光滑，发育沟不明显。②上颌切牙的舌面边缘嵴明显，舌窝较深；下颌切牙的舌面无明显边缘嵴，舌窝较窄浅。③侧面观，上颌切牙的切嵴在牙体长轴的唇侧；下颌切牙的切嵴靠近牙体长轴。④上颌切牙牙根粗壮而直；下颌切牙牙根窄而扁，近远中面凹陷呈沟状。

(2)尖牙组：尖牙位于侧切牙的远中，包括上颌尖牙和下颌尖牙。尖牙的共同特点：①牙冠由唇面、舌面、近中面、远中面4个面和一个牙尖组成。②唇、舌面似圆五边形，唇轴嵴将唇面分成两个斜面，舌轴嵴将舌面分成两个舌面窝。③邻面呈三角形，较厚，唇颈嵴和舌面隆突显著。④牙尖均偏近中。⑤牙根粗壮，单根，根尖段偏远中。

上颌尖牙：为全口牙中牙体和牙根最长、牙尖最大的牙。①唇面：似圆五边形，其五边由近中缘、近中斜缘、远中斜缘、远中缘和颈缘组成。其中近中斜缘短，与近中缘相连形成近中切角；远中斜缘长，与远中缘相连形成远中切角。初萌出的尖牙，近、远中斜缘在牙尖顶处相交约呈90°。唇面中部有突起的唇轴嵴，由牙尖顶伸至颈1/3，将唇面分为近唇斜面和远唇斜面。唇轴嵴两侧各有一条发育沟。外形高点在中1/3与颈1/3交界处的唇轴嵴上。②舌面：较唇面稍小，远中边缘嵴较近中边缘嵴短而突。近中牙尖嵴短，远中牙尖嵴长。舌面隆突显著，由牙尖至舌面隆突有一纵嵴称舌轴嵴，将舌窝分成近中舌窝和远中舌窝。③邻面：似三角形，远中面比近中面更为突出且短小。近中接触区距近中牙尖嵴较近，远中接触区则距远中牙尖嵴稍远。④牙尖：牙尖由4个嵴和4个斜面组成。4个嵴为唇轴嵴、舌轴嵴、近中牙尖嵴、远中牙尖嵴，4个斜面即近唇斜面、远唇斜面、近舌斜面和远舌斜面。4个牙尖嵴汇合成牙尖顶，牙尖顶偏近中。⑤牙根：单根，形粗壮，唇舌径大于近远中径，根长约为冠长的两倍，根颈横切面为卵圆三角形。根尖弯向远中。

下颌尖牙：似上颌尖牙，但有下列特点。①下颌尖牙较上颌者窄而薄，牙冠窄而细长，近远中径较上颌尖牙者小，故牙体显得细长。②牙冠唇面为狭长五边形，切颈径明显大于近远中径。唇颈嵴、唇轴嵴及发育沟不如上颌尖牙者明显。唇面近中缘最长，约与牙体长轴接近平行，远中缘较短，切缘由近、远中斜缘组成。近中斜缘短，远中斜缘长，两者长度约为1∶2，近、远中斜缘的交角＞90°。唇面观察下颌尖牙牙冠与牙根两者的近中缘相续约呈直线。③舌面小于唇面，略凹，舌轴嵴不如上颌尖牙者明显，在切 1/3 处较突。外形高点在舌面隆突。④邻面观察下颌尖牙牙冠与牙根两者的唇缘相连约呈弧线。⑤牙尖不如上颌尖牙者显突，牙尖顶明显偏近中。⑥牙根为单根，扁圆细长，近、远中根面有浅的长形凹陷。根颈 1/3 处横切面呈扁圆形。根尖偏向远中。

上颌尖牙与下颌尖牙的区别：①上颌尖牙体积较大，牙冠宽大；下颌尖牙体积较小，牙冠窄长。②上颌尖牙唇颈嵴、唇轴嵴、舌轴嵴和舌面隆突较明显，舌窝较深；下颌尖牙唇颈嵴、唇轴嵴、舌轴嵴和舌面隆突不很明显，舌窝较浅。③上颌尖牙近中缘自颈缘至切缘向近中展开；下颌尖牙近中缘与牙根近中缘相连成直线。④上颌尖牙近中斜缘与远中斜缘相交近似直角；下颌尖牙者成钝角。⑤上颌尖牙牙尖顶偏近中；下颌者明显偏近中。⑥上颌尖牙冠、根的唇缘相连不成弧线；下颌尖牙冠、根的唇缘相连成弧线。⑦上颌尖牙牙根粗长，颈横切面成卵圆三角形；下颌尖牙牙根细长，颈横切面成扁圆形。

(3)前磨牙组：前磨牙又称双尖牙，位于尖牙与磨牙之间，包括上颌第一前磨牙、上颌第二前磨牙、下颌第一前磨牙与下颌第二前磨牙。

前磨牙的共同特点：①牙冠呈立方形，由颊面、舌面、近中面、远中面及𬌗面组成。②颊面显突，颊轴嵴明显；舌面圆弧，舌轴嵴不明显。邻面似四边形。③𬌗面有颊、舌、2 个牙尖或 3 个牙尖(下颌第二前磨牙有三尖型者)，颊尖长而尖锐，舌尖低而圆钝。两尖的三角嵴自牙尖顶至面中央，将𬌗面分成近中窝、远中窝，有发育沟、点隙分布。④牙根一般为单根，扁圆形，根尖段偏远中。

上颌第一前磨牙：上颌第一前磨牙为前磨牙中体积最大、颊尖偏向远中和有近中沟(由近中点隙越过近中边缘嵴至近中面者)。①颊面：与尖牙唇面相似但较短小，颊面中部有纵行的颊轴嵴，颊尖是前磨牙中唯一偏向远中者。外形高点在颈 1/3 的颊颈嵴上。②舌面：小于颊面，似卵圆形，光滑而圆突，舌尖偏向近中，较颊尖短小、圆钝。外形高点在中 1/3。③邻面：约呈四边形，近远中接触区均靠𬌗缘偏颊侧。近中面近颈部明显凹陷，有沟从𬌗面近中边缘嵴跨过至近中面的𬌗 1/3 处。④𬌗面：外形为轮廓显著的六边形，颊边宽于舌边。边缘嵴由近、远中边缘嵴和颊、舌尖的近远中牙尖嵴围成。𬌗面有颊舌两尖，颊尖长大锐利，舌尖较短小圆钝。从颊、舌尖顶分别有伸向𬌗面中央的三角嵴，分别称为颊尖三角嵴和舌尖三角嵴。𬌗面中央低下称为中央窝，窝的周边由近、远𬌗边缘嵴和颊、舌尖的近、远中牙尖嵴围成，窝底有近远中向的中央沟，其两端为近远中点隙。由近中点隙越过近中边缘嵴至近中面的沟，称近中沟，为上颌第一前磨牙的特有解剖标志。⑤牙根：形扁，多在牙根中部或根尖 1/3 处分为颊舌两根。颊根长于舌根，根的近远中面较平，自颈缘以下至根分叉处有沟状凹陷。远中面的沟较近中面者深。少数为单根，其近中面的沟长，约占根长的大部分。根尖偏向远中。

上颌第二前磨牙：似上颌第一前磨牙，但有下列特点。①上颌第二前磨牙的𬌗面较对称，轮廓不如上颌第一前磨牙者锐突，牙尖较圆钝。②上颌第二前磨牙的颊面颈部较上颌第一前磨牙者宽，𬌗缘两牙尖嵴交角所成的颊尖圆钝，偏向近中，发育沟不明显，颊轴嵴圆钝。③邻面仍呈四边形，近远中接触区仍在近𬌗缘偏颊侧。但近中面颈部少有凹陷，亦无沟越过近中边缘嵴至近中面。④𬌗面颊缘与舌缘宽度相近，𬌗面诸角较圆钝，颊舌尖的高度、大小相近，颊舌两尖均偏近中。中央窝浅而窄，无沟跨过近中边缘嵴至近中面。中央沟较短，近远中点隙相距亦较近。⑤上颌第二前磨牙多为扁形单根，牙根多不分叉。

下颌第一前磨牙：下颌第一前磨牙为前磨牙中体积最小、颊舌尖高度差别最大、𬌗面有横嵴者，其特点如下所述。①颊面：颊面向舌侧倾斜显著。颊尖高耸、长大尖锐，偏向近中。颊轴嵴在颈 1/3 处显突，颊颈嵴呈新月形，外形高点位于颈 1/3 处。②舌面：舌面较短小，仅及颊面的1/2。舌尖明显小于颊尖。③邻面：近远中接触区均靠𬌗缘偏颊侧。④𬌗面：呈卵圆形，最大特点是颊尖长大而舌尖很小，两尖均偏近中。颊尖三角嵴与舌尖三角嵴相连而成横嵴，为该牙的重要解剖标志。横嵴越过𬌗面，将𬌗面分成较小的三角形近中窝，与较大的长圆形远中窝。⑤牙根：单根，扁而细长，颊侧宽于舌侧。根尖略为弯向远中。近中面的根尖部常有分叉痕迹。

下颌第二前磨牙：牙冠。外形方圆，牙冠𬌗颈高度、颊舌厚度和近远中宽度相近，舌面与颊面大小约相等。颊面颈部较下颌第一前磨牙者稍宽，颊轴嵴较圆。舌面与颊面大小相近，若为两舌尖者，则舌面宽于颊面，两尖之间有舌沟通过，近中舌尖大于远中舌尖。邻面近远中接触区均靠𬌗缘偏颊侧。𬌗面呈圆形或卵圆形。𬌗面的发育沟有 3 种形态：呈“H”形者，约占 43%；呈“U”形者，约占 26%，上述两型为二尖型；呈“Y”形者，约占 31%，为三尖型。𬌗面中央有时可见一小牙尖，称中央尖或畸形中央尖，易磨损使牙腔暴露，引起牙髓炎或根尖周炎。中央尖可见于诸前磨牙，但以下颌第二前磨牙多见。牙根：单根，扁圆，近中面无分叉痕迹。

上颌前磨牙与下颌前磨牙的区别：①上颌前磨牙的牙冠较直，略偏牙体长轴的颊侧；下颌前磨牙的牙冠向舌侧倾斜。②上颌前磨牙的牙冠颊舌径大于近远中径，牙冠较狭长；下颌前磨牙的牙冠，颊舌径与近远中径相近，牙冠方圆。

(4)磨牙组：磨牙担负着咀嚼的主要任务，位于前磨牙的远中，包括上颌第一、二、三磨牙和下颌第一、二、三磨牙。上、下、左、右共 12 个，牙体由第一磨牙至第三磨牙依次渐小。磨牙的牙冠体积大，𬌗面亦大，有 4～5 个牙尖，牙根一般为 2～3 根。

上颌第一磨牙：上颌第一磨牙约 6 岁即出现于口腔，故又名六龄牙。①颊面：略呈梯形，近远中宽度大于𬌗颈高度，近中缘长而直，远中缘稍短而突，𬌗缘长于颈缘，𬌗缘由近、远中颊尖的 4 条牙尖嵴连续组成。近中颊尖略宽于远中颊尖，二尖间有颊沟通过，约与颊轴嵴平行，近中颊尖的颊轴嵴显著。外形高点在颈 1/3。②舌面：大小与颊面相近或稍小，𬌗缘由近、远中舌尖的 4 条牙尖嵴组成。近中舌尖宽于远中舌尖，二尖间有远中舌沟通过。舌轴嵴不明显，外形高点在中 1/3。少数近中舌尖的舌侧有第五牙尖，又称卡氏尖。第五牙尖的尖顶既不达𬌗面也无髓角，故称其为结节更恰当。③邻面：近、远中面约为四边形，颊舌面厚度大于𬌗颈高度，颈部平坦，外形高点在𬌗 1/3 处。近中接触区靠𬌗缘偏颊侧；远中接触区靠𬌗缘中 1/3 处。④𬌗面：呈斜方形，结构复杂。𬌗面的边缘嵴、牙尖、三角嵴与斜面、窝、点隙及沟描述如下。边缘嵴：𬌗面的四边为颊𬌗边缘嵴、舌𬌗边缘嵴、近𬌗边缘嵴和远𬌗边缘嵴围成。颊𬌗边缘嵴由近、远中颊尖的 4 个牙尖嵴构成，即近中颊尖的近、远中牙尖嵴及远中颊尖的近、远中牙尖嵴；舌𬌗边缘嵴由近、远中舌尖的4 个牙尖嵴构成，即近中舌尖的近、远中牙尖嵴和远中舌尖的近、远中牙尖嵴。近𬌗边缘嵴短而直，远𬌗边缘嵴稍长。近颊𬌗角及远舌𬌗角为锐角；远颊𬌗角及近舌𬌗角为钝角。牙尖：一般为 4 个，即近中颊尖、远中颊尖、近中舌尖和远中舌尖，颊侧牙尖较锐，舌侧牙尖较钝，近中舌尖是 4 个牙尖中最大者，是上颌第一磨牙的主要功能尖，远中舌尖则是其中最小者。三角嵴：每一牙尖均有一个三角嵴：近中颊尖三角嵴由其牙尖顶斜向舌侧远中至𬌗面中部；远中颊尖三角嵴由其牙尖顶斜向舌侧近中至𬌗面中部；近中舌尖三角嵴由其牙尖顶端斜向颊侧远中至𬌗面中部；远中舌尖三角嵴由其牙尖顶端斜向颊侧近中至𬌗面中部。由远中颊尖三角嵴与近中舌尖三角嵴相连成嵴，称为斜嵴，为上颌第一磨牙的解剖特征。斜面：每一牙尖均有 4 个斜面，颊尖的颊斜面无咬合接触，但颊尖的舌斜面、舌尖的颊斜面和舌斜面均有咬合接触。窝及点隙：𬌗面的中部凹陷成窝，由𬌗面斜嵴将𬌗面分为近中窝及远中窝。近中窝较大，位于斜嵴与近𬌗边缘嵴之间，约占𬌗面近中的2/3，又名中央窝，窝内有中央点隙；远中窝较小，位于斜嵴与远𬌗缘嵴之间，约占𬌗面远中的1/3。沟：颊沟自中央点隙伸向颊侧，在两颊尖之间经颊𬌗边缘嵴而至颊面；近中沟自中央点隙伸向近中，止于近𬌗边缘嵴之内。远中舌沟一端至远中边缘嵴内，另一端经两舌尖之间越过舌𬌗边缘嵴至舌面。⑤牙根：由3根组成，一舌根在舌侧，两颊根分别称为近中颊根和远中颊根。近中颊根位于牙冠近中颊侧颈部之上，根的近远中面皆平，颊面宽于舌面；远中颊根位于牙冠远中颊侧颈部之上，较近中颊根短小；舌根位于牙冠舌侧颈部之上，为3根中之最大者，其颊舌两面较宽且平，舌面有沟。两颊根之间相距较近，颊根与舌根之间分开较远，3根之间所占面积较大，故有利于牙的稳固。牙根未分叉的部分叫根干或称根柱。

上颌第二磨牙：似上颌第一磨牙，但有下列特点。①牙冠较上颌第一磨牙为窄。②牙冠颊面自近中向远中面舌侧的倾斜度大于第一磨牙。远中颊尖明显缩小。③近中舌尖占舌面的大部分，极少有第五牙尖。④𬌗面斜嵴不如第一磨牙明显，有远中沟越过，有的上颌第二磨牙𬌗面无斜嵴可见。⑤牙根数目与上颌第一磨牙相同，但根之间分叉度比较小，且向远中偏斜。少数牙根愈合成两根，即近中颊根或远中颊根与舌根愈合，或近、远中颊根愈合，使原有的3根愈合成两根；极少数为近、远中根和舌根相互愈合。

上颌第三磨牙：①该牙的形态变异最多，其规则形态与上颌第二磨牙相似，但牙冠较小，根较短，牙冠各轴面中1/3较圆突，外形高点在中1/3处。②远中舌尖很小甚或缺如，故颊面宽而舌面窄，𬌗面呈圆三角形。有时牙尖多而界限不明显，𬌗面副沟多。③牙根多合并成一锥形根。但根的数目和形态变异很大。④其变异形态有前磨牙型、多尖型及多根型。

下颌第一磨牙：下颌第一磨牙为恒牙中萌出最早、𬌗面尖、嵴、沟、窝、斜面最多的牙。①颊面：约呈梯形，近远中径大于𬌗颈径。𬌗缘长于颈缘，近中缘直，远中缘突。𬌗缘可见近中颊尖、远中颊尖和远中尖的半个牙尖，分别有颊沟和远颊沟分隔。近中颊尖与远中颊尖的颊轴嵴与颊沟平行，远中尖的颊轴嵴不显著。颊颈嵴与颈缘平行。外形高点在颈1/3。②舌面：亦呈梯形，较颊面小而光滑圆突。𬌗缘可见近、远中舌尖，舌沟从两舌尖间越过。无明显轴嵴，外形高点在中1/3。③邻面：约呈四边形，牙冠倾向舌侧，颊尖低于舌尖。近中接触区在近𬌗缘偏颊侧；远中接触区在靠近𬌗缘中1/3处。远中面小于近中面。由近中面颊缘与颈缘构成的颊颈角和由舌缘与𬌗缘构成的舌𬌗角均较锐。④𬌗面：略呈长方形，形态复杂。𬌗面的边缘嵴、牙尖、三角嵴与斜面、窝、点隙及沟描述如下。边缘嵴：𬌗缘由4条边缘嵴围成，颊𬌗边缘嵴长于舌𬌗边缘嵴，近𬌗边缘嵴较长且直，远𬌗边缘嵴较短且突。牙尖：可见5个牙尖。近、远中颊尖短而圆，近、远中舌尖长而尖，远中尖最小位于颊面与远中面交界处。三角嵴：𬌗面5条牙尖三角嵴朝向中央窝，其中以远中颊尖三角嵴最长，远中尖三角嵴最短。斜面：舌尖的舌斜面与对颌牙无咬合接触。颊尖和远中尖的颊斜面和舌斜面及舌尖的颊斜面与对颌牙均有咬合接触。窝及点隙：中央窝位于𬌗面二近中牙尖三角嵴的远侧及远𬌗边缘嵴近侧，窝内有中央点隙。在近𬌗边缘嵴的内侧有较小的三角形近中窝，窝内有近中点隙。沟：共计5条发育沟，其中颊沟由中央点隙伸向颊侧，经近中颊尖与远中颊尖之间至颊面；舌沟由中央点隙经两舌尖之间至舌面；近中沟由中央点隙伸向近中，止于近𬌗边缘嵴之内；远中沟由中央点隙伸向远中，止于远𬌗边缘嵴之内；远中颊尖与远中尖之间有一条远颊沟，从远中沟上分出，向远颊方向至颊面。⑤牙根：双根，扁而厚，根干短。近中根较远中根稍大，近中根的近、远中根面有较深的长形凹陷，根尖弯向远中；远中根的长形凹陷仅见于其近中根面，根尖亦弯向远中。有时远中根分为颊、舌两根，远中舌根短小弯曲。

下颌第二磨牙：牙冠。𬌗面可分为4尖型和5尖型。4尖型者无远中尖，又可分两种类型：

①𬌗面4条发育沟呈“十”形分布，即颊沟、舌沟、近中沟和远中沟，整个𬌗面似“田”字形，为4尖型的主要类型，约占50%。②另一类发育沟呈“X”形分布，此型约占5%。5尖型约占45%，与下颌第一磨牙相似，具有5个牙尖，但稍小，离体后两者不易区别。牙根：近远中根相距较近，皆偏远中，有时聚成一锥体形。极少数分叉为3根，即近中颊根、近中舌根和远中根。少数牙近、远中根颊侧融合，舌侧仍分开，牙根横断面呈“C”形，故称为“C”形根。

下颌第三磨牙：①为全口牙中形态、大小和位置变异较多者之一。②𬌗面5尖者似下颌第一磨牙，4尖者似下颌第二磨牙。③牙冠各轴面光滑，外形高点在牙冠中1/3处。𬌗面牙尖、嵴、窝不清晰，副沟多。④牙根常融合成锥形，也有分叉成多根者。

上颌磨牙与下颌磨牙的区别：①上颌磨牙的牙冠𬌗面呈斜方形，颊舌径大于近远中径；下颌磨牙的牙冠𬌗面呈长方形，近远中径大于颊舌径。②上颌磨牙的牙冠较直；下颌磨牙的牙冠倾向舌侧。③上颌磨牙的颊尖锐而舌尖钝；下颌磨牙的舌尖锐而颊尖钝。④上颌磨牙多为3根；下颌磨牙多为双根。

2.乳牙外形

乳牙共20个，上、下颌各10个，位于中线两侧，左右成对排列，由中线向远中依次分为乳切牙、乳尖牙和乳磨牙。乳牙与恒牙比较，无乳前磨牙。除下颌第一乳磨牙的形态较特殊外，其余乳牙的形态与恒牙相似。

乳牙具有下列特点：①乳牙体积小，牙冠短而宽，乳白色。②乳牙颈部缩窄，唇颈嵴、颊颈嵴明显突出。𬌗面缩窄，冠根分明。③宽冠窄根是乳前牙的特点，但上颌乳中切牙为宽冠宽根，根尖弯向唇侧。④上颌乳尖牙近中牙尖嵴长于远中牙尖嵴，是乳尖牙和恒尖牙中唯一牙尖偏向远中者。⑤下颌第二乳磨牙3个颊尖等大。

3.牙体形态的生理意义

牙体形态和生理功能是密切相关的，形态结构是功能活动的物质基础。现将牙体形态的生理意义分述如下。

(1)牙冠形态的生理意义。

切端及𬌗面形态的生理意义：切牙的切嵴具有切割食物的功能。尖牙的牙尖具有穿透和撕裂食物的作用。前磨牙和磨牙𬌗面有凸形结构，即牙尖、三角嵴、斜面和边缘嵴；并有凹形结构：窝及发育沟。咀嚼时，上下颌后牙𬌗面凸形结构与凸形结构接触可压碎食物；凸形结构与凹形结构接触可磨细食物。上下颌后牙𬌗面牙尖与窝接触，可保持上下颌牙𬌗关系稳定。𬌗面组成三角嵴的两斜面，咀嚼时既可磨细食物，又可在上下颌牙接触时，下颌牙沿上颌牙尖的斜面运动，以便进入牙尖交错位。边缘嵴的作用是将食物局限在𬌗面窝内，以便对颌牙尖进行捣碎和磨细。发育沟如舌沟或颊沟是磨细食物溢向固有口腔或口腔前庭的通道。

牙冠轴面突度的生理意义：①牙冠唇、颊、舌面突度的生理意义。前牙唇舌面及后牙颊面的突度均在颈1/3，后牙舌面的突度则在中1/3。咀嚼时，牙冠的正常突度，可使部分咀嚼过的食物擦过牙龈表面，起着按摩作用，促进血液循环，有利于牙龈的健康。若牙冠突度过小或平直，食物经过该处将给牙龈过大的压力；反之，若牙冠突度过大，食物经过该处则不能触及牙龈，均不利于龈组织的健康。牙冠颈1/3的突度，还可扩展龈缘，使其紧张有力。②牙冠邻面突度的生理意义。前牙及后牙邻面突度分别在切1/3和𬌗1/3处，相邻两牙借邻接点相接，邻接点因磨耗呈小面，称为接触区。前牙接触区呈椭圆形，切颈径大于唇舌径，近中面者靠近切角，远中面者距切角稍远。后牙接触区亦呈椭圆形，颊舌径大于𬌗颈径。第一、二前磨牙近远中面接触区及第一磨牙近中面接触区均在近𬌗缘偏颊侧。第一磨牙远中面接触区、第二磨牙近远中面接触区及第三磨牙近中接触区均在近𬌗缘中1/3处。在正常接触区的周围均有呈"V"字形的空隙，称为楔状隙或外展隙。在唇(颊)、舌侧者分别称为唇(颊)楔状隙或舌楔状隙；在切、𬌗方者，分别称为切楔状隙或𬌗楔状隙；在龈方者称为邻间隙，有龈乳头充满，可保护牙槽骨和牙冠邻面。

正常的牙邻接，不仅可防止食物嵌塞，免使龈乳头受压萎缩及牙槽突降低，而且可使牙及𬌗关系稳定、牙弓完整，有利于咀嚼，对颞下颌关节、咀嚼肌和牙周组织的健康均具有重要意义。

(2)牙根形态的生理意义：牙根在牙槽窝的稳固是保证牙冠行使其生理功能的前提，稳固的牙根又与其形态密切相关，如多根牙较单根牙稳固，长根牙较短根牙稳固，粗根牙较细根牙稳固，扁根牙较圆根牙稳固，根尖所占面积大于𬌗面者稳固等。如上颌第一磨牙，牙根多、根形扁、根尖所占面积大于𬌗面，因而是全口牙中最稳固的牙，又如上颌尖牙，牙根粗长，故较其他单根牙稳固。

(二)牙髓腔解剖

牙髓腔是位于牙体内部的一个与牙体外形相似，同时又显著缩小的空腔，简称牙腔。位于牙体中部，周壁除根尖孔(有的牙尚有副孔和/或侧孔)外，其余绝大部分均被坚硬的牙本质所包被，牙腔内充满牙髓。牙腔的形状与牙体外形基本相似，但体积却显著缩小。

1.牙腔各部名称

(1)髓室：牙腔朝向牙冠的一端扩大成室，称为髓室。牙腔位于牙冠及牙根颈部的部分，其形状与牙冠的外形相似。前牙髓室与根管无明显界限；后牙髓室呈立方形，分顶、底及四壁，是牙腔中较宽阔的部分。①髓室顶与髓室底：与𬌗面或切嵴相对应的髓室壁称髓室顶，与髓室顶相对应的髓室壁名髓室底，两者之间的距离称为髓室高度。②髓室壁：与牙体轴面相对应的牙腔牙本质壁分别称近中髓壁、远中髓壁、颊侧髓壁和舌侧髓壁。亦有将髓室顶和髓室底列入髓室壁者，则髓室共有六壁。③髓角：为髓室伸向牙尖突出成角形的部分，其形状、位置与牙尖的高度相似。髓角与𬌗面的距离因年龄而异。乳牙与刚萌出不久的恒牙髓室大，髓角至𬌗面的距离近；老年人由于牙腔增龄变化，牙腔内径变小，髓角变低，𬌗面至髓角的距离变大。④根管口：为髓室底上髓室与根管的移行处。

(2)根管系统：是牙腔除髓室以外的管道部分，包括根管、管间吻合、根管侧支、根尖分歧、根尖分叉及副根管，它们共同组成根管系统。

根管为位于牙根内的那部分牙腔。任何一个牙的牙冠及牙根颈部内仅有一个髓室，而每个牙根内却不一定只有一个根管。通常一个较圆的牙根内有一个与其外形相似的根管，但一个较扁的牙根内，则可能有1个根管、2个根管或混合形式，偶可见一个牙根内有3个根管者。

2.牙腔的增龄变化及病理变化

牙腔的形态随年龄的增长不断变化。乳牙的牙腔从相对比例看较恒牙者大，青少年恒牙的牙腔又比老年者大，表现为髓室大，髓角高、根管粗、根尖孔亦大。随年龄的增长，牙腔内壁有继发性牙本质沉积，使牙腔的体积逐渐减小，髓角变低，根管变细，根尖孔窄小，有的牙腔部分或全部钙化阻塞。髓室增龄变化的继发性牙本质沉积方式因牙位而不同，上颌前牙继发性牙本质主要沉积在髓室舌侧壁，其次为髓室顶。磨牙主要沉积在髓室底，其次为髓室顶和侧壁。因此，老年人恒牙髓室底常为凸起形，而年轻人多为扁平状。此外，牙腔病理性变化，如因外伤、酸腐、龋病或非功能性磨损等致牙本质暴露，在受伤处相对的牙腔壁上形成修复性牙本质，使牙腔缩小。

3.恒牙牙腔形态

(1)切牙的牙腔形态：与相应的牙体外形相似，髓室与根管无明显界限，其特点是根管多为单根管，根尖孔多位于根尖顶。

(2)尖牙的牙腔形态：与相应的牙体外形相似，髓室与根管无明显界限，其特点是根管多为单根管，根尖孔多位于根尖顶。

(3)上颌前磨牙的牙腔形态：上颌前磨牙的髓室类似立方形，颊舌径大于近远中径，髓室位于牙冠颈部及根柱内。髓室顶形凹，最凹处约与颈平齐。髓室顶上有颊舌两个髓角，牙根内有1～2个根管。

(4)下颌前磨牙的牙腔形态：下颌前磨牙髓室顶上有颊、舌两个髓角，髓室向下多与单根管相通。

(5)上颌磨牙的牙腔形态：上颌磨牙的牙腔似立方形，髓室顶上有4个髓角与相应的牙尖斜相对应，髓室底上可见3～4个根管口，与相应的根管相通。

(6)下颌磨牙的牙腔形态：与上颌磨牙一样，髓室较大呈大立方形，根管亦多而复杂，大多有5个髓角，一般有2～3个或更多的根管口。

4.乳牙牙腔形态

乳牙的牙腔形态虽与乳牙的外形相似，但按牙体比例而言，乳牙牙腔较恒牙者为大，表现为髓室大、髓壁薄、髓角高、根管粗、根管方向斜度较大，根尖孔亦大。

乳前牙牙腔与其牙冠外形相似，根管多为单根管，偶见下颌乳切牙根管分为唇、舌向两根管。乳磨牙髓室较大，通常均有3个根管：上颌乳磨牙有2个颊侧根管，一个舌侧根管；下颌乳磨牙有2个近中根管，1个远中根管。下颌第二乳磨牙有时可出现4个根管，其分布为近中2个根管，远中2个根管。

(韩建涛)

第二节　牙列、 与颌位解剖生理

一、牙列

上、下颌牙的牙根生长在牙槽窝内，其牙冠按照一定的顺序、方向和位置彼此邻接，排列成弓形，称为牙列或牙弓。上颌者称为上牙列(弓)，下颌者称为下牙列(弓)。

(一)牙列分型

1.按照构成牙的类别分型

按照构成牙的类别分型，牙列可以分为恒牙列、乳牙列和混合牙列。

2.按照牙列形态特征分型

从 面对牙列的形态进行观察分析，可见牙列的形态尽管有其一定的规律，但个体之间并不完全相同。根据6个前牙的排列情况，可将牙列分为3种基本类型。

(1)方圆型：上、下牙列中4个切牙的切缘连线略直，弓形牙列从尖牙的远中才开始弯曲向后。

(2)尖圆型：自上颌侧切牙即明显弯曲向后，弓形牙列的前牙段向前突出非常明显。

(3)椭圆型：介于方圆型与尖圆型之间，弓形牙列自上颌侧切牙的远中开始，向后逐渐弯曲，使得前牙段较圆突。

3.按照牙列中牙的排列情况分型

可大致分为正常牙列和异常牙列。

(二)牙列的生理意义

正常牙列的外形是连续、规则和整齐的,每个牙齿的牙槽窝也是规范的。牙与牙紧密邻接,互相支持,使全牙列成为一个整体,在咀嚼运动中保持稳固,㖿力分散,有利于咀嚼功能的发挥,并避免食物嵌塞对牙周组织的创伤。再者,弓形牙列紧贴唇颊,是颌面部丰满的强力支柱,如果牙列有缺损或全部失去,即使年龄尚小,也会显得面部凹陷而容颜衰老。再者,牙列紧贴唇颊,使口腔本部有足够的空间,有利于舌的活动,以行使其运转食物及吞咽和发音的功能。

(三)牙正常排列的倾斜规律

一般以牙冠的倾斜方向来表示牙长轴倾斜情况。

1.近远中向倾斜

正常情况下,上颌中切牙较正或稍向近中倾斜,上颌尖牙略向近中倾斜,上颌侧切牙是上前牙中向近中的倾斜程度最大者;下颌切牙和尖牙的近远中倾斜程度均比较小。上、下颌前磨牙及第一磨牙在近远中方向上的倾斜度相对较小,牙长轴较正,上、下颌第二、三磨牙向近中倾斜的程度依次增大。

2.唇(颊)舌向倾斜

一般来说,上下颌切牙均向唇侧倾斜,与颌骨前端牙槽突的倾斜方向一致,下颌切牙的倾斜度较上颌切牙小。上、下颌的尖牙、上颌前磨牙,以及上、下颌的第一磨牙相对较正,下颌前磨牙略向舌侧倾斜。上颌第二、三磨牙向颊侧倾斜,下颌第二、三磨牙向舌侧倾斜。

3.垂直向关系

为方便描述上、下颌牙在垂直方向上的排列情况,首先需要假设一个参考平面,然后描述各牙相对于该参考平面的垂直向位置关系,该平面即为㖿平面。其定义是从上颌中切牙的近中邻接点到双侧第一磨牙的近中颊尖顶所构成的假想平面,称修复学㖿平面,该㖿平面与鼻翼耳屏线平行,基本上平分颌间距离,并与上唇缘有一定的位置关系,因此在口腔修复的临床中,常以此平面作为制作全口义齿㖿堤和排列人工牙的依据。在文献报道中,也有人采用双侧第二磨牙的近中舌尖顶或远中颊尖顶作为定位点定义㖿平面。

在解剖学研究中,为了准确记录与上、下颌牙咬合有关的下颌运动,以及下颌骨或下牙列相对于上颌骨或上牙列的位置关系,常以下颌牙列为基准定义㖿平面,称其为解剖学㖿平面,是从下颌中切牙的近中邻接点到双侧下颌第二磨牙远中颊尖顶所构成的假想平面。

以上颌牙列为基准的㖿平面作为参考平面,各牙与该平面的位置关系:上颌中切牙、尖牙、前磨牙颊尖与该平面接触,依据不同的上颌㖿平面的定义,上颌第一磨牙的近颊尖、近舌尖或上颌第二磨牙颊尖,与该平面接触;侧切牙与该平面不接触,磨牙的牙尖距离该平面的距离,从前向后依次增大。

(四)牙列㖿面形态特征

1.纵㖿曲线

(1)下颌牙列的纵㖿曲线:连接下颌切牙的切缘、尖牙的牙尖、前磨牙的颊尖及磨牙的近、远中颊尖的连线。该连线从前向后是一条凹向上的曲线,又称为 Spee 曲线。该曲线的切牙段较平直,从尖牙向后经前磨牙至第一磨牙的远颊尖逐渐降低,然后第二、三磨牙的颊尖又逐渐升高。

(2)上颌牙列的纵㖿曲线:为连接上颌切牙的切缘、尖牙的牙尖、前磨牙的颊尖及磨牙的近、远中颊尖的连线。该连线从前向后是一条凸向下的曲线。由切牙至第一磨牙近颊尖段较平直，从第一磨牙的近颊尖至最后磨牙的远颊尖段则逐渐向上弯曲，此段曲线亦称为补偿曲线。

2.横𬌗曲线

横𬌗曲线又称 Wilson 曲线。上颌磨牙牙冠偏向颊侧，下颌磨牙牙冠偏向舌侧，故上下颌磨牙的颊尖与舌尖的高度不一致。若将上颌左右两侧同名磨牙的颊尖和舌尖彼此相连，形成一条凸向下的曲线，称为上颌牙列的横𬌗曲线。同样将下颌左右两侧同名磨牙的颊尖和舌尖彼此相连，形成一条凹面向上的曲线，称为下颌牙列的横𬌗曲线。

上、下颌牙列的𬌗曲线，无论是横𬌗曲线还是纵𬌗曲线，均彼此相似或吻合，使得上、下颌牙在咀嚼运动过程中，能够保持密切的接触关系，并与下颌运动的方式相协调。同时，𬌗曲线与牙槽突的曲线形态也是基本一致的，这对于咀嚼力的分散与传导，保护牙周组织健康，都是十分重要的。

(五)牙列与面部标志

1.鼻翼耳屏线

鼻翼耳屏线是指从一侧鼻翼中点到同侧耳屏中点的假想连线，该线与𬌗平面平行，与眶耳平面的交角约 15°。牙列缺失后，常参考该线来确定𬌗平面，以恢复牙列及咬合关系。

2.眶耳平面

眶耳平面是连接双侧眶下缘最低点和外耳道上缘的一个假想平面，当人端坐，头保持直立位置时，该平面与地平面平行。此平面常被作为描述上下牙列、下颌骨及咬合关系相对于上颌乃至颅面其他结构的位置情况和运动关系的基本参考平面，在放射投照检查中具有重要的定位参考意义，是临床最常用的参考平面之一。

3.Balk Will 角

从髁突中心至下颌中切牙近中邻接点连线，与𬌗平面所构成的交角，称为 Balk Will 角，正常平均约为 26°。

4.Bonwill 三角

根据 Bonwill 的研究，下颌骨双侧髁突中心与下颌中切牙近中切角接触点相连，恰构成一个等边三角形，其边长为 10.16 cm，称为 Bonwill 三角。后有研究证实，这一三角形很少是等边形的，而等腰形者较多，等腰表明面部两侧对称。

5.Monson 球面

在 Bonwill 三角学说的基础之上，Monson 又提出，如以眉间点为中心，以 10.16 cm 为半径做一球面，下颌牙列的𬌗面与此球面相吻合，而且上颌牙列的补偿曲线也是这球面上的一部分。

二、𬌗

𬌗即上颌牙与下颌牙发生接触的现象，包括运动的和静止的。随着下颌位置的变换，上、下颌牙接触的关系也有不同。其中，较为恒定和接触较多的𬌗有 3 种，即牙尖交错𬌗(正中𬌗)、前伸𬌗与侧𬌗。随着下颌位置的变换，上、下颌牙的接触关系也在改变。

(一)牙尖交错𬌗

牙尖交错𬌗是指上、下颌牙牙尖交错，达到最广泛、最紧密接触时的一种咬合关系。在过去很长一段时期内，该𬌗关系一直被称为正中𬌗，从字面上，它隐含了这样的内容：在上、下颌牙达到该咬合状态时，下颌的位置相对于颅骨而言，是位于正中的，无左右、上下、前后的偏移。实际上，下颌相对于颅骨是否位于正中，并非这种咬合关系存在的前提，在达到上、下颌牙最广泛、最紧密接触的咬合关系时，下颌可以不在正中。

1.牙尖交错𬌗的咬合接触特征

(1)近远中向关系：牙尖交错𬌗时，上下牙列中线对正，一般正对着上唇系带。除下颌中切牙和上颌最后一个磨牙外，其他牙均为一牙对应于对颌两牙，上下颌牙前后交错。正常时上颌尖牙的牙尖顶对应着下颌尖牙的远唇斜面及唇侧远中缘，下颌尖牙的牙尖顶，对应着上颌尖牙的近舌斜面及舌侧近中缘；上颌第一磨牙的近颊尖对着下颌第一磨牙的颊面沟，下颌第一磨牙的近颊尖对着上颌第一磨牙与第二前磨牙之间的𬌗(侧)楔状隙。

上下牙的这种对位关系的意义在于：一方面可使上下牙具有最广泛的接触面积，从而有利于咀嚼食物，提高咀嚼效率；另一方面，牙尖相互交错的咬合接触，既可分散𬌗力，避免个别牙负担过重，又不至于因对颌牙缺失而完全丧失咀嚼功能，并在短期内不会发生移位现象。

(2)唇(颊)舌向关系。①覆𬌗：是指牙尖交错𬌗时，上颌牙盖过下颌牙唇(颊)面的垂直距离。覆𬌗可根据下前牙咬在上前牙舌面的部位分为3度：在前牙区，上前牙盖过的部分不超过下前牙唇面的切1/3者为浅覆𬌗，为正常覆𬌗；咬在中1/3以内者为中(度)覆𬌗；咬在颈1/3者为深覆𬌗，有人习惯将咬在牙龈上称为重度深覆𬌗。②覆盖：是指牙尖交错𬌗时，上颌牙盖过下颌牙的水平距离。在前牙区，上颌切牙切缘到下颌切牙切缘的水平距离在2～4 mm以内为正常覆盖，超过者为深覆盖。深覆盖根据下切牙咬在上切牙舌侧的具体部位分为3种类型：下切牙咬在上切牙的切1/3之内，为浅覆盖；1/3～2/3之内为中(度)覆盖；2/3以上为深覆盖。

覆𬌗与覆盖关系存在的意义：一方面扩大了咀嚼面积，提高了咀嚼效能；另一方面使唇、颊及舌侧的软组织得到保护而不至于被咬伤。

切道及切道斜度：切道是指在咀嚼运动过程中，下颌前伸到上下颌切牙切缘相对后返回到牙尖交错𬌗的过程中，下颌切牙所运行的轨道。切道斜度的大小受覆𬌗与覆盖的影响，即覆盖越大切道斜度反而越小，覆𬌗越深则切道斜度越大。故切道斜度与覆盖呈负相关，与覆𬌗呈正相关。

前牙覆𬌗、覆盖关系分类：根据前牙的覆𬌗覆盖关系，可以将牙尖交错𬌗分为：①正常覆𬌗、覆盖。②深覆𬌗。③深覆盖。④对刃𬌗：指牙尖交错𬌗时，上下牙切缘接触，覆𬌗、覆盖均为零的前牙咬合关系。该种𬌗型对切割功能及面形均有一定程度的影响。⑤反𬌗：牙尖交错𬌗时，下前牙咬在上前牙之前，覆盖为负值。该𬌗型对切割功能、面型、唇齿音的发音等有较大的影响。⑥开𬌗：牙尖交错𬌗时，上下牙列部分前牙甚至前磨牙均不接触，上下牙切缘之间在垂直方向有空隙。

后牙覆𬌗、覆盖关系分类：①正常覆𬌗、覆盖。上牙列包盖在下牙列颊侧，同时下牙列包盖在上牙列舌侧，上、下颌牙尖交错嵌合，密切接触。②后牙反𬌗：表现为下后牙的颊尖咬在上后牙颊尖的颊侧。③锁𬌗：表现为上后牙的舌尖咬在下后牙颊尖的颊侧。④反锁𬌗：表现为下后牙的舌尖咬在上后牙颊尖的颊侧。

2.垂直向关系

牙尖交错𬌗正常时，下颌前牙切端的唇侧与上颌前牙舌面接触，上颌前磨牙的舌尖与下颌同名前磨牙的远中边缘嵴区域接触，下颌前磨牙的颊尖与上颌同名前磨牙的近中边缘嵴区域接触，上颌磨牙的舌尖和下颌同名磨牙的窝或边缘嵴区域相接触，下颌磨牙的颊尖与上颌同名磨牙的窝或边缘嵴区域相接触，特别需要指出的是，正常𬌗，上颌磨牙的近舌尖与下颌同名磨牙的中央窝相接触，下颌磨牙的远颊尖与上颌同名磨牙的中央窝相接触。

牙尖交错𬌗时，上、下颌牙的𬌗面关系可以有尖与窝之间、尖与沟之间、尖与隙之间及牙尖斜面与牙尖斜面等突面结构之间的多种并存的咬合接触形式，关于各种咬合接触的特点及其生理病理意义的研究，已发展成为一门新兴的学科——𬌗学，进行全面系统的阐述。

3.牙尖交错𬌗的正常标志

根据以上牙尖交错𬌗基本形态特征的描述，临床上判定牙尖交错𬌗是否正常，常参考以下标志。

(1)上、下牙列中线对正(当不存在牙列拥挤时)，正对着上颌唇系带。

(2)除上颌最后一个磨牙及下颌中切牙外，每个牙都与对颌的两牙相对应接触。

(3)尖牙关系正常，即上颌尖牙的牙尖顶对应着下颌尖牙的远唇斜面及唇侧远中缘，下颌尖牙的牙尖顶，对应着上颌尖牙的近舌斜面及舌侧近中缘。

(4)第一磨牙关系为中性关系，即上颌第一磨牙的近颊尖正对着下颌第一磨牙的颊面沟，下颌磨牙的近颊尖对着上颌第一磨牙与第二前磨牙之间的𬌗(侧)楔状隙。

(5)前、后牙的覆𬌗覆盖关系正常。

(二)前伸𬌗与侧𬌗

1.前伸𬌗

指下颌前伸至上下切牙切刃相接触的咬合状态。

2.侧𬌗

下颌向左侧或右侧做咬合运动，所向侧为工作侧。

(三)𬌗型

在自然牙列中，根据上、下颌牙的接触情况，可分为单侧平衡𬌗和双侧平衡𬌗两种𬌗型。

1.单侧平衡𬌗

单侧平衡𬌗可分为尖牙保护𬌗和组牙功能𬌗。

(1)尖牙保护𬌗：是以尖牙做支撑，对其他牙起到保护作用。在自然牙列，下颌行使侧方咀嚼运动过程中，由下颌尖牙的唇面沿着上颌尖牙的舌面运动，并对下颌的运动起制导作用，此时全部后牙脱离𬌗接触，当下颌回到牙尖交错位时，全部后牙才发生一致性的𬌗接触，食物才被压碎及磨细。尖牙行使侧方咬合之初为非轴向的𬌗力，而后牙承受的是接近轴向的𬌗力。

尖牙具有单独承受非轴向的𬌗力而不使牙周组织遭受损伤的能力，是因为尖牙具有自身的优势：①尖牙位于牙列转弯处，在咀嚼运动中属于第三类杠杆，重臂长，故在尖牙处𬌗力已明显减弱。②尖牙有粗壮而长大的牙根，因此支持𬌗力的牙周膜面积大。③尖牙有比任何牙都占优势的冠根比例。④尖牙的牙周膜有丰富的感受器，对刺激感受敏感，能不断地及时做出调整反应。

(2)组牙功能𬌗：是指在行使咀嚼运动过程中，工作侧上下牙成组的接触。这些牙共同承担在咀嚼运动过程中产生的非轴向𬌗力。特点是在侧方咬合时，工作侧上下后牙均保持接触，而非工作侧上下后牙不接触；在前伸切咬时，上下颌前牙切缘相对而产生咬合接触，后牙则不接触。

组牙功能𬌗型者，咀嚼面积大，虽然承受非轴向的𬌗力，但是以组牙的形式行使功能，可使𬌗力分散，减轻个别牙的负担，从而对牙及牙周组织的健康起保护作用。

2.双侧平衡𬌗

根据𬌗位的不同，可分为正中𬌗平衡、前伸𬌗平衡与侧方𬌗平衡。

(1)正中𬌗平衡：是指在牙尖交错位时，上、下颌后牙间存在着广泛而均匀的点、线、面的接触，前牙间轻轻接触或不接触。

(2)前伸𬌗平衡：是指在牙尖交错位时，下颌前伸至前牙切缘相对，后牙保持𬌗接触关系为三点、多点或完善的接触𬌗平衡。

(3)侧方𬌗平衡：是指下颌做侧方咀嚼运动时，工作侧和非工作侧均有𬌗接触，在非工作侧牙的接触亦分为三点、多点或完善的接触𬌗平衡。

三、颌位

颌位即下颌的位置，是指下颌骨相对于上颌骨或下颌骨相对于颅骨的关系。

(一)牙尖交错位

1.定义

牙尖交错𬌗时下颌骨相对于上颌骨或颅骨的位置，称为牙尖交错位(ICP)，它是以牙尖交错𬌗为前提，并随牙尖交错𬌗的变化而变化的下颌位置。无论牙尖交错𬌗为何种形态，它所确定的颌位就是牙尖交错位，故又称为牙位。

与牙尖交错𬌗类似，牙尖交错位曾被称为正中𬌗位(COP)，这一名词是不够确切的，故现已将正中𬌗位一词改为牙尖交错位。

2.牙尖交错位正常的标志

常用来描述下颌位置的变量有两个——髁突在下颌窝中的位置和上下牙的咬合对应关系。牙尖交错位时这两个参考标志的特点如下所述。

(1)颞下颌关节：髁突在下颌窝中基本处于中央位置，即关节的前、后、上间隙基本相等。髁突的关节前斜面、关节盘中带、关节结节后斜面，三者之间密切接触，双侧髁突形态和位置对称，关节内压力正常。

(2)咬合关系：首先需要有正常的咬合垂直高度，在正常垂直高度状态下，上、下牙牙尖交错，接触广泛而紧密，具有正常的牙尖斜面引导作用，即当下颌自然闭口至上、下牙尖接触时，由于牙周膜本体感受器的反馈调节作用，咀嚼肌做相应的收缩，下颌牙沿着上颌牙牙尖斜面的引导，很自然而且稳定地进入牙尖交错位。

由于下颌位置的维持，需要有肌肉的收缩来完成，左、右两侧升、降颌肌相对平衡的收缩作用，对于维持正常的牙尖交错位，起着重要的作用，因此通常也将下颌骨的对称运动中，双侧咀嚼肌收缩对称、有力，作为牙尖交错位正常的重要标志之一。

3.牙尖交错位的特点

牙尖交错位以牙尖交错𬌗为依存条件，牙尖交错𬌗有异常变化，如某些错𬌗、多个牙缺失、𬌗面重度磨耗等，均可使牙尖交错位发生改变。牙尖交错位随牙尖交错𬌗的存在而存在，随牙尖交错𬌗的变化而变化，随牙尖交错𬌗的丧失而丧失。

4.牙尖交错位正常的意义

牙尖交错位是下颌的主要功能位，其咀嚼、言语、吞咽等功能活动，均与牙尖交错位关系密切；而且牙尖交错位是最易重复的下颌位置，临床上可作为许多检查、诊断和治疗的基准位；牙尖交错位正常，则双侧咀嚼肌可发挥相对均衡、对称的收缩力，有利于下颌的各种口腔功能运动的协调与稳定，对于防止运动时产生的创伤作用，具有积极的意义。

(二)后退接触位

1.定义

从牙尖交错位开始，下颌还可以后下移动少许(约 1 mm)，此时，后牙牙尖斜面部分接触，前牙不接触，髁突位于其在下颌窝中的最后位置，从该位置开始，下颌可以做侧向运动，下颌的这个位置称为后退接触位（RCP），是下颌的生理性最后位。

2.后退接触位的形成机制

下颌之所以能从牙尖交错位退至后退接触位，主要是由以下诸因素决定。

（1）髁突后方关节窝内为软组织结构，具有一定的缓冲空间，使得髁突向后移动具有可能性。

（2）颞下颌关节韧带具有一定的可让性，它对髁突向后的运动，有一定的限定作用，同时也具有一定的缓冲范围，设想如果该结构不是韧带，而是骨性结构，那么这种硬组织结构是不可能允许髁突向后移动的。可见，在一定程度上，是颞下颌韧带（主要是其水平部）决定了下颌能够向后方做一定的运动，以及其移动的幅度，故有人将下颌的后退接触位称为韧带位。

（3）肌肉收缩是各种运动所必不可少的，下颌从牙尖交错位向后下运动至后退接触位的过程中，以及该位置的维持，主要由颞肌后束和二腹肌前腹、下颌舌骨肌、颏舌骨肌等舌骨上肌收缩而实现。

3.后退接触位的意义

由于后退接触位属于韧带位，为物理性定位，重复性好，当全口牙或大多数牙丧失后。以牙尖交错𬌗为前提的牙尖交错位也就丧失，或失去了其明确的标志，但此时后退接触位仍然存在，临床在修复缺牙过程中，可以以后退接触位作为取得牙尖交错位的参考位。

后退接触位是吞咽时下颌经常到达的位置，有报道证实，咀嚼硬物时下颌常到达此位。因此，后退接触位也是下颌的功能位之一。另外有学者指出，颞下颌关节紊乱症患者，移位的比例增高，后退时单侧后牙接触的比例增高，因此检查后退接触位存在或正常与否，对于颞下颌关节紊乱症的检查、诊断与治疗，也具有重要的价值。

4.获取后退接触位常用的方法

有被动法与主动法两种。被动法即用双手托住受试者的下颌，两拇指放在下唇中央下方，嘱受试者放松，然后轻推其下颌向后，一旦受试者取得该位，令其认真体会，即可自己重复。主动法即向受试对象说明下颌后退的要领，让其反复练习，一般练习几次后就可达到后退接触位，并能自如重复。可以请受试者尽量向后仰头，然后轻轻闭口，注意有意使下颌后缩，当后牙一有接触，便停止闭口运动，保持该位，此即后退接触位，反复练习即可自如重复。

（三）下颌姿势位

1.定义

当人直立或端坐，两眼平视前方，不咀嚼、不吞咽、不说话，下颌处于休息状态，上下牙不接触时，下颌所处的位置称为下颌姿势位（MPP）。

2.下颌姿势位特点

下颌姿势位时，上下牙均无接触，上下颌牙之间从前向后有一个楔形间隙，前端大而后端小，称之𬌗间隙或息止𬌗间隙，𬌗间隙的前端上下切牙切缘之间的距离比覆𬌗小 1～3 mm，也有学者报道为 2～4 mm 或 2～5 mm。下颌姿势位时，双侧髁突位于关节窝的中央略向前下的位置，双侧颞肌、咬肌、翼外肌上头均有电位活动，颞肌的电位活动最为明显。

3.垂直距离与𬌗间隙

垂直距离通常是指下颌在下颌姿势位时面下 1/3 的高度，临床上以鼻底到颏下点的距离来表示。但有学者将牙尖交错𬌗时的面下 1/3 高度，也称为垂直距离。在下颌姿势位时，存在于上、下颌牙齿之间前大后小的楔形间隙，称为息止𬌗间隙，简称𬌗间隙。一般来说，在正常的垂直距离情况下，颌面部诸肌的张力适度，表情自然，能发挥最大的咀嚼功能。

垂直距离在口腔修复、正畸及正颌外科等口腔临床医疗工作中非常重要，因为它不仅关系到面容、发音、咀嚼等功能的恢复情况，而且如果在进行治疗时没有正确确定垂直距离，还可造成牙的支持组织的损伤，出现疼痛、局部骨质吸收及颞下颌关节紊乱症等疾病。因此确定正常的垂直距离，在恢复咬合的治疗中非常重要。临床上常以面中 1/3 的距离做对比参考，也常见以眼外眦到口角的距离做参考者。

4.下颌姿势位的形成机制

下颌姿势位是升颌肌对抗下颌骨本身的重量所保持的下颌位置，其形成机制的实质是升颌肌的牵张反射——下颌骨因其本身的重量而下垂，使升颌肌的肌纤维被拉长，刺激了升颌肌中的牵张感受器肌梭，通过神经系统的反馈调节，使升颌肌轻度收缩，以对抗下颌骨的重力下垂作用。因此，升颌肌的牵张反射调节，是形成下颌姿势位的主要机制。此外，牙周组织、颞下颌关节囊与关节韧带中的本体感受器对升颌肌的神经反馈调节，软组织的弹性与黏滞性，对下颌姿势位的保持也起着一定的作用。

5.下颌姿势位的意义

下颌姿势位有其重要的生理意义，在此位时上、下牙不接触，从而避免了非咀嚼性磨损，牙周及颞下颌关节组织基本不承受负荷，口颌肌比较放松，这是维持口颌系统健康所必需的。如果不咀嚼时上、下牙持续咬合数分钟，就会令人感到疲劳不适，咀嚼肌酸困甚至出现疼痛。实际上正常人在 24 小时内，上下牙接触的时间总共才十几分钟。紧咬牙或磨牙症患者，在非咀嚼情况下，例如，夜间睡眠状态下，也保持上、下牙的密切接触或接触运动，这不仅可造成牙的严重磨损，而且增加了牙周组织、咀嚼肌及颞下颌关节的负荷，对口颌系统有关组织结构，都会造成不同程度的损害。因此，保持下颌姿势位的相对稳定及正常的𬌗间隙是十分重要的。

下颌姿势位主要是靠肌张力和下颌骨重力的平衡来维持的，因此并非恒定不变。头位的改变，下颌骨重量的改变（如缺牙、牙磨损、戴义齿等），口颌肌的功能状态，精神心理因素调节下的神经系统活动的变化等，均可对下颌姿势位产生影响。但是，在正常条件下，在相当长的一段时间内，下颌姿势位又是相对稳定的，而且下颌姿势位并不以上、下颌牙的咬合为存在条件，因此，在全口牙缺失做总义齿修复确定颌位时，下颌姿势位可以作为恢复牙尖交错位的重要参考颌位。

（四）3 个基本颌位的关系

1.后退接触位与牙尖交错位

从后退接触位，下颌向前上移动 1 mm 左右到达牙尖交错位，这两个颌位的关系主要为水平方向的关系。在此移动过程中下颌无偏斜或偏斜＜0.5 mm，双侧后牙均匀对称接触，无单侧的咬合性接触，通常将这两个颌位之间的这种无偏斜的以前后向为主的位置关系，称为“长正中”，意在从牙尖交错位向后退，或从后退接触位向前伸的对称性运动过程中，下颌相对于上颌始终处于正中的位置，没有偏斜或侧重。长正中的存在，可使下颌在进入牙尖交错位时的最大𬌗力得到一定的缓冲，有利于保护牙周组织及颞下颌关节、咀嚼肌等组织结构的健康。因此，长正中是正常生理现象。如果在此移动过程中仅单侧后牙接触，或移动时下颌有较大的左右偏斜，则说明有后退有咬合干扰，就没有长正中。

2.下颌姿势位与牙尖交错位

从下颌姿势位，下颌向前上移动 1～3 mm 到达牙尖交错位，这两个颌位主要表现为垂直方向的关系。在移动过程中，如向上的距离＜1 mm，或有向后移动或过度的向前移动，以及出现左、右方向的移动时，表明可能存在颌位或肌肉功能的异常。

（韩建涛）

第三节　颌面部解剖生理

口腔颌面部位于头颅下前方，是机体的主要显露部分，为面部的一部分。所谓面部，指上至发际，下达下颌骨下缘，两侧至下颌支后缘的部位。通过以眉间点的水平线为界，颌面部指面部眉间点水平线以下的部位，由颌骨、颞下颌关节，涎腺及周围的软组织构成。具有咀嚼、消化、吞咽、呼吸、言语、表情等功能。

一、颌骨

（一）上颌骨

上颌骨为颜面部中 1/3 最大的骨。左右各一互相对称，它与邻骨连接，参与眼眶底、口腔顶、鼻腔底及侧壁、颞下窝和翼腭窝前壁、翼上颌裂和眶下裂的构成。上颌骨外形极不规则，由四突（额突、颧突、牙槽突、腭突）及一体（上颌骨体）所组成。

1.四突

（1）额突：为坚韧细长的骨板，上缘与额骨连接。其内外缘分别与泪骨及鼻骨连接。额突参与泪沟的组成，若上颌骨骨折累及鼻腔及眶底时，应仔细复位，以保证鼻泪管的通畅。

（2）颧突：为锥体形，位于上颌骨外上方与颧骨相连，向下与第一磨牙区的牙槽嵴组成颧牙槽嵴。

（3）牙槽突：又称牙槽骨，为上颌骨包在牙根周围的突起部分，每侧牙槽突上有 7～8 个牙槽窝容纳牙根。两侧牙槽突在正中线结合形成马蹄形的牙槽骨弓。牙槽窝的形态、大小、数目和深度与所容纳的牙根相适应。其中以尖牙的牙槽窝最深，磨牙的牙槽窝最大。前牙及前磨牙区牙槽突的唇、颊侧骨板薄而多孔，有利于麻醉药渗入骨松质内，达到局部浸润麻醉目的。

（4）腭突：为水平骨板，前部较厚，后部较薄，与对侧腭突在正中线相接，形成腭正中缝。腭突后缘与腭骨水平板连接构成硬腭，是固有口腔的顶部和鼻腔的底部。腭突下面于上颌中切牙之腭侧、腭正中缝与双侧尖牙的连线交点上有切牙孔，向上后通入两侧切牙管，有鼻腭神经及血管通过。鼻腭神经阻滞麻醉时，麻醉药即可注入切牙孔或切牙管内。

2.上颌骨体（一体）

占上颌骨的中央部，分前外、后、上、内 4 个面。体内的空腔为上颌窦。

（1）前外面：又称脸面，为上颌窦前壁。上界为眶下缘，眶下缘中点下方约 0.5 cm 处为眶下孔，眶下神经及血管通过此孔。眶下孔的下方骨面呈浅凹称尖牙窝，该处骨壁菲薄，常是上颌窦开窗术及眶下间隙切开引流手术的切口标志。下界为牙槽突底部，内界为鼻切迹，外界为颧牙槽嵴。

（2）上面：又称眶面，平滑呈三角形，构成眶下壁之大部。眶下沟向前延伸成眶下管，开口于眶下孔。眶下神经从眶下管内通过，沿途发出上牙槽前、中神经，经上颌窦前壁和外侧壁分布到前牙和前磨牙。

（3）后面：又称颞下面，其参与颞下窝和翼腭窝前壁的构成，后下方骨面微凸呈结节状，称上颌结节。后面中部有 2～3 个小孔，为上牙槽后神经血管所通过。上牙槽后神经和血管由此进入上颌骨，是进行上颌结节注射麻醉的重要标志。

(4)内面:又称鼻面,构成鼻腔的外侧壁,上颌窦开口于中鼻道。施行上颌窦根治术和上颌骨囊肿摘除时,可在鼻道开窗引流。

上颌骨骨质疏松,血液供应丰富,因此上颌骨骨折出血较多,但较下颌骨易于愈合。上颌骨骨髓炎远较下颌骨为少见,且多局限(图 1-5)。

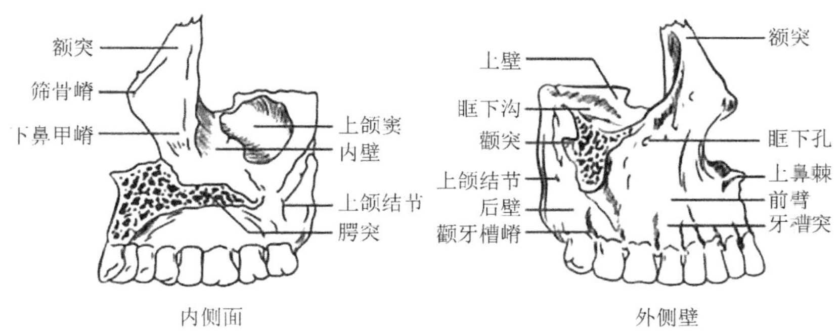

图 1-5 上颌骨

解剖薄弱部位及其临床意义:上颌骨存在骨质疏密、厚薄不一、连接骨缝多、牙槽窝的深浅、大小不一致等因素,从而构成解剖结构上的一些薄弱环节或部位,这些部位常是骨折的好发部位。

(二)下颌骨

下颌骨是颌面部下 1/3 唯一可活动、两侧对称而又坚实的骨骼,在正中线融合成弓形。下颌骨分水平部和垂直部。水平部为下颌骨体,垂直部为左右两下颌支。

1.下颌骨体

下颌骨体可分为内外两面及上下两缘。两侧下颌骨体在中线连接而成颏联合。

(1)外面:两侧下颌骨体相连接的外下方骨隆起为颏结节。位于前磨牙下方,下颌骨体上、下缘之间有一孔,称颏孔。颏神经及血管通过此孔。颏孔的位置可随年龄的增长而逐渐上移和后移。成年人颏孔多朝向后、上、外方,颏神经麻醉颏孔注射法时应注意此方向。外斜线起自颏结节经颏孔下方,自前向后上斜行,止于升支前缘外下方的一线性骨嵴,其上有下唇方肌和三角肌附着。

(2)内面:两侧下颌骨体相连接的中央有一骨隆起为颏棘,可分上、下颏棘,分别有颏舌肌、颏舌骨肌附着。从颏棘斜向上方有一骨嵴,称内斜线,是下颌舌骨肌之附着线。内斜线上方,颏棘两侧有舌下腺窝,与舌下腺相邻;内斜线下方,中线两侧近下颌骨下缘处,有不明显的卵圆形陷窝,称二腹肌窝,是二腹肌前腹的起点,二腹肌窝的后上方又有颌下腺窝与颌下腺相接。

(3)上缘:上缘骨质疏松,称牙槽突;中有排列整齐,容纳牙根的牙槽窝,是颌骨牙源性感染的好发部位。下颌骨牙槽突内、外骨板均由较厚的骨密质构成,除切牙区外,很少有小孔通向其内的骨松质。下颌拔牙及牙槽骨手术时,除切牙区可采用浸润麻醉外,一般均采用阻滞麻醉。

(4)下缘:又称下颌底,外形圆钝,较长于上缘,骨质致密且圆厚,抗压力强,为下颌骨最坚实处,是面部表面解剖主要标志之一。

2.下颌支

下颌支或称下颌升支,是下颌骨的垂直部分,略呈长方形,分内、外两面,上下前后四缘和两突,即髁状突与喙突。

(1)内面:在下颌升支内面中央有一漏斗状骨孔即为下颌孔,是下牙槽神经、血管进入下颌管的入口，其开口处与下颌磨牙殆面等高。

(2)外面：呈扁平状表面粗糙，大部分为咬肌所附着。下颌支后缘与下颌体下缘相接处称下颌角，有茎突下颌韧带附着。

(3)下颌支上缘较薄，前有喙突，有颞肌附着；后有髁状突，分头、颈两部，颈部有翼外肌附着。髁状突与颞骨之关节窝构成颞下颌关节。喙突与髁状突之间有深的切迹称下颌切迹。下颌支后缘与下缘相交而成的部分为下颌角，有茎突下颌韧带附着。角前凹陷处称角前切迹，有颌外动脉绕过。

下颌骨为颌面部诸骨体中，体积最大、面积最广、位置也最为突出；髁状突颈部、下颌角、颏孔、正中联合等处比较薄弱处，为骨折的好发部位。骨折后，由于周围肌肉的收缩牵拉，常造成骨折片的明显移位；下颌骨血液供应较上颌骨差，故骨折的愈合也较上颌骨慢，发生骨髓炎较上颌骨多见且严重(图 1-6)。

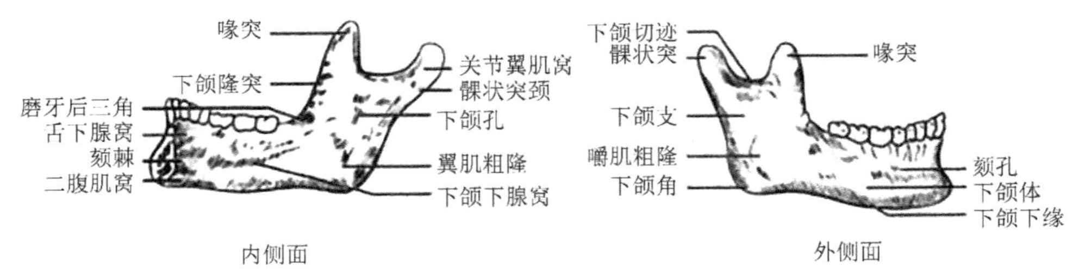

图 1-6　下颌骨

二、肌肉

颌面部肌肉可分为表情肌和咀嚼肌两部分，具有咀嚼、语言、表情和吞咽等功能。

(一)表情肌

主要肌肉有眼轮匝肌、口轮匝肌、上唇方肌、下唇方肌、额肌、笑肌和颊肌等。表情肌的解剖生理特点：面部表情肌多薄而短小，收缩力弱，起自骨壁和筋膜浅面，止于皮肤。肌肉纤维多围绕面部孔裂，如眼、鼻和口腔，排列成环形或放射状。当表情肌收缩时，牵引额部、眼睑、口唇和颊部皮肤活动显露各种表情。由于表情肌与皮肤连接紧密，故当外伤或手术切开皮肤和表情肌后，创口常裂开较大，应考虑肌纤维行走的方向给予逐层缝合，以免引起术后内陷瘢痕。面部表情均受面神经支配，如果面神经受到损伤，则引起面瘫，造成面部畸形。

(二)咀嚼肌

主要附着在下颌骨上，当其收缩时可引起开口、闭口和下颌骨的前伸与侧方运动。可分为闭口和开口两组肌群和翼外肌。咀嚼肌的运动主要受三叉神经下颌神经的前股纤维支配。

1.闭口肌群(升颌肌)

主要附着在下颌角和下颌升支的内、外两面，由咬肌、颞肌、翼内肌组成。这组肌肉强大而有力，当收缩时，使下颌骨上升，口闭合，上、下牙齿殆面接触。

(1)咬肌：起自颧骨和颧弓下缘，止于下颌角和下颌支外侧面，为一块短而厚的肌肉，其作用为牵拉下颌向上前方。

(2)颞肌：起自颞骨鳞部的颞窝，通过颧弓深面，止于冠突。颞肌是一块扇形而强有力的肌肉，其作用是牵引下颌骨向上，微向后方。

(3)翼内肌:翼内肌是咀嚼肌中最深的一块,位于下颌支内侧面呈四边形的厚肌,在形态与功能上与咬肌相似,但比咬肌力量弱。其功能为使下颌骨向上,司闭口,并协助翼外肌使下颌前伸和侧方运动。

(4)翼外肌:位于颞下窝,大部分位于翼内肌的上方,起端有上、下两头,上头起于蝶骨大翼之颞下嵴及其下方之骨面;下头起自翼外板之外面,两头分别止于下颌关节盘前缘和髁突颈部。在开口运动时,可牵引下颌骨前伸和侧向运动。

2.开口肌群(降颌肌)

由二腹肌、下颌舌骨肌、颏舌骨肌组成。各肌分别附着在舌骨和下颌骨体上,共同构成肌性口底。其总的牵引方向是使下颌骨向下后方。当其收缩时,使下颌骨体下降,口张开,上、下牙齿𬌗面分离。

(1)二腹肌:位于下颌骨下方,前腹起自下颌二腹肌窝,后腹起自颞骨乳突切迹,前后腹在舌骨处形成圆腱,止于舌骨及其大角。作用是提舌骨向上或牵下颌骨向下。

(2)下颌舌骨肌:位于二股肌前腹上方深面,起自下颌体内侧下颌舌骨线,止于舌骨体。作用是提舌骨和口底向上,并牵引下颌骨向下。

(3)颏舌骨肌:位于下颌舌骨肌的上方中线的两侧。起自下颌骨颏下棘,止于舌骨体。作用是提舌骨向前,使下颌骨下降。

三、血管

(一)动脉

颌面部血液供应特别丰富,主要来自颈外动脉的分支,有舌动脉、颌外动脉、颌内动脉和颞浅动脉等。分支间和两侧动脉之间彼此吻合成网状,外伤及手术可引起大量出血,压迫止血时,还必须压迫出血动脉的近心端,才能暂时止血。由于血液供应充足既能促进伤口愈合又能提高局部组织的抗感染力。

(二)静脉

颌面部的静脉系统分支多而细小,彼此之间常常互相吻合成网。多数静脉与同名动脉伴行,其静脉血主要通过颈内、外静脉回流至心脏。常分为深浅两个静脉网:浅静脉网由面前静脉和面后静脉组成,深静脉网主要为翼静脉丛。面部静脉的特点是静脉瓣较少或无瓣膜,当肌肉收缩或挤压时易使血液反流。故颌面部的感染,特别是鼻根部与口角连线三角区的感染,若处理不当,则易逆行扩散入颅,引起海绵窦血栓性静脉炎等严重并发症。故常称此三角为面部的危险三角区。

四、淋巴

颌面部的淋巴组织极为丰富,淋巴管组成网状结构,其间有大小不一,数量不等的淋巴结群。淋巴结收纳来自口腔颌面部不同区域的淋巴液,汇入淋巴结,共同构成颌面部的重要防御系统。正常情况下,淋巴结小而柔软,不易触及,但当其淋巴结所收容的范围内有炎症或肿瘤时,相应的淋巴结就会发生肿大,变硬而可被触及。急性炎症时伴有明显压痛,故淋巴结对炎症、肿瘤的诊断治疗及预后都有重要的临床意义。

五、神经

与口腔颌面部有关的主要神经,有运动神经和感觉神经。

(一)运动神经

主要有面神经、舌下神经和三叉神经第三支的前股纤维。

1.面神经

为第Ⅶ对脑神经,是以运动神经为主的混合性脑神经。它含运动、味觉和分泌纤维,管理颌面部表情肌的运动、舌前 2/3 的味觉和涎腺的分泌。

(1)运动纤维:起自脑桥的面神经核。面神经的颅外段穿过腮腺分布于颜面,分 5 支,即颞支、颧支、颊支、下颌缘支和颈支。各支在腺体内吻合成网,出腺体后面呈扇形分布,支配面部表情肌的活动。由于面神经与腮腺的关系密切,腮腺病变可影响面神经,使之发生暂时性或永久性的麻痹。在面部做手术时应了解面神经各支的走行,以免损伤造成面部畸形的严重后果。

(2)味觉纤维:面神经的鼓索支含味觉纤维,分布于舌前 2/3 的味蕾,司味觉。

(3)分泌纤维:来自副交感的唾液分泌纤维,起自脑桥的上涎核,到蝶腭神经节及颌下神经节,交换神经元后分别至泪腺、舌下腺、颌下腺、腭及鼻腔黏膜的腺体。

2.舌下神经

舌下神经是第Ⅻ对脑神经,分布至所有的舌肌,支配舌的运动。支配除舌腭肌以外的全部舌内、外肌,腭舌肌由迷走神经的咽支支配。

3.三叉神经

第三支,即下颌神经的前股发出的运动神经分布于咬肌、颞肌、翼内肌和翼外肌、鼓膜张肌、腭帆张肌、二腹肌前腹和下颌舌骨肌。

(二)感觉神经

主要为三叉神经,是第Ⅴ对脑神经,为脑神经中最大者,起于脑桥臂,司颌面部的感觉和咀嚼的运动。三叉神经的感觉神经,自颅内三叉神经半月节分出三大支:第 1 支为眼神经;第 2 支为上颌神经;第 3 支为下颌神经。其中上、下颌神经与口腔关系最为密切。

1.上颌神经

自半月神经节发出,由圆孔出颅,入翼腭窝、眶下裂、眶下沟、眶下管、出眶下孔后称眶下神经。一般将上颌神经分为 4 段,即颅内段、翼腭窝段、眶内段和面段。其分支为颧神经、蝶腭神经、上牙槽后神经、上牙槽中神经和上牙槽前神经。

2.下颌神经

含有感觉纤维和运动纤维的混合神经,是颅内三叉神经半月节发出的最大分支。下颌神经出卵圆孔后,分前后两股。前股较小,主要为运动神经,分别至咬肌、颞肌和翼外肌。其唯一的感觉神经是颊长神经。后股较大,多为感觉神经,主要分支有耳颞神经、舌神经和下牙槽神经(图 1-7)。

六、涎腺

涎腺又称唾液腺,分浆液腺、黏液腺和混合腺。有湿润口腔黏膜、消化食物、杀菌、调和食物便于吞咽及调节机体水分平衡等作用。分为大、小两种,小唾液腺又称无管腺,分布于唇、舌、颊、腭等处的黏膜固有层和黏膜下层,主要为黏液腺。大的唾液腺有 3 对,即腮腺、颌下腺和舌下腺,各有导管开口于口腔。

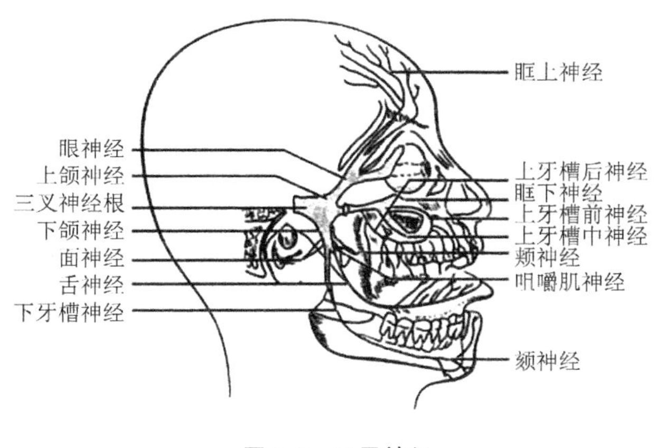

图 1-7 三叉神经

(一)腮腺

腮腺是涎腺中最大的一对，属浆液腺。位于两侧耳垂前下方和颌后窝内。腮腺由浅叶、深叶和峡部组成。腮腺导管长 5～7 cm，管腔直径约 3 mm，在腺体前缘近上端发出，行至嚼肌前缘时呈现直角向内穿过颊肌，开口正对上颌第二磨牙的颊黏膜上。

(二)颌下腺

颌下腺为混合腺，以浆液为主。位于颌下三角内呈扁椭圆形，腺体深层延长部，经下颌舌骨肌后缘进入口底，导管长约 5 cm，行走方向从后下向前上，开口于舌系带两旁的舌下肉阜，此导管常因涎石导致炎症。

(三)舌下腺

舌下腺为混合腺，以黏液为主。位于口底舌下，由若干小腺所构成，各小腺泡有其单独的短小导管，直接开口于口底。亦有少数导管汇入颌下腺导管。由于管口较小，不易发生逆行感染，但可成为潴留性囊肿的好发部位。

(四)小唾液腺

小唾液腺是分布在口腔及口咽部黏膜下层和黏膜固有层的散在小腺体，有 450～750 个。多数为黏液性小腺体，分泌物主要成分为黏蛋白。小唾液腺腺泡数量不多，每个小腺体均有一腺管直接开口于覆盖的口腔黏膜上。根据小唾液腺所在部位，分别称为唇腺、颊腺、腭腺、舌腺等。

七、颞下颌关节

颞下颌关节是颌面部唯一具有转动运动和滑动运动，左右协同统一的联动关节。具有咀嚼、吞咽、语言、表情等功能。由颞骨的下颌关节窝、下颌骨的髁状突、居于两者之间的关节盘、关节四周的关节囊和关节韧带所构成。

(王　戬)

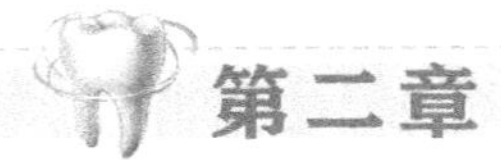

第二章 口腔颌面部的发育

第一节　神经嵴、鳃弓与咽囊的发育

一、神经嵴

胚胎发育的第 3 周，三胚层胚盘已形成。发育中的脊索和邻近的间充质诱导其表面的外胚层形成神经板。神经板在发育中，其柱状细胞变为上窄下宽的楔形，使神经板的外侧缘隆起，神经板的中轴处形成凹陷，称神经沟；隆起处称神经褶。神经褶的顶端与周围外胚层交界处称神经嵴。在胚胎第 4 周，两侧神经褶在背侧中线汇合形成神经管的过程中，位于神经嵴处的神经外胚层细胞未进入神经管壁，而是离开神经褶和外胚层进入中胚层，这部分细胞即神经嵴细胞。它们位于神经管和表面外胚层之间，形成沿胚胎头尾走向的细胞带，以后分为两条细胞索，列于神经管背外侧。

胚胎第 4 周，神经嵴细胞发生广泛的迁移，衍化成机体不同的细胞，并形成许多重要组织成分。它们分化成的组织及细胞如下。

（一）神经组织

施万细胞、面神经的膝状节、舌咽神经上节和迷走神经颈节，与第Ⅴ、Ⅶ、Ⅸ、Ⅹ对脑神经相联系的自主神经节、神经节内神经元周围的卫星细胞、脑膜。

（二）内分泌组织

甲状腺的降钙素细胞、颈动脉体的化学感受器细胞和颈动脉窦的压力感受器细胞。此外，神经嵴细胞还可能分化成垂体的 ACTH 和 MSH 细胞。

（三）软、硬结缔组织

迁移至头面部的神经嵴细胞形成该区的大部分结缔组织，所以这些结缔组织又称外胚间叶组织，它们包括面部的骨、软骨、牙本质、牙骨质、牙髓、牙周膜等。

（四）皮肤组织

皮肤及黏膜的黑色素细胞、真皮。

神经嵴的分化和迁移过程中容易受到内、外因素的作用而发生异常。

二、鳃弓与咽囊

在胚胎第 4 周时，原始咽部的间充质迅速增生，形成对称、背腹走向的 6 对柱状隆起，称鳃弓。由头至尾端依次发生，第一对鳃弓与面部发育关系密切，称下颌弓。第二对与舌的发育有关，称舌弓。第一、二对鳃弓生长较快并在中线联合，第三、四、五对鳃弓由于中线处有发育中的心脏而未达到中线。相邻的鳃弓之间有浅沟，在体表侧者称鳃沟，在咽侧者称咽囊。鳃弓和鳃沟的外表面被覆外胚层，咽侧除第一鳃弓被覆外胚层外，由内胚层被覆。鳃弓内部中央为原始中胚层轴心，周围有迁移来的神经嵴细胞围绕。在鳃弓内部将逐渐分化出肌肉、神经、软骨、血管等。

第二鳃弓生长速度快，朝向胚胎的尾端，覆盖了第二、三、四鳃沟和第三、四、五鳃弓并与颈部组织融合。被覆盖的鳃沟与外界隔离，形成一个暂时的由外胚层覆盖的腔，称颈窦。颈窦在以后的发育中消失；在发育过程中，如果某些原因造成颈窦未消失，就会形成颈部囊肿。如果囊肿与外部相通，即形成鳃瘘，其开口可位于颈部胸锁乳突肌前缘任何部位。少见情况下，开口可位于扁桃体隐窝处或在颈部和扁桃体处双开口。第一鳃沟和第一、二鳃弓发育异常时，可在耳屏前方形成皮肤的狭窄盲管或点状凹陷。此种异常多为先天性，称先天性耳前窦道。如果此盲管继续向深部延长，与鼓室相通，即为耳前瘘管。

（宋培培）

第二节　面部的发育

一、面部的发育过程

面部发育包括面突的分化及面突的融合。在胚胎第 3 周，发育中的前脑生长迅速，其下端出现了一个突起，称额鼻突。额鼻突的下方是下颌突，即第一鳃弓。两侧的下颌突迅速生长并在中线联合。在胚胎第 4 周，下颌突两侧上方区域的间充质细胞增殖活跃，长出两个分支状突起，称上颌突。此时在额鼻突、上颌突和下颌突的中央形成一个凹陷，称为口凹或原口，即原始口腔。口凹的深部与前肠相接，两者之间有一薄膜即口咽膜相隔，此膜来自胚胎早期的索前板，由内、外两胚层构成。

在胚胎第 3 周末，在口咽膜前方口凹顶端正中出现一个囊样内陷，称拉特克囊，此囊不断加深，囊中的外胚层细胞增生并向前脑腹侧面移动，分化成腺垂体细胞，拉特克囊此后退化消失。此囊的残余可发生颅咽管瘤。

在胚胎第 4 周，口咽膜破裂，口腔与前肠相通。同时，额鼻突末端两侧的外胚层上皮出现椭圆形局部增厚区，称嗅板或鼻板。鼻板由于细胞增生，边缘隆起，特别是在其外侧缘，隆起更明显，使鼻板中央凹陷，称鼻凹或嗅窝。这样，嗅窝将额鼻突分成 3 个突起：两个嗅窝之间的突起称中鼻突；嗅窝两侧的两个突起称侧鼻突。侧鼻突由于嗅凹的出现，迅速向前方增生，几乎与中鼻突持平。鼻凹将来发育成鼻孔；鼻板细胞形成鼻黏膜及嗅神经上皮。

胚胎第 5 周，中鼻突生长迅速，其末端出现两个球形突起，称球状突。面部即由上述突起发育而来。

面部突起是由于面部外胚层间叶细胞的增生和基质的聚集而形成的，表面被覆以外胚层。突起之间为沟样凹陷。随着面部的进一步发育，突起之间的沟就会随着面突的生长而变浅、消失，此为面突的联合；有的突起和突起之间在生长过程中发生表面外胚层相互接触、破裂、退化、消失，进而达到面突的融合。在胚胎第6周，面部的突起一面继续生长，一面与相邻或对侧的突起联合。两个球状突在中线处联合，形成人中；球状突与同侧的上颌突联合，形成上唇，其中球状突形成上唇的近中1/3部分，上颌突形成远中2/3部分；侧鼻突与上颌突形成鼻梁的侧面、鼻翼和部分面颊。上颌突和侧鼻突之间的沟称鼻泪沟，以后分化成鼻泪管；上颌突和下颌突由后向前联合，形成面颊部，其联合的终点即口裂的终点（口角）。下颌突在中线联合形成下唇、下颌软组织、下颌骨和下颌牙齿。额鼻突形成额部软组织及额骨；中鼻突形成鼻梁、鼻尖、鼻中隔、附有上颌切牙的上颌骨（前颌骨）及邻近的软组织；侧鼻突形成鼻侧面、鼻翼、部分面颊、上颌骨额突和泪骨；上颌突形成大部分上颌软组织、上颌骨、上颌尖牙和磨牙。

胚胎第7～8周，面部各突起已完成联合，颜面各部分初具人的面形。此时，鼻宽而扁，鼻孔朝前，彼此分离较远；两眼位于头的外侧，眼距较宽。胎儿期的颜面进一步生长，主要是面部正中部分向前生长，面部垂直高度增加，鼻梁抬高，鼻孔向下并相互接近，鼻部变得狭窄。由于眼后区的头部生长变宽，使两眼由两侧移向前方，近似成人的面形。

综上所述，面部的发育来自第一鳃弓和额鼻突衍化出的面突，它们是额鼻突衍化出的一个中鼻突（包括球状突）和两个侧鼻突；第一鳃弓即两个下颌突及其衍化出来的两个上颌突。

二、面部的发育异常

各种致畸因子可影响面突的生长和发育，使其生长停止或减缓，导致面突不能如期联合而形成面部畸形。面部的发育畸形主要发生在胚胎第6～7周的面突联合期，常见的有唇裂、面裂等。

（一）唇裂

唇裂多见于上唇，是由于球状突和上颌突未联合或部分联合所致。此种唇裂发生在唇的侧方，可以是单侧的，也可以是双侧的，单侧者较多。依病变程度可分为完全性和不完全性两种。前者从唇红至前鼻孔底部完全裂开；后者中最轻微的只在唇红缘有一小切迹。由于唇的发育与前颌骨及腭的发育有关，这种唇裂常伴有切牙和尖牙之间的颌裂及腭裂。两侧球状突中央部分未联合或部分联合形成上唇正中裂；两侧下颌突在中线处未联合则形成下唇裂，这两种唇裂罕见。

唇裂的发生可能是面部发育异常性综合征的一部分，此种唇裂占全部唇裂的10%，称综合征性唇裂；而多数唇裂则与确定的综合征无关，称非综合征性唇裂。

（二）面裂

面裂较唇裂少见得多。上颌突与下颌突未联合或部分联合，将发生横面裂，裂隙可自口角至耳屏前。较轻微者可为大口畸形；如联合过多则形成小口畸形。上颌突与侧鼻突未联合将形成斜面裂，裂隙自上唇沿着鼻翼基部至眼睑下缘。还有一种极少见的情况，因侧鼻突与中鼻突之间发育不全，在鼻根部形成纵行的侧鼻裂。

（牛　璐）

第三节 腭部的发育

一、腭部的发育过程

胚胎早期，原始鼻腔和口腔是彼此相通的，腭的发育使口腔与鼻腔分开。

前腭突来自中鼻突的球状突。在胚胎第4周末，额鼻突下端出现了鼻板，继而发育为鼻凹。其外侧为侧鼻突。在胚胎第6周时，由于侧鼻突、上颌突向中线方向生长，将中鼻突的两个球状突向中线推移，并使其相互联合，使鼻凹外口不断抬高，变成了一个盲囊，称嗅囊。以后由于嗅囊深部各突起联合部位的上皮变性，嗅囊延长，最后与口腔相通。此时，在嗅窝下方，球状突在与对侧球状突及上颌突联合过程中，不断向口腔侧增生，形成了前腭突。前腭突将形成前颌骨和上颌切牙。

在胚胎第6周末，从两个上颌突的口腔侧中部向原始口腔内各长出一个突起，称侧腭突或继发腭。最初侧腭突向中线方向生长，但此时由于舌的发育很快，形态窄而高，几乎完全充满了原始口鼻腔，并且与发育中的鼻中隔接触，所以侧腭突很快即向下或垂直方向生长，位于舌的两侧。

胚胎第8周，下颌骨长度和宽度增加，头颅由于发育向上抬高，以及侧腭突内的细胞增殖等因素使舌的形态逐渐变为扁平，位置下降；侧腭突发生向水平方向的转动并向中线生长。至胎儿第9周时，侧腭突与前腭突自外向内、向后方逐渐融合。前腭突和侧腭突融合的中心留下切牙管或鼻腭管，为鼻腭神经的通道。切牙管的口腔侧开口为切牙孔，其表面有较厚的黏膜覆盖，即切牙乳头。同时，左、右侧腭突在中线处自前向后逐渐融合，并与向下生长的鼻中隔融合。最后，接触部位的上皮和基底膜破裂，两个突起的间充质融为一体。残存的上皮部分退化、被吞噬，部分可残留在腭部融合线处。

二、腭部的发育异常

（一）腭裂

腭裂为一侧侧腭突、对侧侧腭突及鼻中隔未融合或部分融合的结果。腭裂可发生于单侧，也可发生于双侧。80%的腭裂患者伴有单侧或双侧唇裂。腭裂也常伴有颌裂。腭裂的程度，轻者可仅为腭垂裂，重者从切牙孔至腭垂全部裂开。

（二）颌裂

颌裂可发生于上颌，也可发生于下颌，但上颌裂较常见，为前腭突与上颌突未能联合或部分联合所致，常伴有唇裂或腭裂。下颌裂为两侧下颌突未联合或部分联合的结果。

在腭突的融合缝隙中，有时有上皮残留，可发生发育性囊肿，如鼻腭囊肿、正中囊肿。

（卓　静）

第四节 牙的发育

牙的发育是一连续的过程，包括牙胚的发生、组织形成和萌出。这一过程不仅发生在胚胎生长期，而且可持续到出生之后。

一、牙胚的发生和分化

(一)牙胚的形成过程

胚胎第5周，在未来的牙槽突区，深层的外胚层间充质组织诱导原口腔的上皮增生，开始仅在上、下颌弓的特定点上皮局部增生，依照颌骨的外形形成一马蹄形上皮带，称为原发性上皮带。这一上皮带继续向深层生长，并分裂为两个：向颊(唇)方向生长的上皮板称为前庭板，位于舌(腭)侧的上皮板称为牙板。

牙板向深层的结缔组织内延伸，其末端细胞增生，进一步发育成牙胚。牙胚由三部分组成：①成釉器，起源于口腔外胚层，形成釉质；②牙乳头，起源于外胚层间充质，形成牙髓和牙本质；③牙囊，起源于外胚层间充质，形成牙骨质、牙周膜和固有牙槽骨。

(二)牙胚各部分的分化及结构特点

1.成釉器的发育

在牙胚发育中，成釉器首先形成。成釉器的发育分为3个时期。

(1)蕾状期：牙板最末端20个定点上，上皮细胞迅速增生，形成圆形或卵圆形的上皮芽，形状如花蕾，这是乳牙早期的成釉器。其构成细胞类似基底细胞，呈立方或矮柱状。上皮周围的外胚层间充质细胞增生，包绕上皮芽，但未见细胞的分化。在牙弓的每一象限内，最先发生的成釉器有4个，即乳切牙、乳尖牙、第一乳磨牙和第二乳磨牙，在胚胎的第10周发生。

(2)帽状期(增殖期)：上皮芽继续生长，体积逐渐增大，其周围的外胚层间充质细胞密度增加，形成一细胞凝聚区。上皮芽基底部向内凹陷，形状如帽子。该上皮具有形成釉质的功能，称为帽状期成釉器。此期成釉器分化为3层细胞，即外釉上皮层、内釉上皮层和星网状层。成釉器下方的球形细胞凝聚区称为牙乳头，将来形成牙本质和牙髓。包绕成釉器和牙乳头边缘的外胚层间充质细胞，密集成结缔组织层，称为牙囊，将来形成牙支持组织。成釉器、牙乳头和牙囊共同形成牙胚。

(3)钟状期(组织分化和形态分化期)：成釉器长大，上皮凹陷加深，形似吊钟，称为钟状期成釉器。其凹面的形状已被确定，如前牙成釉器的凹面为切牙形态，后牙则为磨牙形态。相似的上皮细胞团分化为形态和功能各不相同的细胞成分，这时细胞分化为4层。①外釉上皮层：成釉器的周边是一单层立方状细胞，称外釉上皮，借牙板与口腔上皮相连。外釉上皮与内釉上皮相连处称为颈环。外釉上皮细胞细胞质少，含有游离核糖体、少量的粗面内质网和线粒体，以及少量散在的微丝。细胞间有连接复合体。钟状期晚期，当釉质开始形成时，平整排列的上皮形成许多褶，邻近牙囊的间充质细胞进入褶之间，内含毛细血管，为成釉器旺盛的代谢活动提供丰富的营养。②内釉上皮层：由单层上皮细胞构成，并整齐排列在成釉器凹面的基底膜上，与牙乳头相邻，以半桥粒将细胞固定在基底板上。在相邻的内釉细胞之间，连接复合体在细胞的近中和远中包绕细胞。从牙颈部到牙尖，细胞分化程度各异。内釉细胞开始是矮柱状，到分化成熟时呈高柱状，这时称为成釉细胞。该细胞高达 40 μm，直径 4～5 μm，与中间层细胞以桥粒相连。在分泌活动开始前，细胞器重新定位，即细胞核远离基底膜；高尔基复合体体积增大，从细胞的近端向远端移动，大部分位于细胞核的侧面和细胞的中心；粗面内质网数量明显增加；线粒体集中在细胞的近中端，少数分散在细胞其他部位。在成釉细胞中主要细胞器位于细胞核远端。③星网状层：位于内、外釉上皮之间。为星形，有长的突起，细胞之间以桥粒相互连接成网状，故称星网状层。星形细胞通常具有细胞器，但数量稀少，并以桥粒与外釉细胞和中间层细胞相连接。随着细胞间液体增加，体积增大，占据成釉器体积的大部分。细胞间充满富有蛋白的黏液样液体，对内釉上皮细胞有营养和缓冲作用，以保护成釉器免受损害。当釉质形成时，该层细胞萎缩，外釉细胞层与成釉细胞之间距离缩短，便于牙囊中的毛细血管输送营养。④中间层：内釉上皮和星网状层之间的 2～3 层扁平细胞，细胞核卵圆或扁平状。该层细胞具有高的碱性磷酸酶活性，与釉质形成有关。

钟状期牙胚可出现一些暂时性的结构，即釉结、釉索和釉龛。这些结构不是每个牙胚必须存在的或同时出现的。釉结是在牙胚中央，内釉上皮局部的增厚，往往与釉索相连续。釉索是由釉结向外釉上皮走行的一条细胞条索，似乎将成釉器一分为二。釉龛是由于片状的牙板向内凹陷形成腔隙，其内充满结缔组织。在组织切片上，表现为有 2 个上皮条索与口腔上皮相连。

2.牙乳头

牙乳头细胞为未分化间充质细胞，其间分散有少量微细的胶原纤维。在钟状期，成釉器凹陷部包围的外胚层间充质组织更多，并出现细胞分化。在内釉上皮的诱导下，牙乳头外层细胞分化为高柱状的成牙本质细胞。这些细胞在切缘或牙尖部为柱状，在牙颈部细胞尚未分化成熟，为立方状。牙乳头是决定牙形状的重要因素。例如，将切牙的成釉器与磨牙的牙乳头重新组合，结果形成磨牙；与此相反，切牙的牙乳头与磨牙成釉器重新组合，结果形成切牙。牙乳头还可以诱导非牙源性的口腔上皮形成成釉器。

3.牙囊

成釉器的外周，外胚层间充质组织呈环状排列，更多的胶原纤维充满于牙囊成纤维细胞之间，并环绕着成釉器和牙乳头底部。牙囊中含有丰富的血管，以保证组织形成所需的营养。在乳牙胚形成后，在牙胚舌侧，从牙板游离缘下端形成新的牙蕾，并进行着上述相同的发育过程，形成相应的恒牙胚。在乳磨牙牙胚形成之后，牙板的远中端继续向远中生长，第一磨牙的成釉器从牙板后方的游离端向远中生长而形成。牙板向远中增生延长，与上、下颌弓的长度相协调，并对下颌升支的发育和上颌结节处恒牙胚的发生起重要作用。第一恒磨牙的牙胚是在胚胎的第 4 个月形成；第二恒磨牙的牙胚在出生后 1 年形成；第三恒磨牙牙胚的形成是在 4～5 岁。牙胚的活动期从胚胎发育第 6 周开始，持续到出生后第 4 年，整个活动期 5 年的时间。

4.牙板的结局

在帽状期时牙板与成釉器有广泛的联系，到钟状期末牙板被间充质侵入而断裂，并逐渐退化和消失，成釉器与口腔上皮失去联系。有时残留的牙板上皮，以上皮岛或上皮团的形式存在于颌骨或牙龈中。由于这些上皮细胞团类似于腺体，又称为 Serres 腺或 Serres 上皮剩余。婴儿出生后不久，偶见牙龈上出现针头大小的白色突起，即为上皮珠，俗称“马牙子”，可自行脱落。在某些情况下，残留的牙板上皮可成为牙源性上皮性肿瘤或囊肿的起源。

二、牙体、牙周组织的形成

牙硬组织的形成从生长中心开始。前牙的生长中心位于切缘和舌侧隆突的基底膜上，磨牙的生长中心位于牙尖处。

(一)牙本质的形成

在钟状期的晚期，牙本质首先在生长中心处形成，然后沿着牙尖的斜面向牙颈部扩展，直至整个牙冠部牙本质完全形成。在多尖牙中，牙本质独立地在牙尖部呈圆锥状一层一层有节律地沉积，最后互相融合，形成后牙冠部牙本质。

牙本质的形成是由成牙本质细胞完成的。当成釉细胞分化成熟后，对牙乳头产生诱导作用。邻近无细胞区的未分化间充质细胞迅速增大，先分化为前成牙本质细胞，然后分化为成牙本质细胞，具备合成蛋白质的功能。此外，在这些细胞之间，还形成广泛的连接复合体和缝隙连接。这一结构有控制细胞外物质如钙、磷离子进入细胞内的作用。

成牙本质细胞分化之后，开始形成牙本质的有机基质。由成牙本质细胞合成Ⅰ型胶原分泌到牙乳头的基质中。最先分泌到细胞外的胶原纤维比较粗大(直径 0.1～0.2 μm)，分布在基底膜下的基质中，纤维与基底膜垂直。这些大的纤维与基质共同形成最早的牙本质基质，即罩牙本质。由于成牙本质细胞体积增大，细胞外间隙消失，细胞向基底膜一侧伸出短粗的突起，同时细胞体向牙髓中央移动，在其后留下细胞质突埋在基质中，形成成牙本质细胞突起。有的突起能伸入基底膜中，形成釉梭。共同形成最早的牙本质基质，即罩牙本质。

在成牙本质细胞突起形成的同时，细胞质中出现一些膜包被的小泡，称为基质小泡，并分泌到大的胶原纤维之间。在细胞外小泡中磷灰石以单个晶体形式存在，以后晶体长大，小泡破裂，泡内晶体成簇地分散在突起的周围和牙本质基质中。晶体继续长大并互相融合，最后形成矿化的牙本质。

牙本质的矿化形态主要是球形矿化。磷灰石晶体不断生长，形成钙球。钙球进一步长大融合形成单个钙化团。这种矿化形态多位于罩牙本质下方的髓周牙本质中。偶尔在该处球形钙化团不能充分融合，而存留一些小的未矿化基质，形成球间牙本质。在牙本质形成中，矿物质沉积晚于牙本质有机基质的形成，因此在成牙本质细胞层与矿化的牙本质间总有一层有机基质，称为前期牙本质。

罩牙本质形成后，则继续形成原发性生理性牙本质，即髓周牙本质。罩牙本质的有机基质是由成牙本质细胞形成的，基质的胶原纤维粗大，而髓周牙本质基质的胶原纤维比较少，互相交织并与小管垂直。成牙本质细胞不再产生基质小泡，牙本质基质是以各种晶核化过程进行矿化。另外成牙本质细胞向有机基质分泌脂质、磷蛋白、磷脂和 γ-羟基谷氨酸蛋白。其中磷蛋白仅在髓周牙本质中存在，与矿化相关。髓周牙本质不断地在罩牙本质表面沉积，构成牙体的大部分。

在牙冠发育和牙萌出期间，牙本质每天沉积 4 μm。当牙萌出后，牙本质的沉积减少到每天 0.5 μm。每天新形成的牙本质基质与先前形成的基质之间，显微镜下可见明显的线，称生长线。

(二)釉质的形成

当牙本质形成后，内釉上皮细胞分化为有分泌功能的成釉细胞，并开始分泌釉质基质。釉质蛋白首先在细胞的粗面内质网合成，在高尔基复合体浓缩和包装成膜包被的分泌颗粒。这些颗粒移动到细胞的远端，释放到新形成的罩牙本质表面。磷灰石晶体无规律地分散在这一层基质中，成为釉质中最内一层无釉柱釉质，厚 8 μm。该层釉质形成后，成釉细胞开始离开牙本质表面，在靠近釉质牙本质界的一端形成一短的圆锥状突起，称为托姆斯突。突起与细胞体之间有终棒和连接复合体，突起中含有初级分泌颗粒和小泡，而细胞体仍含有丰富的合成蛋白质的细胞器。新分泌的釉质基质以有机成分为主，矿物盐仅占矿化总量的30%。

每根釉柱由4个成釉细胞参与形成，一个成釉细胞形成釉柱的头部，三个相邻的细胞形成颈部和尾部，使釉柱呈乒乓球拍状。成釉细胞与其所形成的釉柱成一角度，每个细胞的突起伸入到新形成的釉质中，在光镜下成釉细胞和釉质表面交界处呈锯齿状，托姆斯突位于这些凹陷之中。

当釉质形成后，基质很快矿化。小的磷灰石晶体，其直径和长度迅速增加。新形成的釉质中，磷灰石晶体短，细小如针形，而且稀少。在成熟的釉质中，晶体的体积增大，呈板条状，数量增多。

釉质的矿化方式是：一方面矿物质沉积到基质中，另一方面水和蛋白质从釉质中被吸收，如此反复交替，使釉质最后达到96%的矿化程度。

釉质发育过程中，随着釉质基质不断沉积，牙冠体积也在增大；釉质在牙尖部和牙颈部不断形成，使牙冠的高度和长度增加。在后牙，牙尖之间的内釉上皮细胞分裂增殖，使牙尖间的距离增加，牙冠的体积增大。从牙本质形成开始，到釉质完全形成，牙冠体积增大了4倍。在牙冠形成后，成釉细胞变短，细胞器数量减少，在釉质表面分泌一层无结构的有机物薄膜，覆盖在牙冠表面上，称为釉小皮。细胞通过半桥粒与釉小皮连接。

釉质发育完成后，成釉细胞、中间层细胞和星网状层与外釉上皮细胞结合，形成缩余釉上皮覆盖在釉小皮上。当牙萌出到口腔中后，缩余釉上皮在牙颈部形成牙龈的结合上皮。

(三)牙髓的形成

牙乳头是产生牙髓的原始组织，当牙乳头周围有牙本质形成时才称作牙髓。牙乳头除底部与牙囊相接外，四周被形成的牙本质所覆盖。牙乳头的未分化间充质细胞分化为星形纤维细胞，即牙髓细胞。随着牙本质不断地形成，成牙本质细胞向中心移动，牙乳头的体积逐渐减少，等到原发性牙本质完全形成，余留在髓腔内的多血管的结缔组织即为牙髓。这时，有少数较大的有髓神经分支进入牙髓，交感神经也随同血管进入牙髓。

(四)牙根的形成及牙周组织的发育

1.牙根的形成

当牙冠发育即将完成时，牙根开始发育。内釉和外釉上皮细胞在颈环处增生，向未来的根尖孔方向生长，这些增生的上皮呈双层，无星网状层和中间层细胞，称为上皮根鞘。上皮根鞘的内侧面包围着牙乳头细胞，上皮根鞘的外面被牙囊细胞包绕。被上皮根鞘包进的牙乳头细胞也向根尖增生，其外层细胞与上皮细胞基底膜接触，分化出成牙本质细胞，进而形成根部牙本质。上皮根鞘继续生长，离开牙冠向牙髓方向成45°弯曲，形成一盘状结构。弯曲的这一部分上皮称为上皮隔。上皮隔围成一个向牙髓开放的孔，这是未来的根尖孔，这时形成的牙根为单根。牙根的长度、弯曲度、厚度和牙根的数量，都是由上皮隔和邻近的外胚层间充质细胞所决定的。在多根形成时，首先在上皮隔上长出两个或三个舌形突起，这些突起增生伸长，与对侧突起相连，这时上皮隔围成的单一孔被分隔为两个或三个孔，将来就形成双根或三根。每个根以相同的速度生长，其发育过程与单根牙相同。在牙根发育过程中，上皮隔的位置保持不变，生长的牙根与上皮隔形成一定的角度。随着牙根的伸长，牙胚向口腔方向移动，并为牙根的继续生长提供了空隙。在牙根发育后期，上皮隔开口缩小，根尖孔宽度也随之缩小。随后根尖牙本质和牙骨质沉积，形成狭小的根尖孔。

上皮根鞘对于牙根的正常发育是很重要的，如果上皮根鞘的连续性受到破坏，或在根分叉处上皮隔的舌侧突起融合不全，则不能诱导分化出成牙本质细胞，而引起该处牙本质缺损，牙髓和牙周膜直接通连，这时形成侧支根管。如果上皮根鞘在规定的时间没有发生断裂，仍附着在根部牙本质的表面，则牙囊的间充质细胞不能与该处牙本质接触，也就不能分化出成牙骨质细胞形成牙骨质。这样在牙根表面，特别在牙颈部，牙本质暴露，引起牙颈部过敏。

2.牙周组织的发育

牙周组织包括牙骨质、牙周膜和牙槽骨，均由牙囊发育而来。

(1)牙骨质的形成：当根部牙本质形成时，包绕牙根的上皮根鞘断裂，形成网状，这时牙囊细胞穿过根鞘上皮，进入新形成的牙根牙本质表面，并分化为成牙骨质细胞，在牙根表面和牙周膜纤维的周围分泌有机基质，将牙周膜纤维埋在有机基质中。牙骨质基质矿化方式与牙本质相似，磷灰石晶体通过基质小泡扩散，使胶原纤维矿化，这种新形成的牙骨质是无细胞的，覆盖在牙根冠方 2/3 处，又称为原发性牙骨质。剩余的上皮细胞进一步离开牙根表面，并保留在发育的牙周膜中，这就是上皮剩余。

(2)继发性牙骨质：在牙萌出到咬合面后，在牙根尖一侧的 2/3 区域，牙骨质形成快，但矿化差，成牙骨质细胞被埋在基质中，这时形成的牙骨质称为继发性牙骨质。继发性牙骨质往往是有细胞牙骨质，其有机基质含有大量胶原纤维，它们来自牙周膜纤维，呈斜形排列进入牙骨质；部分胶原还来自成牙骨质细胞所形成的纤维，与牙根表面平行排列。两种纤维互相交织成网格状。正常情况下牙骨质厚度随年龄而增加。

(3)牙周膜的发育：当牙根形成时，首先出现一些细的纤维束形成牙周膜。这时牙囊细胞增生活跃，在邻近根部的牙骨质和牙槽窝内壁，分别分化出成牙骨质细胞和成骨细胞，进而形成牙骨质和固有牙槽骨。而位于中央的细胞则分化为成纤维细胞，它们产生胶原纤维，部分被埋在牙骨质和牙槽骨中，形成穿通纤维。在萌出前，所有发育的牙周膜纤维束向牙冠方向斜形排列。随着牙萌出和移动，釉质牙骨质界与牙槽嵴处于同一水平。位于牙龈纤维下方的斜纤维束变为水平排列。当牙萌出到功能位时，牙槽嵴位于牙骨质釉质界下方，水平纤维又成为斜形排列，形成牙槽嵴纤维。这时牙周膜细胞增生，形成致密的主纤维束，并不断地改建成功能性排列。

(4)牙槽骨的形成：当牙周膜形成时，在骨隐窝的壁上和发育的牙周膜纤维束周围分化出成骨细胞，形成新骨。新骨的沉积逐渐使骨壁与牙之间的间隙减小，牙周膜的面积也在减少。牙周支持组织形成后，在其改建过程中要不断地补充新的成牙骨质细胞、成骨细胞和牙周膜成纤维细胞。现已表明，来自骨髓的细胞通过血管通道进入牙周膜中，定位在牙周膜血管周围。这些细胞增殖并向牙骨质和骨壁移动，在此分化为成骨细胞和成牙骨质细胞。血管周围的这些细胞也可以是牙周膜成纤维细胞的来源，因此在血管周围存在着能分化为成骨细胞、成牙骨质细胞的前体细胞。

(宋培培)

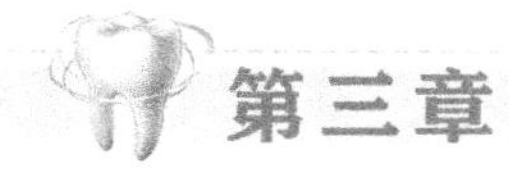

第三章

口腔疾病的常见症状

第一节 口 干

正常人一昼夜的唾液分泌量为600～1 500 mL，使口腔黏膜保持湿润而不感口干。口干可由各种原因所致的唾液分泌量减少而引起，但也有唾液分泌正常而自觉口干者。

一、唾液腺疾病

由各种原因造成唾液腺破坏或萎缩均可引起口干症，如鼻咽部肿瘤经放射治疗（简称放疗）后两侧腮腺萎缩，唾液分泌减少。干燥综合征是一种自身免疫性疾病，以眼干、口干为主，还伴有肝脾大、多发性关节炎、吞咽困难等症状。患者常有一项或多项自身抗体水平增高以及丙种球蛋白增高等。本病患者在无刺激时或用酸性药物、咀嚼石蜡等刺激时，均可见唾液分泌量明显减少。

二、神经、精神因素

由于情绪、精神因素的影响，有些神经衰弱患者常自觉口干，但多为暂时性的。检查患者口腔黏膜无明显的干燥，无刺激时唾液量减少，但用石蜡等刺激后唾液量并不减少。

三、更年期综合征

更年期综合征发生在女性更年期。除有一般症状外，常伴有口干、萎缩性舌炎，口腔黏膜糜烂、灼痛和刺痛等症状。

四、营养障碍

维生素 B_2 缺乏可出现口干、唇炎、口角炎、舌炎和阴囊炎等症状，有的还可出现咽部、鼻腔干燥，咽下困难等。

五、局部因素

由于腺样体增殖或前牙严重开颌等造成习惯性口呼吸者常有口干症状，尤以晨起时明显。检查唾液，无刺激时以及用酸性药物刺激后分泌量均正常。此外，口干症也可由其他系统病引起，如糖尿病、脱水、高热后以及使用阿托品类药物后等。

（刘　骏）

第二节　口　　臭

口臭是指口腔呼出气体中的令人不快的气味，是某些口腔、鼻咽部和全身性疾病的一个较常见症状，可以由多方面因素引起。

一、生理因素

晨起时常出现短时的口臭，刷牙后即可消除。可由某些食物（蒜、洋葱等）和饮料（乙醇性）经过代谢后产生一些臭味物质经肺从口腔呼出所引起。某些全身应用的药物也可引起口臭，如亚硝酸戊酯、硝酸异山梨酯等。

二、病理因素

（一）口腔疾病

口腔呼出气体中的挥发性硫化物可导致口臭，其中 90%的成分为甲基硫醇和硫化氢。临床上最常见的口臭原因是舌苔和牙周病变处的主要致病菌，如牙龈卟啉单胞菌、齿垢密螺旋体、福赛坦菌和中间普氏菌等的代谢产物。此外，牙周袋内的脓液和坏死组织、舌苔内潴留的食物残屑、脱落上皮细胞等也可引起口臭。在没有牙周炎的患者，舌苔则是口臭的主要来源，尤其与舌背的后 1/3 处舌苔的厚度和面积有关。用牙刷刷舌背或用刮舌板清除舌苔可显著减轻或消除口臭。

软垢、嵌塞于牙间隙和龋洞内的食物发酵腐败，也会引起口臭。有些坏死性病变，如坏死性溃疡性龈（口）炎、嗜伊红肉芽肿、恶性肉芽肿和癌瘤等，以及拔牙创伤的感染（干槽症）等，都有极显著的腐败性臭味。如果经过治疗彻底消除了口腔局部因素，口臭仍不消失，则应寻找其他部位的疾病。

（二）鼻咽部疾病

慢性咽（喉）炎、化脓性上颌窦炎、萎缩性鼻炎、小儿鼻内异物、滤泡性扁桃体炎等均能发出臭味。

（三）消化道、呼吸道及其他全身性疾病

消化道、呼吸道及其他全身性疾病如消化不良、肝硬化、支气管扩张继发肺部感染、肺脓肿、先天性气管食管瘘等。糖尿病患者口中可有烂苹果气味，严重肾衰竭者口中可有氨味或尿味。此外，某些金属（如铅、汞）和有机物中毒时，可有异常气味。

（四）神经和精神异常

有些患者自觉口臭而实际并没有口臭，是存在心理性疾病，如口臭恐惧症等，或者由于某些神经疾病导致嗅觉或味觉障碍而产生。用鼻闻法、仪器测量法（气相色谱仪等）可直接检测口臭程度和挥发性硫化物的水平。

（刘　骏）

第三节 牙 痛

牙痛是口腔科临床上最常见的症状，也是患者就医的主要原因。可由牙齿本身的疾病、牙周组织及颌骨的某些疾病，甚至神经疾病和某些全身性疾病所引起。对以牙痛为主诉的患者，必须先仔细询问病史，如疼痛起始时间及可能的原因、病程长短及变化情况、既往治疗史及疗效等。必要时还应询问工作性质、饮食习惯、有无不良习惯（如夜磨牙和咬硬物等）、全身健康状况及家族史等。关于牙痛本身，应询问牙痛的部位、性质、程度和发作时间。疼痛是尖锐剧烈的还是钝痛、酸痛；是自发痛还是激发痛、咬合时痛，自发痛是阵发的或是持续不断；有无夜间痛；疼痛部位是局限的或放散的，能否明确指出痛牙等。根据症状可得出一至数种初步印象，便于做进一步检查。应记住，疼痛是一种主观症状，由于不同个体对疼痛的敏感性和耐受性有所不同，而且有些其他部位的疾病也可表现为牵涉性牙痛。因此，对患者的主观症状应与客观检查所见、全身情况及实验室和放射学检查等结果结合起来分析，以作出正确的诊断。

一、引起牙痛的原因

（1）牙齿本身的疾病，如深龋、牙髓充血、各型急性牙髓炎、慢性牙髓炎、逆行性牙髓炎，由龋齿、外伤、化学药品等引起的急性根尖周炎、牙槽脓肿，微裂，牙根折裂，髓石，牙本质过敏，流电作用等。

（2）牙周组织的疾病，如牙周脓肿、急性龈乳头炎、冠周炎、坏死性溃疡性龈炎、干槽症等。

（3）牙齿附近组织的疾病所引起的牵涉痛：急性化脓性上颌窦炎和急性化脓性颌骨骨髓炎时，由于神经末梢受到炎症的侵犯，使该神经所支配的牙齿发生牵涉性痛。颌骨内或上颌窦内的肿物、埋伏牙等可压迫附近的牙根发生吸收，如有继发感染，可出现牙髓炎导致疼痛。急性化脓性中耳炎、咀嚼肌群的痉挛等均可出现牵涉性牙痛。

（4）神经系统疾病，如三叉神经痛患者常以牙痛为主诉。颞下窝肿物在早期可出现三叉神经第三支分布区的疼痛，翼腭窝肿物的早期由于压迫蝶腭神经节，可出现三叉神经第二支分布区的疼痛。

（5）有些全身性疾病，如流感、癔症、神经衰弱、月经期和绝经期等可诉有牙痛。高空飞行时，牙髓内压力增高，可引起航空性牙痛。有的心绞痛患者可反射性地引起牙痛。

二、诊断步骤

（一）问清病史及症状特点

1.尖锐自发痛

尖锐自发痛最常见的为急性牙髓炎（浆液性、化脓性、坏疽性）、急性根尖周炎（浆液性、化脓性）。其他，如急性牙周脓肿、髓石、冠周炎、急性龈乳头炎、三叉神经痛、急性上颌窦炎等。

2.自发钝痛

自发钝痛常见为慢性龈乳头炎、创伤𬌗等。在机体抵抗力降低时，如疲劳、感冒、月经期等，可有轻度自发钝痛、胀痛。坏死性龈炎时牙齿可有撑离感和咬合痛。

3.激发痛

牙本质过敏和Ⅱ～Ⅲ龋齿或楔状缺损等，牙髓尚未受侵犯或仅有牙髓充血时，无自发痛，仅在敏感处或病损处遇到物理、化学刺激时才发生疼痛，刺激去除后疼痛即消失。慢性牙髓炎一般无自发痛而主要表现为激发痛，但当刺激去除后疼痛仍持续一至数分钟。咬合创伤引起牙髓充血时也可有对冷、热刺激敏感。

4.咬合痛

牙隐裂和牙根纵裂时，常表现为某一牙尖受力而产生水平分力时引起尖锐的疼痛。牙外伤、急性根尖周炎、急性牙周脓肿等均有明显的咬合痛和叩痛、牙齿挺出感。口腔内不同金属修复体之间产生的流电作用也可使患牙在轻咬时疼痛或与金属器械相接触时发生短暂的电击样刺痛。

以上疼痛除急性牙髓炎患者常不能自行明确定位外，一般都能明确指出痛牙。急性牙髓炎的疼痛常沿三叉神经向同侧对颌或同颌其他牙齿放散，但不会越过中线放散到对侧牙。

(二)初步检查

1.牙体疾病

牙体疾病最常见为龋齿。应注意邻面龋、潜在龋、隐蔽部位的龋齿、充填物下方的继发龋等。此外，如牙隐裂、牙根纵裂、畸形中央尖、楔状缺损、重度磨损、未垫底的深龋充填体、外伤露髓牙、牙冠变色或陈旧的牙冠折断等，均可为病源牙。

叩诊对识别患牙有一定帮助。急性根尖周炎和急性牙周脓肿时有明显叩痛，患牙松动。慢性牙髓炎、急性全部性牙髓炎和慢性根尖周炎、边缘性牙周膜炎、创伤性根周膜炎等，均可有轻至中度叩痛。存在多个可疑病源牙时，叩诊反应常能有助于确定患牙。

2.牙周及附近组织疾病

急性龈乳头炎时可见牙间乳头红肿、触痛，多有食物嵌塞、异物刺激等局部因素。冠周炎多见于下颌第三磨牙阻生，远中及颊舌侧龈瓣红肿，可溢脓。牙周脓肿和逆行性牙髓炎时可探到深牙周袋，后者袋深接近根尖，牙齿大多松动。干槽症可见拔牙窝内有污秽坏死物，骨面暴露，腐臭，触之疼痛。反复急性发作的慢性根尖周炎可在牙龈或面部发现窦道。

急性牙槽脓肿、牙周脓肿、冠周炎等，炎症范围扩大时，牙龈及龈颊沟处肿胀变平，可有波动。面部可出现副性水肿，局部淋巴结肿大、压痛。若治疗不及时，可发展为蜂窝织炎、颌骨骨髓炎等。上颌窦炎引起的牙痛，常伴有前壁的压痛和脓性鼻涕、头痛等。上颌窦肿瘤局部多有膨隆，可有血性鼻涕、多个牙齿松动等。

(三)辅助检查

1.牙髓活力测验

根据对冷、热温度的反应，以及刺激除去后疼痛持续的时间，可以帮助诊断和确定患牙。也可用电流强度测试来判断牙髓的活力和反应性。

2.X线检查

X线检查可帮助发现隐蔽部位的龋齿。髓石在没有揭开髓室顶之前，只能凭X线片发现。慢性根尖周炎可见根尖周围有不同类型和大小的透射区。颌骨内或上颌窦内肿物、埋伏牙、牙根纵裂等也需靠X线检查来确诊。

(刘　骏)

第四节 牙齿松动

正常情况下，牙齿只有极轻微的生理性动度。这种动度几乎不可觉察，且随不同牙位和一天内的不同时间而变动。一般在晨起时动度最大，这是因为夜间睡眠时，牙齿无𬌗接触，略从牙槽窝内挺出所致。醒后，由于咀嚼和吞咽时的𬌗接触将牙齿略压入牙槽窝内，致使牙齿的动度渐减小。这种 24 小时内动度的变化，在牙周健康的牙齿不甚明显，而在有𬌗习惯，如磨牙症、紧咬牙者较明显。妇女在月经期和妊娠期内牙齿的生理动度也增加。牙根吸收接近替牙期的乳牙也表现牙齿松动。引起牙齿病理性松动的主要原因如下。

一、牙周炎

牙周炎是使牙齿松动乃至脱落的最主要疾病。牙周袋的形成以及长期存在的慢性炎症，使牙槽骨吸收，结缔组织附着不断丧失，继而使牙齿逐渐松动、移位，终致脱落。

二、𬌗创伤

牙周炎导致支持组织的破坏和牙齿移位，形成继发性𬌗创伤，使牙齿更加松动。单纯的(原发性)𬌗创伤，也可引起牙槽嵴顶的垂直吸收和牙周膜增宽，临床上出现牙齿松动。这种松动在𬌗创伤除去后，可以恢复正常。正畸治疗过程中，受力的牙槽骨发生吸收和改建，此时牙齿松动度明显增大，并发生移位；停止加力后，牙齿即可恢复稳固。

三、牙外伤

牙外伤最多见于前牙。根据撞击力的大小，使牙齿发生松动或折断。折断发生在牙冠时，牙齿一般不松动；根部折断时，常出现松动，折断部位越近牙颈部，则牙齿松动越重，预后也差。有的医师企图用橡皮圈不恰当地消除初萌的上颌恒中切牙之间的间隙，常使橡皮圈渐渐滑入龈缘以下，造成深牙周袋和牙槽骨吸收，牙齿极度松动和疼痛。患儿和家长常误以为橡皮圈已脱落，实际它已深陷入牙龈内，应仔细搜寻并取出橡皮圈。此种病例疗效一般均差，常导致拔牙。

四、根尖周炎

急性根尖周炎：牙齿突然松动，有伸长感，不敢对咬合，叩痛(++)～(+++)。至牙槽脓肿阶段，根尖部和龈颊沟红肿、波动。这种主要由龋齿等引起的牙髓和根尖感染，在急性期过后，牙多能恢复稳固。

慢性根尖周炎，在根尖病变范围较小时，一般牙不太松动。当根尖病变较大或向根侧发展，破坏较多的牙周膜时，牙可出现松动。一般无明显自觉症状，仅有咬合不适感或反复肿胀史，有的根尖部可有瘘管。牙髓无活力。根尖病变的范围和性质可用 X 线检查来确诊。

五、颌骨骨髓炎

成人的颌骨骨髓炎多是继牙源性感染而发生，多见于下颌骨。急性期全身中毒症状明显，如高热、寒战、头痛，白细胞增至$(10\sim20)\times10^3/L$等。局部表现为广泛的蜂窝织炎。患侧下唇麻木，多个牙齿迅速松动，且有叩痛。这是由于牙周膜及周围骨髓腔内的炎症浸润。一旦颌骨内的化脓病变经口腔黏膜或面部皮肤破溃，或经手术切开、拔牙而得到引流，则病程转入亚急性或慢性期。除病源牙必须拔除外，邻近的松动牙常能恢复稳固。

六、颌骨内肿物

颌骨内的良性肿物或囊肿由于缓慢生长，压迫牙齿移位或牙根吸收，致使牙齿逐渐松动。恶性肿瘤则使颌骨广泛破坏，在短时间内即可使多个牙齿松动、移位。较常见的，如上颌窦癌，多在早期出现上颌数个磨牙松动和疼痛。若此时轻易拔牙，则可见拔牙窝内有大量软组织，短期内肿瘤即由拔牙窝中长出，似菜花状。所以，在无牙周病且无明显炎症的情况下，若有一或数个牙齿异常松动者，应提高警惕，进行X线检查，以便早期发现颌骨中的肿物。

七、其他

有些牙龈疾病伴有轻度的边缘性牙周膜炎时，也可出现轻度的牙齿松动，如坏死性龈炎、维生素C缺乏、龈乳头炎等。但松动程度较轻，治愈后牙齿多能恢复稳固。发生于颌骨的组织细胞增生症，为原因不明的、累及单核-吞噬细胞系统的、以组织细胞增生为主要病理学表现的疾病。当发生于颌骨时，可沿牙槽突破坏骨质，牙龈呈不规则的肉芽样增生，牙齿松动并疼痛；拔牙后伤口往往愈合不良。X线表现为溶骨性病变，牙槽骨破坏，病变区牙齿呈现“漂浮征”。本病多见于10岁以内的男童，好发于下颌骨。其他一些全身性疾病，如Down综合征等的患儿，常有严重的牙周炎症和破坏，造成牙齿松动、脱落。牙周手术后的短期内，术区牙齿也会松动，数周内会恢复原来动度。

（刘　骏）

第五节　牙龈出血

牙龈出血是口腔中常见的症状，出血部位可以是全口牙龈或局限于部分牙齿。多数患者是在牙龈受到机械刺激（如刷牙、剔牙、食物嵌塞、进食硬物、吮吸等）时流血，一般能自行停止；另有一些情况，在无刺激时即自动流血，出血量多，且无自限性。

一、牙龈的慢性炎症和炎症性增生

这是牙龈出血的最常见原因，如慢性龈缘炎、牙周炎、牙间乳头炎和牙龈增生等。牙龈缘及龈乳头红肿、松软，甚至增生。一般在受局部机械刺激时引起出血，量不多，能自行停止。将局部刺激物（如牙石、牙垢、嵌塞的食物、不良修复体等）除去后，炎症很快消退，出血亦即停止。

二、妊娠期龈炎和妊娠瘤

妊娠期龈炎和妊娠瘤常开始于妊娠的第3～4个月。牙龈红肿、松软、极易出血。分娩后，妊娠期龈炎多能消退到妊娠前水平，而妊娠瘤常需手术切除。有的人在慢性牙龈炎的基础上，于月经前或月经期可有牙龈出血，可能与牙龈毛细血管受性激素影响而扩张、脆性改变等有关。长期口服激素性避孕药者，也容易有牙龈出血和慢性炎症。

三、坏死性溃疡性牙龈炎

坏死性溃疡性牙龈炎为梭形杆菌、口腔螺旋体和中间普氏菌等的混合感染。主要特征为牙间乳头顶端的坏死性溃疡、腐臭、牙龈流血和疼痛，夜间睡眠时亦可有牙龈流血，就诊时亦可见牙间隙处或口角处有少量血迹。本病的发生常与口腔卫生不良、精神紧张或过度疲劳、吸烟等因素有关。

四、血液病

在遇到牙龈有广泛的自动出血，量多或不易止住时，应考虑有无全身因素，并及时做血液学检查和到内科诊治。较常见引起牙龈和口腔黏膜出血的血液病，有急性白血病、血友病、血小板减少性紫癜、再生障碍性贫血、粒细胞减少症等。

五、肿瘤

有些生长在牙龈上的肿瘤，如血管瘤、血管瘤型牙龈瘤、早期牙龈癌等也较易出血。其他较少见的，如发生在牙龈上的网织细胞肉瘤，早期常以牙龈出血为主诉，临床上很容易误诊为牙龈炎。有些转移瘤，如绒毛膜上皮癌等，也可引起牙龈大出血。

六、某些全身性疾病

肝硬化、脾功能亢进、肾炎后期、系统性红斑狼疮等，由于凝血功能低下或严重贫血，均可能出现牙龈出血症状。伤寒的前驱症状有时有鼻出血和牙龈出血。在应用某些抗凝血药物或非甾体抗炎药，如水杨酸、肝素等治疗冠心病和血栓时，易有出血倾向。苯中毒时也可有牙龈被动出血或自动出血。

（刘　骏）

第六节　牙 龈 肿 大

牙龈肿大是诸多牙龈病的一个常见临床表现。

一、病史要点

(1)牙龈肿胀的病程，是突发还是逐渐发展。

(2)有无刷牙出血、食物嵌塞及口呼吸习惯。

(3)是否服用苯妥英钠、硝苯地平、环孢素等药物。

(4)家族中有无牙龈肿大者。

(5)已婚妇女的妊娠情况。

二、检查要点

(1)牙龈肿胀的范围,牙龈质地、颜色。

(2)有无牙列不齐、开唇露齿及口呼吸、舔龈等不良习惯。

(3)详细检查牙周情况。

(4)必要时做组织病理检查。

三、鉴别诊断

(一)慢性炎症性肿大

因长期局部刺激引起,如牙石、牙列拥挤、冠修复体边缘过长、口呼吸及舔龈习惯等。本型病程缓慢,无症状,开始龈乳头和/或龈缘轻度隆起,逐步地增生似救生圈套在牙齿周围。口呼吸引起的牙龈肿大与邻近未暴露的正常牙龈有明显的分界线。

(二)急性炎症性肿大

急性炎症性肿大常见于急性牙龈脓肿、急性牙周脓肿及急性龈乳头炎。

(三)药物性牙龈肿大

该类患者有明显的服药史,如苯妥英钠、环孢素、硝苯地平均可引起牙龈增生。增生的牙龈呈实质性,质地坚实,淡粉红色,仅发生于有牙区,停药后增生的龈组织可逐步消退。

(四)遗传性牙龈纤维瘤病

遗传性牙龈纤维瘤病是一种原因不明的少发病,多有家族史。病变波及牙龈、龈乳头及附着龈,且上、下颌的颊舌面都可广泛受侵,与苯妥英钠引起的牙龈增生不同。肿大的牙龈颜色正常,质地硬似皮革。重者可将牙齿完全盖住,牙齿移位,颌骨变形。表面光滑或呈小结节样。

(五)青春期牙龈肿大

青春期牙龈肿大见于青春期患者,发病部位有局部刺激因素,但炎症和增生反应较明显,虽经治疗不易痊愈,而且易复发。青春期过后经治疗能较快缓解。临床表现同一般慢性炎症性肿大,即牙龈充血水肿,松软光亮,牙间乳头呈球状突起。

(六)妊娠期牙龈肿大

正处于妊娠期的妇女,牙龈鲜红色或暗紫色,松软光亮,极易出血。单个或多个牙间乳头肥大增生,重者形成有蒂或无蒂的瘤状物,应诊断为妊娠期牙龈肿大。

(七)白血病牙龈肿大

牙龈色暗紫或苍白,表面光亮,外形呈不规则的结节状,龈缘处可有坏死的假膜。牙龈自动出血或激惹出血,不易止住。常伴有牙齿松动、全身乏力、低热及相应部位的淋巴结肿大。血常规检查有助诊断。

(八)化脓性肉芽肿牙龈肿大

化脓性肉芽肿牙龈肿大可以呈扁平无蒂的肿大或有蒂的瘤状物,色鲜红或暗红,质地柔软。病损表面有溃疡和脓性分泌物,如果病损时间长可转变为较硬的纤维上皮性乳头状瘤。组织病理检查为慢性炎症细胞浸润的肉芽组织。

(九)浆细胞肉芽肿

牙龈肿大,鲜红色,且松软易碎,极易出血,表面呈分叶状,质地如同肉芽组织。应结合组织病理检查,主要在结缔组织内有大量浸润的浆细胞,或表现为有大量血管和炎症细胞浸润的肉芽肿。

(十)牙龈良性及恶性肿瘤

牙龈良性及恶性肿瘤包括血管瘤、乳头状瘤、牙龈癌等,可结合组织病理检查加以区别。

(王 河)

第七节 牙本质过敏

牙本质过敏又称牙齿敏感或牙齿感觉过敏。其症状为牙齿受到外界各种刺激时,如机械性刺激(摩擦、咬硬物等)、温度刺激(冷、热)、化学刺激(酸、甜),所产生的尖锐的异常酸痛感觉。除去刺激物,酸痛感即消失。许多牙体病都可产生此症状,有时牙体组织无病变,全身状态异常时,牙齿也会出现敏感状。

一、病史要点

(1)牙齿敏感症发生的部位。

(2)引起牙齿敏感的刺激因素。

(3)有无外伤史,咬硬物史。

(4)有无牙体病治疗史和修复前的牙体预备史。

(5)全身情况,是否在产褥期、月经期,头颈部是否做过放疗。

二、检查要点

(1)患牙殆面、切端、牙颈部是否有牙本质暴露。

(2)在牙本质暴露的部位或牙体硬组织被调磨处,以探针探划牙面是否可找到敏感点。

(3)患牙有无咬颌创伤。

(4)牙髓活力测验反应是否正常。

三、鉴别诊断

凡使牙本质暴露的各种牙体病、牙周病或牙体牙周病治疗术后,均可产生牙本质过敏症。有些患者牙本质未暴露,但全身处于应激性增高状态,神经末梢敏感性增强,如头颈部大剂量放疗后、产褥期等也可能出现牙齿敏感症。

(一)牙颈部楔状缺损、磨损(包括殆面或切端)

此两种牙体病,当硬组织丢失速度快于修复性牙本质形成速度时,则出现牙齿敏感症状。可采用脱敏治疗暂时缓解症状,或避免冷热刺激,待修复性牙本质形成后自行恢复。有些楔状缺损或磨损很深已近髓,有可能牙髓已有慢性炎症,应检测牙髓活力,注意与慢性牙髓炎鉴别。牙齿敏感症患牙牙髓活力正常,如活力异常,则为慢性牙髓炎,应进行相应的治疗。

(二)外伤牙折

当牙本质暴露时,即刻出现牙齿敏感症状,应仔细检查有无牙髓暴露,若无,先行护髓治疗,待修复性牙本质形成后,过敏症状消失。若护髓后出现自发痛,则已是牙髓炎,应行相应治疗。

（三）中龋

当龋坏达牙本质浅层即可出现牙齿敏感症。

（四）酸蚀症

发生在从事酸作业的人或长期泛酸的胃病患者。由于酸的作用，牙面脱矿呈白垩状，或有黄褐色斑块，或有实质缺损，均产生牙齿敏感症状。

（五）牙隐裂

当隐裂的裂纹深达牙本质时，即可出现牙齿敏感症状。由于隐裂不易被察觉，常贻误治疗时机，发展成牙髓炎。故当牙面无明显磨耗，探划无过敏点时，应注意与早期隐裂鉴别。

（六）牙龈退缩，牙颈部暴露

各种原因所致牙龈退缩，只要使颈部牙本质暴露，均可产生牙齿敏感症状。应注意诊断导致牙龈退缩的疾病，并进行相应治疗。

（七）全身情况处于异常状态时

头颈部放疗患者，妇女月经期、产褥期等，亦会出现牙齿敏感症，均有相应的病史，不难诊断。

（文　娜）

第八节　开口困难

开口困难是指由于各种原因造成根本不能开口或开口甚小者。造成开口困难的原因很多，可分为感染性、瘢痕性、关节性、外伤性、肿瘤源性和精神、神经性等。

一、感染所致的开口困难

（一）下颌智齿冠周炎

下颌智齿冠周炎可以直接累及咬肌和翼内肌，引起肌肉痉挛，造成开口困难。

（二）颌面部深在间隙感染

颞下窝和翼下颌间隙感染刺激翼肌群痉挛造成开口困难。感染的来源常常是上、下磨牙感染扩散或在注射上颌结节、翼下颌传导麻醉时将感染带入。因感染在深部，早期在颜面部无明显红肿症状，不易发现。所以在有上、下磨牙感染或拔牙史，低热，开口困难，并在该间隙的相应部位（如上颌结节后方、翼下颌韧带处）有明显红肿和压痛者应考虑本病。

（三）化脓性下颌关节炎

化脓性下颌关节炎多数在下颌关节附近有化脓性病灶，如中耳炎、外耳道炎等，继之引起下颌关节疼痛，开口困难。检查时可见关节区有红肿，压痛明显，尤其不能上、下牙对𬌗，稍用力即可引起关节区剧痛。颞下颌关节侧位 X 线片可见关节间隙增宽。

（四）破伤风

由破伤风杆菌引起的一种以肌肉阵发性痉挛和紧张性收缩为特征的急性特异性感染，由于初期症状可表现为开口困难而来口腔科就诊。一般有外伤史。痉挛通常从咀嚼肌开始，先是咀嚼肌少许紧张，继之出现强直性痉挛呈开口困难状，同时还因表情肌的紧缩使面部表情很特殊，形成“苦笑面容”。当颈部、背部肌肉收缩，则形成背弓反张。其他，如咬肌下、下颌下、颊部蜂窝织炎，急性化脓性腮腺炎等，均可发生开口困难，体征表浅，容易诊断。

二、瘢痕所致的开口困难

(一)颌间瘢痕挛缩

常常由坏疽性口炎后在上、下颌间形成大量瘢痕，将上、下颌紧拉在一起而不能开口。一般有口腔颌面部溃烂史，颊侧口腔前庭处能触到索条状瘢痕区，有时还伴有唇颊组织的缺损。

(二)放射性瘢痕

鼻咽部、腮腺区、颞下窝等恶性肿物经大量放疗后，在关节周围有大量放射性瘢痕造成开口困难。开口困难的症状是逐渐发展起来的，以至于几乎完全不能开口。照射区皮肤均有慢性放射反应，如皮肤薄而透明，毛细血管扩张，并可见到深棕色的斑点状色素沉着。

(三)烧伤后瘢痕

由各种物理、化学因素所致口颊部深部烧伤后，逐渐形成大量增生的挛缩瘢痕造成开口困难。

三、颞下颌关节疾病所致的开口困难

(一)关节强直

一般由关节区化脓感染或外伤后关节腔内血肿机化逐渐形成关节融合。关节强直常发病于儿童，逐渐出现开口困难以至最后完全不能开口，呈开口困难状。关节强直侧下颌骨发育短小，面部丰满呈圆形；而健侧下颌骨发育较长，面部反而显塌陷狭长。颞下颌关节侧位 X 线片可见患侧关节间隙消失，髁突和关节凹融合成致密团块。少数可由类风湿颞下颌关节炎造成，其特点为常累及两侧并伴有指关节或脊柱关节的类风湿性关节炎，因此，同时可查到手指呈梭形强直畸形或脊柱呈竹节样强直畸形。

(二)颞下颌关节盘脱出

急性脱臼后或长期颞下颌关节紊乱病后可使关节盘脱出，脱出的关节盘在髁突运动中成为机械障碍物，甚至可嵌顿在髁突和关节结节之间致不能开口，呈开口困难状。

四、外伤所致的开口困难

(一)颧弓、颧骨骨折

颧弓、颧骨为面侧部突出处，容易被伤及。最常见为呈 M 形颧弓双骨折，骨折片下陷妨碍喙突活动造成开口困难；颧骨体骨折后向下向后移位可使上颌骨和颧骨之间的间隙消失，妨碍下颌骨活动造成开口困难。

(二)下颌髁突骨折

下颌髁突颈部是下颌骨结构中的薄弱区，当颏部和下颌体部受到外伤后容易在髁突颈部骨折而造成开口困难。此外，由于局部创伤引起的骨化性咬肌炎也可造成开口 困难。新生儿开口困难除破伤风外，应考虑由于难产使用高位产钳损伤颞下颌关节所致。

五、肿瘤所致的开口困难

关节区深部肿物可以引起开口困难，因为肿物在深部不易被查出，常误诊为一般颞下颌关节紊乱病而进行理疗。因此，有开口困难而同时存在脑神经症状者应考虑是否有以下部位的肿物。

(一)颞下窝综合征

颞下窝综合征为原发于颞下窝肿物引起的一种综合征。因肿物侵犯翼肌、颞肌，故常有开口困难。早期有三叉神经第三支分布区持续性疼痛，继之出现下唇麻木，口角皮肤、颊黏膜异常感或麻木感。肿瘤长大时可在上颌后部口腔前庭处触到。

(二)翼腭窝综合征

翼腭窝综合征为原发于翼腭窝肿瘤引起的一种综合征，因肿瘤侵犯翼肌可引起开口困难外，最早出现三叉神经第二支分布区持续性疼痛和麻木，以后可影响眼眶累及视神经。

(三)上颌窦后部癌

肿瘤破坏上颌窦后壁，侵犯翼肌群，可以出现开口困难，并有三叉神经第二支分布区的持续性疼痛和麻木，鼻腔有脓血性分泌物，上颌侧位体层X线片见上颌窦后壁骨质破坏。

(四)鼻咽癌

鼻咽癌侵犯咽侧壁，破坏翼板，可影响翼肌群，出现开口困难，并常伴有剧烈头痛、鼻塞、鼻出血、耳鸣、听力障碍及颈部肿块等症状。

六、肌痉挛、神经精神疾病

(一)癔症性开口困难

癔症性开口困难如与全身其他肌痉挛或抽搐症状伴发，则诊断比较容易；但如只出现开口困难症状，则诊断比较困难。此病多发生于女性青年，既往有癔症史，有独特的性格特征。一般在发病前有精神因素，然后突然发生开口困难。用语言暗示或间接暗示(用其他治疗法结合语言暗示)，常能解除症状。

(二)颞下颌关节紊乱

咀嚼肌群痉挛型一般由翼外肌痉挛经不适当的治疗或在全身因素影响下(如过度疲劳、精神刺激)引起。主要临床表现为开口困难，X线片关节像正常。用肌肉松弛剂能立即开口，药物作用过后又开口困难。一般病期较长。

(三)咬肌挛缩

常因精神受刺激后突然发生开口困难，有时查不出诱因。一般发生在一侧咬肌，触时咬肌明显变硬，用钟式听诊器检查有嗡嗡的肌杂音。用2%普鲁卡因溶液封闭肌肉和咬肌神经时，变硬的肌肉可恢复正常，肌杂音可消失或减轻，开口困难症状亦缓解。咬肌挛缩有时可伴有颞肌挛缩。

(文　娜)

第九节　颌面部麻木

颌面部麻木是因口腔颌面部损伤、炎症或肿瘤等造成支配口面部的三叉神经功能障碍而出现感觉异常、迟钝，甚至痛觉丧失。

一、病史要点

(1)有无外伤、手术、感染、肿瘤史。

(2)麻木的部位，发病的经过及目前情况。

(3)麻木是否进行性加重，有无缓解期。

二、检查要点

(一)检查感觉和肌肉运动

(1)面部触觉、痛觉、温度觉、直接与间接角膜反射，以确定麻木的范围和三叉神经第几支受损。

(2)检查咀嚼肌运动，如下颌有无偏斜、两侧肌张力与收缩力是否相等，有无咀嚼肌萎缩。

(二)检查引起麻木的病因

(1)有外伤史者查上、下颌骨有无骨摩擦音、骨不连续、压痛及异常动度。

(2)有无面部肿胀、多数牙松动及有无发热、乏力等症状。

(3)有无颌骨膨隆、牙齿松动、张口受限、下颌偏斜。

三、鉴别要点

(一)外伤

上颌骨、颧骨骨折损伤眶下神经，出现上唇、鼻、眶下区麻木；下颌骨骨折出现下唇麻木。患者有外伤史。X线片可见骨折线。

(二)颌骨炎症

急性化脓性中央型骨髓炎因炎症沿下颌管扩散，使下牙槽神经受损出现下唇麻木。可有多数牙松动、面部肿胀，并伴全身中毒症状。X线片见骨质密度改变波及下颌管。待炎症控制后，麻木可缓解或消失。

(三)手术损伤

拔阻生下颌第三磨牙时，损伤下牙槽神经或舌神经而出现下唇或舌麻木。颌下腺、舌下腺手术时损伤舌神经也引起舌麻木。

(四)肿瘤

1.下颌骨恶性肿瘤

进行性下唇麻木，病灶区牙齿松动、剧烈疼痛。X线片示弥散溶骨性破坏，下颌管受侵。

2.颞下窝肿瘤

下颌神经分布区持续性疼痛及感觉异常，颊长神经受侵时最早出现颊部麻木。张口受限，下颌向患侧偏，耳鸣、听力下降。CT扫描可见占位性病变。

3.翼腭窝肿瘤

可为原发或继发恶性肿瘤。眶下区麻木，张口受限。三叉神经第二支持续性疼痛，向磨牙区放射。继发于上颌窦癌者X线下可见骨质破坏，CT扫描示翼腭窝有占位性病变。

(五)颌面部感觉减低或消失

绝大多数是由于三叉神经周围支病变所致，但有时也可能因脑干的三叉神经中枢传导束有关通道病变引起患者三叉神经分布区痛觉、触觉等改变，此时应转神经内科进一步确诊。

（孙喜玲）

第十节　颌面部局部肿胀

颌面部局部肿胀是由于各种原因致毛细血管壁通透性改变、组织间隙过量积液、淋巴回流障碍及血管、淋巴管畸形的一种病理现象。

一、病史要点

(1)先天性抑或后天性有无外伤、手术、变态反应及其他治疗史。

(2)肿胀出现的时间、发展过程。

(3)肿胀范围有无改变,有无全身反应。

(4)肿胀性质,质地松软还是较硬,皮肤颜色有无改变等。

二、检查要点

(1)肿胀部位,皮肤色泽。

(2)肿胀质地,有无压痛、波动感、可压缩性或随体位改变其大小。

(3)穿刺液性质、色泽。

三、鉴别要点

(一)血管神经性水肿

突然发作的皮肤和黏膜局限性水肿,数小时或1～2天可自行消退。皮肤、黏膜紧张发亮,有胀感,以唇颊为好发区域,也可发生在口底、舌与颈部。如口底和舌根部的肿胀,可影响呼吸。患者体温正常,白细胞计数正常,嗜酸性粒细胞计数可增高。用糖皮质激素药物治疗效果明显。如反复发作则局部组织增厚,药物治疗效果欠佳。

(二)炎性肿胀

患者有牙痛、手术、外伤及结核接触史。炎性肿胀分为副性水肿及炎性浸润肿胀。副性水肿肿胀松软、无痛、皮肤可捏起皱褶,常见于牙槽脓肿所致肿胀。炎性浸润肿胀较硬、疼痛、发红、皮肤光亮、捏不起皱褶,常见于蜂窝织炎,如进一步发展为脓肿形成时穿刺有脓。

(三)损伤性水肿或血肿

损伤部位肿胀、压痛,皮肤伴出血性瘀斑,随着瘀斑的分解和吸收颜色逐渐变浅。挫伤后形成的血肿,开始较软,边界不清,以后逐渐变硬,边界逐渐清楚。伴有骨折时,肿胀或触及骨摩擦音及台阶感。

(四)淋巴管瘤

先天性,呈慢性肿大,边界不清楚,皮肤颜色正常,柔软,无压痛,一般无压缩性。发生在黏膜时表现为孤立或多发性散在小的圆形、囊性结节状或点状病损,浅黄色、柔软,以舌、唇、颊部多见。

(五)血管瘤和血管畸形

发生在颌面部深在的血管瘤局部肿大,皮色正常,侵及皮肤则呈紫色斑。有压缩性,低头试验阳性，穿刺有血液。对海绵状血管瘤(低流速静脉畸形)瘤腔造影有助于诊断。动脉造影有助于诊断蔓状血管瘤(又称动静脉畸形或高流速动静脉畸形)。

(六)手术后淋巴回流不畅

手术后淋巴回流不畅多发生在面颈部手术，尤其颈淋巴结清除术后。因面、颈部静脉与淋巴回流不畅所致。半侧面部肿胀，质地柔软、皮色正常。肿胀与体位有关，平卧时加重，下床活动后减轻。

(孙喜玲)

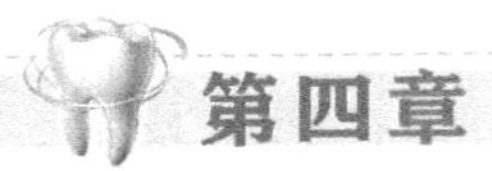

第四章

牙体牙髓病

第一节　磨　牙　症

睡眠时有习惯性磨牙或清醒时有无意识的磨牙习惯称为磨牙症。

一、病因

磨牙症的病因虽然至今尚未明确，但与下列因素有关。

（一）精神因素

口腔具有表示紧张情绪的功能。患者的惧怕、愤怒、敌对、抵触等情绪，若因某种原因难以表现出来，这些精神因素，特别是焦虑、压抑、情绪不稳等可能是磨牙症病因的重要因素之一。

（二）𬌗因素

神经紧张的个体中，任何𬌗干扰均可能是磨牙症的触发因素。磨牙症患者的𬌗因素多为正中𬌗早接触，即牙尖交错位𬌗干扰，以及侧方𬌗运动时非工作侧的早接触。临床上，用调𬌗的方法也能成功地治愈部分磨牙症。𬌗因素是口腔健康的重要因素，但是否为引起磨牙症的媒介尚有争议。

（三）中枢神经机制

目前，有趋势认为磨牙与梦游、遗尿、噩梦一样，是睡眠中大脑部分唤醒的症状，是一种与白天情绪有关的中枢源性的睡眠紊乱，由内部或外部的、心理或生理的睡眠干扰刺激所触发。

（四）全身其他因素

与寄生虫有关的胃肠功能紊乱、儿童营养缺乏、血糖血钙浓度、内分泌紊乱、变态反应等都可能成为磨牙症的发病因素。有些病例表现有遗传因素。

（五）职业因素

汽车驾驶员、运动员，要求精确性较高的工作，如钟表工，均有发生磨牙症的倾向。

二、临床表现

患者在睡眠时或清醒时下意识地做典型的磨牙动作，可伴有嘎嘎响声。磨牙症可引起牙齿𬌗面和邻面的严重磨损，可出现牙磨损并发的各种病症。顽固性磨牙症会导致牙周组织破坏、牙齿松动或移位、牙龈退缩、牙槽骨丧失。磨牙症还能引起颞下颌关节功能紊乱症、颌骨或咀嚼肌的疲劳或疼痛、面痛、头痛并向耳部、颈部放散。疼痛为压迫性和钝性，早晨起床时尤为显著。

三、治疗原则

（一）除去致病因素

心理治疗，调𬌗，治疗与磨牙症发病有关的全身疾病等。

（二）对症治疗

治疗因磨损引起的并发症。

（三）其他治疗

对顽固性病例应制作𬌗垫，定期复查。

（文　娜）

第二节 龋　病

一、病因

龋病是以细菌为主的多因素综合作用的结果，主要致病因素包括细菌和牙菌斑生物膜、食物和蔗糖、宿主对龋病的敏感性等。

1890 年著名的口腔微生物学家 Miller 第一次提出龋病与细菌有关，即著名的化学细菌学说。该学说认为龋病发生是口腔细菌产酸引起牙体组织脱矿的结果。口腔微生物通过合成代谢酶，分解口腔中碳水化合物，形成有机酸，造成牙体硬组织脱钙。在蛋白水解酶的作用下，牙齿中的有机质分解，牙体组织崩解，形成龋洞。化学细菌学说的基本观点认为，龋病发生首先是牙体硬组织的脱矿溶解，再出现有机质的破坏崩解。Miller 学说是现代龋病病因学研究的基础，阐明了口腔细菌利用碳水化合物产酸、溶解矿物质、分解蛋白质的生物化学过程。Miller 试验如下。

牙齿 ＋ 面包（碳水化合物）＋ 唾液——脱矿

牙齿 ＋ 脂肪（肉类）＋ 唾液——无脱矿

牙齿 ＋ 面包（碳水化合物）＋ 煮热唾液——无脱矿

Miller 试验第一次清楚地说明，细菌是龋病发生的根本原因，细菌、食物、牙齿是龋病发生的共同因素。对细菌在口腔的存在形式没有说明，也未能分离出致龋菌。

1947 年，Gottlieb 提出蛋白溶解学说。认为龋病的早期损害首先发生在有机物较多的牙体组织部位，如釉板、釉柱鞘、釉丛和牙本质小管，这些部位含有大量的有机物质。牙齿表面微生物产生的蛋白水解酶使有机质分解和液化，晶体分离，结构崩解，形成细菌侵入的通道。细菌再利用环境中的碳水化合物产生有机酸，溶解牙体硬组织。龋病是牙组织中有机质先发生溶解性破坏，再出现细菌产酸溶解无机物脱矿的结果。该学说未证实哪些细菌能产生蛋白水解酶，动物试验未能证明蛋白水解酶的致龋作用。

1955 年，Schatz 提出了蛋白溶解螯合学说。认为龋病的早期是从牙面上的细菌和酶对釉质基质的蛋白溶解作用开始，通过蛋白溶解释放出各种螯合物质包括酸根阴离子、氨基、氨基酸、肽和有机酸等，这些螯合剂通过配位键作用与牙体中的钙形成具有环状结构的可溶性螯合物，溶解牙体硬组织的羟磷灰石，形成龋样损害。螯合过程在酸性、中性及碱性环境下都可以发生，该学说未证实引起病变的螯合物和蛋白水解酶。蛋白溶解学说和蛋白溶解螯合学说的一个共同问题是在自然情况下，釉质的有机质含量低于1%，如此少的有机质要使90%以上的矿物质溶解而引起龋病，该学说缺乏试验性证据。

Miller化学细菌学说和Schatz蛋白溶解螯合学说的支持者们在随后的几十年里展开了激烈的争论，化学细菌学说在很长一段时间占据了主流地位。近六十年来在龋病研究领域的相关基础和临床研究均主要围绕细菌产酸导致牙体硬组织脱矿而展开，龋病病因研究进入了"酸幕时代"时期。

随着近年来对牙菌斑生物膜致病机制的研究进展，特别是对牙周生物膜细菌引起的宿主固有免疫系统失衡进而引起牙周病发生的分子机制的深入研究，人们重新认识到蛋白溶解过程在龋病的发生发展过程中的重要作用。目前认为，细菌酸性代谢产物或环境其他酸性物质引起釉质的溶解后，通过刺激牙本质小管，在牙本质层引起类似炎症的宿主反应过程，继而引起牙本质崩解。值得注意的是牙本质蛋白的溶解和牙本质结构的崩解并不是由"蛋白溶解学说"或"蛋白溶解螯合学说"中所提到的细菌蛋白酶所造成，而是由宿主自身的内源性金属基质蛋白酶(MMPs)，如胶原酶所引起。这种观点认为龋病是系统炎症性疾病，龋病和机体其他部位的慢性感染性疾病具有一定的相似性，即龋病是由外源性刺激因素，如细菌的各种致龋毒力因子诱导宿主固有免疫系统失衡，造成组织破坏，牙体硬组织崩解。

随着现代科学技术的发展，大量的新研究方法、新技术和新设备用于口腔医学基础研究，证实龋病确是一种慢性细菌性疾病，在龋病的发生过程中，细菌、牙菌斑生物膜、食物、宿主及时间都起了十分重要的作用，即四联因素学说(图4-1)。该学说认为，龋病的发生必须是细菌、食物、宿主三因素在一定的时间和适当的空间、部位内共同作用的结果，龋病的发生要求有敏感的宿主、致病的细菌、适宜的食物及足够的时间。由于龋病是发生在牙体硬组织上，从细菌在牙齿表面的黏附，形成牙菌斑，到出现临床可见的龋齿，一般需要6～12个月的时间。特殊龋除外，如放疗后的猖獗龋。因此，时间因素在龋病病因中有着十分重要的意义，有足够的时间开展龋病的早期发现、早期治疗。四联因素学说对龋病的发生机制作了较全面的解释，被认为是龋病病因的现代学说，被全世界所公认。

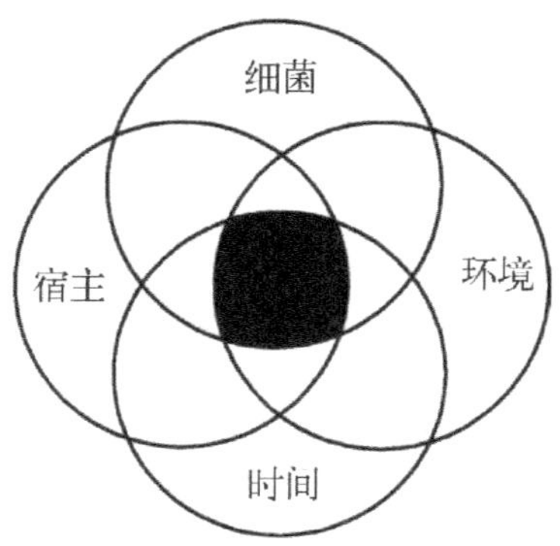

图4-1　龋病发生的四联因素

(一)细菌因素

龋病是一种细菌性疾病，细菌是龋病发生的最关键因素，大量的研究证明没有细菌就没有龋病。无菌动物试验发现，在无菌条件下饲养的动物不产生龋，使用抗生素能减少龋的发生。由龋损部位分离出的致病菌接种于动物，能引起动物龋或离体牙人工龋损。临床上也发现未萌出的牙不发生龋，一旦暴露在口腔中与细菌接触就可能发生龋。

口腔中的细菌有500余种，与龋病发生关系密切的细菌必须具备较强的产酸力、耐酸力；能利用糖类产生细胞内外多糖；对牙齿表面有强的黏附能力；合成蛋白溶解酶等生物学特性，目前认为变异链球菌、乳酸杆菌、放线菌等与人龋病发生有着密切的关系。

细菌致龋的首要条件是必须定植在牙齿表面，克服机械、化学、物理、免疫的排异作用，细菌产生的有机酸需对抗口腔中强大的缓冲系统，常难以使牙体组织脱矿。只有在牙菌斑生物膜特定微环境条件下，细菌产生有机酸聚积，造成牙齿表面pH下降，矿物质重新分布，出现牙体硬组织脱矿产生龋。因此，牙菌斑生物膜是龋病发生的重要因素。

（二）牙菌斑生物膜

20世纪70年代以后，随着科学技术的发展，对细菌致病有了新的认识。1978年美国学者Bill Costerton率先进行了细菌生物膜的研究，并提出了生物膜理论。随后细菌生物膜真正作为一门独立学科而发展起来，其研究涉及微生物学、免疫学、分子生物学、材料学和数学等多学科。90年代后，美国微生物学者们确立了“细菌生物膜”这个名词，将其定义为附着于有生命和无生命物体表面被细菌胞外大分子包裹的有组织的细菌群体。这一概念认为在自然界、工业生产环境（如发酵工业和废水处理）及人和动物体内外，绝大多数细菌是附着在有生命或无生命的表面，以细菌生物膜的方式生长，而不是以浮游方式生长。细菌生物膜是细菌在各种物体表面形成的高度组织化的多细胞结构，细菌在生物膜状态下的生物表型与其在浮游状态下具有显著差异。

人类第一次借助显微镜观察到的细菌生物膜就是人牙菌斑生物膜。通过激光共聚焦显微镜（confocal scanning laser microscopy，CSLM）结合各种荧光染色技术对牙菌斑生物膜进行了深入研究，证明牙菌斑生物膜是口腔微生物的天然物膜。口腔为其提供营养、氧、适宜的温度、湿度和pH。牙菌斑生物膜是黏附在牙齿表面以微生物为主体的微生态环境，微生物在其中生长代谢、繁殖衰亡，细菌的代谢产物，如酸和脂多糖等，对牙齿和牙周组织产生破坏。牙菌斑生物膜主要由细菌和基质组成，基质中的有机质主要有不可溶性多糖、蛋白质、脂肪等，无机质包含钙、磷、氟等。

牙菌斑生物膜的基本结构包括基底层获得性膜，中间层和表层（图4-2）。唾液中的糖蛋白选择性地吸附在牙齿表面形成获得性膜，为细菌黏附与定植提供结合位点。细菌黏附定植到牙菌斑生物膜表面形成成熟的生物膜一般需要5～7天时间。对牙菌斑生物膜的结构研究发现，菌斑成熟的重要标志是在牙菌斑生物膜的中间层形成丝状菌成束排列，球菌和短杆菌黏附其表面的栅栏状结构，在表层形成以丝状菌为中心，球菌或短杆菌黏附表面的谷穗状结构（图4-3）。

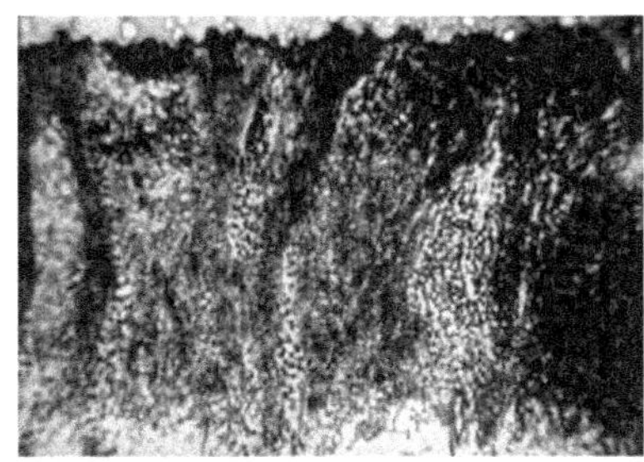

图4-2 牙菌斑生物膜的基本结构

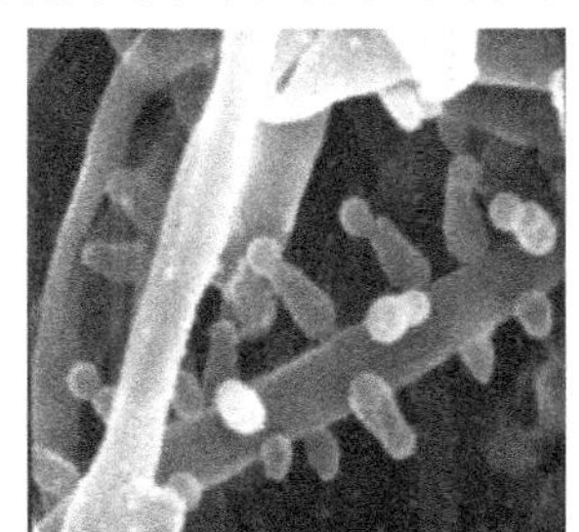

图4-3 谷穗状结构

牙菌斑生物膜一经形成，紧密附着于牙齿表面，通过常用的口腔卫生措施如刷牙并不能有效消除。紧靠牙齿表面的牙菌斑生物膜的深层由于处于缺氧状态，非常有利于厌氧菌的生长代谢，细菌利用糖类进行无氧代谢，产生大量的有机酸，堆积在牙菌斑生物膜与牙齿表面之间的界面，使界面 pH 下降，出现脱矿导致龋病。牙菌斑生物膜是龋病发生的必要条件，没有菌斑就没有龋病。动物试验和流行病学调查研究表明控制菌斑能有效地减少龋病发生。

关于牙菌斑生物膜的致龋机制有三种主流学说。

1.非特异性菌斑学说

龋病不是口腔或牙菌斑生物膜中特殊微生物所致，而是牙菌斑生物膜中细菌共同作用的结果，细菌所产生的致病性产物超过了机体的防卫能力，导致龋病。

2.特异性菌斑学说

龋病是由牙菌斑生物膜中的特殊细菌引起的，这些特殊细菌就是与龋病发生关系密切的致龋菌。研究已经证实，牙菌斑生物膜中与龋病发生关系密切的致龋菌都是口腔常驻微生物群，非致龋菌在条件适宜时也可以引起龋病。

3.生态菌斑学说

牙菌斑生物膜致龋的最新学说，认为牙菌斑生物膜内微生物之间、微生物与宿主之间处于动态的生态平衡，不发生疾病；一旦条件改变，如摄入大量的糖类食物、口腔内局部条件的改变、机体的抵抗力下降等，正常口腔微生态失调，正常口腔或牙菌斑生物膜细菌的生理性组合变为病理性组合，一些常驻菌成为条件致病菌，产生大量的致病物质，如酸性代谢产物，导致其他非耐酸细菌生长被抑制，产酸耐酸菌过度生长，最终引起牙体硬组织脱矿，发生龋病。根据生态菌斑学说的基本观点，龋病有效防治的重点应该是设法将口腔细菌的病理性组合恢复为生理性的生态平衡。

(三)食物因素

食物是细菌致龋的重要物质基础。食物尤其是碳水化合物通过细菌代谢作用于牙表面，引起龋病。

碳水化合物是诱导龋病最重要的食物，尤其是蔗糖。糖进入牙菌斑生物膜后，被细菌利用产生细胞外多糖，参与牙菌斑生物膜基质的构成，介导细菌对牙齿表面的黏附、定植。合成的细胞内多糖是细菌能量的储存形式，保持牙菌斑生物膜持续代谢。糖进入牙菌斑生物膜的外层，氧含量较高，糖进行有氧氧化，产生能量供细菌生长、代谢。牙菌斑生物膜的深层紧贴牙齿表面，由于缺氧或需氧菌的耗氧，进行糖无氧酵解，产生大量的有机酸并堆积在牙齿与牙菌斑生物膜之间的界面内，不易被唾液稀释，菌斑 pH 下降，脱矿致龋。

细菌产生的有机酸有乳酸、甲酸、丁酸、琥珀酸，其中乳酸量最多。糖的致龋作用与糖的种类、糖的化学结构与黏度、进糖时间与频率等有十分密切的关系。葡萄糖、麦芽糖、果糖、蔗糖可以使菌斑 pH 下降到 4.0 或更低；乳糖、半乳糖使菌斑 pH 下降到 5.0；糖醇类，如山梨醇、甘露醇不被细菌利用代谢产酸，不降低菌斑 pH。淀粉因相对分子质量大，不易扩散入生物膜结构中，不易被细菌利用。含蔗糖的淀粉食物则使菌斑 pH 下降更低，且持续更长的时间。糖的致龋性能大致可以排列为：蔗糖＞葡萄糖＞麦芽糖、乳糖、果糖＞山梨糖醇＞木糖醇。蔗糖的致龋力与其分子结构中单糖部分共价键的高度水解性有关。

龋病“系统炎症性学说”认为，碳水化合物除了为产酸细菌提供代谢底物产酸及介导细菌生物膜的黏附外，其致龋的另一重要机制是通过抑制下丘脑对腮腺内分泌系统的控制信号。腮腺除了具有外分泌功能(唾液的分泌)外，还具有内分泌功能，可控制牙本质小管内液体的流动方向。正常情况下，在下丘脑-腮腺系统的精密控制下，牙本质小管内液体由髓腔向釉质表面流动，有利于牙体硬组织营养成分的供给和牙齿表面堆积的酸性物质的清除。研究发现，高浓度碳水化合物可能通过升高血液中氧自由基的量，抑制下丘脑对腮腺内分泌功能的调节。腮腺内分泌功能的抑制将导致牙本质小管内液体流动停滞甚至逆转，进而使牙体组织更容易受到细菌产酸的破坏。由于牙本质小管液体的流动还与牙本质发育密切相关，对于牙本质尚未发育完成的年轻人群，高浓度碳水化合物对牙本质小管液体流动方向的影响还可能直接影响其牙本质的发育和矿化，该理论一定程度上科学解释 10 岁以下年龄组常处于龋病高发年龄段这一流行病学调查结果。

食物中的营养成分有助于牙发育。牙齿萌出前，蛋白质能影响牙齿形态、矿化程度，提高牙齿自身的抗龋能力。纤维性食物如蔬菜、水果等不易黏附在牙齿表面，有一定的清洁作用，能减少龋病的发生。根据“系统炎症性学说”，龋病的发生与细菌代谢产物刺激产生的大量氧自由基与机体内源性抗氧自由基失衡进而导致牙体组织的炎性破坏有关。因此，通过进食水果、蔬菜可获取外源性抗氧化剂中和氧自由基的促炎作用，对维持牙体硬组织的健康具有潜在作用。

(四)宿主因素

不同个体对龋病的敏感性是不同的，宿主对龋的敏感性包括唾液成分、唾液流量、牙齿形态结构以及机体的全身状况等。

1.牙齿

牙齿的形态、结构、排列和组成受到遗传、环境等因素的影响。牙体硬组织矿化程度、化学组成、微量元素等直接关系到牙齿的抗龋力。牙齿点隙窝沟是龋病的好发部位，牙齿排列不整齐、拥挤、重叠等易造成食物嵌塞，产生龋病。

2.唾液

唾液在龋病发生中起着十分重要的作用。唾液是牙齿的外环境，影响牙发育。唾液又是口腔微生物的天然培养基，影响细菌的黏附、定植、牙菌斑生物膜的形成。唾液的质和量、缓冲能力、抗菌能力及免疫能力与龋病的发生有密切关系，唾液的物理、化学、生物特性的个体差异也是龋病发生个体差异的原因之一。

唾液钙、磷酸盐及钾、钠、氟等无机离子参与牙齿生物矿化，维持牙体硬组织的完整性，促进萌出后牙体硬组织的成熟，也可促进脱矿组织的再矿化。重碳酸盐是唾液重要的缓冲物质，能稀释和缓冲细菌产生的有机酸，有明显的抗龋效应。唾液缓冲能力的大小取决于重碳酸盐的浓度。

唾液蛋白质在龋病的发生中起重要的作用。唾液黏蛋白是特殊类型的糖蛋白，吸附在口腔黏膜表面形成一种保护膜，阻止有害物质侵入体内。黏蛋白能凝集细菌，减少对牙齿表面的黏附。唾液糖蛋白能选择性地吸附在牙齿表面形成获得性膜，为细菌黏附提供了有利条件，是牙菌斑生物膜形成的第一步，获得性膜又称为牙菌斑生物膜的基底层，也可以阻止细菌有机酸对牙齿的破坏。富脯蛋白、富酪蛋白、多肽等能与羟磷灰石结合，在维护牙完整性、获得性膜的形成、细菌的黏附定植中起重要的作用，唾液免疫球蛋白还能阻止细菌在牙齿表面的黏附。

3.遗传因素

遗传因素对宿主龋易感性也具有一定的影响。早在 20 世纪 30 年代就有学者对龋病发生与宿主遗传因素的关联进行了调查研究分析。直到近年来随着全基因组关联分析(genome wide association study，GWAS)在人类慢性疾病研究领域的盛行，学者们逐渐开始试图通过基因多形性分析定位与人类龋病发生相关的基因位点。已发现个别与唾液分泌、淋巴组织增生、釉质发育等相关基因位点的突变与宿主龋病易感性相关，由于龋病的发生还受到细菌生化反应及众多不可预知环境变量因素的影响，关于龋病全基因组关联分析研究的数量还较少，目前尚不能对宿主基因层面的遗传因素和龋病易感性的相关性做出明确的结论。作为困扰人类健康最重要的口腔慢性疾病，宿主与口腔微生物间的相互作用和进化关系，将导致宿主遗传因素在龋病的发生过程中起到重要的作用。

（五）时间因素

龋病是发生在牙体硬组织的慢性破坏性疾病，在龋病发生的每一个阶段都需要一定的时间才能完成。从唾液糖蛋白选择性吸附在牙齿表面形成获得性膜、细菌黏附定植到牙菌斑生物膜的形成，从糖类食物进入口腔被细菌利用产生有机酸到牙齿脱矿等均需要时间。从牙菌斑生物膜的形成到龋病的发生一般需要6～12个月的时间。在此期间，对龋病的早期诊断、早期干预和预防能有效地降低龋病的发生。因此，时间因素在龋病发生、发展过程和龋病的预防工作领域具有十分重要的意义。

值得注意的是，四联因素必须在特定的环境中才易导致龋病，这个特定的环境往往是牙上的点隙裂沟和邻面触点龈方非自洁区。这些部位是龋病的好发区，而在光滑牙面上很难发生龋病。在龋病的好发区，牙菌斑生物膜容易长期停留，为细菌的生长繁殖、致病创造了条件。同时，这些好发区多为一个半封闭的生态环境，在这样一个环境内，营养物、细菌等容易进入，使环境内产生的有害物质不易被清除，好发区的氧化还原电势相对较低，有利于厌氧菌及兼性厌氧菌的生长和糖酵解产酸代谢的发生，细菌酸性代谢产物在牙菌斑生物膜内堆积，将抑制非耐酸细菌的生长，导致产酸耐酸菌的过度生长，最终导致牙菌斑生物膜生态失衡，形成龋病。

（六）与龋病发生相关的其他环境因素

流行病学研究显示，环境因素，如宿主的行为习惯、饮食习惯等与龋病的发生显著相关。宿主的社会经济地位（socio economical status，SES）与龋病的发生也有密切关系。较低的社会经济地位与宿主的受教育程度，对自身健康状态的关注度和认知度，日常生活方式、饮食结构及获取口腔医疗的难易程度密切相关。上述各种因素结合在一起，在龋病发生和发展过程中扮演了重要地位。进一步研究发现，口腔卫生习惯与社会经济地位及受教育程度也密切相关，而刷牙的频率对于龋病的发生和发展程度有显著的影响，宿主居住环境的饮用水是否含氟对龋病的发生也有一定的影响。家庭成员的多少与龋病的发生也有密切关系，流行病学调查显示，来自具有较多家庭成员家庭的宿主往往具有较高的DMFT指数。

二、临床表现

龋病的破坏过程是牙体组织内脱矿与再矿化交替进行的过程，当脱矿速度大于再矿化，龋病发生。随着牙体组织的无机成分溶解脱矿，有机组织崩解，病损扩大，从釉质进展到牙本质。在这个病变过程中，牙体组织出现色、质、形的改变。

（一）牙齿光泽与颜色改变

龋病硬组织首先累及釉质，釉柱和柱间羟磷灰石微晶体脱矿溶解，牙体组织的折光率发生变化。病变区失去半透明而成为无光泽的白垩色；脱矿的釉质表层孔隙增大，易于吸附外来食物色素，患区即可能呈现棕色、褐色斑。龋坏牙本质也出现颜色改变，呈现灰白、黄褐甚至棕黑色。龋洞暴露时间越长，进展越慢，颜色越深。外来色素、细菌代谢色素产物，牙本质蛋白质的分解变色物质，共同造成了龋坏区的变色。

（二）牙体组织缺损

龋病由于不断地脱矿和溶解而逐步发展，随时间的推移，出现由表及里的组织缺损。早期龋在釉质表现为微小表层损害，逐步沿釉柱方向推进，并在锐兹线上横向扩展，形成锥状病变区。由于釉柱排列的方向，在光滑牙面呈放射状，在点隙裂沟区呈聚合状，光滑牙面上锥形龋损的顶部位于深层，点隙裂沟内锥形龋损的顶部位于表层（图 4-4）。

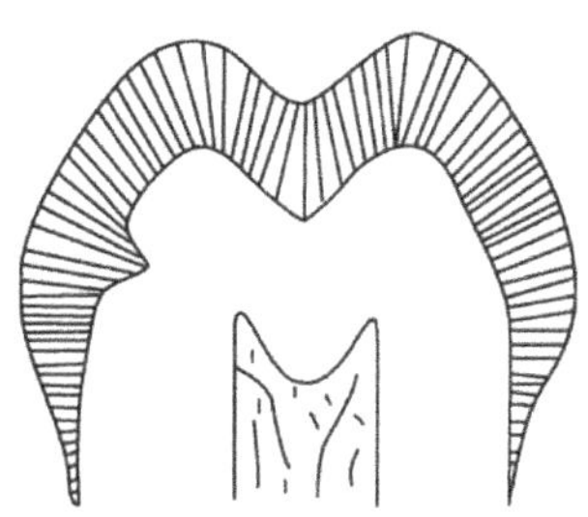

图 4-4　龋损的锥形病变

牙本质内矿物质含量较少，龋病侵入牙本质后，破坏速度加快，并易沿釉牙本质界及向深层扩展，牙本质发生龋损时，由于顺着釉牙本质界扩展，可以使部分釉质失去正常牙本质支持成为无基釉。无基釉性脆，咀嚼过程中不能承受咬合力时，会碎裂、破损，最终形成龋洞。

（三）牙齿光滑度和硬度改变

釉质、牙骨质或牙本质脱矿后都会出现硬度下降。临床上使用探针检查龋坏变色区有粗糙感，失去原有的光滑度。龋坏使牙体组织脱矿溶解后，硬度下降更为明显，呈质地软化的龋坏组织用手工器械即可除去。

（四）进行性破坏

牙齿一旦罹患龋病，就会不断地、逐渐地被破坏，由浅入深，由小而大，牙体组织被腐蚀，成为残冠、残根。牙体组织破坏的同时，牙髓组织受到侵犯，引起牙髓炎症，甚至牙髓坏死，引起根尖周病变。这一过程可能因机体反应的不同，持续时间的长短有所差异。牙体硬组织一旦出现缺损，若不经过治疗，或龋病发生部位的环境不变，病变过程将不断发展，难以自动停止，缺失的牙体硬组织不能自行修复愈合。

（五）好发部位

龋病的发生，必然首先要在坚硬的牙齿表面上出现一处因脱矿而破坏了完整性的突破点，这个突破点位于牙菌斑生物膜——牙齿表面的界面处。如果牙菌斑生物膜存在一个短时期就被清除，如咀嚼或刷洗，脱矿作用中断，已出现的脱矿区可由于口腔环境的再矿化作用得以修复。

牙齿表面一些细菌易于藏匿而不易被清除的隐蔽区就成为牙菌斑生物膜能长期存留而引起龋病的好发部位。临床上将这些部位称为牙齿表面滞留区，常见的有点隙裂沟的凹部、两牙邻接面触点的区域、颊（唇）面近牙龈的颈部（图 4-5）。牙面自洁区指咀嚼运动中，借助于颊（唇）肌和舌部运动、纤维类食物的摩擦及唾液易于清洗的牙齿表面。在这些部位细菌不易定居，故不易形成牙菌斑生物膜，龋病也就不易发生。自洁区是牙尖、牙嵴、牙面轴角和光滑面部位。

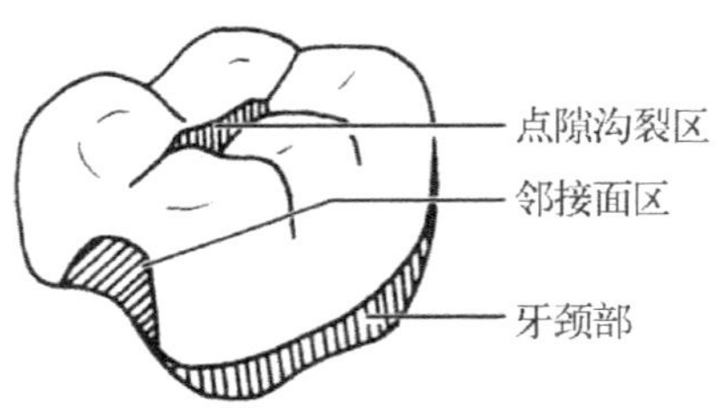

图 4-5　牙齿表面滞留区

1.好发牙

由于不同牙的解剖形态及其生长部位的特点有别，龋病在不同牙的发生率也不同。流行病学调查资料表明，乳牙列中以下颌第二乳磨牙患龋最多，顺次为上颌第二乳磨牙、第一乳磨牙、乳上前牙，患龋最少的是乳下前牙(图 4-6)。在恒牙列中，患龋最多的是下颌第一磨牙，顺次为下颌第二磨牙、上颌第一磨牙、上颌第二磨牙、前磨牙、第三磨牙、上前牙，最少为下前牙(图 4-7)。

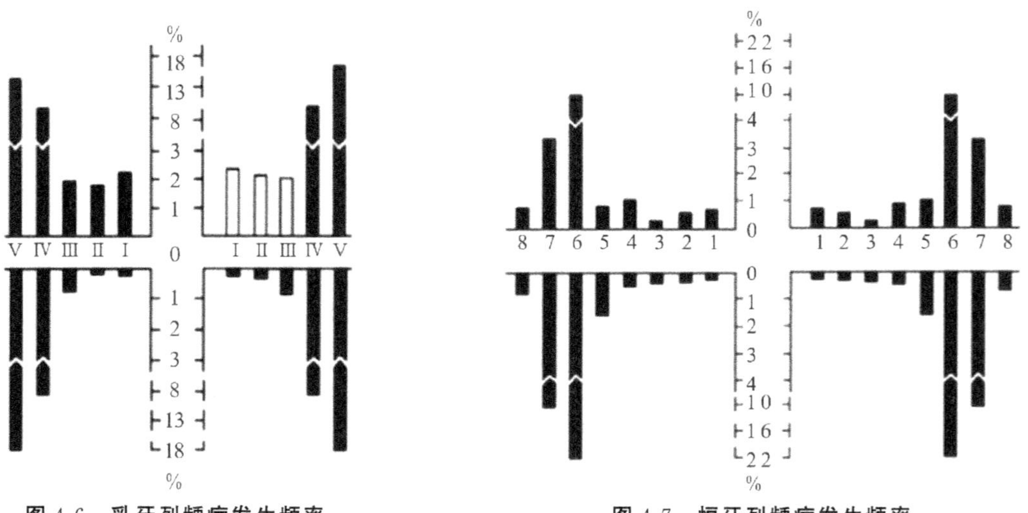

图 4-6　乳牙列龋病发生频率

图 4-7　恒牙列龋病发生频率

从不同牙的患龋率情况来看，牙面滞留区多的牙，如点隙沟最多的下颌第一磨牙和形态酷似它的第二乳磨牙，其患龋率最高；牙面滞留区最少的下前牙，龋病发生最少。下颌前牙舌侧因有下颌下腺和舌下腺在口底的开口，唾液的清洗作用使其不易患龋病。

2.好发牙面

同一个牙上龋病发病最多的部位是咬合面，其次是邻面、颊(唇)面，最后是舌(腭)面。

面是点隙裂沟滞留区最多的牙面，其患龋也最多，特别是青少年中。邻面触点区在接触紧密，龈乳突正常时，龋病不易发生。但随着年龄增长，触点磨损，牙龈乳突萎缩或牙周疾病导致邻面间隙暴露，形成的滞留区中食物碎屑和细菌均易于堆积隐藏，难于自洁，也不易人工刷洗，龋病发生频率增加。

唇颊面是牙齿的光滑面，有一定的自洁作用，也易于牙刷清洁，后牙的颊沟，近牙龈的颈部是滞留区，龋病易发生。在舌腭面既有舌部的摩擦清洁，滞留区又少，很少发生龋齿。在某些特殊情况下，如牙齿错位、扭转、阻生、排列拥挤时，可以在除邻面以外的其他牙面形成滞留区，牙菌斑生物膜长期存留，发生龋病。

3.牙面的好发部位

第一和第二恒磨牙龋病最先发生的部位以中央点隙为最多，其次为𬌗面的远中沟、近中沟、颊沟和近中点隙。在点隙裂沟内，龋损最早发生于沟底部在沟的两侧壁，随着病变扩展，才在沟裂底部融合。在牙的邻接面上，龋损最早发生的部位在触点的龈方。该部位的菌斑极易长期存留，而不易被清除(图 4-8)。

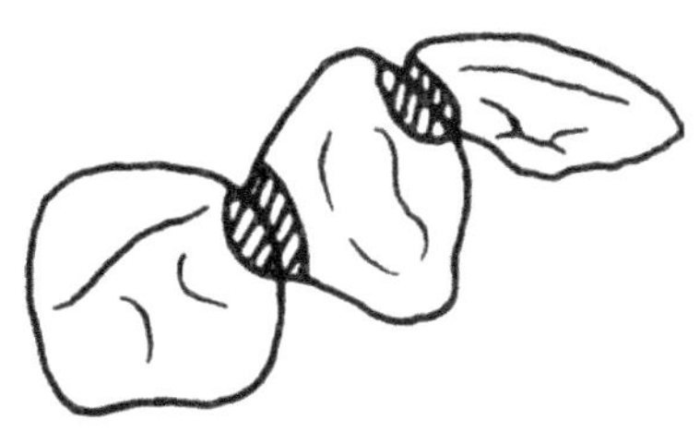

图 4-8 龋病好发部位

三、临床分类

根据龋病的临床损害模式，临床上，龋病可以根据破坏进展的速度，龋损发生在牙面的解剖学部位，以及龋损破坏的深度进行分类。

(一)按龋损破坏的进展速度分类

1.急性龋

急性龋多见于儿童或青年人。病变进展速度较快，病变组织颜色较浅，呈浅棕色，质地较软而且湿润，很容易用挖器剔除，又称湿性龋。急性龋病变进展较快，修复性牙本质尚未形成，或者形成较少，容易波及牙髓组织，产生牙髓病变。

2.猖獗龋

猖獗龋是一种特殊龋病，破坏速度快，多数牙在短期内同时患龋，常见于颌面部及颈部接受放疗的患者，又称放射性龋。Sjgren 综合征患者，一些有严重全身性疾病的患者中，由于唾液缺乏或未注意口腔卫生，亦可能发生猖獗龋。

冰毒(甲基苯丙胺)吸食者口腔也常见猖獗龋，俗称“冰毒嘴”，可能与冰毒在体内产生大量氧自由基，破坏下丘脑细胞线粒体功能，抑制下丘脑-腮腺内分泌系统对牙本质小管液体正常流动速度和方向的调控相关。

3.慢性龋

慢性龋临床上多见，牙体组织破坏速度慢，龋坏组织染色深，呈黑褐色，病变组织较干硬，又称干性龋。

4.静止龋

静止龋是由于在龋病发展过程中环境发生变化，隐蔽部位变得开放，原有致病条件发生了变化，龋病不再继续进行，但损害仍保持原状，处于停止状态。邻面龋损由于相邻牙被拔除，受损的表面容易清洁，牙齿容易受到唾液缓冲作用和冲洗力的影响，龋病病变进程自行停止，咬合面的龋损害，由于咀嚼作用，可能将龋病损害部分磨平，菌斑不易堆积，病变因而停止，成为静止龋。

(二)按龋损发生在牙面上的解剖部位分类

根据牙齿的解剖形态，龋病可以分为两类，一是窝沟龋，二是光滑面龋，包括邻面和近颈缘或近龈缘的牙面。

1.窝沟龋

牙齿的咬合面窝沟是釉质的深盲道，不同个体牙面上窝沟的形态差异较大。形态学上窝沟可以分为很多类型：V型，窝沟的顶部较宽，底部逐渐狭窄；U型，从顶到底部窝沟的宽度相近；I型，窝沟呈一非常狭窄的裂缝；IK型，窝沟呈狭窄裂缝带底部宽的间隙。关于牙发育过程中窝沟的形成以及不同个体、不同牙齿，窝沟的形态差异是牙发育生物学研究的重要领域。

窝沟的形态和窝沟口牙斜面的夹角大小与龋病发病和进展速度密切相关。窝沟宽浅者较深窄者不易发生龋损，窝沟口斜面夹角小者比夹角大者易于产生龋损。在窝沟发生龋病时，损害从窝沟基底部位窝沟侧壁产生损害，最后扩散到基底，龋损沿着釉柱方向发展而加深，达到牙本质，沿釉牙本质界扩散(图4-9)。

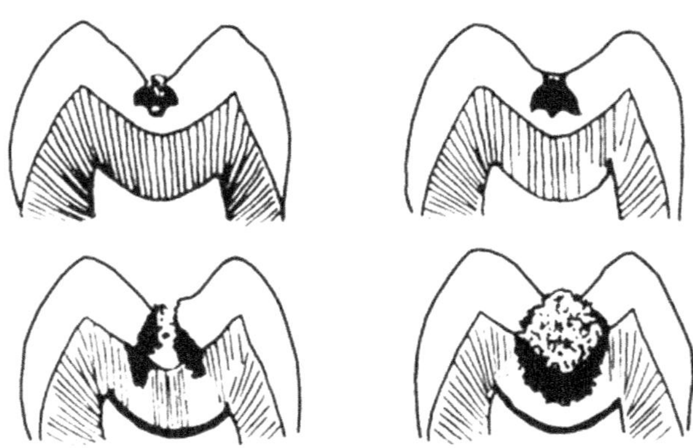

图4-9 窝沟龋的发展过程

窝沟龋损可呈锥形破坏，锥形的底部朝牙本质，尖向釉质表面，狭而深的窝沟处损害更为严重，龋病早期釉质表面没有明显破坏，这类龋损又称潜行性龋。

2.平滑面龋

平滑面龋是发生在点隙窝沟的龋损，分为邻面龋和颈部龋。邻面龋是发生于近远中触点处的损害，颈部龋则发生于牙颊面或舌面，靠近釉牙骨质界处。釉质平滑面龋病损害呈三角形，其底朝釉质表面，尖向牙本质。当损害达到釉牙本质界时，损害沿釉牙本质界向侧方扩散，在正常釉质下方逐渐发生潜行性破坏。

3.牙根面龋

由于牙颈部的暴露，龋病会在牙根面发生，可以从牙骨质或直接从牙本质表面形成牙根面龋。这种类型的龋病损害主要发生于牙龈退缩、根面外露的老年人牙列。由于牙骨质和牙本质的有机成分多于釉质，龋损的破坏速度快。现代人群中的根面龋，最常发生于牙根的颊面和舌面。

4.线形釉质龋

线形釉质龋是一种非典型性龋病损害，常见于拉丁美洲和亚洲的儿童乳牙列。这种损害主要发生于上颌前牙唇面的新生线处或更确切地说是新生带。新生带代表出生前和出生后形成的釉质的界限，是所有乳牙具有的组织学特征。乳上颌前牙釉质表面的新生带部位产生的龋病损害呈星月形，其后续牙对龋病的易感性也较强。

(三)按龋损破坏的深度分类

根据病变深度龋病可以分为浅龋、中龋和深龋。这种分类方法在临床上最为常用。

1.浅龋

浅龋指牙冠部釉质龋和牙根部牙骨质龋。龋损涉及釉质或牙骨质浅层，患者一般无症状，釉质出现黄褐色、黑棕色改变，没有形态和质地的改变。

2.中龋

龋病从釉质发展到了牙本质浅层，称为中龋。牙本质的成分中矿物质含量明显少于釉质，结构上也因牙本质小管的存在，易于被细菌侵入，龋病横向沿牙釉本质界迅速扩展，纵向顺牙本质小管深入，脱矿的牙本质变软变色，使龋坏部位上方形成无基釉，随着龋损不断扩展，无基釉不胜咀嚼负荷而折裂、崩塌，暴露出下方已龋坏的牙本质，形成龋洞。

患中龋时，牙本质受到病损破坏，细菌及其代谢产物和口腔内各种刺激，均作用于牙本质-牙髓复合体，令暴露的牙本质部位产生死区和钙化区，相关的牙髓部位形成修复性牙本质，可起到一定减缓刺激及保护牙髓的作用。

3.深龋

深龋是指牙本质深层龋。龋病在牙本质深层易于扩散而形成较深的开放龋洞。深龋牙本质暴露较多，深洞底仅余薄层牙本质，病变区已接近牙髓，外界刺激通过牙本质-牙髓复合体的传导和反应，可能出现牙髓组织的病变。

牙本质-牙髓复合体反应与龋病类型有关。急性深龋的修复性反应较少，脱矿性破坏区较宽，再矿化牙本质修复区很窄，微生物一般存在于外层的腐败区，牙髓组织有明显的反应，修复性牙本质缺乏。反之，慢性深龋的修复性反应强，脱矿破坏区较窄，再矿化牙本质修复区较宽，但微生物有可能存在脱矿区或再矿化区内，牙髓组织轻度病变，有修复性牙本质形成。

(四)按龋损发生与牙体修复治疗的关系分类

1.原发龋

未经治疗的龋损称为原发龋。

2.继发龋

龋病经充填治疗后，在充填区再度发生的龋损称为继发龋。常发生于充填物边缘或窝洞周围牙体组织上，也可因备洞时龋坏组织未除净，以后发展而成。继发龋又分为洞缘继发龋和洞壁继发龋，常需重新充填。

3.余留龋

余留龋是手术者在治疗深龋时，为防止穿通牙髓，于洞底有意保留下来的少量软龋，经过药物特殊处理，龋坏不再发展，这和继发龋有所不同。

(五)其他龋病分类

临床上按照龋损破坏的牙面数可以分为单面龋；复面龋；多面龋是指一颗牙上有两个以上的牙面发生龋损，但不联结在一起；复杂龋指龋损累及 3 个及 3 个以上牙面。复面龋或复杂龋的各面损害可以相互连接，也可相互不连接。

四、诊断

龋病是一种慢性进行性、破坏性疾病。从细菌开始在牙齿表面的黏附与定植，形成牙菌斑生物膜，到引起临床上肉眼可见的龋损发生，一般需要 6～12 个月的时间。对龋病的早期诊断、早期治疗、早期预防有着十分重要的意义，它能有效地阻止龋病的进一步发展。一般情况下，用常规检查器械即可做出正确诊断，对某些疑难病例，可以采用 X 线检查或其他的特殊检查方法。

（一）常规诊断方法

1.视诊

对患者主诉区龋病好发部位的牙齿进行仔细检查，注意点隙裂沟区有无变色发黑，周围有无呈白垩色或灰褐色釉质，有无龋洞形成；邻面边缘嵴区有无釉质下的墨渍变色，有无可见的龋洞。对牙冠颈缘区的观察应拉开颊部，充分暴露后牙颊面，以免漏诊。视诊应对龋损是否存在，损害涉及的范围程度，得出初步印象。

2.探诊

运用尖锐探针对龋损部位及可疑部位进行检查。检查时应注意针尖部能否插入点隙裂沟及横向加力能否钩挂在点隙中。如龋洞已经形成，则应探查洞的深度及范围，软龋质的硬度和量的多少。怀疑邻面龋洞存在又无法通过视诊发现时，主要利用探针检查邻面是否有明显的洞边缘存在，有无钩挂探针的现象。

探诊也可用作机械刺激，探查龋洞壁及釉牙本质界和洞底，观察患者有无酸痛反应。深龋时，应用探针仔细检查龋洞底、髓角部位，有无明显探痛点及有无穿通髓腔，以判断牙髓状态及龋洞底与牙髓的关系。在进行深龋探察时，为了弄清病变范围，有时还必须作诊断性备洞。

3.叩诊

无论是浅、中、深龋，叩诊都应呈阴性反应。就龋病本身而言，并不引起牙周组织和根尖周围组织的病变，故叩诊反应为阴性。若龋病牙出现叩痛，应考虑并发症出现。

（二）特殊诊断方法

1.温度诊法

龋病的温度诊主要用冷诊检查。采用氯乙烷棉球或细冰棍置于被检牙面，反应敏锐且定位准确，效果较好；也可用乙醇棉球或冷水刺激检查患牙。以刺激是否迅速引起尖锐疼痛，刺激去除后，疼痛是立即消失抑或是持续存在一段时间来判断病情。

热诊则可用烤热的牙胶条进行。温度诊应用恰当，对龋病的诊断，尤其是深龋很有帮助。采用冰水或冷水刺激时，应注意水的流动性影响龋损的定位，并与牙颈部其他原因所致牙本质暴露过敏相鉴别。

2.牙线检查

邻面触点区的龋坏或较小龋洞，不易直接视诊，探针判定有时也有困难，可用牙线从牙相邻面间隙穿入，在横过邻面可疑区时，仔细做水平向拉锯式运动，以体会有无粗糙感，有无龋洞边缘挂线感；牙线从牙颈部间隙拉出后，观察有无发毛、断裂痕等予以判断。注意应与牙石作鉴别。

3.X线检查

隐蔽的龋损，在不能直接视诊，探诊也有困难时，可通过X线检查辅助诊断，如邻面龋、潜行龋和充填物底壁及周缘的继发龋。龋损区因脱矿而在牙体硬组织显示出透射度增大的阴影，确定诊断。临床上，邻面龋诊断很困难，必须通过拍片检查，如根尖片和咬翼片。

邻面龋应与牙颈部正常的三角形低密度区鉴别：龋损表现为形态不一、大小不定的低密度透射区；釉质向颈部移行逐渐变薄形成的三角形密度减低区形态较规则，相邻牙颈部的近、远中面对称出现。

继发龋应与窝洞底低密度的垫底材料相区别：后者边缘锐利，与正常组织分界明显。此外，X线检查还可以判断深龋洞底与牙髓腔的关系：可根据二者是否接近、髓角是否由尖锐变得低平模糊、根尖周骨硬板是否消失及有无透射区，间接了解牙髓炎症程度，与深龋鉴别。应当注意

X 线检查是立体物体的平面投影，存在影像重叠，变形失真。当早期龋损局限于釉质或范围很小时，检查难以表现，对龋髓关系的判断，必须结合临床检查。

4.诊断性备洞

诊断性备洞是指在未麻醉的条件下，通过钻磨牙体，根据患者是否感到酸痛，来判断患牙是否有牙髓活力。诊断性备洞是判断牙髓活力最可靠的检查方法，但由于钻磨时要去除牙体组织或破坏修复体，该方法的使用只有在其他方法都不能判定牙髓状况时才考虑采用。

（三）诊断新技术

龋病是牙体组织的慢性进行性细菌性疾病，可发生于牙的任何部位，主要特征是牙齿色、形、质的改变，这种典型的病理改变对龋病的临床诊断有重要参考价值。目前临床上主要靠临床检查和 X 线检查来诊断龋病，但对隐匿区域发生的龋坏和早期龋的临床诊断比较困难，随着科学技术的高速发展，一些新的技术和方法被用于龋病的诊断，进而大大提高了龋病诊断的准确性和灵敏性。

1.光导纤维透照技术

光导纤维透照技术（FOTI）是利用光导纤维透照系统对可疑龋坏组织进行诊断，其原理是基于龋坏组织对光的透照指数低于正常组织，因而显示为较周围正常组织色暗的影像。

FOTI 技术的具体使用方法是在检查前让患者漱口以清除牙面的食物残渣，如有大块牙石也应清除，然后将光导纤维探针放在所要检查的牙邻面触点以下，颊、舌侧均可，通过𬌗面利用口镜的反光作用来观察牙面的透射情况。起初，FOTI 技术诊断灵敏性不高的原因是通过光导纤维所发散出来的光束过于分散，所显示牙面的每个细节不那么清楚，而导致漏诊。新近使用的光导纤维系统是采用装有石英光圈灯的光源和一个变阻器，前者可发散出一定强度的光，后者则可使光的强度达到最大。检查时需要口镜、光导纤维探针，探针的直径在 0.5 mm 左右，以便能放入内宽外窄的牙间隙中并产生一道窄的透照光。

FOTI 技术诊断邻面牙本质龋具有重复性好，使用方便，无特殊技术要求，患者无不适感，对医患均无放射线污染、无重影、无伪影等优点，使之日益成为诊断邻面龋的好方法之一。FOTI 技术作为一项新的诊断邻面龋的技术，较 X 线片更为优越，随着研究的进一步深入，通过对光导纤维系统的改进，如光束强度、发散系数以及探针的大小，一定会日臻完善。

2.电阻抗技术

点隙裂沟是龋病最好发的部位之一，一般来说临床上依其色、形、质的改变，凭借肉眼和探针是可以诊断的，对咬合面点隙裂沟潜行性龋，仅靠肉眼和探针易漏诊，电阻抗技术主要用于在咬合面点隙裂沟龋的诊断，方法简单、灵敏、稳定。

电阻抗技术是利用电位差测定牙的电阻来诊断龋病的一种方法。该技术通过特制的探针测量牙的电阻，探针头可发出较小的电流，通过釉质、牙本质、髓腔后由手柄返回该仪器。研究表明，釉质的电阻最高，随着龋病的发展，电阻逐渐下降。操作者将探针尖放在所检查牙的某几个部位上，仪器上便可显示出数据来说明该部位是正常的或是脱矿以及脱矿程度，同时做出永久性的数据记录。

3.超声波技术

超声波技术是用超声波照射到牙齿表面，通过测量回音的强弱来判断是否有龋病及其损害程度的一种方法，目前常用的超声波是中心频率为 18 MHz 的超声波。

假设完整釉质的含矿率为 100%，有一恒定的超声回音，脱矿釉质或釉牙本质界处的回音率则大不相同，它们回音率的大小与龋坏组织中含矿物质量的多少有着明显的关系，只要所含矿物质量有很小的变化，超声回音将有很大的改变，进一步的研究还在进行中，超声波对龋病的诊断，特别是早期龋病的发现上将有很大的推进作用。

4.弹性模具分离技术

弹性模具分离技术是从暂时牙分离技术发展起来的一种新的龋病诊断技术。主要原理是利用物体的楔力将紧密接触的相邻牙暂时分开，以达到诊断牙邻面龋并加以治疗的一种方法。

弹性分离模具主要由一圆形的富有弹性的橡皮圈和一带有鸟嘴的钳子组成。使用时将橡皮圈安装在钳子上，轻而缓慢地打开钳子，这时圆形的橡皮圈变成长椭圆形，将其下半部分缓缓放进牙齿之间的接触区内，然后取出钳子，让橡皮圈留在牙间隙内；一周以后，两颗原来紧密接触的牙间将出现一 0.5～1.0 mm 大小的间隙，观察者即可从口内直接观察牙接触区域内的病变情况。观察或治疗完毕，取出模具，牙之间的间隙将在 48 小时内关闭。

弹性模具分离技术可用来诊断临床检查和 X 线检查不能确诊的根部邻面龋；使预防性制剂直接作用于邻面；便于观察龋坏的发展和邻面龋的充填。该技术的优点是能明确判断邻面有无龋坏；提供一个从颊舌向进入邻面龋坏组织的新途径；无放射线污染；患者可耐受，迅速，有效，耗费低；广泛用于成人、儿童的前、后牙邻面。对于邻面中龋洞形的制备，采用该方法后可不破坏边缘嵴，可避免充填物悬突的产生。该技术存在的主要问题是增加患者就诊次数；可出现咬合不适；如果弹性模具脱落，将导致诊断和治疗的失败；可能会给牙龈组织带来不必要的损伤等。

弹性模具分离技术给邻面龋的诊断和治疗带来了方便，它不但避免了 X 线检查在诊断邻面龋时的重叠、伪影现象，减少了污染，而且使邻面龋的诊断更为直接、准确。

5.染色技术

染色技术为使用染料对可疑龋坏组织染色，通过观察正常组织与病变组织不同的着色诊断龋病。通常用 1%的碱性品红染色，有病变的组织着色从而可助鉴别。

临床上将龋坏组织分为不可再矿化层和可再矿化层，这两层的化学组成不同，可通过它们对染料的染色特性来诊断龋病的有无及程度。

6.定量激光荧光法

定量激光荧光法(quantitative laser fluorescence，QLF)是对釉质脱矿的定量分析，成为一种探察早期龋的非创伤性的敏感方法。其原理是运用蓝绿范围的可见激光作为光源，激发牙产生激光，根据脱矿釉质与周围健康釉质荧光强度的差异来定量诊断早期龋。由氩离子激光器发出的蓝绿光激发荧光，用高透过的滤过镜观察釉质在黄色区域发出的荧光，可滤过牙的散射蓝光，脱矿的区域呈黑色。临床研究表明 QLF 能提高平滑面龋、沟裂龋早期诊断的准确性及敏感性，还能在一定时期内对龋损的氟化物治疗进行追踪观察了解病变的再矿化情况。QLF 对龋病的早期诊断、早期预防及早期治疗都有积极的意义。随着研究的不断深入，人们在寻求便捷的光源、适合的荧光染色剂、准确可靠的数据分析方法。相关的新技术：染色增强激光荧光(dye-enhance laser fluorescence，DELF)、定量光导荧光、光散射、激光共聚焦扫描微镜等。

7.其他新兴技术

增加视野的方法，如白光内镜技术、光性龋病监测器、紫外光诱导的荧光技术、龋坏组织碳化等放大技术、不可见光影像技术、数字根尖摄影技术、数字咬翼摄影技术、放射屏幕影像技术(radio visio graphy，RVG)等。

龋病诊断方法很多，传统的口镜探针检查法，X 线检查及各种新技术均有一定的价值，每种方法都有其优缺点，没有任何一种方法可以对所有牙位、牙面的龋坏做出明确诊断。FOTI 技术主要用于邻面龋的诊断，电阻抗技术多用于𬌗面沟裂龋的诊断，超声波技术主要用于早期龋的诊断，而弹性模具分离技术则主要用于邻接面隐匿龋的诊断等。因此尚需研究和开发新的龋诊断技术和诊断设备，使之趋于更加准确和完善。

(四)鉴别诊断

点隙裂沟浅龋因其部位独特，较易判断。光滑面浅龋，在早期牙体缺损不明显阶段，只有光泽和色斑状改变，与非龋性牙体硬组织疾病有相似之处。

1.釉质钙化不全

牙发育期间，釉质在钙化阶段受到某些因素干扰，造成釉质钙化不全，表现为釉质局部呈现不规则的不透明、白垩色斑块，无牙体硬组织缺损。

2.釉质发育不全

牙发育过程中，釉质基质的形成阶段受到某些因素的影响造成釉质发育不全。表现为釉质表面有点状或带条状凹陷牙质缺损区，有白垩色、黄色或褐色的改变。

3.氟斑牙

牙发育期间，摄取过多氟，造成慢性氟中毒，引起氟斑牙又称斑釉症。依据摄氟的浓度、时间，影响釉质发育的阶段和程度，以及个体差异，而显现不同程度的釉质钙化不良，甚至合并釉质发育不全。釉质表现白垩色横线或斑状，多数显现黄褐色变，重症合并有牙体硬组织的凹陷缺损。

以上三种牙体硬组织疾病与龋病的主要鉴别诊断要点如下。①光泽度与光滑度：发育性釉质病虽有颜色改变，但一般仍有釉质光泽，且表面光滑坚硬。龋病系牙萌出后的脱矿病变，牙齿颜色出现白垩色、黄褐色，同时也失去釉质的光泽，探查有粗糙感。②病损的易发部位：发育性疾病遵循牙发育矿化规律，从牙尖开始向颈部推进，随障碍出现时间不同，病变表现在不同的平面区带。龋病则在牙面上有其典型的好发部位，如点隙裂沟内、邻面区、唇(颊)舌(腭)面牙颈部，一般不发生在牙尖、牙嵴、光滑面的自洁区。③病变牙对称性的差别：发育性疾病绝大多数是全身性因素的影响，在同一时期发育的牙胚，均受连累，表现出左右同名牙病变程度和部位的严格对称性。龋病有对称性发生趋势，只是基于左右同名牙解剖形态相同，好发部位近似，就个体而言，其病变程度和部位，并不同时出现严格的对称性。④病变进展性的差别：发育性疾病是既成的发育障碍结果，牙齿萌出于口腔后，病变呈现静止状，不再继续进展，也不会消失。龋病则可持续发展，色泽由浅变深，质地由硬变软，牙体硬组织由完整到缺失，病损由小变大，由浅变深。若菌斑被除净，早期白斑状龋损也有可能因再矿化作用而消除。

中龋一般较易做出诊断，患者有对甜、酸类及过冷过热刺激出现酸痛感，刺激去除后痛感立即消失的症状；检查时患牙有中等深度的龋洞，探针检查洞壁有探痛，冷诊有敏感反应；必要时可行 X 线检查予以确诊。中龋的症状源于龋洞内牙本质的暴露，与非龋性的牙本质暴露所表现的过敏症状是类似的。

牙本质过敏症是指由非龋性原因，引起牙本质暴露于口腔环境所表现的症状和体征。多见于咬合面和牙颈部，由于咀嚼或刷牙的磨耗，失去釉质，暴露出光滑平整的牙本质。病变区的颜色、光泽和硬度，均相似于正常牙本质。用探针检查牙本质暴露区，患者有明显的酸痛感，这与中龋的缺损成洞，颜色变深，质地软化病变，易于区别。

五、非手术治疗

龋病是一种进行性疾病，在一般情况下，不经过治疗不会停止其破坏过程，而治疗不当也易再次发病。龋病引起的牙体组织破坏所致组织缺损，不可能自行修复，必须用人工材料修复替代。由于牙体组织与牙髓组织关系十分密切，治疗过程中，必须尽量少损伤正常牙体组织，以保护牙髓-牙本质复合体。

龋病的治疗方法较多，不同程度的龋损，可以有所选择。早期釉质龋可采用非手术治疗以终止发展，或使龋损消失。出现牙体组织缺损的龋病，应采用手术治疗，即充填术治疗，是龋病治疗使用最多的方法。深龋近髓，应采取保护牙髓的措施，再进行牙体修复术。

龋病的非手术治疗是指用药物、渗透树脂或再矿化法进行的治疗，不采用牙钻或其他器械备洞。

(一)适应证

早期釉质龋，尚未形成龋洞者，损害表面不承受咀嚼压力。邻面龋病变深度至釉质或牙本质的外1/3范围内，尚未形成龋洞者。静止龋，致龋的环境已经消失，如咬合面磨损，已将点隙磨掉；邻面龋由于邻接牙已被拔除，龋损面容易清洁，不再有菌斑堆积。

对于龋病已经造成实质性损害，且已破坏牙体形态的完整，此种牙在口腔内保留的时间不长，如将在一年内被恒牙替换的乳牙。患者同意或拔除患牙或做非手术治疗，暂留待其自然脱落。

(二)常用方法

先用器械将损害面的菌斑去除，再用细砂石尖将病损牙面磨光，然后用药物处理牙齿表面。

1.氟化物

75%氟化钠甘油、8%氟化亚锡液或单氟磷酸钠液等氟化物中的氟离子能取代羟磷灰石中的羟基形成氟磷灰石，促进釉质脱矿区再矿化，增加牙体组织的抗酸能力，阻止细菌生长、抑制细菌代谢产酸的作用，减少菌斑形成。因此，可以终止病变，恢复矿化。氟化物对软组织无腐蚀刺激，不使牙变色，使用安全有效。

2.硝酸银

10%的硝酸银液或硝酸铵银液均有很强的腐蚀、杀菌和收敛作用。使用时用丁香油或10%甲醛溶液作还原剂，生成黑色还原银，若用2.5%碘酊则生成灰白色碘化银。两者都有凝固蛋白质、杀灭细菌、渗透沉积并堵塞釉质孔隙和牙本质小管的作用，可封闭病变区，终止龋病发展。硝酸银对软组织有腐蚀凝固作用，并使牙体组织变黑，一般只用于乳牙或恒牙后牙，不得用于牙颈部病损。

釉质发育不良继发的大面积浅碟状龋可以适当磨除边缘脆弱釉质。光滑面浅龋也可视情况稍加磨除。

3.渗透树脂

渗透树脂是具有较高渗透系数(penetration coefficient，PC)＞100 cm/s的低黏度光固化树脂，这种树脂在较短的作用时间内可以迅速地渗透入脱矿釉质的微孔中，经过固化以后可以阻止病变进展，并有效地抵抗口腔环境的脱矿作用，增强树脂渗透病变区的强度。

通过低黏度光固化树脂取代邻面龋白垩色病变区的脱矿物质，并在病变体部形成屏障，从而终止病变进展，主要适用于邻面龋病变深度至釉质或牙本质的外1/3范围内，尚未形成龋洞者。

4.再矿化治疗

对脱矿而硬度下降的早期釉质龋，用特配的再矿化液治疗使钙盐重新沉积，进行再矿化，恢复硬度，从而消除龋病。这是近年来治疗早期龋的新疗法，有一定的临床效果。

主要适用于位于光滑面(颊、舌、腭或邻面)的白垩斑。以青少年效果更佳，对龋病活跃的患者，也可作预防用。

再矿化液有单组分和复合组分两类。近期更趋向用复合组分，主要为氟盐、钙盐和磷酸盐类，以下介绍两种。①单组分：氟化钠 0.2 g；蒸馏水 1 000 mL。②复合组分：氯化钠 8.9 g；磷酸二氢钾 6.6 g；氯化钾 11.1 g；氟化钾 0.2 g；蒸馏水 1 000 mL。用作含漱剂，每天含漱。用作局部涂擦，暴露釉质白斑区，清洗刮治干净、隔湿、干燥，用小棉球饱浸药液放置白斑处。药液对组织无损伤，患者也可自行使用。

六、充填修复治疗

龋病充填治疗又称手术治疗，主要步骤是制备洞形，去除病变组织，按一定要求将洞制作成合理的形状，再将修复材料填入洞内，恢复牙的功能与外形，其性质与一般外科手术相似，称为牙体外科。

(一)龋洞的分类

在临床中，根据龋病发生的部位和程度，将龋洞进行分类，常用的有根据部位的简单分类和广泛使用的 Black 分类法，随着牙体修复技术和材料的发展，出现了一些新的分类方法。

1.根据部位分类

通常也把仅包括一个牙面的窝洞称为单面洞。如窝洞位于𬌗面者称为𬌗面洞，位于近中邻面者称为近中邻面洞，以此类推还有远中邻面洞、颊(舌)面洞等。若窝洞同时包括两个或两个以上牙面时，以所在牙面联合命名，如近中邻𬌗洞、远中邻𬌗洞、颊𬌗洞等，通常称为双面洞或复杂洞。为方便记录，通常使用英语字首简写，如 M(mesial)代表近中邻面，D(distal)代表远中邻面，O(occlusal)代表𬌗面，B(buccal)代表颊面，L(Lingual)代表舌面，La(Labial)代表唇面。复杂洞记录时可将颊𬌗洞写作 BO，近远中邻𬌗洞写作 MOD，依此类推。

2.Black 分类法

Black 分类法是根据龋洞发生的部位和破坏，将制备的窝洞进行分类，这种分类法在临床上广泛使用。

(1)Ⅰ类洞：发生在所有牙齿表面发育点隙裂沟的龋损所备成的窝洞称为Ⅰ类洞，包括磨牙和前磨牙咬合面的点隙裂沟洞，下磨牙颊面和上磨牙腭面的沟、切牙舌面窝内的洞(图 4-10)。

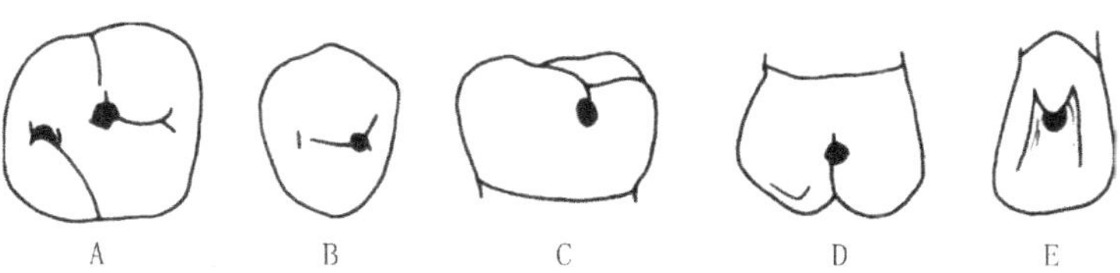

图 4-10 点隙裂沟龋洞、Ⅰ类洞形

(2)Ⅱ类洞：发生在后牙邻面的龋损所备的窝洞称为Ⅱ类洞。包括磨牙和前磨牙的邻面洞、邻颊面洞、邻舌面洞和邻邻洞。如邻面龋损破坏到咬合面，也属于Ⅱ类洞(图 4-11)。

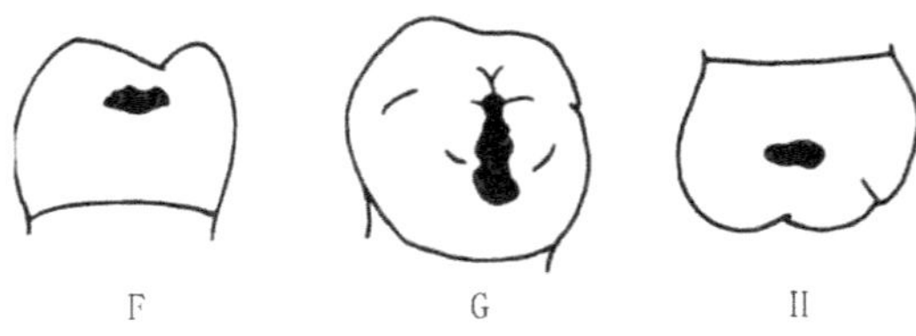

图 4-11 后牙邻面龋、Ⅱ类洞形

(3)Ⅲ类洞:前牙邻面未累及切角的龋损所备成的窝洞。包括切牙和尖牙的邻面洞、邻舌面和邻唇面洞。如果病变扩大到舌面或唇面,也属于此类洞。

(4)Ⅳ类洞:前牙邻面累及切角的龋损所备成的窝洞称为Ⅳ类洞。

(5)Ⅴ类洞:所有牙的颊(唇)舌面颈 1/3 处的龋损所备成的窝洞。包括前牙和后牙颊舌面的颈 1/3 洞,但未累及该面的点隙裂沟者,统称Ⅴ类洞。

由于龋损部位的多样化,Black 分类法已不能满足临床的需要,有学者将前牙切嵴上或后牙牙尖上发生的龋洞制备的窝洞又列为一类,称为"Ⅵ类洞"。也有人将前磨牙和磨牙的近中面-䶪面-远中面洞叫作"Ⅵ类洞"者。

3.根据龋病发生的部位和程度分类

随着粘接修复技术和含氟材料再矿化应用的发展,现代龋病治疗提倡最大程度保留牙体硬组织,根据龋病发生的部位和程度,将龋洞分为以下类型。

(1)龋洞发生的 3 个部位。①部位 1:后牙䶪面或其他光滑牙面点隙裂沟龋洞。②部位 2:邻面触点以下龋洞。③部位 3:牙冠颈部 1/3 龋洞或者牙龈退缩后根面暴露发生的龋洞。

(2)龋洞的 4 种程度。①程度 1:龋坏仅少量侵及牙本质浅层,但不可通过再矿化治疗恢复。②程度 2:龋坏侵及牙本质中层,洞形预备后余留釉质完整并有牙本质支持,承受正常咬合力时不会折裂,剩余牙体硬组织有足够的强度支持充填修复体。③程度 3:龋坏扩大并超过了牙本质中层,余留牙体硬组织支持力减弱,在正常䶪力时可能导致牙尖或牙嵴折裂,洞形预备需要扩大使修复体能为余留牙体硬组织提供足够的支持和保护。④程度 4:龋坏已造成大量的牙体硬组织缺损。

这种洞形分类方法弥补了 Black 分类法的不足,如发生在邻面仅侵及牙本质浅层的龋洞(部位 1,程度 1,简写为 1-1)。

(二)洞形的基本结构

为了使充填修复术达到恢复牙齿外形和生理性功能,使充填修复体承受咀嚼压力并不脱落,必须将病变的龋洞制备成一定形状结构。

1.洞壁

经过制备具特定形状的洞形,由洞内壁所构成。内壁又分为侧壁和髓壁。侧壁与牙齿表面相垂直的洞壁,平而直。在冠部由釉质壁和牙本质壁所组成,在根部由牙骨质壁和牙本质壁所组成。髓壁为位于洞底,被覆于牙髓,与侧壁相垂直的洞壁。洞壁可以按其内壁相邻近的牙面命名,如一个䶪面洞具有 4 个侧壁:颊壁、近中壁、舌壁、远中壁,位于洞底的髓壁,位于轴面洞底的为轴壁。牙轴面洞近牙颈的侧壁称为颈壁。

2.洞角

内壁与内壁相交处,形成洞角。两个内壁相交成为线角,三个内壁相交成为点角,线角与点角都位于牙本质。

3.洞缘角

洞侧壁与牙齿表面的交接线为洞缘角，又称洞面角。

4.线角

线角是依其相交接的 2 个内壁而定。点角依其相交接的 3 个内壁而定。以邻𬌗面洞的轴面洞为例，有颊轴线角、舌轴线角、龈轴线角。还有颊龈轴点角和舌龈轴点角。在洞底轴髓壁和𬌗髓壁的交接处，称轴髓线角。

(三)抗力形

抗力形是使充填修复体和余留牙能够承受咬合力而不会破裂的特定形状，充填修复体承受咬合力后与余留牙体组织之间内应力的展现。如果应力集中，反复作用而达到相当程度时，充填修复材料或者牙体组织可能破裂会导致充填失败。抗力形的设计，应使应力得以均匀地分布于充填修复体和牙体组织上，减少应力的集中。抗力形的基本结构有以下 3 种。

1.洞形深度

洞形达到一定深度时，充填修复体才能获得一定的厚度和强度，使充填体稳固在洞内。洞底必须建立在牙本质上，才能保证一定的深度，同时牙本质具有弹性可更好地传递应力。若将洞底建立在釉质上，深度不够，受力后充填修复体可能脆裂。

洞的深度随充填修复材料强度的改进，已有减少，后牙洞深以达到釉牙本质界下 0.2～0.5 mm为宜。前牙受力小，牙体组织薄，可达到釉牙本质界的牙本质面。龋坏超过上述深度，制洞后以垫底材料恢复时，至少应留出上述深度的洞形，以容纳足够厚度的充填材料。

2.箱状结构

箱状洞形的特征是，洞底平壁直，侧壁与洞底相垂直，各侧壁之间相互平行(图 4-12)。箱状洞形不产生如龋损圆弧状洞底的应力集中，平坦的洞底与𬌗力方向垂直，内应力能均匀分布。箱状洞形充填修复体的厚度基本一致，不会出现圆弧洞形逐渐减薄的边缘，薄缘常因强度不足，受力后易折断。厚度均匀一致的充填修复体，可以更好地显现材料抗压性能。箱状洞形锋锐的点、线角，受力时会出现应力集中，洞底与侧壁的交角应明确而圆钝，使应力不集中，减少破裂。

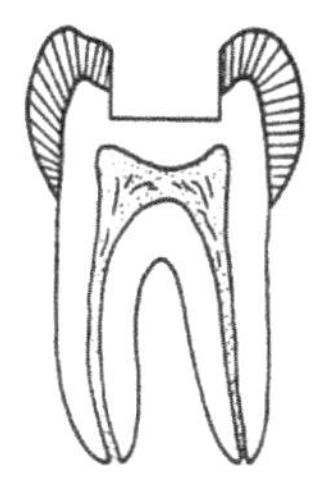

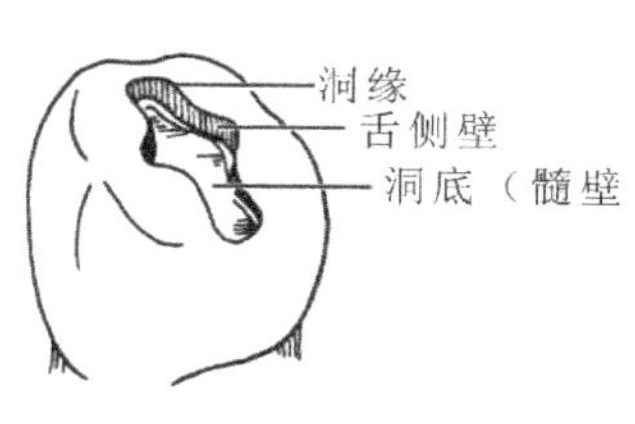

图 4-12 箱状结构

3.梯形结构

双面洞的洞底应形成阶梯以均匀分担咬合力，梯形结构的组成包括龈壁、轴壁、髓壁、近/远中侧壁(图 4-13)。其中龈壁与髓壁平行，轴壁与近、远中侧壁平行，各壁交接呈直角，点、线角圆钝，特别是洞底轴壁与髓壁相交的轴髓线角，不应锋锐。梯形设计可均匀分布𬌗力，主要由龈壁和髓壁承担。

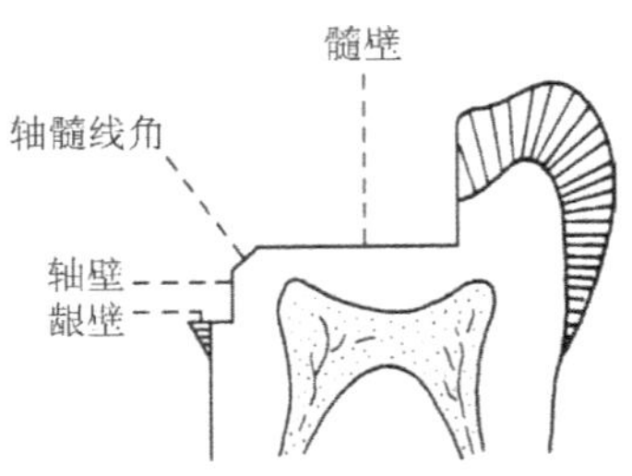

图 4-13　梯形结构

牙体硬组织的抗力设计：①去除无基釉，无基釉是缺乏牙本质支撑的釉质，侧壁的釉质壁，位于洞缘，如失去下方牙本质，承力后易出现崩裂，使充填修复体和牙齿的交接缘产生裂缝，导致充填失败。龋洞缘已有的无基釉应去除净，在洞形制备过程中也应避免产生新的无基釉。应运用牙体解剖组织学的知识，掌握牙齿各部位釉柱排列的方向，制备釉质壁时，与其方向顺应。②去除脆弱牙体组织，应尽量保留承力区的牙尖和牙嵴。组织被磨除越多，余留的牙体组织越少，承担咬合力的能力越低。龋坏过大，受到损伤而变得脆弱的牙尖和牙嵴，应修整以降低高度，减轻𬌗力负担，防止破裂和折断。③洞缘外形线要求为圆钝曲线，也含有使应力沿弧形向牙体分散均匀传递的作用。转折处若成锐角，则使向牙体的应力在锐角处集中，长期作用，牙体组织易于破裂。

抗力形的设计应结合充填修复体是否承受𬌗力和承力的大小来考虑，如𬌗面洞、邻𬌗洞的抗力形制备应严格按要求进行，颊、唇面的Ⅴ类洞对抗力形要求不高。

(四)固位形

固位形使充填修复体能保留于洞内，承受力后不移位、不脱落的特定形状，在充填修复材料与牙体硬组织间，不具有粘接性时，充填修复体留在洞内主要靠密合的摩擦力和洞口小于洞底的机械榫合力。

1.侧壁固位

侧壁固位是相互平行并具一定深度的侧壁，借助于洞壁和充填修复体的密合摩擦，有着固位作用。从固位的角度考虑，洞底也与抗力形一样要求建立在牙本质，其弹性有利于固着充填修复体。盒状洞形的结构，包含相互平行并具一定深度的侧壁，可以避免洞底呈弧形时充填修复体在受力后出现的滑动松脱。可见盒状洞形既满足了抗力形的要求，也为固位形所需要。

2.倒凹固位

倒凹是在侧髓线角区平洞底向侧壁做出的凹入小区，可使洞的底部有突出的部位，充填修复体获得洞底部略大于洞口部的形状而能固位。倒凹固位形可以防止充填修复体从与洞底呈垂直方向的脱出(图 4-14)。

倒凹可制备在牙尖的下方，牙尖为厚实坚固的部位，但其下方深层，正是牙髓髓角所在，故应留意洞的深度。洞底在釉牙本质界 0.5 mm 以内者，可直接制备；洞底超过规定深度后，最好先垫铺基底再制备倒凹。

3.鸠尾固位

鸠尾固位是用于复面洞的一种固位形，形似鸠的尾部，由鸠尾峡部和鸠尾所构成(图 4-15)。借助于峡部缩窄的锁扣作用，可以防止充填修复体与洞底呈水平方向的脱出。后牙邻面龋累及咬合面边缘嵴，可在𬌗面制备鸠尾固位形，成为邻𬌗面洞。

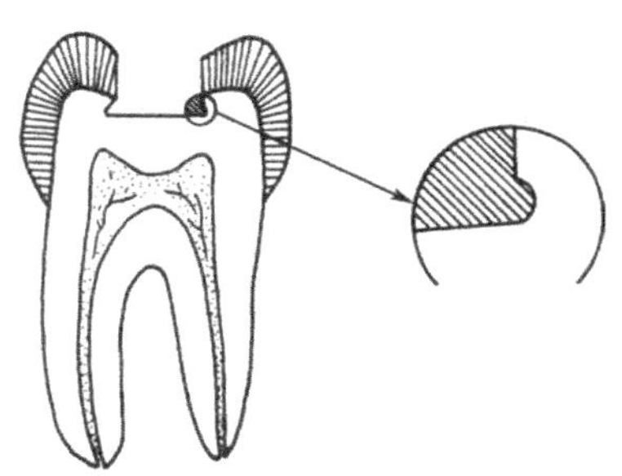

图 4-14 倒凹固位

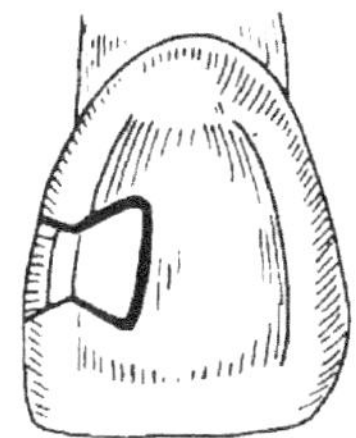

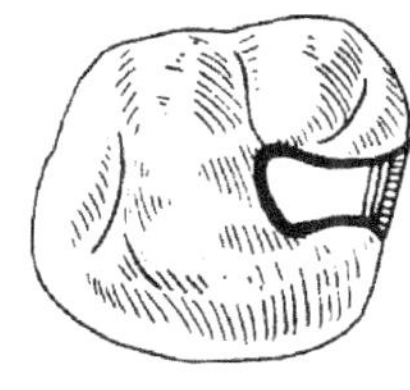

图 4-15 鸠尾固位形

鸠尾固位形的大小，与原发龋范围相适应，不宜过大或过小，深度应按规定要求，特别在峡部必须具有一定深度。鸠尾峡的宽度设计很重要，过宽固位不良，过窄充填修复体易在峡部折断，后牙一般为颊舌牙尖间距的 1/3～1/2，有 2～3 mm 宽。峡部的位置应在洞底轴髓线角的靠中线侧，不应与其相重叠。鸠尾的宽度必须大于小峡部才能起到水平固位作用。

4.梯形固位

梯形固位为复面洞所采用的固位形。邻殆面洞的邻面洞设计为颈侧大于殆侧的梯形，可防止充填修复体与梯形底呈垂直方向的脱出（图 4-16）。梯形洞的大小依据龋损的范围再进行预防性扩展而确定。侧壁应扩大到接触区外的自洁区，并向中线倾斜，形成颈侧大于殆侧的外形。梯形洞的底为龈壁，宜平行于龈缘，龈壁与侧壁连接角处应圆钝。梯形洞的深度，居釉牙本质界下 0.2～0.5 mm，同常规要求，龋损过深应于轴壁垫底。梯形洞的两侧壁在殆面边缘嵴中间部分与洞形的殆面部相连接。梯形固位还可用于邻颊（唇）面洞、邻舌（腭）面洞和磨牙的颊殆面洞和舌殆面洞的轴面部分。

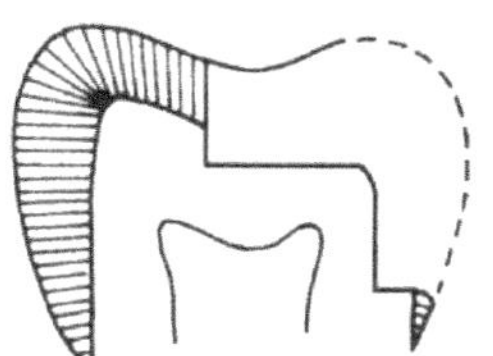

图 4-16 后牙邻

洞的梯形固位：固位形的设计与洞形涉及的牙面数有关。单面洞的充填修复体可能从一个方向脱出，即从与洞底呈垂直方向的脱出。复面洞的充填修复体则可能从洞底呈垂直向或水平向的两个方向脱出。包括邻面的三面洞充填修复体可从一个垂直方向脱出，如近中殆远中面洞充填修复体；也可能从垂直向或水平向两个方位脱出，如越过邻颊轴角的邻殆颊面洞充填修复体。在设计固位形时，应针对具体情况有所选择。

(五)洞形设计与制备

洞的外形设计根据病变的范围来决定,基本原则是去除龋坏组织,保留更多的健康牙体组织,洞的外形可以根据龋损的大小、累及的牙面设计,有时因预防和临床操作需要,洞的外形需扩展到健康的牙齿表面。洞的外形制备时应尽量保留牙尖、牙嵴,包括边缘嵴、横嵴、斜嵴、三角嵴等牙的自洁部位。

洞的外形线呈圆钝的曲线,圆钝的转角要尽量减少应力的集中(图 4-17)。

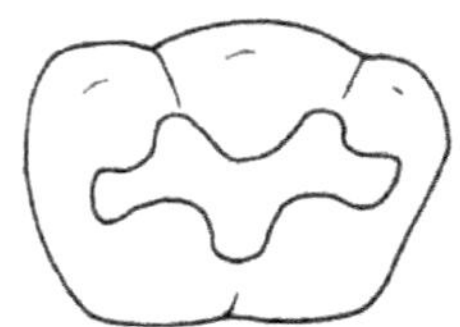
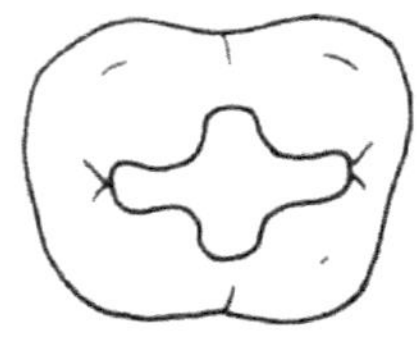

图 4-17　洞的外形曲线

1.洞形制备的基本原则

在龋病治疗过程中,洞的制备(简称备洞)是非常重要的,直接关系到治疗的成败。洞形制备的基本原则如下。

(1)局部与全身的关系:充分认识备洞是在生活的器官——牙上进行手术,与全身有密切的联系,即使无髓或死髓牙也是如此。如同外科性手术治疗,必须遵循一般的手术原则。切割或磨除牙体硬组织时,切割或磨除过程产生的机械、压力和热刺激,均可对牙体硬组织、牙髓甚至身体造成不良影响。这些影响有的使牙或机体产生立即的反应,有的则产生延缓的反应。因此,主张在备洞时采用间断操作,必要时应用麻醉术辅助进行。

(2)尽量去除病变组织:备洞时将所有病变组织去除干净,对治疗效果非常重要。如果遗留一点病变组织,将会继续发生龋病病变,而且这种继续发展的病变位于充填修复体下面,不易被察觉,危害更大。病变组织指的是坏死崩溃的和感染的牙体组织,不包括脱矿而无感染的牙本质,后者可以适当保留。

(3)保护牙髓和牙周组织:备洞时术者应充分了解牙体硬组织、牙周组织的结构、性质、形态;组织的厚度、硬度、髓腔的形态、髓角的位置和高低;不同年龄时期产生的牙体生理性变化,如磨损、牙髓、继发性牙本质形成、修复性牙本质的形成、髓腔形态的变化、牙髓组织的增龄性变化等特点。注意保护牙髓和牙周组织,不能对它们造成意外的损伤。

(4)尽量保留健康牙体组织:在切割磨钻病变组织时,必须尽可能保留更多的健康组织,这对维持牙齿的坚硬度,恢复牙的功能有很重要的关系。牙体组织一经破坏不易恢复原来的性能。洞形制作时,还应该注意患者的全身健康和精神神经状态,对患某些慢性病,如结核病、心血管疾病、神经衰弱等患者或女性患者、儿童及老年患者,手术时间不宜过长,动作更要敏捷轻柔。由于备洞是一种手术,所以现代口腔医学非常重视治疗环境的优化和手术器械的改进。

2.洞形制备

(1)打开洞口查清病变:这一点非常重要,只有查清病变情况才能拟定良好的治疗方案。龋洞洞口开放者,比较容易查清;龋洞洞口小或位于较隐蔽的牙面,则必须将洞口扩开,否则无法查清病变范围、洞的深浅等情况,位于殆面的点隙裂沟龋就属于这种情况。

临床上经常见邻面龋洞,如靠近龋洞的邻面边缘嵴和洞的颊、舌侧均完整,就必须将殆面邻近龋洞的边缘嵴钻掉一部分,才能使洞敞开,以便进一步查清病变范围和深度,以及有无髓腔穿通情况。从𬌗面去除一部分边缘嵴然后进入洞内比从颊面或舌面进入的效果好，这样可以保留更多的健康牙体组织。

后牙邻面牙颈部的洞，可以从颊面（下后牙）或腭侧（上后牙）进入洞内，不从咬合面进入。前牙邻面洞从何方进入，可以根据洞靠近何方来定，靠近颊面者从颊方进入，靠近舌面者从舌方进入。

(2)去除龋坏组织：只有将龋坏的组织去除干净才能查清病变范围和深度。原则上已经龋坏软化的牙本质应彻底去除，以免引起继发龋。侧壁的龋坏，应全部切削净，直至形成由健康釉质和牙本质组成的平直侧壁。髓壁和轴壁的龋坏组织，在中龋洞内，也应彻底去净，建立健康牙本质的洞底。

深龋洞内，在不穿通牙髓的前提下应将软龋去净，但若彻底去净有可能导致牙髓暴露时，应保留极近髓角或髓室区的少许软龋，并按余留龋先进行治疗（如抗生素、非腐蚀性消毒药等）几天后再继续治疗。通常用挖器剔挖病变组织最好，在剔挖病变组织时，应当注意将着力点从洞周围往中央剔挖，不能将着力点放在洞底中央。一般情况下，洞底中央是薄弱的部分，稍不注意就会将髓腔穿破；而且这里也容易将剔挖时所施的压力传递到髓腔，刺激牙髓组织，产生疼痛。

当不易判断龋坏组织是否去除干净时，可以用1%碱性品红染色洞底，若还留有感染的病变组织，被染成红色，再用挖器去除，不能去尽，可用大一点的球形钻针在慢速转动下将病变组织轻轻钻掉。

牙本质龋去净的临床判断，可以根据洞内牙本质的硬度和颜色变化来确定。龋坏牙本质一般呈深褐色、质软、探针易刺入，去除净后，洞内牙本质应接近正常色泽，质地坚硬。慢性龋进展慢、修复性牙本质形成作用较强，龋坏的前锋区可以因细菌代谢产物作用而脱矿变色，随着再矿化修复，牙体硬组织重新变硬，这种再矿化的牙本质通常较正常牙本质颜色深。因此，慢性龋可允许洞底牙本质颜色略深，只要硬度已近正常，牙钻磨削时，牙本质呈粉状，可不必除去。

(3)制备洞的外形：查清龋洞内的病变情况和去净坏变组织，根据龋洞的形状设计制备洞的外形。将一切病变部分和可疑病变部分包括进去，一些邻近的可被探针插入的点隙沟虽未产生病变也应包括进去。保留牙体组织，特别是边缘嵴和牙尖，可保证牙的坚牢性，不致在修复后承受咀嚼压力时将牙体咬破。

外形的边缘必须建立在牙刷易清洁和唾液易于冲洗的表面。如邻面洞的颊侧和舌侧边缘必须设计在触点（面）以外的牙面上。在𬌗面，不能把洞的边缘作在点隙裂沟内。外形必须建立在有健康牙本质支撑的部位上，特别是承受咀嚼压力的部位。外形必须是圆缓的曲线，不能有狭窄的区域，否则不易充填或修复，即使充填或修复了，修复物也容易折裂。

(4)制备抗力形和固位形：抗力形是指将洞形制备成可以承受咀嚼压力的形状，使充填修复材料或牙体硬组织不会在咀嚼食物时发生破裂、脱位或变形。固位形则是指这种形状可将充填修复体稳固地保留在洞内不致脱落。

制备抗力形时，应注意：洞底壁直，各壁互相平行，洞口略向外张开。箱状洞形中，洞底周围的线角要清楚，略微圆钝。洞底线角尖锐的修复物的锋锐边缘在咀嚼压力下会像刀刃一样切割洞壁，使洞壁破裂。

去尽洞口的无基釉，以免洞口的釉质在承受咀嚼压力时破裂，产生缝隙，产生继发龋。邻𬌗洞或邻舌（颊）洞，应在邻面洞与舌面洞或 面洞交界处的洞底作梯形结构，这样可以保护牙髓，也对承受咀嚼压力有帮助。制备梯形时要使梯两侧的髓壁和轴壁互相垂直，线角要圆钝。

邻𬌗洞邻面部分的龈壁，在后牙（前磨牙和磨牙）上应制备得垂直于牙的长轴，也就是与轴壁互相交成直角，切忌作成斜向龈方的斜面。

邻𬌗洞或邻舌洞的鸠尾峡应做在𬌗面洞或舌面洞的上方，不能做在邻面洞内，否则充填修复体容易崩裂。制备鸠尾固位形时鸠尾和邻面洞相连接的鸠尾峡应当比鸠尾窄一些，这样才能起到固位的作用。鸠尾峡不宜过宽也不宜过窄，对于准备用银汞合金充填的洞，应有鸠尾峡所在的颊、舌尖距离的 1/3，对于用复合树脂充填的洞则只要 1/4 就行了。

保留尽可能多的健康牙体组织，注意对𬌗牙的牙尖高度和锋锐度。如𬌗补牙的𬌗牙尖高而锋锐，则在咀嚼食物时易将修复牙上的修复体咬碎咬破。因此，在备洞时应将对𬌗牙上过高过尖的牙尖磨短磨圆一些，但不要破坏正常咬合关系。

制备固位形时，应注意洞必须具有一定深度，浅洞的固位力很小，稍一承受咀嚼压力，充填修复体就会脱落出来，或者松动。但也不能认为洞越深越好，洞太深会破坏更多的牙体组织并刺激牙髓，同时也减弱洞的抗力形。过去主张洞的深度应在中央窝下方釉牙本质界下 1 mm 左右。临床上，洞的深度还要取决于原有病变的深度。

洞形备好后，用倒锥形钻针在近牙尖部的底端，向外轻轻钻一倒凹，将来填进去的修复物硬固后，就像倒钩一样把修复体固定在洞内，一个𬌗面洞一般只需做四个倒凹。

倒凹一般做在牙尖的下面，牙尖的硬组织较厚，应当注意越是靠髓角很近的部位，倒凹做在牙尖下釉牙本质界下面不要太深。较深的洞，可以不做倒凹，靠洞的深度来固位。采用粘接性强修复材料修复时，也可以不做倒凹固位形。此外，用暂时性修复材料封洞时，也不必制作倒凹固位形。

洞壁与充填修复材料的密合也是一种固位形。在洞形制备上必须将洞壁制备得平滑，不要有过于狭窄的部分。洞周围与牙长轴平行的壁（对Ⅰ、Ⅱ类洞而言），要互相平行，这对修复材料与洞壁的密合也有帮助，不能将洞制备成底小口大的形状。

特殊情况下，为解决预备洞形时的困难，需要将洞壁扩大，以利于工具的使用、医师技术操作上的方便，这种洞形的改变称为便利形。上下颌前磨牙及磨牙邻接面的窝洞，充填修复操作困难，为了便利操作，可将窝洞扩展至咬合面。洞形制作最初阶段首先将无基釉去除，以便于观察龋坏范围，确定洞缘最后位置等，也属于便利形范畴。

3.清理洞形完成备洞

按照洞形设计原则，从生物学观点出发，对经过上述步骤制备的洞形，做全面复查，看洞形是否达到设计要求，有无制备的失误，以减少失败，提高成功率。

将洞清洗干净，用锐探针从洞缘到洞底作探查，检查龋坏组织是否去净；可疑深窝沟是否已扩展而消除；外形线是否位于自洁区；盒状洞形是否标准，固位形是否合理；髓壁是否完整，有无小的穿髓孔；无基釉和脆弱牙尖是否已修整。龋洞经洞形制备后成为可以修复治疗的窝洞。窝洞的基本特征是没有龋坏组织，有一定的抗力形和固位形结构，修复治疗后既恢复牙的外形又能承担一定的咬合力量。

根据患者对冷水喷洗时的敏感反应，探针检查洞壁洞底时的酸痛程度，结合制洞磨削过程的疼痛感，判断牙髓的状态，为已选定的治疗方法做最后的审定。经过洞的清洗、检查，一切合乎要求，制洞过程即告完成，进入进一步的治疗。

（六）各类洞形的制备要点

1.Ⅰ类洞

Ⅰ类洞多系单面洞，上磨牙腭沟和下磨牙颊沟内的龋洞，需备成包括𬌗面在内的双面洞。在制备后牙𬌗面的Ⅰ类洞时，如果𬌗面具有两个点隙或沟发生龋病，相距较远，中间有较厚的健康牙体硬组织，宜备成两个小洞形；如两个龋洞相距较近，可将两个洞合并制备。

颊面洞未累及𬌗面时，可以备成颊面单面洞。不承受咀嚼压力，对抗力形的要求不高，以固位形为主，应做倒凹。一般把倒凹做在𬌗壁和颈壁的中央。如果颊沟内的病变已累及咬合面，需制成双面洞𬌗补面洞做成鸠尾形，洞底髓壁和轴壁交界处，做成梯形。上颌磨牙远中舌沟内的龋洞一般多已累及𬌗面，也应将它做成双面洞，将𬌗面部分做成鸠尾形。

在制备下颌第一前磨牙𬌗面的Ⅰ类洞时，由于此牙面向舌侧倾斜。洞底不能制成水平，必须与𬌗面一致，向舌侧倾斜，否则容易钻穿髓腔。

制备上颌前牙腭面龋洞时，洞底不能做平，同时切壁和颈壁都应做成与腭面部呈垂直的形状，洞的外形呈圆形。

2.Ⅱ类洞

Ⅱ类洞一般均备成双面洞。制备此类洞时，如靠近龋坏面上的边缘嵴尚好，则宜先用小石尖将边缘嵴磨到牙本质，用裂钻往病变区钻，向颊侧和舌侧扩大，使病变范围暴露清楚，再用挖器挖尽病变组织；再根据邻面破坏大小和范围设计𬌗面的鸠尾形使鸠尾部的大小与局部保持平衡。如果邻面病变已经累及𬌗面，则用裂钻将洞口稍加扩大，再用挖器去除病变组织。病变组织去除干净后，就着手设计洞形并制备洞。

邻面洞应当将颊侧壁和舌侧或腭侧壁做成向牙间隙开扩的形状，两壁的洞缘角应在邻面的敞开部位，但不能扩到颊面或舌面上。

𬌗面破坏的龋洞，按Ⅰ类洞制备法将𬌗面洞备好，向邻面扩展。注意不要伤害髓角，去尽病变组织，修整洞形。应特别注意邻面洞的颊、舌或腭侧壁和龈壁。

对病变位于触点龈方的邻面洞，触点未被破坏，可将鸠尾制作在颊面或腭面。鸠尾不能做得过大，以免影响固位。备洞时，若有足够的空间容纳器械进入，则可将洞做成单面洞。

当后牙的两个邻面均患龋病，牙体硬组织破坏较大，可制备邻𬌗邻洞。这一类洞也属于Ⅱ类洞。制备方法与上述双面Ⅱ类洞相似，只是要在𬌗面做一个共同的鸠尾。应特别注意保留更多的健康牙体硬组织。

Ⅱ类洞修复时多采用银汞合金，该材料抗压强度高，抗张强度低，牙体硬组织自身的抗压强度较好，抗剪切度较低。为了抗衡负荷，Ⅱ类洞设计制时必须以承受压力为主，尽量减少张力和剪切力。

3.Ⅲ类洞

Ⅲ类洞制备时，前牙邻面洞备洞时一般都要把洞扩大到舌面，如果龋洞靠近唇面，洞舌侧的边缘嵴很厚实，则可将洞扩展到唇面，但不能太大。邻面龋未破坏接触点，不宜因备洞破坏邻面接触点的完整性。

Ⅲ类洞的修复以美观为主，洞形承受的负荷也不大，洞缘的无基釉可以适当保留。所保留的无基釉是全厚层釉质，无龋坏，未变色，无断纹隐裂，不直接承受压力，其下方的龋坏牙本质可以去除。

备洞时先将洞的舌或腭侧壁用球形钻或裂钻钻掉，然后用裂钻往切嵴和牙颈方向扩展一点，使洞充分暴露；用挖器将坏变组织去除干净，再根据龋洞大小，在舌或腭面设计与之相应的鸠尾固位形。可用倒锥钻自邻面洞的轴壁下牙釉本质界平齐往舌或腭面扩展，在舌或腭面备好鸠尾，仔细在舌或腭面与邻面之间做一梯，注意将梯的角做圆钝。可以先在舌或腭面制备鸠尾固位形，再向邻面扩展。舌或腭面鸠尾固位形备好后，用球形钻轻轻将邻面洞内的坏变组织去尽，用裂钻将唇、舌和龈壁修整好。

龋病损害在邻面完全敞开，器械容易进入，则将洞做成单面洞。

Ⅲ类洞的倒凹固位形一般做在靠近切嵴和龈壁与颊侧壁、舌或腭侧壁交界的点角底部。当洞同时涉及邻舌或腭面，应注意使鸠尾部的洞底与牙原来的舌或腭面平行。

4.Ⅳ类洞

Ⅳ类洞系开放性的洞，不易制备固位形和抗力形，去尽坏变组织后，在近切嵴处和龈壁上制作针道，安放金属固位丝或固位钉，行高黏性复合树脂修复。

5.Ⅴ类洞

Ⅴ类洞是牙冠颊或舌面近牙颈1/3区的洞形，多为单面洞。该类洞不直接承受咀嚼压力，对抗力形的要求不高，洞形制备以洞的外形和固位形为主。一般多将Ⅴ类洞做成肾形或半圆形，洞的龈壁凸向龈方，切壁平直，但均要做光滑，与洞底垂直，洞底略呈凸的弧面，要有一定深度，用小倒锥钻或球形钻在靠近洞底面的切壁（或䚡壁）和龈壁上做倒凹固位形。

（七）洞形隔湿、消毒、干燥

洞形制备完成，为了使修复材料与牙体组织紧密的贴合，减少继发龋的发生，需对窝洞进行隔湿、消毒、干燥处理，力求达到更好的修复效果。

1.手术区的隔离

在备洞后，准备修复前，应当隔离手术区并消毒洞。所谓隔离手术区就是将准备修复的牙隔离起来，不要让唾液或其他液体进入洞内，以免污染洞壁和患牙，影响修复效果或修复材料的性质。最好是备洞前就隔离手术区，但应具备四手操作条件。

(1)简易隔离法：用消毒棉卷放在即将修复牙齿的颊侧和舌侧，上颌牙放在唇侧、颊侧。下颌牙可以用棉卷压器将棉卷压住，以免舌或颊部肌肉活动时将棉卷挤开。用小的消毒棉球或气枪干燥洞内。在使用综合治疗台治疗时，可将吸唾管置于口底，将积于口底的唾液或冲洗药液吸走。现代治疗用手术椅上装有吸唾管，每次使用时，均应更换经过消毒的吸唾管，以免交叉感染。

(2)吸唾器：利用抽气或水流产生的负压，吸出口腔内唾液。吸唾器套上吸唾弯管后放入患者下颌舌侧口底部。弯管最好采用一次性使用的塑料制品。吸唾器常配合橡皮障或棉卷隔湿使用，还可配合颊面隔湿片使用。隔湿片为医用硬泡沫塑料制成，状如圆角的三角形，患者张口时放入颊面的上下前庭穹隆，配合使用，可收到简单实用的效果。

(3)橡皮障隔离法：该方法的隔湿效果较好，能有效地将手术区与口腔环境隔离起来，达到干燥、视野清晰、防止唾液侵入的目的，并能防止器械的吸入。

2.窝洞消毒

窝洞消毒目的是去除或杀灭残留在洞壁或牙本质小管内的细菌，减少继发龋的发生，由于洞底多位于牙本质中层或深层，对消毒药物的要求较高。具有一定的消毒杀菌能力，对牙髓的刺激性要小；能渗透到牙本质小管内，不引起牙体组织着色。

在备洞时就应当把感染的牙体组织去除干净，以后再经适当的冲洗，洞内的细菌就基本上被清除干净了。许多窝洞消毒药物，如酚类、硝酸银等均对牙髓有刺激性，故不主张使用药物消毒。准备修复前，对洞进行消毒还是必要的。但是应注意选用消毒力较强而刺激性较小，且不使牙变色的药物，特别是深龋洞的消毒。

常用的洞消毒药有氢氧化钙糊剂或液，50％苯酚甘油溶液，20％麝香草酚乙醇溶液，樟脑酚

(含樟脑6.0 g、苯酚 3.0 g、95%乙醇 1.0 mL),丁香酚(商品),还可用 75%乙醇。

3.干燥窝洞

窝洞在充填修复前的最后一个环节是干燥洞形,这是为了使充填修复材料或其他衬底材料能充分接触牙体,不被水分隔阻而出现空隙,也避免因洞内壁的水分而影响材料性能。窝洞的干燥对充填修复的质量十分重要。使用的工具为牙科综合治疗台上接有压缩空气的气吹或是接橡皮球的手用气吹。

(八)窝洞垫底

垫底是采用绝缘的无刺激性材料,铺垫于洞底,保护牙髓,避免充填材料的物理或化学因素刺激。

垫底多用于超过常规深度、近髓的窝洞。去净牙本质软龋后,洞底不平者,应用材料垫平。洞虽不深,但选用的充填修复材料对牙髓有刺激性。要求作衬底以阻隔刺激。经过牙髓治疗的无髓牙,充填修复材料前,应以垫底方法做出基底,以使洞形更符合生物力学要求,同时也可节约修复材料。

垫底所用材料要求对牙髓无刺激性,最好具有安抚镇痛、促进修复性牙本质生成的作用。应有一定的机械强度以间接承受𬌗力,并具有良好的绝缘性,不传导温度和电流。

1.单层垫底

单层垫底用于窝洞虽超过常规深度,但不太近髓时。后牙多选用磷酸锌粘固粉或聚丙烯酸锌粘固粉。前牙用复合树脂充填窝洞时,材料对牙髓有一定刺激性,多用氢氧化钙粘固粉垫底。

2.双层垫底

双层垫底用于洞深近髓的情况,磷酸锌粘固粉本身对牙髓也有轻度刺激,在其下先铺垫薄层具护髓性的材料。氧化锌丁香油粘固粉或氢氧化钙粘固粉这类材料却又因密度偏低,不宜在后牙承力洞形单独使用。因此,采用双层垫底方式。丙烯酸锌粘固粉强度好,不刺激牙髓可用于深洞垫底而不必再做双层基,但不具促进修复性牙本质生成的性能,尚不能代替护髓剂氢氧化钙粘固粉。

垫底的部位,在𬌗面洞为髓壁,在轴面洞为轴壁,不应置于侧壁和龈壁的釉质壁部分,以免垫底材料溶于唾液后产生边缘缝隙,日久出现继发龋。

洞漆和洞衬剂涂布于切削后新鲜暴露的牙体组织表面,封闭牙本质小管,阻止充填修复材料中的有害物质如银汞合金中的金属离子、磷酸锌粘固粉的磷酸,向深层牙本质渗透,还可以增强充填体与洞壁间的密合性,防止两者界面因出现缝隙发生微渗漏。所有材料为溶于有机溶剂氯仿或乙醇的天然树脂如松香,或合成树脂如硝酸纤维素,呈清漆状。洞漆可涂于釉质壁和牙本质壁,厚度为 5～10 μm。洞衬剂加有具疗效的物质如氧化锌、氢氧化钙或单氟磷酸钠等,稠于洞漆,通常用于牙本质壁,厚度可达 25 μm。

七、深龋治疗

深龋的病变已到达牙本质深层并接近牙髓,牙体组织破坏较大。由于接近牙髓、细菌毒素等刺激物可通过牙本质小管渗透进入牙髓,再加上其他物理、化学刺激的结果,牙髓往往已有一定的炎症反应,属于可逆性质。如果诊断和治疗不当,会引起牙髓的反应。因此,深龋治疗中准确判断牙髓的状况,选择恰当的治疗方案尤为重要。

（一）深龋诊断的要点

深龋发生在牙本质深层，患者自诉过冷过热刺激或食物嵌入患牙洞内引起明显的疼痛；检查发现龋洞洞深接近牙髓，洞壁有探痛，温度检查时冷刺激可引起激发性疼痛，但无穿髓孔和自发性疼痛。为了诊断，有时需要辅助牙髓电测试和 X 线检查。临床上，有时看似深的龋洞，可能只是中龋，或是伴有慢性牙髓炎症或已穿髓的深龋。深龋的诊断很大程度上是依靠患者对刺激出现疼痛的主观感觉，疼痛的程度与患者的年龄、性别、个体耐受力等有密切的关系。

诊断深龋最重要的是必须判明深龋底部与牙髓的关系，明确是近髓或是穿髓。如果查见穿髓孔，需要判明牙髓的状况和疼痛的性质，是明显的探痛或是深入髓腔才出现疼痛或是无探痛。

对深龋时间较长，无主观感觉，探诊无疼痛的病例诊断要格外注意，必须辅助牙髓电测试及放射诊断。做牙髓电测试时，应与邻牙或对侧同名牙作对比，若为阳性，且较对照牙敏感，一般表示为有活力，且可能伴有牙髓的急性变化。如较对照牙迟钝，则可能是有修复性牙本质形成或者是假阳性，假阳性者比如部分坏死或新近坏死的牙髓，髓腔内充满炎性渗出物与脓液，是电的良导体，就会出现假阳性。阴性结果一般为无活力，但也应防止有假阴性结果。做放射诊断时，可显示龋坏与牙髓腔的接近程度，牙本质的有效厚度。但需要注意的是，X 线检查中显示的龋坏深度通常均稍小于病变实际范围；当发现髓腔内或髓腔四周有钙化影像时，表示髓腔的缩小或牙髓恢复能力的减弱，髓腔越小，恢复能力越差。

诊断时需准确判断深龋是否伴有牙髓充血，牙髓充血是可复性牙髓炎症，主要特点是激发性疼痛，温度检查产生尖锐的疼痛，去除刺激疼痛立刻消失，不再延续，临床上大多数深龋都伴有可复性牙髓炎。应注意是否伴有慢性溃疡性牙髓炎，后者属于无症状不可复性牙髓炎，刺激诱发牙髓剧烈疼痛，去除后疼痛持续一段时间，患者无自发疼痛，检查发现牙髓已穿通，穿髓孔有明显的探痛。

（二）深龋洞形的制备

深龋使牙体组织破坏严重，洞口较大，器械易进入。洞形制备时，需去除洞缘的龋坏组织和无基釉，充分暴露洞内壁，在清楚的视野下进行洞形的制备。

为了保护牙髓，有时在去除大部分洞侧壁和髓壁的龋坏组织后，在髓壁或轴壁的近牙髓部位可保留部分余留龋坏牙本质，其余洞内壁为正常牙体组织。应对余留龋坏牙本质是软化牙本质或修复性牙本质进行区别，以决定其去留。软化牙本质表现为染色较浅、质软而无光泽，用牙钻去除时互相粘连呈锯末状。修复性牙本质则多系棕褐色，质地较硬而有光泽，钻出物为白色粉末，且不粘连，必要时可以通过染色法协助鉴别。对承受咬合力的牙尖、牙嵴等牙体组织脆弱部位要做修整，适当降低高度。洞形的抗力形设计要求洞底随髓室顶呈弧形或圆弧形，洞壁直为箱状，固位形设计需按洞形制备原则进行。

（三）深龋治疗

深龋治疗原则是在尽可能去除龋坏组织的同时，设法消除牙髓的早期炎症，保护牙髓组织的活力，恢复牙髓功能。要求在治疗的每一步需避免物理、机械、化学等刺激，如机械损伤、温度激惹、摩擦产热、药物刺激、充填刺激等。

1.深龋治疗前必须判明的情况

（1）牙本质-牙髓复合体的反应：龋病刺激牙本质-牙髓复合体，出现明显的病理改变，口腔微生物的种类、数量、毒力强弱、牙本质的结构、矿化程度、微量元素含量等因素都会影响修复性牙本质的形成。修复性牙本质的形成与牙本质-牙髓的有效厚度有关。牙本质-牙髓有效厚度在

2 mm以上，牙髓可产生完全正常的修复性牙本质；有效厚度为 0.8～2 mm 时，牙髓产生不完全的修复性牙本质；有效厚度为 0.3～0.8 mm时，牙髓功能严重破坏，无或仅少量修复性牙本质形成。牙本质-牙髓复合体的反应还与患者的年龄、牙龄、髓腔及根管内牙髓组织细胞和微循环状况有关。

(2)洞内龋坏组织能否去干净：循证医学研究结果提示，对于无牙髓症状的乳牙和恒牙，部分去除龋坏可降低牙髓暴露的风险，不会对患者的牙髓症状产生不利影响。在深龋治疗中，为了降低露髓的风险，最好选用部分去龋的方式，在洞底近髓处允许留少许余留龋。

(3)洞底是否与牙髓腔穿通，牙髓是否暴露：穿髓孔很小时，需仔细判断，减少失误。若穿髓点较小如针尖大，周围是健康牙本质，无渗血，一般多为牙髓无炎症或仅有局限于暴露部位的轻度炎症，治疗后可恢复。若穿髓点四周有龋坏牙本质，或者探诊时有大量出血或炎性渗出物，表示牙髓已经出现一定程度的炎症或破坏，治疗已不能恢复牙髓活力。

2.治疗方法

(1)垫底充填法：当深龋不伴有上述激发病症状，牙髓活力正常时，选用双层垫底充填法，一次性完成治疗。保护牙髓可采用丁香油粘固粉均匀垫于洞底，固化后再用磷酸锌粘固粉做第二层垫底，垫平髓底，再做永久性充填修复。

(2)安抚治疗：安抚治疗是一种临时性治疗方法。深龋出现明显的症状，或温度、化学刺激引起较重的激发痛，可选择安抚疗法，先用消炎镇痛药物，常用丁香油小药棉球放入洞底，丁香油粘固粉封闭窝洞，观察 1～2 周，临床症状消除，再做进一步治疗。

(3)间接盖髓术：主要用于深龋洞为了保护牙髓，软龋不去净，髓壁留有少量的余留龋，牙本质-牙髓反应能力较好。为促进牙本质-牙髓复合体的修复反应，牙体组织的再矿化可选用此法。间接盖髓术分两次进行。洞形制备完成，第一次治疗是在髓底均匀垫置盖髓剂，常用有氢氧化钙盖髓剂，丁香油粘固粉和磷酸锌粘固粉作双层封洞。3～6 个月的观察，患者无症状，牙髓活力良好，X 线检查正常，第二次复诊，去除部分封洞材料，再行永久性充填修复治疗。

（韩建涛）

第三节　酸　蚀　症

酸蚀症是牙齿受酸侵蚀，硬组织发生进行性丧失的一种疾病。20 世纪，酸蚀症主要指长期与酸雾或酸酐接触的工作人员的一种职业病。随着社会进步和劳动条件的改善，这种职业病明显减少。近十几年来，饮食习惯导致的酸蚀症上升，由饮食酸引起的青少年患病率增高已引起了人们的重视。反酸的胃病患者，牙齿亦可发生类似损害。

一、病因

酸蚀症的致病因素主要是酸性物质对牙组织的脱矿作用，而宿主的因素可以影响酸性物质导致酸蚀症的作用。有发病情况的调查研究发现无论饮食结构如何，酸蚀症仅发生于易感人群。

(一)酸性物质

1.饮食酸

酸性饮料(如果汁和碳酸饮料)的频繁食用,尤其是青少年饮用软饮料日趋增加。饮食酸包括果酸、柠檬酸、碳酸、乳酸、醋酸、抗坏血酸和磷酸等弱酸。酸性饮料 pH 常低于5.5,由于饮用频繁,牙面与酸性物质直接接触时间增加导致酸蚀症。

2.职业相关酸性物质

工业性酸蚀症曾经发生在某些工厂,如化工、电池、电镀、化肥等工厂空气中的酸雾或酸酐浓度超过规定标准,致使酸与工人牙面直接接触导致职业性酸蚀症。盐酸、硫酸和硝酸是对牙齿危害最大的三类酸。其他酸,如磷酸、醋酸、柠檬酸等,酸蚀作用较弱,主要集聚在唇侧龈缘下釉牙骨质交界处或牙骨质上。接触的时间越长,牙齿破坏越严重。与职业相关的酸蚀症,如游泳运动员在氯气处理的游泳池中游泳,因为 Cl_2 遇水产生 HClO 和 HCl,可发生牙酸蚀症;还如职业品酒员因频繁接触葡萄酒(pH 3～3.5)发生酸蚀症等。

3.酸性药物

口服药物,如补铁药、口嚼维生素 C、口嚼型阿司匹林及患胃酸缺乏症的患者用的替代性盐酸等的长期服用均可造成酸蚀症。某种防牙石的漱口液(含 EDTA)也可能使牙釉质表面发生酸蚀。

4.胃酸

消化期胃液含 0.4%盐酸。胃病长期反酸、呕吐及慢性乙醇中毒者的胃炎和反胃均可形成后牙舌面和腭面的酸蚀症,有时呈小点状凹陷。

(二)宿主因素

1.唾液因素

口腔环境中,正常分泌的唾液和流量对牙表面的酸性物质有缓冲和冲刷作用。如果这种作用能够阻止牙表面 pH 下降到 5.5 以下,可以阻止牙酸蚀症发生。如果唾液流率和缓冲能力降低,如头颈部放疗、唾液腺功能异常或长期服用镇静药、抗组胺药等,则牙面接触酸性物质发生酸蚀症的可能性就更大。

2.生活方式的改变

酸性饮食增多的生活习惯,尤其是在儿童时期就建立的习惯,或临睡前喝酸性饮料的习惯是酸蚀症发生的主要危险因素。剧烈的体育运动导致脱水和唾液流率下降,加上饮用酸性饮料可对牙造成双重损害。

3.刷牙因素

刷牙的机械摩擦作用加速了牙面因酸脱矿的牙硬组织缺损,是酸蚀症形成的因素之一。对口腔卫生的过分关注,如频繁刷牙,尤其是饭后立即刷牙,可能加速酸蚀症的进展。

4.其他因素

咬硬物习惯或夜磨牙等与酸性物质同时作用,可加重酸蚀症。

二、临床表现

前牙唇面釉质的病变缺损(以酸性饮料引起的酸蚀症为例)可分为 5 度(图 4-18)。

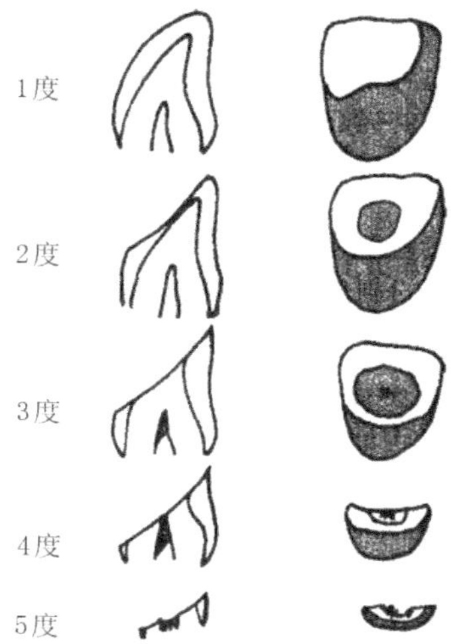

图 4-18 酸蚀症的程度

1 度：仅牙釉质受累。唇、腭面釉质表面横纹消失，牙面异样平滑、呈熔融状、吹干后色泽晦暗；切端釉质外表熔融状，咬合面牙尖圆钝、外表熔融状、无明显实质缺失。

2 度：仅牙釉质丧失。唇、腭面牙釉质丧失、牙表面凹陷、凹陷宽度明显大于深度；切端沟槽样病损；咬合面牙尖或沟窝的杯口状病损。

3 度：牙釉质和牙本质丧失，牙本质丧失面积小于牙表面积的 1/2。唇、腭面牙釉质牙本质丧失、切端沟槽样病损明显、唇面观切端透明；咬合面牙尖或沟窝的杯口状病损明显或呈弹坑状病损。

4 度：牙釉质和牙本质丧失，牙本质丧失面积大于牙表面积的 1/2。各牙面的表现同 3 度所描述，范围扩大加深，但尚未暴露继发牙本质和牙髓。

5 度：①釉质大部丧失，牙本质丧失至继发牙本质暴露或牙髓暴露，牙髓受累。②酸蚀患牙对冷、热和酸刺激敏感。③酸蚀 3～4 度已近髓腔或牙髓暴露，可继发牙髓炎和根尖周病。④与职业有关的严重患者，牙感觉发木、发酸，并可伴有其他口腔症状，如牙龈出血、牙齿咀嚼无力、味觉减退，以及出现全身症状，如结膜充血、流泪、畏光、皮炎、呼吸道炎症、嗅觉减退、食欲缺乏、消化障碍。

三、防治原则

（一）对因治疗

改变不良的生活习惯、改善劳动条件、治疗有关的全身疾病。

（二）个人防护

与职业有关的患者使用防酸口罩，定期用 3%的小苏打溶液漱口，用防酸牙膏刷牙。

（三）对症治疗

对牙齿敏感症、牙髓炎和根尖周病的治疗。

（四）牙体缺损

可用复合树脂修复或桩冠修复。

（文 娜）

第四节 牙 隐 裂

未经治疗的牙齿硬组织由于物理因素的长期作用而出现的临床不易发现的细微裂纹，称为牙微裂，习惯上称牙隐裂。牙隐裂是导致成年人牙齿劈裂，继而牙齿丧失的一种主要疾病。

一、病因

（一）牙齿结构的薄弱环节

正常人牙齿结构中的窝沟和釉板均为牙齿发育遗留的缺陷区，不仅本身的抗裂强度最低，而且是牙齿承受正常𬌗力时应力集中的部位，因此是牙隐裂发生的内在条件。

（二）牙尖斜面牙齿

在正常情况下，即使受到应力值最小的0°轴向力时，由于牙尖斜面的存在，在窝沟底部同时受到两个方向相反的水平分力作用，即劈裂力的作用。牙尖斜度越大，所产生的水平分力越大。因此，承受力部位的牙尖斜面是隐裂发生的易感因素。

（三）创伤性𬌗力

随着年龄的增长，可由于牙齿磨损不均出现高陡牙尖，正常的咀嚼力则变为创伤性𬌗力。原来就存在的窝沟底部劈裂力量明显增大，致使窝沟底部的釉板可向牙本质方向加深加宽，这是微裂纹的开始。在𬌗力的继续作用下，裂纹逐渐向牙髓方向加深。创伤性𬌗力是牙隐裂发生的重要致裂因素。

（四）温度作用

釉质和牙本质的膨胀系数不同，在长期的冷热温度循环下，可使釉质出现裂纹。这点可解释与咬合力关系较小的牙面上微裂的发生。

二、病理

隐裂起自窝沟底或其下方的釉板，随𬌗力作用逐渐加深。牙本质中微裂壁呈底朝𬌗面的三角形，其上牙本质小管呈多向性折断，有外来色素与荧光物质沉积。该陈旧断面在微裂牙完全劈裂后的裂面上，可与周围的新鲜断面明显区分。断面及其周边常可见牙本质暴露和并发龋损。

三、临床表现

（1）牙隐裂好发于中老年患者的磨牙𬌗面，以上颌第1磨牙最多见。

（2）最常见的主诉为较长时间的咀嚼不适或咬合痛，病史长达数月甚至数年。有时咬在某一特殊部位可引起剧烈疼痛。

（3）隐裂的位置磨牙和前磨牙𬌗面细微微裂与窝沟重叠，如磨牙和前磨牙的中央窝沟，上颌磨牙的舌沟，向一侧或两侧延伸，越过边缘嵴。微裂方向多为𬌗面的近远中走行，或沿一主要承受颌力的牙尖，如上颌磨牙近中舌尖附近的窝沟走行。

(4)检查所见患牙多有明显磨损和高陡牙尖,与对颌牙咬合紧密,叩诊不适,侧向叩诊反应明显。不松动但功能动度大。

(5)并发疾病微裂纹达牙本质并逐渐加深的过程,可延续数年,并出现牙本质过敏症、根周膜炎、牙髓炎和根尖周病。微裂达根分歧部或牙根尖部时,还可引起牙髓-牙周联合病变,最终可导致牙齿完全劈裂。

(6)患者全口𬌗力分布不均,患牙长期𬌗力负担过重,即其他部位有缺失牙、未治疗的患牙或不良修复体等。

(7)X线检查可见到某部位的牙周膜间隙增宽,相应的硬骨板增宽或牙槽骨出现X线透射区,也可以无任何异常表现。

四、诊断

(一)病史和早期症状

表现为较长期的咬合不适和咬在某一特殊部位时的剧烈疼痛。

(二)叩诊

分别对各个牙尖和各个方向的叩诊可以帮助患牙定位,叩痛显著处则为微裂所在位置。

(三)温度测试

当患牙对冷敏感时,以微裂纹处最显著。

(四)裂纹的染色检查

2%～5%碘酊溶液或其他染料类药物可使已有的裂纹清晰可见。

(五)咬楔法

将韧性物,如棉签或小橡皮轮,放在可疑微裂处作咀嚼运动时,可以引起疼痛。

五、防治原则

(一)对因治疗

调整创伤性𬌗力,调磨过陡的牙尖。注意全口的𬌗力分布,要尽早治疗和处理其他部位的问题,如修复缺失牙等。

(二)早期微裂的处理

微裂仅限于釉质或继发龋齿时,如牙髓尚未波及,应作间接盖髓后复合树脂充填,调𬌗并定期观察。

(三)对症治疗

出现牙髓病、根尖周病时应做相应处理。

(四)防止劈裂

在做牙髓治疗的同时,应该大量调磨牙尖斜面,永久充填体选用复合树脂为宜。如果微裂为近远中贯通型,应同时作钢丝结扎或戴环冠,防止牙髓治疗过程中牙冠劈裂。多数微裂牙单用调𬌗不能消除劈裂性的力量,所以在对症治疗之后,必须及时做全冠保护。

(王　戬)

第五节 牙本质过敏症

牙本质过敏症是指牙齿上暴露的牙本质部分受到机械、化学或温度刺激时，产生一种特殊的酸、软、疼痛的症状。

一、病因与机制

(一)牙本质的迅速暴露

因磨损、酸蚀、楔状缺损、牙周刮治及外伤等原因导致牙本质迅速暴露，而修复性牙本质尚未形成。此时，由于牙髓神经末梢穿过前期牙本质层分布在牙本质中，直达釉牙本质界；牙本质内的造牙本质的细胞突亦从牙髓直达釉牙本质界，并可延伸到釉质内部，形成釉梭；当牙本质暴露后，外界刺激经由神经传导或牙本质小管内的流体动力传导，可立即引起疼痛症状，故牙齿出现对机械、化学、温度刺激后的特殊敏感症状。牙本质过敏症状可自行缓解。

(二)全身应激性增高

当患者身体处于特殊状况时，如神经官能症患者、妇女的月经期和妊娠后期或抵抗力降低时，神经末梢的敏感性增高，使原来一些不足以引起疼痛的刺激亦引起牙齿过敏症；当身体情况恢复正常之后，敏感症状消失。

二、临床表现

主要表现为激发痛，刺激除去后，疼痛立即消失，其中以机械刺激最为显著。诊断时可用探针尖在牙面上寻找 1 个或数个敏感点或敏感区，引起患者特殊的酸、软、痛症状。敏感点可发现在 1 个牙或多个牙上。在𬌗面牙本质界或牙颈部釉牙骨质界处最多见。

牙本质敏感指数，根据机械探测和冷刺激敏感部位的疼痛程度分为 4 度：0 度，无痛；1 度，轻微痛；2 度，可忍受的痛；3 度，难以忍受的痛。

三、治疗原则

(1)治疗相应的牙体疾病，覆盖暴露的牙本质。

(2)调磨过高的牙尖。

(3)敏感部位的脱敏治疗：①𬌗面个别敏感点用麝香草酚熨热脱敏；②𬌗面多个敏感点或区，用碘化银、氨硝酸银或酚醛树脂脱敏；③牙颈部敏感区用含氟糊剂，如 75%氟化钠甘油糊剂涂擦脱敏；④全口多个牙𬌗面或牙颈部敏感，可用氟离子和钙离子导入法脱敏。也可嘱患者自行咀嚼茶叶、生核桃仁或大蒜，前两者中含大量鞣酸，可使牙本质小管中的蛋白质凝固，从而起脱敏作用。或用含氟牙膏涂擦，均可收到一定脱敏效果。近年来，激光脱敏也已取得一定疗效。

(4)全身应激性增高引起的牙灰质过敏症，除局部处理外，可用耳穴刺激疗法。选用喉、牙、肾、神门、交感、心、皮质下等穴位。

(王　戬)

第六节 牙 髓 病

一、可复性牙髓炎

可复性牙髓炎是牙髓组织以血管扩张、充血为主要病理变化的初期炎症表现。

(一)诊断

1.症状

患牙遇到冷、热或甜、酸刺激时,出现瞬间的疼痛反应,尤其对冷刺激更敏感。没有自发性疼痛。

2.检查

(1)患牙常有接近牙腔的牙体硬组织病损,如深龋、深楔状缺损、牙隐裂等。患牙也可有深牙周袋,或咬合创伤、正畸外力过大。

(2)温度测验表现为一过性疼痛。

(3)叩痛(一)。

(二)鉴别诊断

1.深龋

深龋患牙的冷诊反应正常,只有当冰水滴入洞中方可引起疼痛。当深龋与可复性牙髓炎一时难以区别时,可先按可复性牙髓炎进行安抚治疗。

2.不可复性牙髓炎

可复性牙髓炎与不可复性牙髓炎的关键区别在于前者无自发痛史,后者一般有自发痛史。不可复性牙髓炎患牙对温度测验的疼痛反应程度较重,持续时间较长,有时还可出现轻度叩痛。在临床上,若可复性牙髓炎与无典型自发痛症状的慢性牙髓炎一时难以区分,可先采用诊断性治疗,即用氧化锌丁香油(酚)黏固剂进行安抚治疗,在观察期内视其是否出现自发痛症状再明确诊断。

3.牙本质过敏症

牙本质过敏症的主要表现是酸、甜、冷、热等刺激可导致酸痛,刷牙、吃硬性食物等可导致更为明显的酸痛。

(三)治疗

彻底去除作用于患牙上的病原刺激因素,同时给予安抚治疗。

二、不可复性牙髓炎

(一)急性牙髓炎

急性牙髓炎的临床特点是发病急,疼痛剧烈。临床上绝大多数患者属于慢性牙髓炎急性发作,龋源性者尤为显著。

1.诊断

(1)症状:急性牙髓炎(包括慢性牙髓炎急性发作)的主要症状是剧烈疼痛。疼痛的性质具有下列特点。①自发性阵发性痛：疼痛可分为持续过程和缓解过程。炎症牙髓出现化脓时，可有搏动性跳痛。②夜间痛：患者常因牙痛难以入眠，或从睡眠中痛醒。有时患者带凉水瓶就诊。③温度刺激加剧疼痛：冷、热刺激可引起患牙的剧烈疼痛。如牙髓已有化脓或部分坏死，患牙可表现为"热痛冷缓解"。④疼痛不能自行定位：疼痛发作时，患者多不能明确指出患牙，且疼痛呈放射性或牵涉性，常放射到患牙同侧的上、下颌牙或头、颞、面、耳等部位，但不会放射到患牙的对侧区域。

(2)检查：①可见深龋洞、冠部充填体或其他近髓的牙体硬组织疾病，其中牙隐裂常被忽略。或患牙有深牙周袋。②探诊常可引起剧烈疼痛。有时可探及微小穿髓孔，并可见有少许脓血自穿髓孔流出。③温度测验表现为敏感或激发痛。冰棒去除后，疼痛症状持续一段时间。当患牙对热诊更为敏感时，表明牙髓已出现化脓或部分坏死。④急性牙髓炎早期，患牙叩痛(－)；而发展到晚期，可出现垂直叩痛(±)。

2.鉴别诊断

(1)三叉神经痛：表现为突然发作的电击样或针刺样剧痛。一般有疼痛"扳机点"，患者每触及该点即诱发疼痛，但每次发作时间短，最多数秒。此外，三叉神经痛较少在夜间发作，多数不影响患者的睡眠，冷、热温度刺激也不引发疼痛。

(2)龈乳头炎：表现为自发性持续性胀痛；对冷热刺激也有敏感反应，一般不会出现激发痛。患者对疼痛多可定位。检查时发现患者所指部位的龈乳头有充血、水肿，触痛明显。有食物嵌塞史。一般未查到可引起牙髓炎的牙体硬组织损害及其他疾病。

(3)上颌窦炎：急性上颌窦炎的疼痛为持续性胀痛，患侧的上颌前磨牙和磨牙可同时受累而导致 2～3 颗牙均有叩痛，但未查及可引起牙髓炎的牙体组织疾病。

(4)心源性牙痛：老年男性患者多见，牙痛剧烈，但无明显牙病。牙痛部位不确切，往往数颗牙齿均感到疼痛。虽经口腔科处理及服用止痛药，但都不能解除牙痛。做心电图检查、有心肌缺血改变，口服硝酸甘油后，疼痛停止。

3.治疗

急性牙髓炎的诊疗程序见图 4-19。

(二)慢性牙髓炎

慢性牙髓炎是临床上最为常见的一型牙髓炎。

1.诊断

(1)症状：慢性牙髓炎一般不发生剧烈的自发性疼痛，但有时可出现不甚明显的阵发性隐痛或者每天定时出现钝痛，一般可定位患牙。患者可有长期的冷、热刺激痛病史。

(2)检查：①可见深龋洞、冠部充填体或其他近髓的牙体硬组织疾病(图 4-20)。②温度测验多为热诊引起迟缓性痛，或表现为迟钝。③常有叩痛(±)或叩痛(＋)。

2.鉴别诊断

(1)深龋：深龋患牙温度测验同对照牙，只有当温度刺激进入洞内才出现敏感症状，刺激去除后症状立即消失；而慢性牙髓炎对温度刺激引起的疼痛反应会持续较长时间。另外，慢性牙髓炎可出现轻叩痛，而深龋患牙叩诊正常。

(2)干槽症：患侧近期有拔牙史。检查可见牙槽窝空虚，骨面暴露，出现臭味。拔牙窝邻牙虽也可有冷、热刺激敏感及叩痛，但无明确的牙髓疾病指征。

(3)牙龈息肉和牙周膜息肉：慢性牙髓炎当查及患牙深龋洞处有息肉时，要与牙龈息肉和牙周膜息肉相鉴别(图 4-21)。

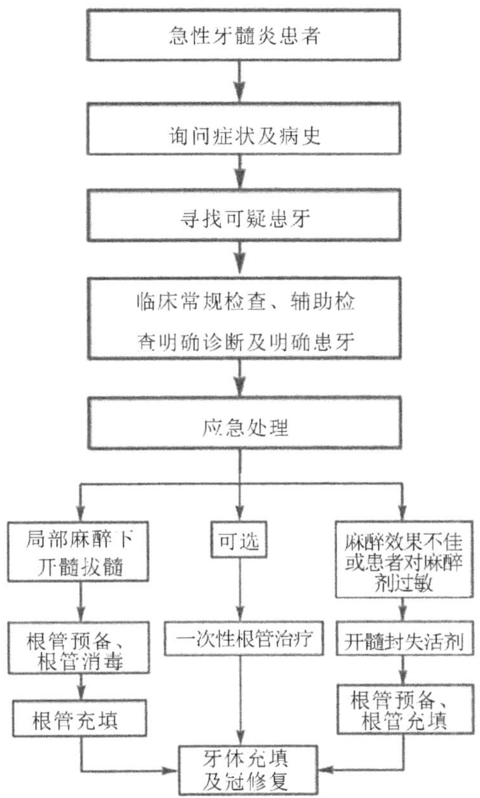

图 4-19 急性牙髓炎的诊疗程序

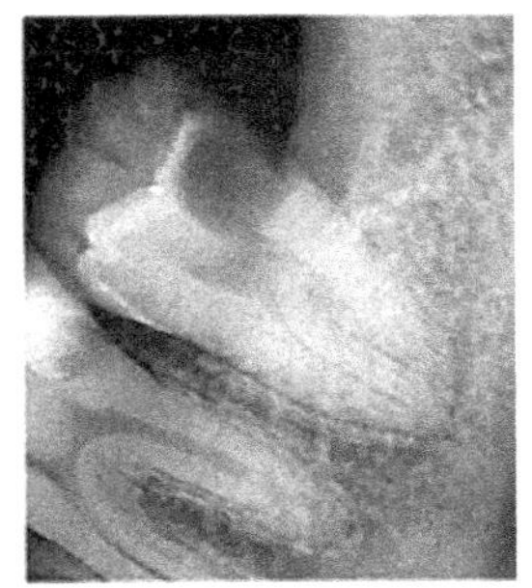

图 4-20 深龋引起慢性牙髓炎

X 线检查显示左下第二磨牙牙冠部透射影至牙腔

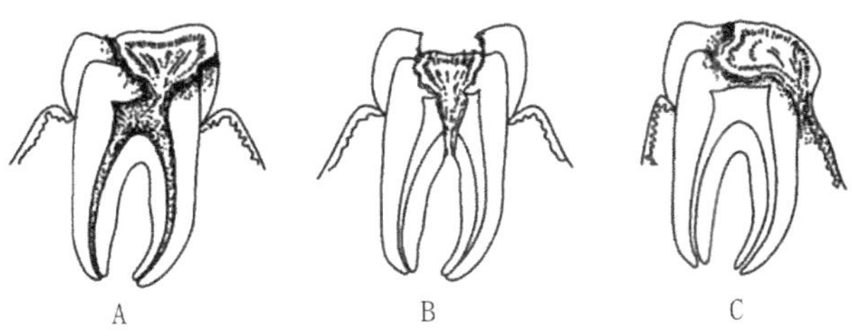

图 4-21 龋洞内息肉的来源

A.牙髓息肉；B.牙周膜息肉；C.牙龈息肉

3.治疗

慢性牙髓炎的诊疗程序见图 4-22。

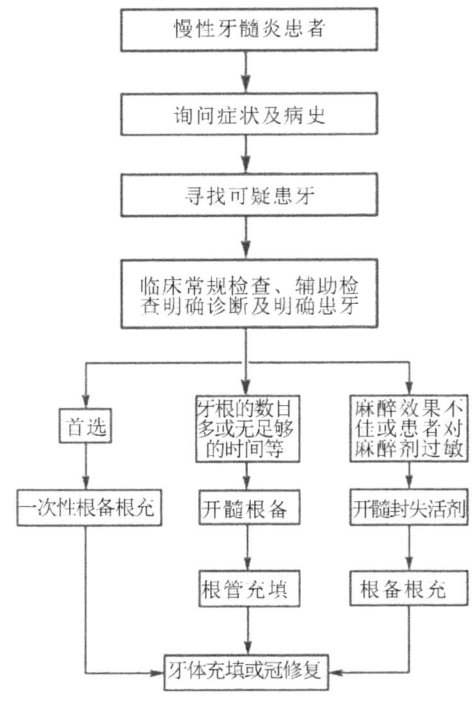

图 4-22 慢性牙髓炎的诊疗程序

(三)残髓炎

残髓炎发生在经牙髓治疗后的患牙,由于残留了少量炎症根髓或多根牙遗漏了未做处理的根管,而命名为残髓炎。

1.诊断

(1)症状:常表现为自发性钝痛、放射性痛、温度刺激痛。因炎症是发生于近根尖孔处的根髓组织,所以患牙多有咬合不适或轻微咬合痛。患牙均有牙髓治疗史。

(2)检查:①患牙牙冠做过牙髓治疗的充填体或暂封材料。②强冷或强热刺激可表现为迟缓性痛或仅有感觉。③叩痛(+)或叩痛(±)。④去除患牙充填物,用根管器械探查患牙根管至深部时有探痛(+)。

2.治疗

残髓炎的诊疗程序同慢性牙髓炎。

(四)逆行性牙髓炎

逆行性牙髓炎的感染来源于患牙牙周炎所致的深牙周袋,是牙周-牙髓联合病变的一型。

1.诊断

(1)症状:患牙可表现为自发性阵发性痛,冷、热刺激痛,放射痛,夜间痛等典型的急性牙髓炎症状,也可呈现为慢性牙髓炎的表现,即冷、热刺激敏感或激发痛,以及不典型的自发钝痛或胀痛。患牙均有长时间的牙周炎病史,可诉有口臭、牙松动、咬合无力或咬合疼痛等不适症状。

(2)检查:①患牙有深达根尖区的牙周袋或较为严重的根分叉病变。牙龈水肿、充血、牙周袋溢脓。牙有不同程度的松动。②无引发牙髓炎的深龋或其他牙体硬组织疾病。③温度测验可表现为激发痛、迟钝或无反应。④叩诊为轻度叩痛至中度叩痛，叩诊呈浊音。⑤X线检查显示患牙有广泛的牙周组织破坏或根分叉病变(图 4-23)。

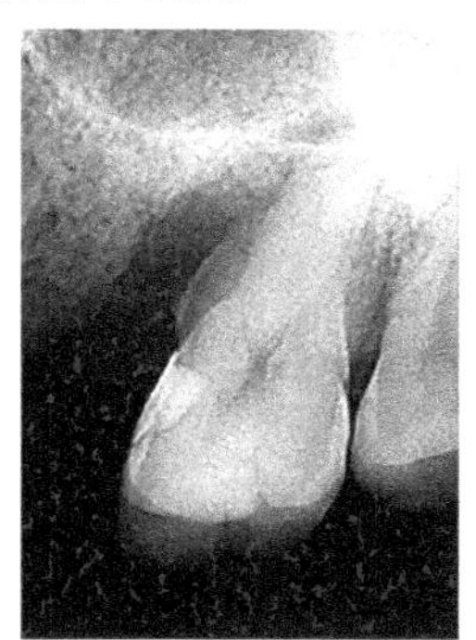

图 4-23 X线检查示左上第二磨牙近中根根尖周牙槽骨垂直吸收

2.治疗

逆行性牙髓炎的诊疗程序同慢性牙髓炎。

三、牙髓坏死

牙髓坏死常由各型牙髓炎发展而来，也可因外伤打击、正畸矫治所施加的过度创伤力、修复治疗对牙体组织进行预备时的过度手术切割产热，以及使用某些修复材料所致的化学刺激或微渗漏引起。

(一)诊断

1.症状

患牙一般没有自觉症状，也可见以牙冠变色为主诉前来就诊者，还常可追问出自发痛史、外伤史、正畸治疗史或充填、修复史等。

2.检查

(1)牙冠可存在深龋洞或其他牙体硬组织疾病，或有充填体、深牙周袋等，也可见牙冠完整者。

(2)牙冠变色，呈暗红色或灰黄色，失去光泽。

(3)牙髓活力测验无反应。

(4)叩痛(－)或叩痛(±)。

(5)患牙牙龈表面无根尖炎症来源的瘘管。

(6)X线检查显示患牙根尖周影像无明显异常。

(二)治疗

牙髓坏死的诊疗程序见图 4-24。

四、牙内吸收

牙内吸收是指正常的牙髓组织肉芽性变，分化出的破骨细胞从牙腔内部吸收牙体硬组织，致牙腔壁变薄，严重者可造成病理性牙折。临床上牙内吸收多发生于乳牙，恒牙偶有发生，见于受过外伤的牙、再植牙及做过活髓切断术或盖髓术的牙。

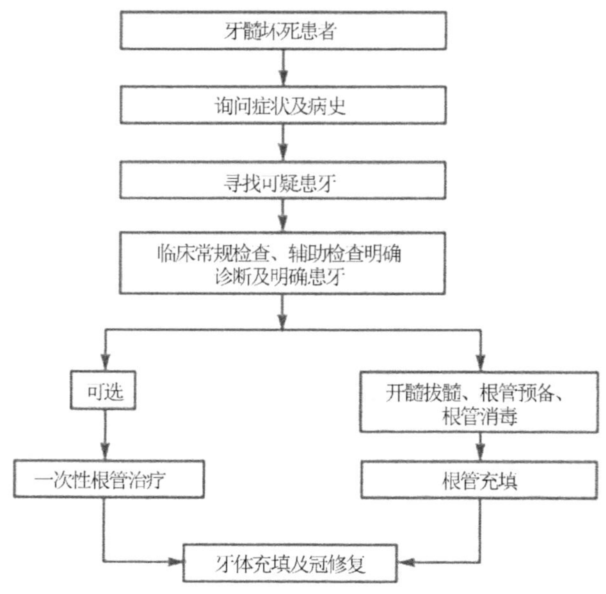

图 4-24　牙髓坏死的诊疗程序

(一)症状

一般无自觉症状,多于 X 线检查时偶然发现。少数患者可出现自发性阵发痛、放射痛和温度刺激痛等牙髓炎症状。

(二)检查

(1)牙内吸收发生在髓室时,牙冠呈现粉红色,有时牙冠可出现小范围的暗黑色区域。牙内吸收发生在根管内时,牙冠的颜色没有改变。

(2)温度测验的反应可正常,也可表现为迟钝。

(3)叩痛(—)或叩痛(±)。

(4)X 线检查显示牙腔内有局限性不规则的膨大透影区域,严重者可见内吸收处的牙腔壁被穿通,甚至出现牙根折断线。

(文　娜)

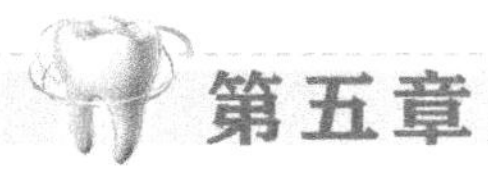

第五章

牙周疾病

第一节 概　　述

一、概论

牙周病是一种古老而常见的疾病，自古以来牙周病就伴随着人类存在。目前在我国有 2/3 的成年人患有牙周疾病，它是 35 岁以上人群失牙的主要原因。牙周疾病不仅会导致牙齿的松动脱落，严重者还会影响咀嚼功能，加重胃肠道的负担；再者，牙周病患牙还可能作为感染病灶，造成或加剧某些全身疾病，如亚急性细菌性心内膜炎、风湿性关节炎、类风湿关节炎、肾小球肾炎、虹膜炎及多形红斑等，其对人类的健康危害极大。

口腔内的环境，如温度、水分、营养、氧气和酸碱度都适合细菌的生长、发育和繁殖。牙周组织复杂的生态环境造成牙周微生物种类繁多，数量极大，寄生期长，与宿主终生相伴的特点。近 20 年来，随着现代微生物学、免疫学、微生态学及分子生物学等学科的发展和电子显微镜、免疫荧光、免疫组化、单克隆抗体技术的应用，对牙周疾病的病因、病理、诊断、治疗和预防都有长足的认识。

二、牙周组织结构

牙周组织是指包围牙齿并支持牙齿的软硬组织，由牙周膜、牙龈、牙骨质和牙槽骨组成（图 5-1）。牙齿依靠牙周组织牢固地附着于牙槽骨内，并承受咬合功能。

（一）牙龈

牙龈由覆盖于牙槽突和牙颈部的口腔黏膜上皮及其下方的结缔组织构成。按解剖部位分为游离龈、附着龈和牙间乳头三部分。游离龈也称边缘龈，宽约 1 mm，呈领圈状包绕牙颈部，正常呈淡红色，菲薄且紧贴牙面，表面覆以角化复层鳞状上皮，其与牙面之间形成的“V”形浅沟为龈沟，正常深度为 1～2 mm，平均 1.8 mm，沟底位于釉牙骨质界处。

附着龈与游离龈相连续。其复层鳞状上皮下方没有黏膜下层，故呈粉红色，坚韧而不能移动，表面有橘皮样的点状凹陷称点彩。它是由数个上皮钉突融合并向结缔组织内突起而形成的。牙间乳头呈锥形充满于相邻两牙接触区根方，其由两个乳头即唇颊侧和舌腭侧的乳头及在邻面接触区下方汇合略凹的龈谷构成。龈谷上皮无角化，无钉突。

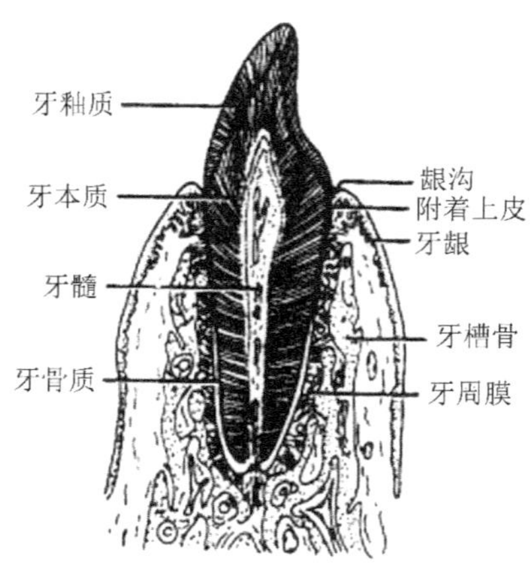

图 5-1　牙周组织结构

(二)牙周膜

牙周膜亦称牙周韧带,由许多成束状的胶原纤维以及束间的结缔组织所构成。这些纤维一端埋入牙骨质内,另一端埋入牙槽骨,借此将牙齿悬吊固定于牙槽骨窝内。牙周膜宽度 0.15～0.38 mm,在 X 线片上呈现围绕牙根的窄黑线。正常情况下牙周膜的纤维呈波纹状,使牙齿有微小的生理性动度。牙周膜内成纤维细胞具有较强的合成胶原的能力,不断形成新的主纤维和牙骨质,并实现牙槽骨的改建。牙周膜内有丰富的血管和神经,可感受痛觉、触觉并准确判断加于牙齿上的压力大小、位置和方向。

(三)牙骨质

牙骨质呈板层样被覆于牙根表面。在牙颈部的牙骨质与釉质交界处即釉牙骨质界有 3 种形式(图 5-2):①牙骨质与牙釉质不相连接,其间牙本质暴露,占 5%～10%。②两者端口相接,占 30%。③牙骨质覆盖牙釉质,占 60%～65%。第一种情况,当发生牙龈退缩而暴露牙颈部易产生牙本质过敏。牙骨质内仅有少量细胞,无血管、神经及淋巴组织,没有生理性改建。在牙周病治疗过程中,牙周膜细胞分化出成牙骨质细胞,新牙骨质沉积于牙根表面,并将新形成的牙周膜纤维埋于其中,形成牙周新附着。

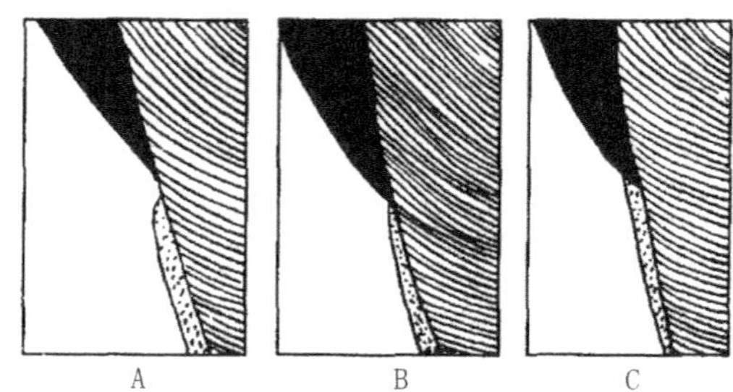

图 5-2　釉牙骨质界的 3 种形式

A.牙骨质与牙釉质不相连接;B.牙骨质与牙釉质端口相接;C.牙骨质覆盖牙釉质

(四)牙槽骨

牙槽骨即颌骨包绕牙根周围的牙槽突起部分,由容纳牙根的凹窝(牙槽窝)和其游离端的牙槽嵴顶构成。牙槽骨的代谢和改建相当活跃,其形成、吸收及形态改变均随牙齿位置和功能状态而变化。正常情况下，𬌗力使牙槽骨吸收和新生保持平衡。X线片上构成牙槽窝内壁的固有牙槽骨呈致密白线，称为硬骨板。当牙槽骨因炎症或𬌗创伤等发生吸收时，硬骨板模糊、中断甚至消失。正畸治疗时，牙槽骨随𬌗力发生改变。在受压力侧，牙槽骨发生吸收；牵引侧有新骨生成。

（五）龈牙结合部

龈牙结合部指牙龈组织借结合上皮与牙齿表面连接，良好地封闭了软硬组织的交界处（图5-3）。结合上皮为复层鳞状上皮，呈领圈状包绕牙颈部，位于龈沟内上皮根方，与牙面的附着由半桥粒体和基底板连接。结合上皮无角化层，无上皮钉突，上皮通透性较高，较易为机械力所穿透或撕裂。牙周探针易穿透结合上皮；深部刮治时，器械较易伤及结合上皮。结合上皮大约5天更新一次，表皮脱落细胞可连同入侵细菌脱落到龈沟内。如果上皮附着被手术剥离，1周左右可重建。

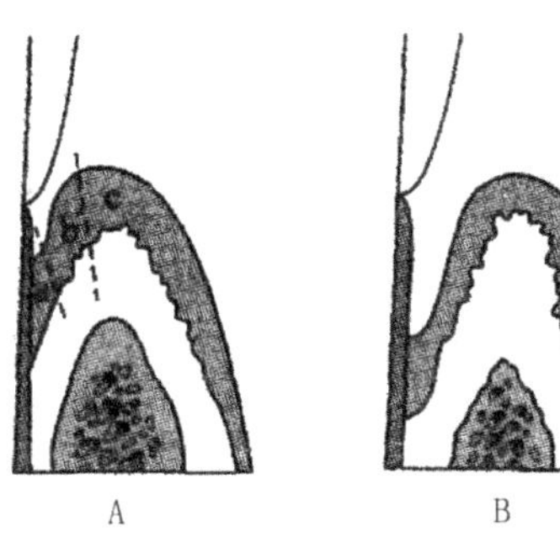

图5-3 龈牙结合部

龈沟内上皮亦为无角化的复层鳞状上皮，具有一定的双向通透性，其下方有大量的血管丛，其中多为静脉，一些蛋白分子、抗原、抗体、酶类以及各种细胞成分经沟内上皮进入龈沟，形成龈沟液，当受到细菌、化学、机械等方面的刺激，血管丛的通透性增加，龈沟液的量增加。

三、口腔生态环境

（一）口腔及牙周生态环境

口腔内有上百种微生物，包括细菌（需氧菌、兼性厌氧菌和专性厌氧菌），还有真菌、酵母菌、支原体、原虫和病毒。唾液中每毫升细菌为1.5×10^{8}个，牙菌斑中细菌则更多，每克湿重中约为5×10^{11}个。从婴儿分娩后3～4小时始，口腔即有微生物存在，自此伴随人一生直到死亡。

寄居口腔各部位的微生物群，正常情况下，处于共生、竞争和拮抗状态，以此保持菌群间的相对平衡以及与菌群宿主之间的动态平衡。一般情况下对人体无害，不致病，这与人体其他三大菌库（皮肤，结肠和阴道）一样对维护人体尤其是口腔的健康极为有利，故称为正常菌群。口腔正常菌群的种类和数量随饮食、年龄、机体状态、卫生习惯不同而有所差异，在不同个体或是同一个体不同部位亦存在明显差异，故正常菌群是可变而相对的。

正常菌群之间及其与宿主之间的相互作用称为生态系。当生态系中微生物之间以及微生物与宿主之间处于平衡的状态，就能保持宿主健康。当正常菌群失去相互制约，或微生物和宿主失去平衡时都可以导致疾病。牙周组织特殊的解剖结构和理化性质各异，牙周袋形成有氧和无氧各种不同氧张力环境和许多特殊的微环境，并提供各种细菌生长的恒定温度（35～37 ℃）、湿度和营养底物，这为许多微生物的生长、繁殖和定居提供适宜的环境和条件。

(二)影响牙周生态系的因素

1.唾液的作用

唾液主要由颌下腺、腮腺、舌下腺分泌,还有许多口腔黏膜小腺体的分泌。一般24小时总唾液量为0.7～1.5 L,白天活动时分泌较睡眠时为多,咀嚼时较休息时为多,唾液流量及流速因人而异。其成分为99.5%水分及0.5%固体成分。固体成分中有蛋白质、糖类、氨基酸、尿素、氨、抗体、酶类和各种无机盐类以及脱落上皮细胞、白细胞、细菌及食物残渣。唾液酸碱度范围为5.6～7.6(平均6.8)。这相对恒定的pH主要通过唾液的缓冲来保持,还受饮食(尤其是食糖量)和唾液流率的影响,唾液pH对口腔正常菌群的构成影响甚大。唾液的缓冲作用与分泌速度有直接关系,分泌快,缓冲量大。唾液pH还决定于碳酸盐离子的浓度及溶解的二氧化碳的比例。口腔内各部位受进食影响,pH会有较大幅度波动。而在牙周袋内,受干扰少,pH变化不大,有利于嗜酸或嗜碱细菌的生存。

新鲜唾液的氧化还原电位(Eh)为＋240～＋400 MV,有利于需氧菌或兼性厌氧菌的生长。唾液pH通过氧化还原电位间接影响微生物的生长。当pH降低时,Eh为正值;pH升高时,Eh为负值。唾液中的还原物质能使Eh下降,有利于厌氧菌的生长。唾液对口腔黏膜及牙齿表面有润滑和保护作用;唾液的流动机械清洗口腔,将食物残渣和口腔细菌带到消化道;维持口腔的酸、碱平衡,发挥缓冲作用;唾液含有很多抗菌成分,可有利于抗感染并参与免疫反应;对控制菌斑活动,保持口腔健康起积极作用。

2.龈沟液的作用

龈沟液为龈沟底下方结缔组织渗出的液体。正常时龈沟液分泌很少,甚至无分泌。当炎症状态时,牙龈血管扩张,通透性增高,龈沟内渗出液增多。目前多数学者认为观察龈沟液是区别正常牙龈与炎性牙龈的重要临床方法;龈沟液量和质的变化,可用作评价牙龈或牙周炎症程度的指标之一。健康龈沟液成分与血清相似。其中含有大量嗜中性白细胞、淋巴细胞及吞噬细胞,还有脱落上皮细胞和细菌、糖类、蛋白质、酶类以及代谢产物和无机盐类。这些成分在牙龈炎症时比健康时明显增多。钙和磷高出血清3倍,这对龈下牙石的形成有利。

龈沟液的保护作用:①机械清洗作用,将沟内细菌和颗粒冲洗清除。②黏附作用,龈沟上皮分泌一种血清蛋白,可以增强上皮与牙面的黏附力。③防御作用,龈沟液中含的吞噬细胞、抗体、溶菌酶,可以吞噬和破坏细菌。牙龈炎症明显时,其防御反应增强。

龈沟作为一个相对隐蔽的场所,口腔一般卫生措施(含漱、刷牙等)以及唾液冲洗作用和食物的摩擦作用均难以影响到微生物的停留和繁殖。氧化还原电势可降至－300 MV以下,富含糖、蛋白质、无机盐的龈沟液等便利条件均为各种细菌的生长,尤其是不具备附着能力的、毒性较强的革兰阴性厌氧杆菌、活动菌和螺旋体等提供了一个极有利的生长场所。

四、病因

(一)细菌是主要致病因素

1.菌斑细菌是牙周病的始动因素

(1)1965年,Loe设计实验性龈炎,12名口腔科大学生(志愿者),停止口腔卫生措施(刷牙)。第10天开始,堆积于牙面的菌斑造成牙龈充血、水肿,开始早期边缘性龈炎。直到第21天,龈炎随时间推移而明显加重;实验结束,恢复刷牙,清除牙面菌斑,龈炎渐消,口腔恢复了健康。

(2)流行病学调查亦发现,口腔卫生差者,牙周疾病发生率高于口腔卫生好者。

(3)动物实验证实,将细钢丝或线栓结在牙颈部不会引起龈炎,加用有细菌的食物饲养,可造成动物的实验性牙周炎。

(4)甲硝唑及四环素等抗生素的应用可以减轻牙周病症状。

口腔内存在有上百种微生物,依不同的生物学特性栖息在口腔内不同部位。厌氧培养技术的不断改进和完善,专性及兼性厌氧菌的检出率大大提高,厌氧菌亦是正常菌群的主要成分。龈袋和牙周袋内氧化还原电势低,其龈下菌斑以厌氧菌占优势。革兰厌氧菌感染的特性与牙周病症状相符,说明两者之间存在密切关系:①革兰阴性厌氧菌属口腔正常菌群的组成部分,其感染可为内源性感染。②当机体抵抗力下降或局部血液供应障碍以及菌群比例失调时,革兰阴性厌氧菌为条件致病菌。③呈现多种厌氧菌共同造成混合感染致病。④引起的病变多呈慢性顽固性,有复发倾向,临床上常表现为炎症、脓肿或组织坏死、分泌物有臭味等。⑤大多数菌含有作用力强的内毒素。⑥用甲硝唑等抗生素可有效控制牙周病症状。从这几个方面来看,革兰阴性厌氧菌与牙周病之间存在密切的联系。

2.细菌致病机制

细菌致病性包括以下几种。

(1)在体表被膜或结构存活或穿入体表侵入宿主。

(2)在体内繁殖。

(3)抑制宿主的防御机制。

(4)对宿主起损伤作用。

(5)引起组织和宿主的特异性反应,间接造成组织损伤。

3.牙周菌斑

牙(根)面的细菌因牙周区域不同的生态环境,其细菌的组成差异很大,故分为龈上菌斑和龈下菌斑。龈上菌斑包括牙冠各部的菌斑,如𬌗面点隙沟裂菌斑、光滑面菌斑、邻面菌斑和颈缘菌斑。龈上菌斑主要由增生的微生物和基质组成,微生物以需氧菌或兼性厌氧菌为主,如革兰阳性丝状菌和口腔链球菌、一些脱落的上皮细胞、白细胞和巨噬细胞等成分。基质含有机质和无机质两部分,有机质为糖类、蛋白质和脂类,无机成分主要有钙和磷,还有少量的镁、钾和钠,无机成分含量高与菌斑的钙化、牙石的形成关系密切。龈下菌斑是龈上菌斑的延续。紧贴牙根面的菌斑组成主要是革兰阳性丝状菌,但由于牙周袋特殊的理化环境,为大量可动菌、厌氧菌的生长提供了极为有利的条件,龈下菌斑中与牙周病关系密切的细菌包括:厌氧弧菌、螺旋体、产黑色素类杆菌、伴放线杆菌、嗜二氧化碳噬纤维菌等。

通过电镜观察,牙周病患者的牙周袋内壁上皮多处溃疡,上皮下方结缔组织内有各种细菌入侵,有的细菌能达到其下方的牙槽骨和牙骨质。细菌通过自身的酶类如透明质酸酶、胶原酶、硫酸软骨素酶、蛋白酶、核酸酶等,对结缔组织产生破坏,成纤维细胞抑制因子使胶原合成减少,附着丧失。如放线共生放线杆菌的白细胞毒素、多形白细胞趋化抑制因子和淋巴因子就可以降低宿主这方面的防御功能。尤其应关注的是革兰阴性杆菌细胞壁、细胞膜或荚膜上的脂多糖内毒素、脂磷壁酸、肽聚糖、胞壁酰二肽等物质以及某些细菌的囊性物质,均能够直接或间接刺激破骨细胞引起骨吸收。

(二)协同因素

协同因素分为局部因素与全身因素。

1.局部因素

(1)牙石:牙石是附着于牙面上的钙化或正在钙化的以菌斑为基质的团块。牙石以牙龈边缘为界,分龈上牙石与龈下牙石。龈上牙石呈淡黄色,常发生于腮腺导管口附近的上颌后牙颊面以及舌下腺导管口的下前牙舌面。而龈下牙石附着于龈沟或牙周袋内的根面上,呈黑色,质地较硬,呈砂粒状或片状,附着很牢,不易直接观察,需用探针做检查。

牙石形成有 3 个基本步骤:获得性膜形成、菌斑成熟和矿物化。牙石由菌斑和软垢钙化而成,在菌斑形成 2～14 天中都可以进行钙化。菌斑钙化形成牙石,牙石提供菌斑继续积聚的核心,在牙石粗糙表面堆积有未钙化的菌斑。菌斑和牙石均可致病,因有牙石的存在及其表面菌斑的刺激,会产生机械压迫以及持续性刺激作用,加重了牙龈出血和牙槽骨吸收、牙周袋加深等情况,加速了牙周病的发展。通过电镜观察,牙石附着于牙面的方式有下列几种:①依靠牙菌斑附着;②渗入牙骨质或牙本质表层;③牙石无机盐结晶与牙结构结合。

(2)食物嵌塞:在咀嚼过程中,食物楔入相邻两牙的牙间隙内,称为食物嵌塞。由于塞入的食物机械压迫作用和细菌的代谢作用造成牙周炎症的发生,还可以引起和加重口臭、牙槽骨吸收、牙龈退缩及邻(根)面龋等。食物嵌塞原因复杂,可由牙齿松动或移位、咬合面异常磨耗造成牙尖陡峻、牙齿排列不整齐、接触点异常或是邻面不良修复体所致。

(3)不良修复体:义齿修复时桩冠及全冠边缘的不密合,牙体缺损的充填材料(如复合树脂、银汞合金等)形成的悬突,贴面时边缘粗糙以及不符合生理要求的义齿均有助于颈缘菌斑的堆积而加重牙周炎症。

(4)正畸治疗:矫治器的使用给口腔的清洁卫生带来一定困难,口腔内菌斑堆积增多,会产生暂时性的龈炎。

(5)牙列不齐:牙齿的错位、扭转、过长或萌出不足等,牙齿间接触不良,容易造成菌斑滞留,妨碍口腔清洁工作,牙龈及牙周组织的炎症易于产生和发展。

(6)不良习惯:开唇露齿,以口呼吸患者多见,上前牙牙龈通常较干燥,牙面的正常唾液清洁作用减少,易患肥大性龈炎。

(7)吸烟:吸烟时烟草燃烧产生的温度和积聚的产物是局部性刺激物,使牙龈角化增加;焦油沉积在牙面上形成烟斑,不仅使牙齿着黄色、褐色或黑色,并常与菌斑牙石结合,渗透到牙釉质甚至牙本质小管内。

2.全身性因素

研究证实没有一种全身因素可以引起牙周疾病,但可以有助于牙周疾病的发生和发展。

(1)糖尿病:患者易发生牙龈出血、牙周脓肿、牙齿移位等症状。这主要是由于糖尿病造成牙周组织内的小血管壁和基膜增厚,管腔闭塞,牙周组织供氧不足和代谢产物堆积,这大大降低了牙周组织对感染的抵抗力。

(2)性激素水平:青春期、月经期及妊娠期的内分泌激素水平的变化,可加重牙周组织对局部刺激因素的反应性,而导致青春期龈炎、妊娠性龈炎及妊娠瘤等改变。这是由于牙龈里含有性激素的蛋白受体,如雌激素可促使牙龈上皮过度角化、刺激骨和纤维组织的形成。黄体酮可造成牙龈微血管扩张、充血、循环淤滞、渗出增加,炎症加重。

(3)血液疾病:贫血、白血病及再生障碍性贫血等疾病常伴有牙龈苍白、溃疡、肿大或自发性出血,妨碍口腔卫生,易合并感染。

(4)遗传因素:一些基因异常有家庭遗传背景的疾病如青少年牙周炎、粒性白细胞减少症、

Down 综合征、掌跖角化牙周破坏综合征等，常伴有多形核细胞缺陷，加重牙周疾病进程。

(5)其他因素。①药物因素：抗癫痫病药物苯妥英钠有增强牙龈成纤维细胞合成蛋白质和胶原的能力，因此半数服药者出现牙龈增生呈球状遮掩牙冠。其他还有环孢菌素 A、硝苯地平等也有类似作用。②维生素 C 缺乏症：由于维生素 C 摄入、吸收障碍，致使牙龈出血，牙齿松动等，大量补充维生素 C 可使症状有明显缓解。

3.免疫反应与牙周病

(1)体液免疫反应：牙周损害的进展期和确立期，在病损区及其下方的结缔组织内有大量的浆细胞浸润，大多数浆细胞能产生 IgG，还可产生 IgA 和 IgE。当龈下细菌受 IgG、IgA 和 IgE 包被时，龈沟中细菌的数量和种类就会发生改变，免疫球蛋白减少了抗原的数目有利于机体的保护作用。

龈沟内存在有多种杀菌或抑菌物质，如溶菌酶、补体、乳铁蛋白等。补体活化产生大量生物活性物质，后者能增强白细胞的吞噬功能，促进溶菌酶的释放。在牙周病的慢性病程中，激活的补体参与抗原-抗体复合物的形成，使肥大细胞脱颗粒引起组织胺释放，增强吞噬细胞活性导致溶菌酶释放和骨吸收。细菌刺激的多克隆活化 B 细胞能产生自身抗体以及白细胞介素-1，后者在牙槽骨的破坏方面起重要作用。

(2)细胞免疫反应：牙周袋内龈下菌斑中的抗原物质与组织中的淋巴细胞接触时，后者会合成和分泌大量的淋巴因子，淋巴因子能刺激吞噬细胞增强吞噬活性和抗菌活性，促进中性粒细胞的趋化性，抑制病毒的复制。因此，细胞免疫是牙周组织抗感染的重要部分。

大量研究表明，牙周炎症的早期，组织中渗出的细胞以 T 淋巴细胞为主，并可发现大量的迟发性超敏反应物质。活化的淋巴细胞、分泌的淋巴因子以及细胞毒反应强弱程度与牙周炎症的严重程度有密切关系。淋巴因子如巨噬细胞趋化因子、巨噬细胞移动抑制因子、巨噬细胞活化因子、破骨细胞活化因子、干扰素和淋巴毒素。这些因子具有放大效应，使吞噬细胞过度释放蛋白溶解酶、胶原酶、溶菌酶和前列腺素加重牙周病变，而破骨细胞活化因子直接造成骨吸收和脱钙等骨破坏。

4.祖国医学对牙周病的认识

祖国医学称牙龈为齿龈、牙肉，称牙槽骨组织为牙车或牙床。牙周病实为外感六淫，内伤七情所致。风、寒、暑、湿、燥、火等邪，以及饮食不节，嗜食辛辣煎炒，饮酒无度伤及脾胃。胃热挟邪化火上蒸于口，引起齿衄痈疮等证。七情伤内，脏腑功能失调，与肾气衰弱有密切关系。久病耗损，劳倦过度，生育过多，崩中漏下，先天不足，均致肾气虚损。“肾主骨，齿为骨之余”，“肾虚而牙病，肾衰则齿豁。”

对牙周疾病的描述包括：牙宣，牙龈宣露，牙漏，齿漏，脓漏齿，牙痈，龈衄血，髓溢，齿豁，风齿，火牙，齿挺，风热龈肿痛，齿根露，齿根欲脱，风冷痛，瘀血痛，溃槽，牙槽风，牙漏吹，暴骨搜牙等。

(1)牙衄(亦名：龈烂、溃槽、齿衄)：牙齿清理无方，垢积附齿，三焦之热，蕴于齿龈；手阳明经及足少阴三经行之，阳明与冲、任两脉相连附，多气多血，胃肠热邪循经上行，激血外出成衄，多属热实证。宜去垢敷药含漱。

(2)牙痈(亦名：牙疔)：胃肠运化失调，太阳经湿热，胃经火毒，毒盛成疮。

(3)牙宣(亦名：齿豁、齿漏、牙龈宣露)：气血不足，揩理无方，肾气虚弱，骨髓里损，风邪袭弱，骨寒血弱，龈肉缩落，渐至宣露。

(4)齿漏:初则肿痛,久呈黄泡,破溃出脓。多因心烦操劳,烟酒过度所致,时出秽脓,串至左右齿根。

五、症状、体征

(一)牙龈炎症

炎症时牙龈色泽呈鲜红或暗红色,牙龈肿胀使龈缘变厚,牙间乳头圆钝,与牙面分离。组织水肿使点彩消失,表面光亮,质地松软脆弱,缺乏弹性。如是增生性炎症,上皮增殖变厚,胶原纤维增殖,牙龈变得坚硬肥厚。健康牙龈的牙龈沟深度不超过 2 mm。当患炎症时,因牙龈肿胀或增生,龈沟加深。如果上皮附着水平没有明显改变,称为龈袋。当牙周袋形成时,袋底结合上皮向根方增殖,上皮附着水平丧失。

(二)牙龈出血

牙龈出血是患者最常见的主诉症状,多在刷牙或咬硬食物时发生,严重时可有自发性出血。牙龈出血可视为牙周疾病的早期症状,探诊后出血,对判断牙周炎症的活动性极具意义。而当牙龈组织纤维增生改变时,牙龈坚实极少出血。

(三)口腔异味或口臭

牙周疾病患者常出现口腔气味异常,患者自觉口内有血腥味,严重者可从患者呼出的气味中闻到。造成口臭的原因最常见的是牙周菌斑的代谢产物和滞留的食物残渣,尤其是挥发性食物。其他由鼻道、鼻旁窦、扁桃体、肺及消化道疾病也会伴有特殊的口臭。

(四)牙周袋形成

牙周袋的形成是牙周病一大特征性改变。牙龈因炎症刺激沟内上皮肿胀、溃疡,沟底结合上皮不规则向根方剥离,结缔组织水肿,慢性炎症细胞浸润,大量增生的毛细血管扩张充血。牙根面暴露于牙周袋内,有牙石、菌斑覆盖。牙周袋内牙骨质因菌斑细菌产酸及酶等化学物质的作用而发生脱矿和软化,易发生根面龋。更有甚之,细菌及内毒素可通过牙骨质深达其下方的牙本质小管,这些改变均加重牙周组织从牙根面上剥离而成深牙周袋。袋内菌斑、软垢、食物碎屑等毒性较大的内容物刺激加重了牙周组织炎症。

牙齿各根面牙周袋的深度不一,通常邻面牙周袋最深,该处最易堆积菌斑,最早受到炎症的侵袭。因此,探查牙周袋就按牙齿颊(唇)、舌(腭)侧之远、中、近三点做测量记录。牙周检查时,应采用带刻度的牙周探针,支点稳,力量适宜(20～25 g)压力,即将探针轻轻插入指甲沟而不致疼痛的力量,方向不偏,与牙齿长轴方向一致,这样才能准确反映牙周袋的真实情况。

(五)牙槽骨吸收

牙槽骨吸收是牙周病另一大特征性改变。牙槽骨是人体骨骼系统中代谢和改建最活跃的部分。在生理情况下,牙槽骨的吸收与再生是平衡的,故骨高度保持不变。当牙龈组织中的炎症向深部牙周组织扩展到牙槽骨附近,骨表面和骨髓腔内分化出破骨细胞和吞噬细胞,牙槽骨呈现水平状吸收;距炎症较远处,又有骨的修复性再生,新骨的形成可减缓牙槽骨的丧失速度。后者是牙周治疗的骨质修复的生物学基础。𬌗创伤是牙槽骨吸收的又一原因。由于牙周支持组织的病变,𬌗创伤时常发生。牙齿的压力侧牙槽骨发生明显垂直吸收。牙槽骨吸收可以用 X 线片来显示。早期牙槽骨吸收,X 线片上可表现为牙槽嵴顶的硬骨板消失或模糊,嵴顶的吸收使牙槽间隔由尖变平甚至呈火山状的凹陷,随之是牙槽骨高度降低。正常情况下,牙槽骨嵴顶到釉牙骨质界的距离为 1～2 mm,若超过 2 mm 可认为是牙槽骨发生吸收。X 线片仅能反映牙齿近、远、中的骨质破坏情况，而颊、舌侧骨板与牙齿重叠而无法清晰显示。牙槽骨吸收的程度一般分 3 度。①Ⅰ°吸收：牙槽骨吸收高度≤根长 1/3。②Ⅱ°吸收：牙槽骨吸收高度＞根长 1/3；但＜根长 2/3。③Ⅲ°吸收：牙槽骨吸收高度＞根长 2/3。

(六)牙齿松动、移位

正常情况下，牙齿有水平方向的轻微动度。引起牙齿松动移位的主要原因：①牙周组织炎症，尤其是牙槽骨吸收到一定程度(＞根长 1/2)，冠根比例失调者；②𬌗创伤。牙齿松动还可出现于妊娠期及牙周手术时，一经控制，松动度可下降，松动度可视其程度，依方向记录 3 级。①一级：仅有颊(唇)舌(腭)侧向动度，其范围≤1 mm。②二级：除有颊(唇)舌(腭)侧向动度，亦有水平方向动度，其范围≤2 mm。③三级：水平向动度＞2 mm 或出现垂直向松动。

牙周疾病常常无明显疼痛等自觉症状，而一个或多个牙齿移位是促使患者就诊的主要原因。牙周病患牙长期受炎症侵扰，牙槽骨吸收，支持组织减少，发生继发性𬌗创伤。全口牙齿向中线方向移位，造成开唇露齿；牙周病晚期牙齿可向任何方向移位，以缓解继发性𬌗创伤。

(七)牙龈退缩

牙龈退缩和牙根暴露是牙周疾病常有的表现。炎症和𬌗创伤使牙槽骨慢慢吸收，牙齿支持组织不断降低，牙周组织附着丧失，牙龈明显退缩，牙根暴露。此时为如实反映牙周组织破坏的严重程度，附着丧失应是龈缘到釉牙骨质界的距离与牙周袋深度之和。

六、预后和治疗计划

(一)预后

预后是预测牙周组织对治疗的反映情况，对治疗效果有一个前瞻性认识。牙周病的致病因素和治疗手段是复杂多样的，必须根据患者的情况选择最适宜的治疗方案，以期得到最佳的治疗效果。因此，判断预后应着重考虑以下几个方面。

1.牙周组织病变程度

(1)牙槽骨破坏情况：依 X 线片判断牙槽骨的吸收破坏情况。丧失的骨量愈多，预后愈差；骨吸收不足根长 1/3，预后不佳。

(2)附着水平和牙周袋深度：附着丧失发生在多侧较单侧严重；垂直型骨吸收较水平型骨吸收预后差。附着丧失近根尖，牙周袋深度＞7 mm 预后最差。多根牙病变波及根分叉较单根病变预后差。

(3)牙齿松动情况：如果松动度因炎症和𬌗创伤引起，预后较好；如果松动度由于牙槽骨降低所致，预后较差。

2.年龄与健康情况

一般身体健康状态良好的年轻人对疾病的抵抗力及恢复力较强，预后较好。如果特殊类型牙周炎存在免疫缺陷及糖尿病、白血病、Down 综合征、粒细胞减少症等患者牙周治疗预后较差。

3.病因控制

控制菌斑工作需要患者的配合。事先应与患者讲清疾病特点、治疗方法以及保持口腔卫生清洁的意义和具体做法，这对良好的预后和疗效维持至关重要。

4.余留牙情况

余留牙分布不均匀、数量少、不能负担义齿修复的咬合力等预后不好；牙齿形态小、冠根比例异常、排列错位、咬合不正常等预后较差。

(二)治疗计划

牙周病治疗目的:①控制病因。②恢复功能,创造一个健康的牙周环境和外观功能均佳的牙列。完整牙周病的治疗是一个以年为单位较漫长的治疗过程。因此,治疗前应设计一个方案,并向患者进行全面解释,方可开始实施。

1.向患者解释

开始治疗前,应向患者将其牙周病病情、程度、病因以及治疗计划全部讲清,可根据患者的年龄、时间、经济能力等方面提供若干个治疗方案供其选择。

2.治疗前拔牙

牙槽骨吸收至根尖 1/3 应拔除;因牙周病造成牙槽骨吸收＞根长 1/2 并伴严重倾斜移位造成修复困难应拔除。

3.基础治疗

(1)自我菌斑控制:培养和训练正确刷牙方法,使用牙线与牙签,保持口腔清洁,消除食物及菌斑堆积对牙周组织的不良影响。

(2)除牙石及菌斑:采用器械龈上洁治术或龈下刮治术去除牙(根)面上沉积的菌斑及牙石,彻底除去吸收细菌毒素的牙骨质表层组织,并用化学方法处理根面,以降解根面毒素,创造适宜的牙周软硬组织环境以利牙周组织的重建。

(3)咬合调整:消除咬合创伤,重建殆平衡对于牙周组织的修复、重建和功能的改善是至关重要的。调殆应在炎症控制后及手术前进行。

(4)炎症控制:牙周疾病伴发牙周脓肿或逆行牙髓感染,才会出现明显牙痛。配合抗菌药物的使用,进行牙周-牙髓联合病变的处理方可缓解炎症或疼痛。

牙周骨外科手术应视患者牙周疾病严重程度、年龄、机体状态而定,时间应在基础治疗阶段完成 2 周后进行。目的在于彻底消除牙周袋、纠正牙龈形态的异常和治疗牙槽骨的缺损。术后 2 个月即可进行永久性修复牙列工作。

4.修复重建

此期已进入牙周病稳定控制时期。可用强身健体、补肾固齿药物以增强宿主的免疫功能,巩固疗效。再就是进行牙周病的正畸治疗、永久性夹板、缺失牙修复以及食物嵌塞矫治等治疗。

5.疗效维持

每 3 个月至半年复查 1 次,检查口腔卫生情况,指导口腔保健措施,并进行必要的洁治和刮治工作。两年拍 1 次全口牙片,对患者的牙周情况进行再评价。需要强调的是疗效维持工作绝大部分取决于患者对牙周疾病的认识程度以及自我口腔卫生保健意识的建立与重视,并积极配合治疗,采取有效措施控制菌斑的形成,这样才能取得事半功倍的效果。而这一点恰恰是医务人员所不能取而代之的。如果口腔卫生差,菌斑堆积严重,会使牙周病情加重而前功尽弃。

七、疗效保持与监护

牙周病患者经系统治疗稳定后的疗效保持与维护至关重要,这需要医患双方的共同重视和努力。有资料表明,牙周病治疗后疏于牙周保健的患者失牙率是坚持牙周疗效维护者的 3 倍。牙周系统治疗后第一年为是否复发的关键阶段。

(一)牙周病的复发

牙周病的治疗是复杂而长期的,而其疗效却未必尽如人意。病变是随时可能再发生的,这与多种因素有关:①治疗不当或不充分,未能消除全部潜在的适于菌斑滞留的因素。常见的原因是对牙石的清除不彻底,尤其是龈下牙石的滞留,牙周袋未彻底消除。②牙周治疗完成后,牙齿修复体设计不良,制作不当,造成进一步牙周损伤。③患者放松了牙周护理或未能定期复查,使牙周病损再度出现。④系统性疾病降低了机体对细菌的抵抗力。

复发可从以下几方面加以判断:①牙龈呈炎症改变及探查龈沟时出血。②龈沟加深导致牙周袋的复发和形成。③由 X 线检查发现骨吸收逐渐加大。④牙齿松动度增加。

(二)疗效维护程序

随访间隔为 2～3 个月,复查目前的牙周健康状况,进行必要的牙周治疗,并对今后的疗效维护提出指导意见。

询问近期有何与牙周健康相关的问题。逐一检查牙龈组织,龈沟深度或牙周袋情况及其脓性分泌物、牙齿移动度、根分叉病变以及 X 线片复查牙槽骨高度。菌斑染色以确定滞留区位置及口腔卫生措施有效与否。有条件的可利用暗视野显微镜以及厌氧培养技术查找牙周病致病菌数量及比例,以确定病变是否处于活动期。

(三)维护措施

1.自我口腔卫生保健

有针对性的口腔卫生指导,控制菌斑,对非自洁区即滞留区彻底的清洁极为重要,并结合牙龈按摩及叩齿等措施保持牙周组织的健康。

2.根面平整

对病情有反复的牙周区段或牙位要进行龈下刮治及根面平整手术,以控制病情的发展。

3.抛光与脱敏

牙面经抛光,菌斑及牙石难以沉积。疾病及术后暴露的牙根呈现过敏表现,应用氟化物进行脱敏治疗。

牙周疾病经过系统的临床治疗后并不意味大功告成,治愈的效果并非一成不变,医患双方均应充分以动态的眼光看待疗效,随时间的推移,其疗效可呈双向发展。这就要求医患之间密切配合共同促进牙周组织健康的保持和维护,才可获得稳定的疗效。

(孙喜玲)

第二节 牙 周 炎

一、慢性牙周炎

慢性牙周炎原名成人牙周炎或慢性成人牙周炎。更改名称是因为此类牙周炎虽最常见于成年人,但也可发生于儿童和青少年,而且由于本病的进程缓慢,通常难以确定真正的发病年龄。大部分慢性牙周炎呈缓慢加重,但也可出现间歇性的活动期。此时牙周组织的破坏加速,随后又可转入静止期。大部分慢性牙周炎患者根本不出现爆发性的活动期。

本病为最常见的一类牙周炎,约占牙周炎患者的 95%,由长期存在的慢性牙龈炎向深部牙周组织扩展而引起。牙龈炎和牙周炎之间虽有明确的病理学区别,但在临床上,两者却是逐渐、隐匿地过渡。因此早期发现和诊断牙周炎十分重要，因为牙周炎的后果远比牙龈炎严重。

(一)临床表现

本病一般侵犯全口多数牙齿，也有少数患者仅发生于一组牙(如前牙)或少数牙。发病有一定的牙位特异性，磨牙和下前牙区以及邻接面由于菌斑牙石易堆积，故较易患病。牙周袋的炎症、附着丧失和牙槽骨吸收在牙周炎的早期即已出现，但因程度较轻，一般无明显不适。临床主要的症状为刷牙或进食时出血，或口内有异味，但通常不引起患者的重视。及至形成深牙周袋后，出现牙松动、咀嚼无力或疼痛，甚至发生急性牙周脓肿等，才去就诊，此时多已为晚期。

牙周袋处的牙龈呈现不同程度的慢性炎症，颜色暗红或鲜红、质地松软、点彩消失、边缘圆钝且不与牙面贴附。有些患者由于长期的慢性炎症，牙龈有部分纤维性增生、变厚，表面炎症不明显，但牙周探诊后，袋内壁有出血，也可有脓。牙周袋探诊深度超过 3 mm，且有附着丧失。如有牙龈退缩，则探诊深度可能在正常范围，但可见釉牙骨质界已暴露。因此，附着丧失能更准确地反映牙周支持组织的破坏。

慢性牙周炎根据附着丧失和骨吸收的范围及其严重程度可进一步分型。范围是指根据患病的牙数将其分为局限型和广泛型。全口牙中有附着丧失和骨吸收的位点数占总位点数≤30%者为局限型；若>30%的位点受累，则为广泛型。也可根据牙周袋深度、结缔组织附着丧失和骨吸收的程度来分为轻度、中度和重度。上述指标中以附着丧失为重点，它与炎症的程度大多一致，但也可不一致。一般随病程的延长和年龄的增长而使病情累积、加重。流行病学调查资料表明，牙周病的患病率虽高，但重症牙周炎只发生于10%～15%的人群。

轻度：牙龈有炎症和探诊出血，牙周袋深度≤4 mm，附着丧失 1～2 mm，X 线片显示牙槽骨吸收不超过根长的 1/3。可有轻度口臭。

中度：牙龈有炎症和探诊出血，也可有脓。牙周袋深度≤6 mm，附着丧失 3～4 mm，X 线片显示牙槽骨水平型或角型吸收超过根长的 1/3，但不超过根长的 1/2。牙齿可能有轻度松动，多根牙的根分叉区可能有轻度病变。

重度：炎症较明显或发生牙周脓肿。牙周袋>6 mm，附着丧失≥5 mm，X 线片示牙槽骨吸收超过根长的 1/2，多根牙有根分叉病变，牙多有松动。

慢性牙周炎患者除有上述特征外，晚期常可出现其他伴发症状。①牙松动、移位和龈乳头退缩，可造成食物嵌塞。②牙周支持组织减少，造成继发性合创伤。③牙龈退缩使牙根暴露，对温度敏感，并容易发生根面龋，在前牙还会影响美观。④深牙周袋内脓液引流不畅时，或身体抵抗力降低时，可发生急性牙周脓肿。⑤深牙周袋接近根尖时，可引起逆行性牙髓炎。⑥牙周袋溢脓和牙间隙内食物嵌塞，可引起口臭。

(二)诊断特征

(1)多为成年人，也可见于儿童或青少年。

(2)有明显的菌斑、牙石及局部刺激因素，且与牙周组织的炎症和破坏程度比较一致。

(3)根据累及的牙位数，可进一步分为局限性(<30%位点)和广泛型(>30%)；根据牙周附着丧失的程度，可分为轻度(AL 1～2 mm)、中度(AL 3～4 mm)、和重度(AL≥5 mm)。

(4)患病率和病情随年龄增大而加重，病情一般缓慢进展而加重，也可间有快速进展的活动期。

(5)全身一般健康，也可有某些危险因素，如吸烟、精神压力、骨质疏松等。

中度以上的慢性牙周炎诊断并不困难，但早期牙周炎与牙龈炎的区别不甚明显，须通过仔细检查而及时诊断，以免贻误正确的治疗（表 5-1）。

表 5-1 早期牙周炎和牙龈炎的区别

鉴别要点	牙龈炎	早期牙周炎
牙龈炎症	有	有
牙周袋	真性牙周袋	假性牙周袋
附着丧失	有，能探到釉牙骨质界	无
牙槽骨吸收	嵴顶吸收，或硬骨板消失	无
治疗结果	炎症消退，病变静止，但已破坏的支持组织难以完全恢复正常	病变可逆，牙龈组织恢复正常

在确诊为慢性牙周炎后，还应通过仔细的病史询问和必要的检查，发现患者有无牙周炎的易感因素，如全身疾病、吸烟等，并根据病情确定其严重程度、目前牙周炎是否为活动期等，并据此制订针对性的治疗计划和判断预后。

（三）治疗原则

慢性牙周炎早期治疗的效果较好，能使病变停止进展，牙槽骨有少量修复。只要患者能认真清除菌斑并定期复查，则疗效能长期保持。治疗应以消除菌斑、牙石等局部刺激因素为主，辅以手术等方法。由于口腔内各个牙的患病程度和病因刺激物的多少不一致，必须针对每个患牙的具体情况，制订全面的治疗计划。

1.局部治疗

（1）控制菌斑：菌斑是牙周炎的主要病原刺激物，而且清除之后还会不断在牙面堆积。因此必须向患者进行细致的讲解和指导，使其充分理解坚持不懈地清除菌斑的重要性。此种指导应贯穿于治疗的全过程，每次就诊时均应检查患者菌斑控制的程度，并做记录。有菌斑的牙面占全部牙面的 20%以下才算合格。牙周炎在龈上牙石被刮除以后，如菌斑控制方法未被掌握，牙石重新沉积的速度是很快的。

（2）彻底清除牙石，平整根面：龈上牙石的清除称为洁治术，龈下牙石的清除称为龈下刮治或深部刮治。龈下刮治除了刮除龈下石外，还须将暴露在牙周袋内的含有大量内毒素的病变牙骨质刮除，使根面平整而光滑。根面平整使微生物数量大大减少，并搅乱了生物膜的结构，改变了龈下的环境，使细菌不易重新附着。牙龈结缔组织有可能附着于根面，形成新附着。

经过彻底的洁治和根面平整后，临床上可见牙龈的炎症和肿胀消退，出血和溢脓停止，牙周袋变浅、变紧。袋变浅是由于牙龈退缩及袋壁胶原纤维的新生，牙龈变得致密，探针不再穿透结合上皮进入结缔组织内，也可能有新的结缔组织附着于根面。洁治和刮治术是牙周炎的基础治疗，任何其他治疗手段只应作为基础治疗的补充手段。

（3）牙周袋及根面的药物处理：大多数患者在根面平整后，组织能顺利愈合，不需药物处理。对一些炎症严重、肉芽增生的深牙周袋，在刮治后可用药物处理袋壁。必要时可用复方碘液，它有较强的消炎、收敛作用，注意避免烧灼邻近的黏膜。

近年来，牙周袋内局部放置缓释型的抗菌药物取得了较好的临床效果，药物能较长时间停留于牙周袋内，起到较好的疗效。可选用的药物如甲硝唑、四环素及其同族药物如米诺环素、氯己定（洗必泰）等。有人报道，用含有上述药物的凝胶或溶液冲洗牙周袋，袋内的微生物也消失或明显减少。但药物治疗只能作为机械方法清除牙石后的辅助治疗，不能取代除石治疗。

（4）牙周手术：上述治疗后，若仍有较深的牙周袋，或根面牙石不易彻底清除，炎症不能控制，则可进行牙周手术。其优点是可以在直视下彻底刮除根面的牙石及不健康的肉芽组织，必要时还可修整牙槽骨的外形或截除患根、矫正软组织的外形等。手术后牙周袋变浅、炎症消退、骨质吸收停止，甚至可有少量骨修复。理想的手术效果是形成新附着，使牙周膜的结缔组织细胞重新在根面沉积牙骨质，并形成新的牙周膜纤维束和牙槽骨。这就是牙周组织的再生性手术，是目前临床和理论研究的热点，临床取得一定的成果，但效果有待提高。

(5)松动牙固定术：用各种材料和方法制成牙周夹板，将一组患牙与其相邻的稳固牙齿连结在一起，使𬌗力分散于一组牙上，减少了患牙承受的超重力或侧向扭转力的损害。这种固定术有利于牙周组织的修复。一般在松牙固定后，牙齿稳固、咀嚼功能改善。有些病例在治疗数月后，X线片可见牙槽骨硬骨板致密等效果。本法的缺点是，对局部的菌斑控制措施有一定的妨碍。因此，一定要从有利于菌斑控制方面改善设计，才能使本法持久应用。如果患者有缺失牙齿需要修复，而基牙或邻近的患牙因松动而需要固定，也可在可摘式义齿上设计一定的固定装置，或用制作良好的固定桥来固定松动牙。并非所有松动牙都需要固定，主要是患牙动度持续加重、影响咀嚼功能者才需要固定。

(6)调𬌗：如果X线片显示牙槽骨角形缺损或牙周膜增宽，就要对该牙做有无𬌗干扰的检查。如有扪诊震颤，再用蜡片法或咬合纸法查明早接触点的部位及大小，然后进行选磨。如果不能查到𬌗干扰，说明该牙目前并不存在创伤，可能是曾经有过创伤，但由于早接触点已被磨损，或由于牙周组织的自身调节，创伤已经缓解，这种情况不必做调𬌗处理。

(7)拔除不能保留的患牙：严重而无法挽救的患牙必须及早拔除，以免影响治疗和增加再感染的机会。拔牙创的愈合可使原来的牙周病变区破坏停止而出现修复性改变，这一转机对邻牙的治疗有着良好的影响。

(8)坚持维护期治疗：牙周炎经过正规治疗后，一般能取得较好的效果，但长期疗效的保持取决于是否能定期复查和进行必要的后续治疗，患者的自我菌斑控制也是至关重要的。根据患者的病情以及菌斑控制的好坏来确定复查的间隔时间，每次复查均应对患者进行必要的口腔卫生指导和预防性洁治。若有病情未被控制的牙位，则应进行相应的治疗。总之，牙周炎的治疗绝非一劳永逸的，维护期治疗是保持长期疗效的关键。

2.全身治疗

慢性牙周炎除非出现急性症状，一般不需采用抗生素类药物。对严重病例可口服甲硝唑0.2 g，每天3～4次，共服1周，或服螺旋霉素0.2 g，每天4次，共服5～7天。有些患者有慢性系统性疾病，如糖尿病、心血管疾病等，应与内科医师配合，积极治疗和控制全身疾病。成功的牙周治疗对糖尿病的控制也有积极意义。

大多数慢性牙周炎患者经过恰当的治疗后，病情可得到控制，但也有少数患者疗效很差。有报告显示，对600名牙周炎患者追踪观察平均22年后，83%患者疗效良好、13%病情加重、4%则明显恶化(人均失牙10～23个)。过去把后两类患者称为难治性牙周炎或顽固性牙周炎。这些患者可能有特殊的致病菌，或牙体和牙周病变的形态妨碍了彻底地清除病原刺激物。有学者报告此类患者常为重度吸烟者。

二、侵袭性牙周炎

侵袭性牙周炎是一组在临床表现和实验室检查(包括化验和微生物学检查)均与慢性牙周炎有明显区别的、相对少见的牙周炎。它包含了1989年旧分类中的3个类型，即青少年牙周炎、快速进展性牙周炎和青春前期牙周炎，一度曾将这3个类型合称为早发性牙周炎。实际上这类牙周炎虽多发于年轻人，但也可见于成年人。本病一般来说发展较迅猛，但也可转为间断性的静止期，而且临床上对进展速度也不易判断。因此在1999年的国际研讨会上建议更名为侵袭性牙周炎。

（一）侵袭性牙周炎的危险因素

对侵袭性牙周炎的病因尚未完全明了，大量的病因证据主要源于过去对青少年牙周炎的研究结果。现认为某些特定微生物的感染及机体防御能力的缺陷是引起侵袭性牙周炎的主要因素。

1.微生物

大量的研究表明伴放线菌嗜血菌是侵袭性牙周炎的主要致病菌，其主要依据如下。

（1）从局限性青少年牙周炎患牙的龈下菌斑中可分离出伴放线菌嗜血菌，阳性率高达90%～100%，而同一患者口中的健康牙或健康人则检出率明显得低（＜20%），慢性牙周炎患者伴放线菌嗜血菌的检出率也低于局限性青少年牙周炎。但也有些学者（尤其是中国和日本）报告未能检出伴放线菌嗜血菌，或是所检出的伴放线菌嗜血菌为低毒性株，而主要分离出牙龈卟啉单胞菌、腐蚀艾肯菌、中间普氏菌、具核梭杆菌等。这可能是重症患者的深牙周袋改变了微生态环境，使一些严格厌氧菌成为优势菌，而伴放线菌嗜血菌不再占主导，也可能确实存在着种族和地区的差异。广泛型侵袭性牙周炎的龈下菌群主要为牙龈卟啉单胞菌、福赛拟杆菌、腐蚀艾肯菌等。也有学者报告，在牙周健康者和儿童口腔中也可检出伴放线菌嗜血菌，但占总菌的比例较低。

（2）伴放线菌嗜血菌产生多种对牙周组织有毒性和破坏作用的毒性产物，例如，白细胞毒素能损伤乃至杀死中性粒细胞和单核细胞，并引起动物的实验性牙周炎。伴放线菌嗜血菌表面的膜泡脱落可使毒素播散，还产生上皮毒素、骨吸收毒素、细胞坏死膨胀毒素和致凋亡毒素等。

（3）引发宿主的免疫反应：局限性侵袭性牙周炎患者的血清中有明显升高的抗伴放线菌嗜血菌抗体，牙龈局部和龈沟液内也产生大量的特异抗体甚至高于血清水平，说明这种免疫反应发生于牙龈局部。伴放线菌嗜血菌产生的内毒素可激活上皮细胞、中性粒细胞、成纤维细胞和单核细胞产生大量的细胞因子，引发炎症反应。

（4）牙周治疗可使伴放线菌嗜血菌量明显减少或消失，当病变复发时，该菌又复出现。有人报告，由于伴放线菌嗜血菌能入侵牙周组织，单纯的机械治疗不能消除伴放线菌嗜血菌，临床疗效欠佳，口服四环素后，伴放线菌嗜血菌消失，临床疗效转佳。

近年来有些学者报告，从牙周袋内分离出病毒、真菌甚至原生动物，可能与牙周病有关。

2.全身背景

（1）白细胞功能缺陷：已有大量研究证明本病患者有周缘血的中性粒细胞和/或单核细胞的趋化功能降低。有的学者报告，吞噬功能也有障碍，这种缺陷带有家族性，患者的同胞中有的也可患侵袭性牙周炎，或虽未患牙周炎，却也有白细胞功能缺陷。但侵袭性牙周炎患者的白细胞功能缺陷并不导致全身其他部位的感染性疾病。

（2）产生特异抗体：研究还表明与伴放线菌嗜血菌的糖类抗原发生反应的抗体主要是IgG_2亚类，在局限性侵袭性牙周炎患者中水平升高，而广泛性侵袭性牙周炎则缺乏此亚类。提示IgG_2抗体起保护作用，可阻止病变的扩散。

（3）遗传背景：本病常有家族聚集现象，也有种族易感性的差异，本病也可能有遗传背景。

（4）牙骨质发育异常：有少量报道，发现局限性青少年牙周炎患者的牙根尖而细，牙骨质发育不良，甚至无牙骨质，不仅已暴露于牙周袋内的牙根如此，在其根方尚未发生病变处的牙骨质也有发育不良。说明这种缺陷不是疾病的结果，而是发育中的问题。国内有报告侵袭性牙周炎患者发生单根牙牙根形态异常的概率高于牙周健康者和慢性牙周炎患者；有牙根形态异常的牙，其牙槽骨吸收重于形态正常者。

3.环境和行为因素

吸烟的量和时间是影响年轻人牙周破坏范围的重要因素之一。吸烟的广泛型侵袭性牙周炎患者比不吸烟的广泛型侵袭性牙周炎患者患牙数多、附着丧失量也多。吸烟对局限型患者的影响似较小。口腔卫生的好坏也对疾病有影响。

总之，现代的观点认为牙周炎不是由单一种细菌引起的，而是多种微生物共同和相互作用。高毒性的致病菌是必需的致病因子，而高易感性宿主的防御功能低下和/或过度的炎症反应所导致牙周组织的破坏是发病的重要因素，吸烟、遗传基因等调节因素也可能起一定的促进作用。

（二）组织病理学改变

侵袭性牙周炎的组织学变化与慢性牙周炎无明显区别，均以慢性炎症为主。免疫组织化学研究发现，本病的牙龈结缔组织内也以浆细胞浸润为主，但其中产生 IgA 的细胞少于慢性牙周炎者，游走到袋上皮内的中性粒细胞数目也较少，这两种现象可能是细菌易于入侵的原因之一。电镜观察到在袋壁上皮、牙龈结缔组织甚至牙槽骨的表面可有细菌入侵，主要为革兰阴性菌及螺旋体。近年还有学者报告，中性粒细胞和单核细胞对细菌的过度反应，密集的白细胞浸润及过量的细胞因子和炎症介质表达，可能导致严重的牙周炎症和破坏。

（三）临床表现

根据患牙的分布可将侵袭性牙周炎分为局限型和广泛型。局限型大致相当于过去的局限型青少年牙周炎，广泛型相当于过去的弥漫型青少年牙周炎和快速进展性牙周炎。局限型侵袭性牙周炎和广泛型侵袭性牙周炎的临床特征有相同之处，也各有其不同处。在我国，典型的局限型侵袭性牙周炎较为少见，这一方面可能由于患者就诊较晚，病变已蔓延至全口多个牙，另一方面可能有种族背景。

1.快速进展的牙周组织破坏

快速的牙周附着丧失和骨吸收是侵袭性牙周炎的主要特点。严格来说，“快速”的确定应依据在两个时间点所获得的临床记录或 X 线片来判断，然而此种资料不易获得。临床上常根据“严重的牙周破坏发生在较年轻的患者”来做出快速进展的判断。有人估计，本型患者的牙周破坏速度比慢性牙周炎快 3～4 倍，患者常在 20 岁左右即已须拔牙或牙自行脱落。

2.年龄与性别

本病患者一般年龄较小，发病可始于青春期前后，因早期无明显症状，患者就诊时常在 20 岁左右。有学者报告，广泛型的平均年龄大于局限型患者，一般也在 30 岁以下，但也可发生于 35 岁以上的成年人。女性多于男性，但也有人报告年幼者以女性为多，稍长后性别无差异。

3.口腔卫生情况

本病一个突出的表现是局限型患者的菌斑、牙石量很少，牙龈表面的炎症轻微，但却已有深牙周袋，牙周组织破坏程度与局部刺激物的量不成比例。牙龈表面虽然无明显炎症，实际上在深袋部位是有龈下菌斑的，而且袋壁也有炎症和探诊后出血。广泛型的菌斑、牙石量因人而异，多数患者有大量的菌斑和牙石，也可很少。牙龈有明显的炎症，呈鲜红色，并可伴有龈缘区肉芽性增殖，易出血，可有溢脓，晚期还可以发生牙周脓肿。

4.好发牙位

1999年新分类法规定，局限型侵袭性牙周炎的特征是“局限于第一恒磨牙或切牙的邻面有附着丧失，至少波及两个恒牙，其中一个为第一磨牙。其他患牙(非第一磨牙和切牙)不超过两个”。换言之，典型的患牙局限于第一恒磨牙和上下切牙，多为左右对称。X线片可见第一磨牙的近远中均有垂直型骨吸收，形成典型的“弧形吸收”(图5-4)，在切牙区多为水平型骨吸收。但早期的患者不一定波及所有的切牙和第一磨牙。广泛型的特征为“广泛的邻面附着丧失，侵犯第一磨牙和切牙以外的牙数在三颗以上”。也就是说，侵犯全口大多数牙。

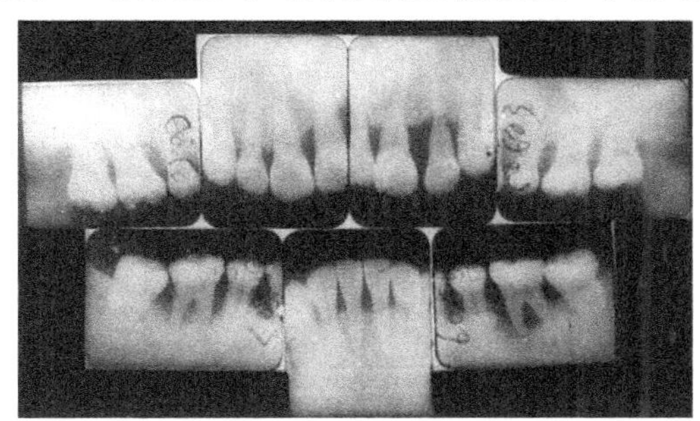

图5-4 局限型侵袭性牙周炎的X线像第一恒磨牙处牙槽骨的“弧形吸收”

5.家族聚集性

家族中常有多人患本病，患者的同胞有50%患病机会。其遗传背景可能与白细胞功能缺陷有关，也有人认为是X连锁性遗传或常染色体显性遗传等。但也有一些学者认为是牙周致病菌在家族中的传播所致。临床上并非每位侵袭性牙周炎患者均有家族史。

6.全身情况

侵袭性牙周炎患者一般全身健康，无明显的系统性疾病，但部分患者具有中性粒细胞和/或单核细胞的功能缺陷。多数患者对常规治疗，如刮治和全身药物治疗，有明显的疗效，但也有少数患者经任何治疗都效果不佳，病情迅速加重直至牙齿丧失。

广泛型和局限型究竟是两个独立的类型，抑或广泛型侵袭性牙周炎是局限型发展和加重的结果，尚不肯定。但有不少研究结果支持两者为同一疾病不同阶段的观点。①年幼者以局限型较多，而年长者患牙数目增多，以广泛型为多。②局限型患者血清中的抗伴放线菌嗜血菌特异抗体水平明显地高于广泛型患者，起保护作用的IgG_2亚类水平也高于广泛型。③有些广泛型侵袭性牙周炎患者的第一磨牙和切牙病情较重，且有典型的“弧形吸收”影像，提示这些患者可能由局限型病变发展而来。

(四)诊断特点

本病应抓住早期诊断这一环，因患者初起时无明显症状，待就诊时多已为晚期。如果一名青春期前后的年轻患者，菌斑、牙石等刺激物不多，炎症不明显，但发现有少数牙松动、移位或邻面深袋，局部刺激因子与病变程度不一致等，则应引起重视。重点检查切牙及第一磨牙邻面，并拍摄X线片，𬌗翼片有助于发现早期病变。有条件时，可做微生物学检查，发现伴放线菌嗜血菌或大量的牙龈卟啉单胞菌，或检查中性多形核白细胞有无趋化和吞噬功能的异常，若为阳性，对诊断本病十分有利。早期诊断及治疗对保留患牙和控制病情极为重要。对于侵袭性牙周炎患者的同胞进行牙周检查，有助于早期发现其他病例。

临床上常以年龄(35岁以下)和全口大多数牙的重度牙周破坏，作为诊断广泛型侵袭性牙周炎的标准，也就是说牙周破坏程度与年龄不相称。但必须明确的是，并非所有年轻患者的重度牙周炎均可诊断为侵袭性牙周炎，应先排除一些明显的局部和全身因素。①是否有严重的错𬌗导致咬合创伤，加速了牙周炎的病程。②是否曾接受过不正规的正畸治疗，或在正畸治疗前未认真治疗已存在的牙周病。③有无食物嵌塞、邻面龋、牙髓及根尖周病、不良修复体等局部促进因素，加重了菌斑堆积，造成牙龈的炎症和快速的附着丧失。④有无伴随的全身疾病，如未经控制的糖尿病、白细胞黏附缺陷、HIV 感染等。上述①～③的存在可以加速慢性牙周炎的牙槽骨吸收和附着丧失，如有④则应列入伴有全身疾病的牙周炎中，其治疗也不仅限于口腔科。如有条件检测患者周缘血的中性粒细胞和单核细胞的趋化及吞噬功能、血清 IgG_2 水平，或微生物学检测，则有助于诊断。有时阳性家族史也有助于诊断本病。

最近有学者提出，在有的年轻人和青少年，有个别牙齿出现附着丧失，但其他方面不符合早发性牙周炎者，可称之为偶发性附着丧失。例如，个别牙因咬合创伤或错𬌗所致的牙龈退缩、拔除智齿后第二磨牙远中的附着丧失等。这些个体可能为侵袭性牙周炎或慢性牙周炎的易感者，应密切加以复查和监测，以利早期诊断。

（五）治疗原则

1.早期治疗，防止复发

本病常导致患者早年失牙，因此特别强调早期、彻底的治疗，主要是彻底消除感染。治疗原则基本同慢性牙周炎，洁治、刮治和根面平整等基础治疗是必不可少的，多数患者对此有较好的疗效。治疗后病变转入静止期。但因为伴放线菌嗜血菌及其他细菌可入侵牙周组织，单靠机械刮治不易彻底消除入侵的细菌，有的患者还需用翻瓣手术清除组织内的微生物。本病治疗后较易复发（国外报道复发率约为 1/4），因此应加强定期的复查和必要的后续治疗。根据每位患者菌斑和炎症的控制情况，确定复查的间隔期。开始时为每 1～2 个月 1 次，半年后若病情稳定，可逐渐延长。

2.抗菌药物的应用

有报告，本病单纯用刮治术不能消除入侵牙龈中的伴放线菌嗜血菌，残存的微生物容易重新在牙根面定植，使病变复发。因此主张全身服用抗生素作为辅助疗法。国外主张使用四环素 0.25 g每天 4 次，共服 2～3 周。也可用小剂量多西环素（强力霉素），50 mg，每天 2 次。这两种药除有抑菌作用外，还有抑制胶原酶的作用，可减少牙周组织的破坏。近年来还主张在龈下刮治后口服甲硝唑和阿莫西林，两者合用效果优于单一用药。在根面平整后的深牙周袋内放置缓释的抗菌制剂，如甲硝唑、米诺环素、氯己定等，也有良好疗效。文献报道，可减少龈下菌斑的重新定植，减少病变的复发。

3.调整机体防御功能

宿主对细菌感染的防御反应在侵袭性牙周炎的发病和发展方面起重要的作用。近年来人们试图通过调节宿主的免疫和炎症反应过程来减轻或治疗牙周炎。例如，多西环素可抑制胶原酶，非甾体抗炎药（NSAIDs）可抑制花生四烯酸产生前列腺素，阻断和抑制骨吸收，这些均有良好的前景。中医学强调全身调理，国内有些学者报告用六味地黄丸为基础的固齿丸（膏），在牙周基础治疗后服用数月，可提高疗效和明显减少复发率。服药后，患者的白细胞趋化和吞噬功能以及免疫功能也有所改善。吸烟是牙周炎的危险因素，应劝患者戒烟。还应努力发现和调整其他全身因素及宿主防御反应方面的缺陷。

4.综合治疗

在病情不太重而有牙移位的患者，可在炎症控制后，用正畸方法将移位的牙复位排齐，但正畸过程中务必加强菌斑控制和牙周病情的监控，加力也宜轻缓。牙体或牙列的修复也要注意应有利于菌斑控制。

总之，牙周炎是一组临床表现为慢性炎症和支持组织破坏的疾病，它们都是感染性疾病，有些人长期带菌却不发病，而另一些人却发生牙龈炎或牙周炎。牙周感染与身体其他部位的慢性感染有相同之处，但又有其独特之处，主要由牙体、牙周组织的特点所决定。龈牙结合部直接暴露在充满各种微生物的口腔环境中，细菌生物膜长期不断地定植于表面坚硬且不脱落的牙面上，又有丰富的来自唾液和龈沟液的营养。牙根及牙周膜、牙槽骨则是包埋在结缔组织内，与全身各系统及组织有密切的联系，宿主的防御系统能达到牙周组织的大部分，但又受到一定的限制。这些都决定着牙周炎的慢性、不易彻底控制、容易复发、与全身情况有双向影响等特点。

牙周炎是多因素疾病，决定着发病与否和病情程度的因素有微生物的种类、毒性和数量；宿主对微生物的应战能力；环境因素（如吸烟、精神压力等）；某些全身疾病和状况的影响（如内分泌、遗传因素）等。有证据表明牙周炎也是一个多基因疾病，不是由单个基因所决定的。

牙周炎在临床上表现为多类型。治疗主要是除去菌斑及其他促进因子，但对不同类型、不同阶段的牙周炎及其并发病变，需要使用多种手段（非手术、手术、药物、正畸、修复等）的综合治疗。

牙周炎的治疗并非一劳永逸的，而需要终身维护和必要的重复治疗。最可庆幸和重要的一点是，牙周炎和牙龈炎都是可以预防的疾病，通过公众自我保护意识的加强、防治条件的改善及口腔医务工作者不懈的努力，牙周病是可以被消灭和控制的。

三、反映全身疾病的牙周炎

属于本范畴的牙周炎主要有两大类，即血液疾病（白细胞数量和功能的异常、白血病等）和某些遗传性疾病。以下介绍一些较常见而重要的全身疾病在牙周组织的表现。

（一）掌跖角化-牙周破坏综合征

本病特点是手掌和足跖部的皮肤过度角化，牙周组织严重破坏。有的病例还伴有硬脑膜的钙化。患者全身一般健康，智力正常。本病罕见，患病率为$(1\sim4)/10^6$。

1.临床表现

皮损及牙周病变常在4岁前共同出现，有人报告，可早在出生后11个月。皮损包括手掌、足底、膝部及肘部局限的过度角化、鳞屑、皲裂，有多汗和臭汗。约有1/4的患者易有身体他处感染。牙周病损在乳牙萌出不久即可发生，深牙周袋炎症严重，溢脓、口臭，骨质迅速吸收，在5～6岁时乳牙即相继脱落，创口愈合正常。待恒牙萌出后又发生牙周破坏，常在10多岁时自行脱落或拔除。有的患者第三磨牙也会在萌出后数年内脱落，有的则报告第三磨牙不受侵犯。

2.病因

(1)本症的菌斑成分与成人牙周炎的菌斑较类似，而不像侵袭性牙周炎。在牙周袋近根尖区域有大量的螺旋体，在牙骨质上也黏附有螺旋体。有人报告，患者血清中有抗伴放线菌嗜血菌的抗体，袋内可分离出该菌。

(2)本病为遗传性疾病，属于常染色体隐性遗传。父母不患该症，但可能为血缘婚姻（约占23%），双亲必须均携带常染色体基因才使其子女患本病。患者的同胞中也可有患本病者，男女患病机会均等。有学者报告本病患者的中性粒细胞趋化功能异常。

3.病理

与慢性牙周炎无明显区别。牙周袋壁有明显的慢性炎症，主要为浆细胞浸润，袋壁上皮内几乎见不到中性粒细胞。破骨活动明显，成骨活动很少。患牙根部的牙骨质非常薄，有时仅在根尖区存在较厚的有细胞的牙骨质。X线片见牙根细而尖，表明牙骨质发育不良。

4.治疗原则

对于本病，常规的牙周治疗效果不佳，患牙的病情常持续加重，直至全口拔牙。近年来有人报告，对幼儿可将拔除全部乳牙，当恒切牙和第一恒磨牙萌出时，再口服10～14天抗生素，可防止恒牙发生牙周破坏。若患儿就诊时已有恒牙萌出或受累，则将严重患牙拔除，重复多疗程口服抗生素，同时进行彻底的局部牙周治疗，每2周复查和洁治1次，保持良好的口腔卫生。在此情况下，有些患儿新萌出的恒牙可免于罹病。这种治疗原则的出发点是基于本病是伴放线菌嗜血菌或某些致病微生物的感染，而且致病菌在牙齿刚萌出后即附着于该牙面。在关键时期(如恒牙萌出前)拔除一切患牙，创造不利于致病菌生存的环境，以防止新病变的发生。这种治疗原则取得了一定效果，但病例尚少，仍须长期观察，并辅以微生物学研究。患者的牙周炎控制或拔牙后，皮损仍不能痊愈，但可略减轻。

(二)Down综合征

本病又名先天愚型，或染色体21-三体综合征，为一种由染色体异常所引起的先天性疾病。一型是典型的染色体第21对三体病，有47个染色体，另一型为只有23对染色体，第21对移到其他染色体上。本病可有家族性。

患者有发育迟缓和智力低下。约一半患者有先天性心脏病，约15%患儿于1岁前夭折。患者面部扁平、眶距增宽、鼻梁低宽、颈部短粗，常有上颌发育不足、萌牙较迟、错䝙畸形、牙间隙较大、系带附着位置过高等。几乎100%患者均有严重的牙周炎，且其牙周破坏程度远超过菌斑、牙石等局部刺激物的量。本病患者的牙周破坏程度重于其他非先天愚型的弱智者。全口牙齿均有深牙周袋及炎症，下颌前牙较重，有时可有牙龈退缩。病情迅速加重，有时可伴坏死性龈炎。乳牙和恒牙均可受累。

患者的龈下菌斑微生物与一般牙周炎患者并无明显区别。有人报告，产黑色素普雷沃菌群增多。牙周病情的快速恶化可能与中性粒细胞的趋化功能低下有关，也有报告白细胞的吞噬功能和细胞内杀菌作用也降低。

本病无特殊治疗，彻底的常规牙周治疗和认真控制菌斑，可减缓牙周破坏。但由于患儿智力低下，常难以坚持治疗。

(三)糖尿病

糖尿病是与多种遗传因素有关的内分泌异常。由于胰岛素的生成不足、功能不足或细胞表面缺乏胰岛素受体等机制，产生胰岛素抵抗，患者的血糖水平升高，糖耐量降低。糖尿病与牙周病在我国的患病率都较高，两者都是多基因疾病，都有一定程度的免疫调节异常

1999年的牙周病分类研讨会上，专家们认为糖尿病可以影响牙周组织对细菌的反应性。他们把“伴糖尿病的牙龈炎”列入“受全身因素影响的菌斑性牙龈病”中，然而在“反映全身疾病的牙周炎”中却未列入糖尿病。在口腔科临床上看到的大多为2型糖尿病患者，他们的糖尿病主要影响牙周炎的发病和严重程度。尤其是血糖控制不良的患者，其牙周组织的炎症较重，龈缘红肿呈肉芽状增生，易出血和发生牙周脓肿，牙槽骨破坏迅速，导致深袋和牙松动，牙周治疗后也较易复发。血糖控制后，牙周炎的情况会有所好转。有学者提出将牙周炎列为糖尿病的第六并发症(其

他并发症为肾病变、神经系统病变、视网膜病变、大血管病变、创口愈合缓慢）。文献表明，血糖控制良好的糖尿病患者，其对基础治疗的疗效与无糖尿病的、牙周破坏程度相似的患者无明显差别。近年来国内外均有报道，彻底有效的牙周治疗不仅使牙周病变减轻，还可使糖尿病患者的糖化血红蛋白（HbA1c）和 TNFa 水平显著降低，胰岛素的用量可减少，龈沟液中的弹力蛋白酶水平下降。这从另一方面支持牙周炎与糖尿病的密切关系。但也有学者报告，除牙周基础治疗外，还需全身或局部应用抗生素，才能使糖化血红蛋白含量下降。

（四）艾滋病

1.临床表现

1987 年，Winkler 等首先报告艾滋病患者的牙周炎，患者在 3～4 个月内牙周附着丧失可达 90%。目前认为与 HIV 有关的牙周病损主要有 2 种。

（1）线形牙龈红斑。在牙龈缘处有明显的、鲜红的、宽 2～3 mm 的红边，在附着龈上可呈瘀斑状，极易出血。此阶段一般无牙槽骨吸收。现认为该病变是由白色念珠菌感染所致，对常规治疗反应不佳。对线形牙龈红斑的发生率报告不一，它有较高的诊断意义，可能为坏死性溃疡性牙周炎的前驱。但此种病损也可偶见于非 HIV 感染者，需仔细鉴别。

（2）坏死性溃疡性牙周病。1999 年的新分类认为尚不能肯定坏死性溃疡性牙龈炎和坏死性溃疡性牙周炎是否为两个不同的疾病，因此主张将两者统称为坏死性溃疡性牙周病。

艾滋病患者所发生的坏死溃疡性牙龈炎临床表现与非 HIV 感染者十分相似，但病情较重，病势较凶。需结合其他检查来鉴别。坏死性溃疡性牙周炎则可由患者抵抗力极度低下而从坏死性溃疡性牙龈炎迅速发展而成，也可能是在原有的慢性牙周炎基础上，坏死性溃疡性牙龈炎加速和加重了病变。在 HIV 感染者中坏死性溃疡性牙周炎的发生率在 4%～10%之间。坏死性溃疡性牙周炎患者的骨吸收和附着丧失特别重，有时甚至有死骨形成，但牙龈指数和菌斑指数并不一定相应的高。换言之，在局部因素和炎症并不太重，而牙周破坏迅速，且有坏死性龈病损的特征时，应引起警惕，注意寻找其全身背景。有人报告，坏死性溃疡性牙周炎与机体免疫功能的极度降低有关，T 辅助细胞（$CD4^{+}$）的计数与附着丧失程度呈负相关。正常人的 $CD4^{+}$ 计数为 600～1 000/mm^3，而艾滋病合并坏死性溃疡性牙周炎的患者则明显降低，可达 100/mm^3 以下，此种患者的短期病死率较高。严重者还可发展为坏死性溃疡性口炎。

艾滋病在口腔黏膜的表现还有毛状白斑、白色念珠菌感染、复发性口腔溃疡等，晚期可发生 Kaposi 肉瘤，其中约有一半可发生在牙龈上，必要时可做病理检查以证实。

如上所述，线形牙龈红斑、坏死性溃疡性牙龈炎、坏死性溃疡性牙周炎、白色念珠菌感染等均可发生于正常的无 HIV 感染者，或其他免疫功能低下者。因此不能仅凭上述临床表征就做出艾滋病的诊断。口腔科医师的责任是提高必要的警惕，对可疑的病例进行恰当和必要的化验检查，必要时转诊。

2.治疗原则

坏死性牙龈炎和坏死性牙周炎患者均可按常规的牙周治疗，如局部清除牙石和菌斑，全身给以抗菌药，首选为甲硝唑 200 mg，每天 3～4 次，共服 5～7 天，它比较不容易引起继发的真菌感染，还需使用 0.12%～0.20%的氯己定含漱液，它对细菌、真菌和病毒均有杀灭作用。治疗后疼痛常可在 24～36 小时内消失。线形牙龈红斑（LGE）对常规牙周治疗的反应较差，难以消失，常需全身使用抗生素。

四、根分叉病变

根分叉病变是牙周炎的伴发病损，指病变波及多根牙的根分叉区，可发生于任何类型的牙周炎。下颌第一磨牙患病率最高，上颌前磨牙最低。

(一)病因

(1)本病只是牙周炎发展的一个阶段，菌斑仍是其主要病因。只是由于根分叉区一旦暴露，该处的菌斑控制和牙石的清除比较困难，使病变加速或加重发展。

(2)𬌗创伤是本病的一个加重因素，因为根分叉区是对𬌗力敏感的部位，一旦牙龈的炎症进入该区，组织的破坏会加速进行，常造成凹坑状或垂直型骨吸收。尤其是病变局限于一个牙齿或单一牙根时，更应考虑𬌗创伤的因素。

(3)解剖因素：约 40%的多根牙在牙颈部有釉突，有的可伸进分叉区，在该处易形成病变。约有 75%的牙齿，其根分叉距釉牙骨质界较近，一旦有牙周袋形成，病变很容易扩延到根分叉区。在磨牙的髓室底常有数目不等的副根管，可使牙髓的炎症和感染扩散到根分叉区。尤其在患牙的近远中侧牙槽骨完整，病变局限于分叉区者，更应考虑此因素。

(二)病理

根分叉区的组织病理改变并无特殊性。牙周袋壁有慢性炎症，骨吸收可为水平型或垂直型，邻近部位可见不同程度的骨质修复。牙根表面有牙石、菌斑，也可见到有牙根吸收或根面龋。

(三)临床表现

根分叉区可能直接暴露于口腔，也可被牙周袋所遮盖，须凭探诊来检查。除用牙周探针探查该处的牙周袋深度外，还需用弯探针水平方向地探查分叉区病变的程度。Glickman 提出根据病变程度可分为四度。

1.一度

牙周袋深度已到达根分叉区，探针可探到根分叉外形，但分叉内的牙槽骨没有明显破坏，弯探针不能进入分叉区。X 线片上看不到骨质吸收(图 5-5)。

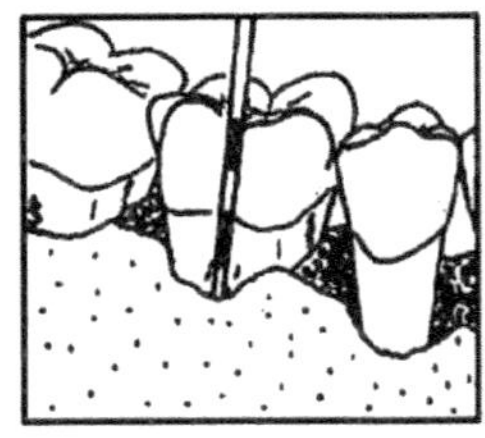
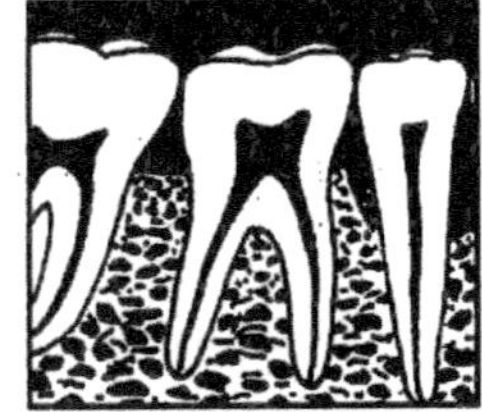
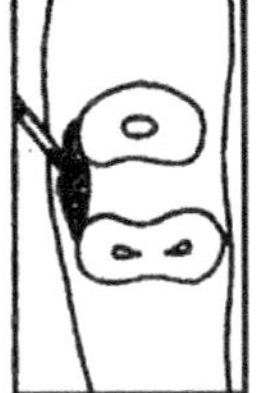

图 5-5　一度分叉区病损

2.二度

分叉区的骨吸收仅局限于颊侧或舌侧，或虽然颊、舌侧均已有吸收，却尚未相通。X 线片显示该区仅有牙周膜增宽，或骨质密度略减低。根据骨质吸收的程度，又可将二度病变分为早期和晚期。早期二度为探针水平方向探入根分叉的深度小于 3 mm，或未超过该牙颊舌径的 1/2；晚期二度病变则探针水平探入超过 3 mm，或超过颊舌径的 1/2，但不能与对侧相通，也就是说，分叉区尚有一部分骨间隔存在(图 5-6)。

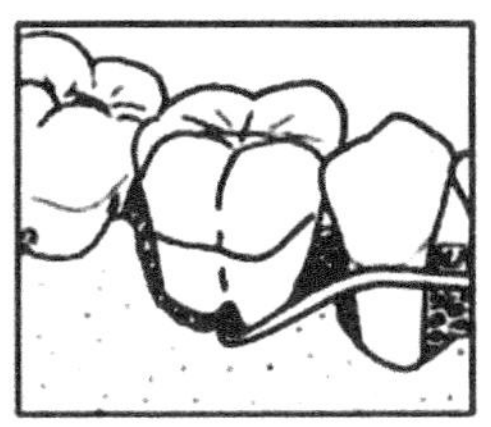
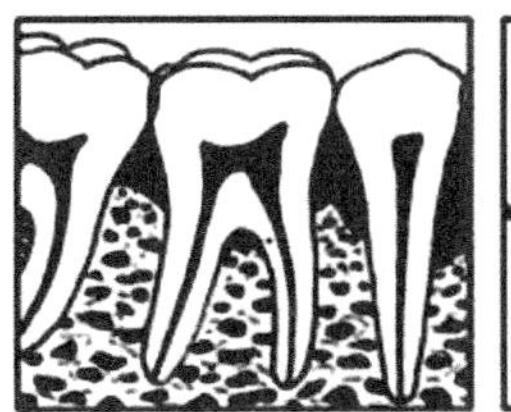
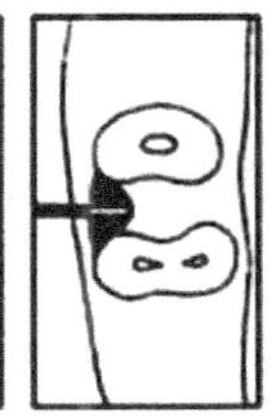

早期二度分叉病根

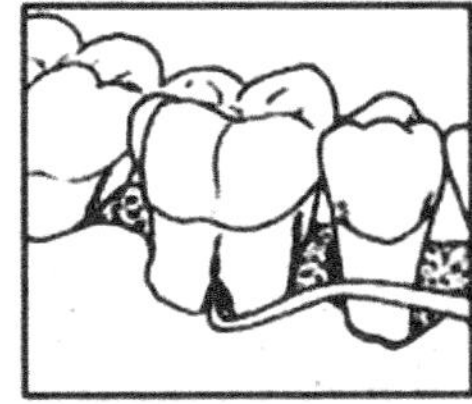
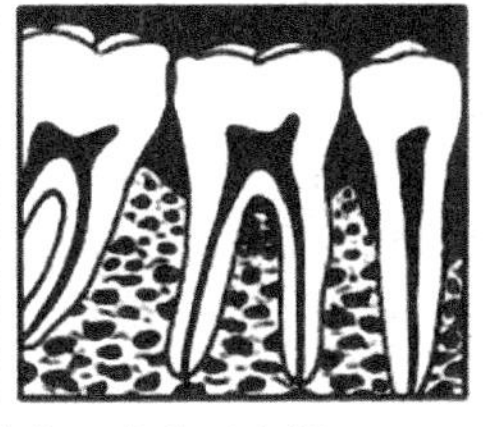
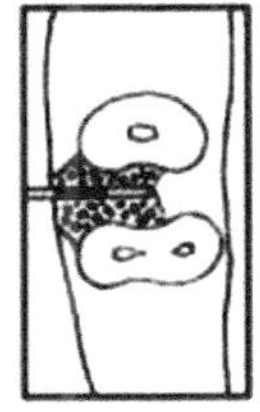

晚期二度分叉病根

图 5-6 二度分叉区病损

3.三度

病变波及全部根分叉区，根间牙槽骨全部吸收，探针能通过分叉区，但牙龈仍覆盖分叉区。X线片见该区骨质消失呈透射区（图 5-7）。

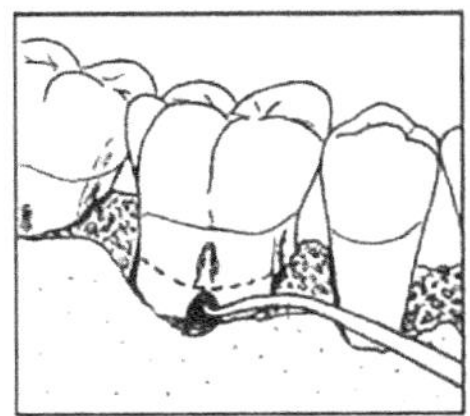
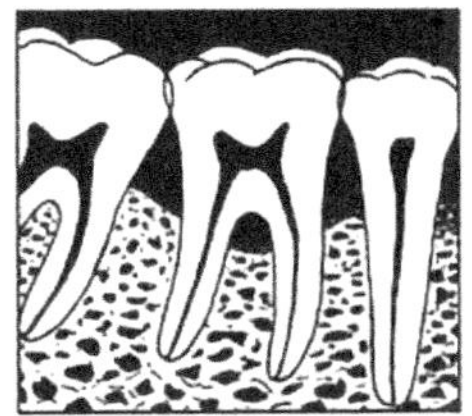
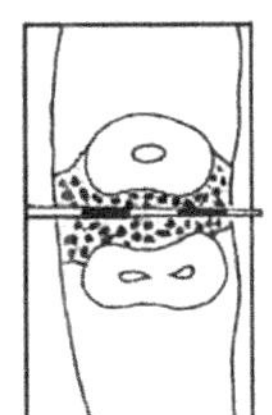

图 5-7 三度分叉区病损

4.四度

病变波及全部根分叉区，根间骨间隔完全破坏，牙龈退缩而使分叉区完全开放而能直视（图 5-8）。

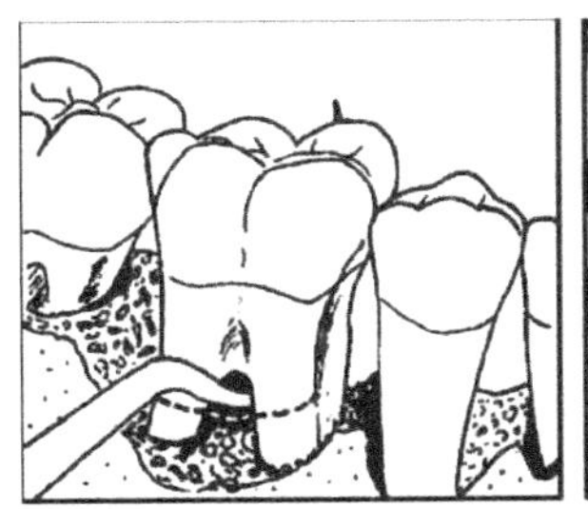
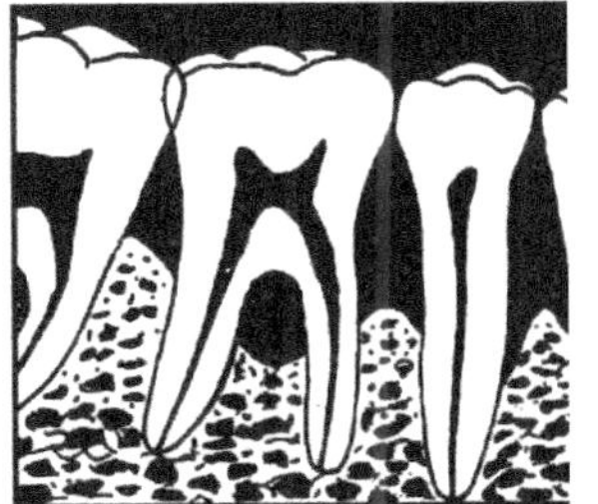

图 5-8 四度分叉区病损

以上分度方法同样适用于上颌的三根分叉牙。但由于三根分叉在拍 X 线片时牙根重叠，因而影像模糊不清。临床检查时可用弯探针从腭侧进入，探查近中分叉及远中分叉是否尚有骨质存在，或已完全贯通。借此法来辨别是二度或三度病损。但这些检查都只能探查水平向的根分叉骨缺损。

X线片在根分叉病变的诊断中只能起辅佐作用，实际病变总是比X线片所显示的要严重些。这是由影像重叠、投照角度不同及骨质破坏形态复杂所造成的。当见到分叉区已有牙周膜增宽的黑线，或骨小梁略显模糊时，临床上已肯定有二度以上的病变，应仔细检查。当磨牙的某一个牙根有明显的骨吸收时，也应想到根分叉区可能已受波及。

根分叉区易于存积菌斑，故此处牙周袋常有明显的炎症或溢脓。但也有时表面似乎正常，而袋内壁却有炎症，探诊后出血常能提示深部存在炎症。当治疗不彻底或其他原因使袋内引流不畅时，能发生急性牙周脓肿。当病变使牙根暴露或发生根面龋，或牙髓受累时，患牙常可出现对温度敏感直至自发痛等症状。早期牙齿尚不松动，晚期牙齿松动。

(四)治疗原则

根分叉区病变的治疗原则与单根牙病变基本一致，但由于分叉区的解剖特点，如分叉的位置高低，两根(或三根)之间如过于靠拢，则妨碍刮治器械的进入。根面的凹槽，骨破坏形态的复杂性等因素，使分叉区的治疗难度大大提高，疗效也受到一定影响。治疗的目标有两个：①消除或改善因病变所造成的缺损，形成一个有利于患者控制菌斑和长期保持疗效的局部形态。②对早期病变促使其有一定程度的新附着，这方面尚有较大难度。

对一度根分叉病变处的浅牙周袋，做彻底的龈下刮治和根面平整即可，袋深且牙槽骨形态不佳者则做翻瓣术并修整骨外形。

二度病变牙周袋较深者不宜做单纯的袋切除术，因会使附着龈丧失，且效果不持久。此时应做翻瓣术，必要时修整骨外形，并将龈瓣根向复位，使袋变浅，根分叉区得以充分外露，便于患者自我控制菌斑，防止病变复发。若牙齿、牙槽骨的形态较好，分叉区能彻底进行根面平整，则可用引导性组织再生手术加植骨术，促使分叉处新骨形成。此法为目前研究的热点。

三度和四度根分叉病变，因分叉区病变已贯通，单纯翻瓣术难以消除深袋和保持分叉区的清洁。可将病变最严重的牙根截除或用分牙术等消除分叉区，以利患者自我保持清洁。

(孙喜玲)

第三节　牙　龈　病

牙龈病指发生于牙龈组织而不侵犯深部其他牙周组织的一组疾病，其中牙龈炎最常见。几乎所有的牙龈疾病中均有慢性炎症存在，因为龈牙结合部总是存在牙菌斑及其他激惹因素。除炎症外，也可伴有增生、变性、萎缩、坏死等病理变化。在有些牙龈病中，炎症可以为原发和唯一的变化，如最常见的菌斑性龈炎；炎症也可以是后发生或伴发于某些全身因素所致的疾病，如药物性牙龈增生常因伴有菌斑引起的炎症而加重；有些全身情况本身并不引起牙龈疾病，但它们可改变机体对微生物的反应性，从而促发或加重牙龈的炎症，如妊娠期的牙龈炎。

一、慢性缘龈炎

慢性缘龈炎是局限于边缘龈和龈乳头的慢性炎症性疾病，无结缔组织附着丧失，没有明显的骨质破坏，X线诊断结果通常为阴性。

患者自觉症状不明显，常有刷牙、咀嚼、吮吸等引起牙龈出血的现象。最早的临床改变是牙龈颜色由粉红转为亮红，龈乳头变钝或轻度水肿。进一步发展，颜色改变更明显，患处牙龈充血发红，变为深红色乃至紫红色，表面光亮水肿，点彩消失，质地松软，龈缘变厚、圆钝，不再与牙面贴附，龈沟液的分泌增加。龈沟一般较浅，不超过 2 mm，但有的部位由于牙龈的炎性肿胀，龈沟加深，此时龈沟底仍位于釉牙骨质界的冠方，附着上皮并无根向移位。加深了的龈沟与发生炎性反应的龈组织一起合称为龈袋。在龈炎中，袋的形成是由于牙龈的增生，而不是袋底的根方移位，因此称为假性牙周袋。袋上皮可有溃疡或糜烂，触诊易出血。病变范围可以是全口的边缘龈和龈乳头，也可能只影响局部牙龈。一般以前牙区最为明显，其次为上后牙颊侧及下后牙舌侧，常常在相应部位有菌斑、牙石、软垢堆积。

慢性缘龈炎是持续的、长期存在的牙龈炎症。在程度上起伏波动，常常是可复性的。组织破坏和修复同时或交替出现，破坏与修复的相互作用影响了牙龈的临床外观，因此牙龈的颜色可表现为淡红、深红或紫红色。牙龈的颜色还与上皮组织角化程度、血管密度、扩张血管周围纤维结缔组织的量、血流量及局部血液循环障碍的严重程度相关。牙龈的外形也取决于组织破坏与修复的相互作用。纤维组织大量破坏，牙龈质地软；当修复反应产生大量纤维组织，有时甚至是过量的纤维组织时，牙龈质地较硬、边缘宽而钝。因此，龈缘变钝可能是因为水肿，也可能是因为纤维增生。另外，如果牙龈组织较薄，炎症反应可能导致牙龈退缩，胶原丧失，探诊龈沟深度变浅甚至为零。

显微镜下可见菌斑及钙化沉积物沉积于牙面，并与沟内上皮相接触，龈组织内有大量浆细胞、淋巴细胞及中性粒细胞浸润，牙龈纤维组织被溶解，有时可见纤维结缔组织增生成束。结合上皮及龈上皮均增生，白细胞迁移出血管，穿过结合上皮进入龈沟。发炎的牙龈血管扩张，血管周围可见炎性细胞。超微结构的研究显示，上皮细胞的细胞间隙增大，部分细胞间联合被破坏，有时淋巴细胞和浆细胞均会进入增大了的细胞间隙。牙龈内血管周围纤维组织溶解，炎症区成纤维细胞显示退行性改变，包括明显的胞质水肿、内质网减少、线粒体的嵴减、胞质膜破裂等。这些细胞病理改变常伴随淋巴细胞的活性增高，在龈炎初期，血管周围纤维组织的丧失更易于在电镜下发现，淋巴细胞、浆细胞在胶原纤维破坏处大量存在，肥大细胞、中性白细胞、巨噬细胞也常见。

龈炎的这些改变被认为是菌斑内抗原及趋化因子造成的宿主反应。通常情况，炎症和免疫反应对宿主起到保护作用，然而在一定条件下，炎症和免疫反应也可造成宿主的损害。

在发病因子中，菌斑诱导的效应机制是龈炎病理发生的主要原因，尤其是靠近牙龈边缘处的龈上菌斑及龈下菌斑。在牙龈健康部位，龈上菌斑薄而稀疏，主要含有革兰阳性球菌和丝状菌，其中以革兰阳性放线菌居多，研究发现引起龋病的菌斑细菌与引起龈炎的菌斑细菌不一样，附着在牙冠上的菌斑主要含有能合成葡聚糖的链球菌，而附着在牙颈部的菌斑主要含有能合成果聚糖的链球菌。随着菌斑的成熟，菌斑增厚，细菌数量增多，并逐渐有革兰阴性菌定植，如韦荣球菌、类杆菌、纤毛菌等，但从总的比例来看，仍然是革兰阳性球菌、杆菌和丝状菌占优势。在近龈缘的成熟龈上菌斑的外表面上，常见到细菌聚集成“玉米棒”样或“谷穗”状，研究证实其中心为革兰阳性丝状菌，如颊纤毛菌、放线菌，表面附着较多的球菌，如链球菌、韦荣球菌。龈下菌斑厚度和细菌数目明显增加，在龈炎初期，由正常的革兰阳性球菌为主变为以革兰阴性杆菌为主，其中的黏性放线菌可能发挥着重要作用。在实验性龈炎形成过程中，菌斑中的黏性放线菌数量明显增多，比例增加，且发生在临床炎症症状出现之前。黏性放线菌借助菌毛与合成的果聚糖，可黏附于牙面，与变形链球菌有共凝集作用，产生种间黏合，聚集成菌斑，在动物实验中，黏性放线菌可造成田鼠牙周的破坏。由人类中分离的黏性放线菌已证实可造成人类和啮齿动物实验性牙周损害和根面龋。一般认为黏性放线菌是早期龈炎的主要致病菌之一，与龈组织的血管扩张充血、牙龈出血有关。随着牙龈炎症的长期存在，龈下菌斑中革兰阳性球菌和杆菌比例减少，革兰阴性厌氧杆菌的比例增加，如具核梭杆菌、牙龈卟啉单胞菌等。

除了菌斑成分对牙龈组织的刺激以外，其他的外源性和内源性因素也影响慢性缘龈炎的临床表现及发生、发展。外源性因素常见的是组织创伤和张口呼吸，牙龈的创伤一般是由刷牙或使用牙签不当、咀嚼硬物等造成，如果创伤是短暂的，牙龈可迅速恢复正常，如果创伤反复发生或持续存在，比如下颌切牙反复创伤上颌腭侧黏膜，可能导致牙龈长期肿胀发炎，甚至发展成急性龈炎。食物嵌塞或不良牙科修复体造成的慢性创伤也很常见。张口呼吸或闭唇不全者，牙龈常肿大、流血，受损区域常常与唇外形一致。内源性因素，如不良修复体、食物嵌塞等，纠正不良习惯如张口呼吸，发炎的牙龈可以在短期内恢复正常。更重要的是教会患者正确的刷牙方法，养成刷牙习惯，防止龈炎的再次发生。

二、青春期龈炎

青春期龈炎是与内分泌有关的龈炎，在新分类中隶属于菌斑性龈病中受全身因素影响的牙龈病。

牙龈是性激素作用的靶器官。性激素波动发生在青春期、月经期、妊娠期和绝经期。女性在生理期和非生理期（如性激素替代疗法和使用性激素避孕药）时，激素的变化可引起牙周组织的变化，尤其是已存在菌斑性牙龈炎时变化更明显。这类龈炎的特点是非特异性炎症伴有突出的血管成分，临床表现为明显的出血倾向。青春期龈炎为非特异性的慢性炎症，是青春期最常见的龈病。

（一）病因

青春期龈炎与牙菌斑和内分泌明显有关。青春期牙龈对局部刺激的反应往往加重，可能是激素（最重要的是雌激素和睾丸激素）水平高使得龈组织对菌斑介导的反应加重。不过这种激素作用是短暂的，通过口腔卫生措施可逆转。这一年龄段的人群，乳牙与恒牙的更替、牙齿排列不齐、口呼吸及戴矫治器等，造成牙齿不易清洁。加之该年龄段患者一般不注意保持良好的口腔卫生习惯，如刷牙、用牙线等，易造成菌斑的滞留，引起牙龈炎，而牙石一般较少。

成人后，即使局部刺激因素存在，牙龈的反应程度也会减轻。但要完全恢复正常必须去除这些刺激物。此外，口呼吸、不恰当的正畸治疗、牙排列不齐等也是儿童发生青春期龈炎的促进因素。青春期牙龈病的发生率和程度均增加，保持良好的口腔卫生能够预防牙龈炎的发生。

（二）临床表现

青春期发病，牙龈的变化为非特异性的炎症，边缘龈和龈乳头均可发生炎症，好发于前牙唇侧的牙间乳头和龈缘。其明显的特征：龈色红、水肿、肥大，轻刺激易出血，龈乳头肥大常呈球状突起。牙龈肥大发炎的程度超过局部刺激的程度，且易于复发。

（三）诊断

（1）青春期前后的患者。

（2）牙龈肥大发炎的程度超过局部刺激的程度。

（3）可有牙龈增生的临床表现。

（4）口腔卫生情况一般较差，可有错𬌗、正畸矫治器、不良习惯等因素存在。

(四)治疗

(1)口腔卫生指导。

(2)控制菌斑洁治,除去龈上牙石、菌斑和假性袋中的牙石。

(3)纠正不良习惯。

(4)改正不良修复体或不良矫治器。

(5)经上述治疗后仍有牙龈外形不良、呈纤维性增生者可行龈切除术和龈成形术。

(6)完成治疗后应定期复查,教会患者正确刷牙和控制菌斑的方法,养成良好的口腔卫生习惯,以防止复发。对于准备接受正畸治疗的青少年,应先治愈原有的牙龈炎,并教会他们掌握正确的控制菌斑的方法。在正畸治疗过程中,定期进行牙周检查和预防性洁治,对于牙龈炎症较重无法控制者应及时中止正畸治疗,待炎症消除、菌斑控制后继续治疗,避免对深部牙周组织造成损伤和刺激。

三、妊娠期龈炎

妊娠期龈炎是指妇女在妊娠期间,由于女性激素水平升高,原有的牙龈炎症加重,牙龈肿胀或形成龈瘤样的改变(实质并非肿瘤)。分娩后病损可自行减轻或消退。妊娠期龈炎的发生率报告不一,在30%～100%之间。国内对上海700名孕妇的问卷调查及临床检查的研究结果显示,妊娠期龈炎的患病率为73.57%,随着妊娠时间的延长,妊娠期龈炎的患病率也提高,妊娠期龈瘤患病率为0.43%。有文献报告,孕期妇女的龈炎发生率及程度均高于产后,虽然孕期及产后的菌斑指数均无变化。

(一)病因

妊娠期龈炎与牙菌斑和患者的黄体酮水平升高有关。妊娠本身不会引起龈炎,只是由于妊娠时性激素水平的改变,原有的慢性炎症加重。因此,妊娠期龈炎的直接病因仍然是牙菌斑,此外与全身内分泌改变即体内性激素水平的变化有关。

研究表明,牙龈是雌性激素的靶器官,妊娠时雌激素水平增高,龈沟液中的雌激素水平也增高,牙龈毛细血管扩张、淤血,炎症细胞和液体渗出增多。有文献报告,雌激素和黄体酮参与调节牙龈中花生四烯酸的代谢,这两种激素刺激前列腺素的合成。妊娠时雌激素和黄体酮水平的增高影响龈上皮的角化,导致上皮屏障的有效作用降低,改变结缔组织基质,并能抑制对菌斑的免疫反应,使原有的龈炎临床症状加重。

有学者发现妊娠期龈炎患者的牙菌斑内中间普氏菌的比率增高,并与血浆中雌激素和黄体酮水平的增高有关。因此在妊娠期炎症的加重可能是由于菌斑成分的改变而不只是菌斑量的增加。分娩后,中间普氏菌的数量降至妊娠前水平,临床症状也随之减轻或消失。有学者认为黄体酮在牙龈局部的增多,为中间普氏菌的生长提供了营养物质。在口腔卫生良好且无局部刺激因素的孕妇,妊娠期龈炎的发生率和程度均较低。

(二)临床病理

组织学表现为非特异性、多血管、大量炎细胞浸润的炎症性肉芽组织。牙龈上皮增生、上皮钉突伸长,表面可有溃疡,基底细胞有细胞内和细胞间水肿。结缔组织内有大量的新生毛细血管,血管扩张充血,血管周的纤维间质水肿,伴有慢性炎症细胞浸润。有的牙间乳头可呈瘤样生长,称妊娠期龈瘤,实际并非真性肿瘤,而是发生在妊娠期的炎性血管性肉芽肿。病理特征为明显的毛细血管增生,血管间的纤维组织可有水肿及黏液性变,并有炎症细胞浸润,其毛细血管增生的程度超过了一般牙龈对慢性刺激的反应，致使牙龈乳头炎性过长而呈瘤样表现。

（三）临床表现

1.妊娠期龈炎

患者一般在妊娠前即有不同程度的牙龈炎，从妊娠2～3个月后开始出现明显症状，至8个月时达到高峰，且与黄体酮水平相一致。分娩后约2个月时，龈炎可减轻至妊娠前水平。妊娠期龈炎可发生于个别牙或全口牙龈，以前牙区为重。龈缘和龈乳头呈鲜红或暗红色，质地松软、光亮，呈显著的炎性肿胀，轻触牙龈极易出血，出血常为就诊时的主诉症状。一般无疼痛，严重时龈缘可有溃疡和假膜形成，有轻度疼痛。

2.妊娠期龈瘤

妊娠期龈瘤亦称孕瘤。据报告，妊娠期龈瘤在妊娠妇女的发生率为1.8%～5.0%，多发生于个别牙列不齐的牙间乳头区，前牙尤其是下前牙唇侧乳头较多见。通常在妊娠第3个月，牙间乳头出现局限性反应性增生物，有蒂或无蒂、生长快、色鲜红、质松软、易出血，一般直径不超过2 cm。有的病例在肥大的龈缘处呈小分叶状，或出现溃疡和纤维素性渗出。严重病例可因巨大的妊娠瘤妨碍进食，但一般直径不超过2 cm。妊娠期龈瘤的本质不是肿瘤，不具有肿瘤的生物学特性。分娩后，妊娠瘤大多能逐渐自行缩小，但必须除去局部刺激物才能使病变完全消失。

妊娠妇女的菌斑指数可保持相对无改变，临床变化常见于妊娠期4～9个月时，有效地控制菌斑可使病变逆转。

（四）诊断

(1)孕妇，在妊娠期间牙龈炎症明显加重且易出血。

(2)临床表现为牙龈鲜红、松软、易出血，并有菌斑等刺激物的存在。

(3)妊娠瘤易发生在孕期的第4个月到第9个月。

（五）鉴别诊断

(1)有些长期服用避孕药的育龄妇女也可有妊娠期龈炎的临床表现，一般通过询问病史可鉴别。

(2)妊娠期龈瘤应与牙龈瘤鉴别。牙龈瘤的临床表现与妊娠期龈瘤十分相似，可发生于非妊娠的妇女和男性患者。临床表现为个别牙间乳头的无痛性肿胀、突起的瘤样物、有蒂或无蒂、表面光滑、牙龈颜色鲜红或暗红、质地松软极易出血，有些病变表面有溃疡和脓性渗出物。一般多可找到局部刺激因素，如残根、牙石、不良修复体等。

（六）治疗

(1)细致认真的口腔卫生指导。

(2)控制菌斑（洁治），除去一切局部刺激因素（如牙石、不良修复体等），操作手法要轻巧。

(3)一般认为分娩后病变可退缩。妊娠瘤若在分娩以后仍不消退则需手术切除，对一些体积较大妨碍进食的妊娠瘤可在妊娠4～6个月时切除。手术时注意止血。

(4)在妊娠前或早孕期治疗牙龈炎和牙周炎，并接受口腔卫生指导是预防妊娠期龈炎的重要举措。

虽然受性激素影响的龈炎是可逆的，但有些患者未经治疗或不稳定可引发牙周附着丧失。

四、药物性牙龈增生

药物性牙龈增生又称药物性牙龈肥大，是指全身用药引起牙龈完全或部分的肥大，与长期服用药物有关。我国在 20 世纪 80 年代以前，药物性牙龈增生主要是由抗癫痫药苯妥英钠引起。近年来，临床上经常发现因高血压和心、脑疾病服用钙通道阻滞剂以及用于器官移植患者的免疫抑制剂——环孢素等引起的药物性牙龈肥大，而苯妥英钠引起的龈肥大相对少见。目前我国高血压患者已达 1.34 亿，心、脑血管疾病亦随着我国社会的老龄化进一步增加，最近这些疾病又出现低龄化的趋势。依据中国高血压协会的统计，目前我国高血压患者接受药物治疗者约 50%使用钙通道阻滞剂，其中约 80%的高血压患者服用硝苯地平等低价药，由此可见，钙通道阻滞剂诱导的药物性牙龈增生在口腔临床工作中会越来越多见。

药物性龈肥大的存在不仅影响到牙面的清洁作用，妨碍咀嚼、发音等功能，有时还会造成心理上的障碍。

(一)病因

与牙龈增生有关的常用药物有 3 类：①苯妥英钠，抗惊厥药，用于治疗癫痫病。②环孢素，免疫抑制剂，用于器官移植患者以避免宿主的排异反应，以及治疗重度牛皮癣等。③钙通道阻滞剂，如硝苯地平，抗高血压药。长期服用这些药物的患者易发生药物性龈增生，其增生程度与年龄、服药时间、剂量有关，并与菌斑、牙石有关。

1.药物的作用

上述药物引起牙龈增生的真正机制目前尚不十分清楚。据报告，长期服用苯妥英钠治疗癫痫者有 40%～50%发生牙龈纤维性增生，年轻人多于老年人。组织培养表明苯妥英钠能刺激成纤维细胞的分裂活动，使合成蛋白质和胶原的能力增强，同时，细胞分泌无活性的胶原溶解酶。合成大于降解，致使结缔组织增生。有人报告药物性龈增生患者的成纤维细胞对苯妥英钠的敏感性增高，易产生增殖性变化，此可能为基因背景。环孢素 A 为免疫抑制剂，常用于器官移植或某些自身免疫性疾病患者。有学者报告该药会引起牙龈肥大，服用此药者有 30%～50%发生牙龈纤维性增生，另有研究发现服药量＞500 mg/d 会诱导牙龈增生。硝苯地平为钙离子通道阻断剂，对高血压、冠心病患者具有扩张外周血管和冠状动脉的作用，对牙龈也有诱导增生的作用，约有 20%的服药者发生牙龈增生。环孢素和钙通道阻滞剂两药联合应用，会增加牙龈增生的发生率和加重严重程度。这两种药引起牙龈增生的原因尚不十分清楚，有人报告两种药物以不同的方式降低了胶原酶活性或影响了胶原酶的合成。也有人认为牙龈成纤维细胞可能是钙离子通道阻断剂的靶细胞，硝苯地平可改变其细胞膜上的钙离子流动而影响细胞的功能，使胶原的合成大于分解，从而使胶原聚集而引起牙龈增生。

最近的研究表明，苯妥英钠、环孢素可能通过增加巨噬细胞的血小板生长因子的基因表现而诱导牙龈增生。这些药物能抑制细胞的钙离子摄入(钙是细胞内 ATP 酶活动所必需的)导致牙龈的过度生长。此外，药物对牙龈上皮细胞凋亡的影响作用不可忽视，甚至有的与药物剂量和用药时间呈正相关。这些相关凋亡蛋白的异常表达，可破坏上皮组织的代谢平衡，最终导致龈组织增生。

2.菌斑的作用

菌斑引起的牙龈炎症可能促进药物性牙龈增生的发生。长期服用苯妥英钠，可使原来已有炎症的牙龈发生纤维性增生。有研究表明，牙龈增生的程度与原有的炎症程度和口腔卫生状况有明显关系。人类和动物实验也证实，若无明显的菌斑微生物、局部刺激物及牙龈的炎症或对服药者施以严格的菌斑控制，药物性牙龈增生可以减轻或避免。但也有人报告，增生可发生于无局部刺激物的牙龈。可以认为，局部刺激因素虽不是药物性牙龈增生的原发因素，但菌斑、牙石、食物嵌塞等引起的牙龈炎症能加速和加重药物性牙龈增生的发展。

(二)病理

不同药物引起的龈肥大不仅临床表现相似,组织病理学表现也相同。上皮和结缔组织有显著的非炎症性增生。上皮棘层增厚,钉突伸长到结缔组织深部。结缔组织内有致密的胶原纤维束,成纤维细胞和新生血管均增多。炎症常局限于龈沟附近,为继发或伴发。

(三)临床表现

药物性龈增生好发于前牙(特别是下颌),初起为龈乳头增大,继之扩展至唇颊龈,也可发生于舌、腭侧牙龈,大多累及全口龈。增生龈可覆盖牙面1/3或更多。病损开始时,点彩增加并出现颗粒状和疣状突起,继之表面呈结节状、球状、分叶状,色红或粉红,质地坚韧。口腔卫生不良、创伤𬌗、龋齿、不良充填体和矫治器等均能加重病情。增生严重者可波及附着龈并向冠方增大,以致妨碍咀嚼。当牙间隙较大时,病损往往较小,可能由此处清洁作用较好所致。无牙区不发生本病损。牙龈肥大、龈沟加深,易使菌斑、软垢堆积,大多数患者合并有牙龈炎症。此时增生的牙龈可呈深红或暗红色,松软易于出血。增生的牙龈还可挤压牙齿移位,以上、下前牙区较多见。

苯妥英钠性牙龈增生一般在停药后数月之内增生的组织可自行消退。切除增生牙龈后若继续服药,病变仍可复发。

(四)诊断与鉴别诊断

1.诊断

(1)患者有癫痫或高血压、心脏病或接受过器官移植,并有苯妥英钠、环孢素、硝苯地平或维拉帕米等的服药史。一般在用药后的3个月即发病。

(2)增生起始于牙间乳头,随后波及龈缘,表面呈小球状、分叶状或桑椹状,质地坚实、略有弹性。牙龈色泽多为淡粉色。

(3)若合并感染则有龈炎的临床表现,存在局部刺激因素。

2.鉴别诊断

药物性龈增生主要应与伴有龈增生的菌斑性龈炎和龈纤维瘤病相鉴别。

(1)伴有龈增生的菌斑性龈炎:又称为增生性龈炎,是慢性炎症性肥大,有明显的局部刺激因素,多因长期接触菌斑所引起。增生性龈炎是牙龈肿大的常见疾病,好发于青少年。龈增生一般进展缓慢,无痛。通常发生于唇颊侧,偶见舌腭侧,主要局限在龈乳头和边缘龈,可限于局部或广泛,牙龈的炎症程度较药物性龈增生和遗传性牙龈纤维瘤病重。口呼吸患者的龈增生位于上颌前牙区,病变区的牙龈变化与邻近未暴露的正常黏膜有明显的界限。牙龈增生大多覆盖牙面的1/3～2/3。一般分为2型。①炎症型(肉芽型):炎症型表现为牙龈深红或暗红,松软,光滑,易出血,龈缘肥厚,龈乳头呈圆球状增大。②纤维型:纤维型表现为牙龈实质性肥大,较硬而有弹性,颜色接近正常。临床上炎症型和纤维型常混合存在,病程短者多为炎症型,病程长者多转变为纤维型。

(2)龈纤维瘤病:龈纤维瘤病可有家族史,而无服药史。龈增生较广泛,大多覆盖牙面的2/3以上,以纤维性增生为主。

(五)治疗

(1)停止使用或更换引起牙龈增生的药物是最根本的治疗,然而大多数患者的病情并不允许停药。因此必须与相关的专科医师协商,考虑更换使用其他药物或与其他药物交替使用,以减轻不良反应。

(2)去除局部刺激因素,通过洁治、刮治去除菌斑、牙石,消除其他一切导致菌斑滞留的因素,并指导患者切实掌握菌斑控制的方法。治疗后多数患者的牙龈增生可明显好转甚至消退。

(3)局部药物治疗对于牙龈炎症明显的患者,除了去除菌斑和牙石外,可用3%过氧化氢液冲洗龈袋,并在袋内置入抗菌消炎的药物,待炎症减轻后再进行下一步的治疗。

(4)手术治疗:对于虽经上述治疗但增生的牙龈仍不能完全消退者,可进行牙龈切除并成形的手术治疗;对于重度增生的患者为避免角化龈切除过多可采用翻瓣加龈切术的方法。术后若不停药和忽略口腔卫生,则易复发。

(5)指导患者严格控制菌斑,以减轻服药期间的牙龈增生程度,减少和避免手术后的复发。

对于需长期服用苯妥英钠、硝苯地平、环孢素等药物的患者,应在开始用药前先治疗原有的慢性牙龈炎。

(孙喜玲)

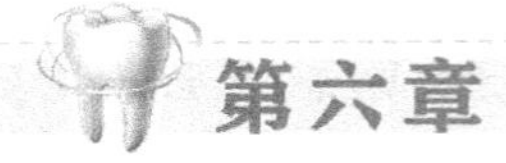

第六章

口腔黏膜病

第一节　口腔黏膜感染性疾病

一、伪膜性口炎

本病是由几种球菌引起的口腔黏膜急性炎症。在口腔的病损都是以形成假膜为特点，故又称伪膜性口炎。

（一）病因

金黄色葡萄球菌、溶血性链球菌、肺炎双球菌、草绿色链球菌感染等。

（二）诊断要点

（1）口腔黏膜糜烂或溃疡，病损表面形成灰白色假膜，范围大小不等，略高出黏膜表面。

（2）局部疼痛明显，无特异口臭。可伴发热、颌下淋巴结肿大等。

（3）假膜涂片或细菌培养。

（三）治疗

1.全身治疗

（1）抗菌消炎：选用广谱抗菌药物，如四环素，磺胺等；或根据药敏培养结果选用合适的抗菌药物。

（2）B族维生素及维生素C，口服。

2.局部治疗

可选用0.25%金霉素液含漱，0.05%氯己定，银花甘草煎水漱口。局部涂抹珠黄散、冰硼散等药物。疼痛明显者可用1%普鲁卡因溶液饭前含漱。

（四）护理与预防

（1）宜半流质饮食。

（2）保持口腔卫生。

（3）注意休息。

二、单纯疱疹

本病是由单纯疱疹病毒引起的一种全身性疾病而见口腔病损者。病变发生在口腔黏膜时称疱疹性口炎；发生在唇周皮肤或颊部皮肤者，称唇或颊疱疹。6 岁以下儿童好发。

（一）病因

主要为Ⅰ型单纯疱疹病毒，也有少数为Ⅱ型。通过飞沫和接触传染，全身抵抗力降低时发病。

（二）诊断要点

（1）多见于 3 岁以下的婴幼儿，有骤然发热史，体温逐渐下降后，口腔病情逐渐加重，拒食流涎，区域淋巴结肿大。

（2）唇周皮肤或口腔黏膜可见散在或成簇的透亮小疱疹。

（3）口腔内侧黏膜均可累及，黏膜呈片状充血、疼痛，其上育成簇的小溃疡，有的互相融合成较大的溃疡，边缘不齐，疡面覆有黄白色假膜，愈合不留瘢痕。

（4）成年患者全身反应较轻，并可复发。

（三）鉴别诊断

应与疱疹性咽峡炎、多形性红斑、手足口病等区别。疱疹性咽峡炎是柯萨奇病毒 A 引起的急性疱疹性炎症，但发作较轻，全身症状多不明显，病损分布限于口腔局部，软腭、悬雍垂、扁桃体等处，丛集成簇小水疱，疱破成溃疡，无牙龈损害，病程 7 天左右。

（四）治疗

1.全身治疗

（1）支持疗法：口服大量多种维生素。病情较重。影响进食者，予以输液。

（2）抗病毒治疗：可选用利巴韦林、盐酸吗啉胍、板蓝根冲剂之类。

（3）对反复发作者可选用丙种球蛋白 3～6 mL，肌内注射，每周 2 次。

2.局部治疗

（1）含漱：可选用 0.1%依沙吖啶液或 3%过氧化氢漱口。继发感染者可用 0.25%金霉素溶液含漱。

（2）外涂：唇疱疹可用 0.1%碘苷或炉甘石洗剂。

（五）护理与预防

（1）半流质饮食。

（2）适当休息。

（3）对患儿应予隔离，避免与其他儿童接触。

三、带状疱疹

本病为病毒感染性疾病。特点是剧烈疼痛，沿神经走向发生水疱、溃疡，呈单侧分布。疱疹单独或成簇地排列并呈带状。中年以上多见，无明显性别差异。

（一）病因

致病病毒为带状疱疹病毒，通过唾液飞沫或皮肤接触而进入人体，侵犯神经末梢，潜伏于脊髓神经的后结节或脑神经髓外节、三叉神经节，当机体抵抗力下降时发病。

（二）诊断要点

（1）发病迅速，病前可有发热、全身不适等前驱症状。

（2）患侧皮肤有烧灼感，神经性疼痛，继而出现小水疱，且疼痛与疱疹沿着三叉神经区域分布，损害多为单侧不超过中线。

(3)口内疱疹较易破裂而成糜烂面;皮肤疱疹破裂较缓,逐渐形成黄色结痂脱落,病程 2～5 周,愈合不留瘢痕。

(4)可发生历时较久的类似神经痛的后遗症,本病愈后很少复发。

(三)鉴别诊断

应与单纯疱疹、手足口病、疱疹性咽峡炎等区别。

(四)治疗

1.全身治疗

(1)抗病毒:可肌内注射板蓝根注射液,口服吗啉胍等。

(2)止痛:苯妥英钠 300 mg,或卡马西平 600～800 mg,每天分 3 次服用。

(3)注射:肌内注射维生素 B_1 或维生素 B_2 隔天 1 次。

2.局部治疗

病损局部可涂 1%甲紫,炉甘石溶液可帮助水疱吸收、干燥、脱痂。

(五)护理与预防

(1)保持局部清洁,避免摩擦病损部位。

(2)忌食烟、酒、辛辣厚味与发物。

(3)加强锻炼,提高机体免疫功能。

四、口腔念珠菌病

本病是指口腔黏膜广泛的感染呈小点或大片凸起,如凝乳状的假膜。多见于婴幼儿。

(一)病因

(1)婴幼儿患本病主要来自母体的白色念珠菌感染或哺乳器消毒不严所致。

(2)成人患本病多由于体质虚弱或长期大量应用抗生素或免疫抑制剂后使某些微生物与白色念珠菌之间的拮抗失调引起。

(二)诊断要点

(1)多见于婴幼儿,患儿常烦躁不安、低热、拒食,在成年人,自觉症状不明显。

(2)口腔任何部位均可受累,病损为片状白色斑块,周围有散在的白色小点,有如残留的奶块,不易擦去,强行剥离,可见溢血糜烂面。周围黏膜正常或轻度充血。

(3)涂片可查见菌丝或芽孢,培养可查见白色念珠菌。

(三)治疗

1.局部治疗

用 2%～4%碳酸氢钠溶液或 2%硼砂、0.05%氯己定清洗口腔。病损区涂布 1%～2%甲紫,每天 3～4 次。

2.全身治疗

重症者可口服制霉菌素:小儿 5 万～10 万 U;成人 50 万～100 万 U,每天 3 次。

(四)护理与预防

(1)注意口腔清洁卫生。

(2)食具定期消毒。

(3)避免长期大量使用广谱抗生素或免疫抑制剂。

五、口腔结核

(一)病因

由结核杆菌通过黏膜或口周皮肤的创伤而感染。

(二)诊断要点

(1)多有全身结核病史或结核病接触史。

(2)口腔黏膜某部位见有结核性溃疡。溃疡面积较大,损害边缘不整齐,似鼠啮状。疡面密布粟粒状的紫红色或桑葚样肉芽肿,上覆少量脓性分泌物。

(3)病损位于鼻唇部皮肤见有寻常狼疮。一般无明显的自觉症状,损害为散在分布的数量不等的绿豆至黄豆大小的结节,且不断扩大融合,也可静止或萎缩,破溃后形成溃疡。

(4)进行胸部X线片、血沉、结核菌素试验有助诊断。

(三)治疗

1.抗结核治疗

用异烟肼0.1 g,口服,每天3次;利福平0.45 g,顿服,疗程6个月以上。

2.局部治疗

0.5%达可罗宁涂布,或链霉素0.5 g于局部封闭。

(四)护理与预防

(1)保持口腔清洁卫生,以防继发感染。

(2)及时去除有关的创伤因子。

六、坏疽性口炎

(一)概述

1.病因

螺旋体和梭形杆菌感染,合并产气荚膜杆菌与化脓性细菌的感染。

2.临床表现

单侧颊黏膜上出现紫红色硬结,迅速变黑脱落遗留边缘微突起的溃疡面,向深扩展,并有大量坏死组织脱离,腐烂脱落导致“穿腮露齿”,有特异性腐败恶臭,称为坏疽性口炎或走马疳。

(二)治疗

局部用1.5%~3%过氧化氢冲洗去除坏死组织;全身抗感染要给予足量广谱抗生素,如青霉素、红霉素等,也可使用甲硝唑、替硝唑等;全身应给予高维生素、高蛋白饮食,加强营养,必要时可补液、输血。

七、手足口病

(一)概述

手足口病是一种儿童传染病,以手、足和口腔黏膜疱疹或破溃成溃疡为主要临床特征。

1.病因

柯萨奇A-16型病毒与肠道病毒71型感染。

2.临床表现

潜伏期为3~4天,多无前驱期症状,常有1~3天的持续低热,口腔和咽喉疼痛。发疹多在第2天，呈离心分布，多见于手指、足趾背面及甲周。开始为玫瑰红色斑丘疹，1天后形成小水疱。发生于口内时极易破溃形成溃疡面，上覆灰黄色假膜。

3.诊断与鉴别诊断

根据临床表现可做出诊断(季节、临床表现、年龄)，应与单纯性疱疹性口炎、疱疹性咽峡炎相鉴别。

(二)预防和治疗

1.预防

(1)隔离、消毒及时发现疫情，隔离患者(1周)。注意日常用品、玩具的消毒。

(2)增强机体免疫力有接触史的婴幼儿及时注射1.5～3 mL的国产丙种球蛋白。

2.治疗(注意药物适应证与禁忌证)

(1)对症治疗：注意休息和护理。口服维生素B_1和维生素C。

(2)抗病毒治疗：利巴韦林，每次200 mg，每天4～6次，口服；或5～10 mg/(kg・d)，每天2次，肌内注射，5天为1个疗程。

(3)中医中药治疗：板蓝根冲剂，每次1包，每天2次，冲服。

(4)局部用药：主要用于口腔溃疡，如各种糊剂和含片。

(文　娜)

第二节　口腔黏膜溃疡类疾病

一、复发性口疮

复发性口疮又称复发性口腔溃疡、复发性阿弗它溃疡，是口腔黏膜病中常见疾病。

(一)病因

本病病因复杂，目前尚不十分清楚。可能与病毒感染、细菌感染、胃肠道功能紊乱、内分泌失调、精神神经因素、遗传因素以及免疫功能失调有关。

(二)诊断要点

1.发病特点

口腔溃疡具有明显的复发规律性，间歇期不定，每次发作可在1～2周内自行愈合；但腺周口疮愈合缓慢，可长达数月之久。

2.临床类型

(1)轻型口疮：1个或几个小溃疡，直径为0.1～0.5 cm。散在分布于角化较差的被覆黏膜上。

(2)口炎型口疮：损害形态同轻型口疮，但数量多，十几个甚至几十个不等，且多伴有发热、困倦、颌下淋巴结肿大等症状。

(3)腺周口疮：深在性大溃疡，直径1 cm左右，边缘不规则隆起，中央凹陷，基底可呈结节状，愈后可留下瘢痕组织。

(三)鉴别诊断

应与白塞综合征鉴别。后者是一种病因不明,全身多个系统受损的疾病。除有反复发作的口腔溃疡外,多同时伴有眼部病变(如眼色素层炎、虹膜睫状体炎和前房积脓、视神经萎缩等)、皮肤病变(如结节性红斑、毛囊炎、疖肿等)、关节肿痛、胃肠道症状、呼吸道症状和发热、肝脾肿大、血管病变以及颅脑神经损害等病变。

(四)治疗

1.局部治疗

(1)含漱:用0.1%依沙吖啶或0.05%~2.00%氯己定含漱;口炎型口疮可用2%~5%金霉素水溶液含漱。亦可用银花、野菊花、甘草各适量煎水含漱。

(2)局部吹药:用锡类散、冰硼散、白及粉之类吹患处,日数次。

(3)激素局部注射:用于腺周口疮。地塞米松 2 mg 加入 2%普鲁卡因溶液 0.5~1.0 mL 于病变下方注射,每周 1~2 次,一般 5 次左右。

(4)超声雾化:用清热解毒、活血化瘀中药制成雾化水剂,每次 15 分钟,每天 1~2 次。

2.全身治疗

(1)维生素:口服维生素 C、复合维生素 B。

(2)调整免疫功能药物:①溃疡频繁发作,数目多者,可用泼尼松每天 15~30 mg,分 3 次口服,约 5 天后逐渐减量,7~10 天内停药。②左旋咪唑 50 mg,每天 3 次,每周连服 3 天,3 个月 1 个疗程。如用药一个月效果不明显即停药,用药 1 周后观察白细胞数是少于 4×10^{9}/L 时应停药。③转移因子,每次 1 mL,于腋下或腹股沟处作皮下注射,每周 1~2 次,10 次 1 个疗程。④胎盘球蛋白或丙种球蛋白,每次 3 mL,肌内注射,在溃疡急性期注射 1 次,必要时 1 周后重复注射 1 次。⑤厌氧棒菌菌苗,皮下注射,用于严重的腺周口疮患者。开始每次 0.5~1.0 mg,每周 1 次,如超过 1 mg 时可行多点注射,连续 1~3 个月。

(五)护理与预防

(1)注意生活起居规律、保持心情舒畅。

(2)饮食清淡,避免辛辣等刺激。

(3)避免口腔黏膜创伤。

(4)保持大便通畅,有习惯性便秘者,宜常服蜂蜜。

二、白塞综合征

白塞综合征又称口、眼、生殖器三联征。以口腔黏膜、外生殖器黏膜和眼的损害为主要特点。

(一)病因

可能与自身免疫或微循环障碍有关。

(二)诊断要点

1.发病特点

具有周期性反复发作的规律。

2.损害特点

(1)口腔:与轻型或口炎型复发性口腔溃疡相似。

(2)眼:结膜炎、虹膜睫状体炎、角膜炎、视网膜出血,晚期可伴前房积脓。

(3)生殖器:外阴或肛周溃疡。

(4)皮肤:结节红斑、毛囊炎、痤疮样皮炎等。有针刺丘疹或脓疱等非特异性皮肤反应。

(5)其他:膝、踝、腕等关节酸痛;脉管炎;发热,肝脾肿大及消化道溃疡、颅脑神经损害等。

如出现以上损害特点(1)～(4)中3个或仅2条,而(5)中亦有2种症状者,即可诊为本病。

(三)治疗

局部与全身治疗参照复发性口疮的治疗。

(四)护理与预防

(1)保持局部清洁。

(2)起居有规律,饮食宜清淡。

(3)保持心情舒畅,避免精神刺激。

三、创伤性溃疡

本病是指由长期的慢性机械创伤所引起的口腔黏膜溃疡性损害,故亦称"压疮"。

(一)病因

(1)口腔内持久的机械性刺激,如不良修复体的卡环、牙托、残冠、残根等。

(2)婴儿舌系带过短,在吸吮、伸舌等动作时与下切缘长期摩擦所致。

(二)诊断要点

(1)口腔溃疡无周期性复发史。

(2)溃疡形态与邻近机械性创伤因子相互契合,病损相应部位有明显的刺激因素存在。

(3)溃疡边缘隆起,中央凹陷。

(4)去除刺激后溃疡即愈合。

(三)鉴别诊断

注意与腺周口疮、癌性溃疡及结核性溃疡相鉴别。

(四)治疗

(1)去除刺激因素,如拔除残冠、残根、修改义齿、调合等。

(2)舌系带损害,应磨改锐利切嵴。舌系带过短者,考虑行舌系带修整术。

(3)局部用0.1%依沙吖啶、0.05%氯己定或口泰含漱液含漱,再用1%龙胆紫、冰硼散等涂布。

(4)如有继发感染,应用抗生素。

(五)护理与预防

(1)保持口腔卫生,预防继发感染。

(2)及时拔除残冠、残根,修改、去除不良充填、修复体等。

(文　娜)

第三节　口腔黏膜大疱类疾病

一、天疱疮

天疱疮是一种危及生命的黏膜皮肤病,较为少见。临床可分寻常型、增殖型、落叶型和红斑型四种。其中寻常型最为多见。

(一)病因

病因不十分清楚,多认为是一种自身免疫性疾病。

(二)诊断要点

(1)寻常型:几乎都有口腔损害。除了唇部有时可见完整的水疱外,口内黏膜仅见破裂的灰白色疱壁。皮肤水疱多向周围扩大而松弛,疱壁塌陷、破裂、剥脱。损害受到摩擦时可发生疼痛。有时可并发多窍性黏膜损害。

(2)增殖型:口腔损害与寻常型相似,但在大疱破裂后剥脱面出现乳头状或疣状增生,形成高低不平的肉芽创面,有疼痛。

(3)落叶型:口腔损害少见,为浅表而小的糜烂。皮肤损害为红斑基础上的水疱,容易剥离成为落叶状的皮炎,好发于颜面及腹部。

(4)红斑型:是落叶型天疱疮的局限型。主要发生在颜面两颧与跨越鼻梁的“蝶形”落叶状损害。

(5)取新鲜完整大疱活检,可见大量松解的棘细胞。

(三)治疗

1.全身治疗

(1)首选皮质激素:用泼尼松每天剂量为 60～80 mg 或更多,至少服 6 周。症状控制后,逐渐减量至每天 10 mg 左右。疗程长短,视病情而定。

(2)免疫抑制剂:口服环磷酰胺 50 mg,或硫唑嘌呤 50 mg,每天 2 次。

(3)支持疗法:维生素 C、B 族维生素。进食困难者可输液。

(4)抗生素:继发感染者应用抗生素。

2.局部治疗

(1)含漱:用氯已定、依沙吖啶、苏打液之类或金霉素液含漱。

(2)止痛:1%～2%普鲁卡因液饭前 10 分钟含漱。

(四)护理与预防

(1)保持口腔清洁。

(2)流质、高蛋白饮食。

(3)坚持治疗,以防病情反复。

二、家族性慢性良性天疱疮

家族性慢性良性天疱疮又称 Hailey-Halley 病(HHD),是一种少见的常染色体显性遗传性大疱性皮肤病。该病由 Halley 兄弟于 1939 年首次报道,男女发病率大致相等,70%的患者有家族史。

(一)病因

已有研究表明,家族性良性慢性天疱疮遗传基因定位于 3q21-24,是编码高尔基体钙离子泵的 ATP2C1 基因发生突变所致。ATP2C1 基因 mRNA 在全身各组织都有表达,角质形成细胞表达量最高。

(二)临床表现

本病多于青春期以后发病,病程缓慢,病情较轻,夏季易加重。主要发病部位为颈、腋窝、腹股沟等易摩擦和创伤的部位。初起病损为红斑基础上的局限性小疱，疱壁松弛，易破溃形成糜烂及结痂。非典型表现有水疱、丘疹、脓疱、过度角化和疣状增生等。出汗、摩擦、皮肤感染等外界因素可诱发该病或加重病情。口腔较少出现损害，程度较轻，水疱尼氏征可阳性。

(三)组织病理

组织病理显示表皮内棘层松解，基底层上方裂隙及水疱形成，疱内可见棘刺松解细胞，基底层上呈倒塌砖墙样外观。

(四)治疗

本病治疗目前尚无特效方法，保持局部干燥，避免搔抓、摩擦，注意卫生，勤洗澡有助于减轻病情。大部分局部应用激素和抗生素治疗有一定疗效，严重的患者可考虑口服泼尼松每天 20～40 mg，能有效控制病损的扩展。其他药物如氨苯砜与泼尼松、雷公藤和抗生素联合应用能有效地控制病情。

(五)预后

预后较好。有作者分析了 27 例病史超过 20 年的患者，其中病情逐渐改善、无变化、逐渐加重的例数分别为 17 例、7 例和 3 例。

三、大疱性类天疱疮

大疱性类天疱疮(BP)是一种好发于老年人的大疱性皮肤黏膜病，临床以躯干、四肢出现张力性大疱为特点。常见于 60 岁以上老年人，女性略多于男性。预后一般较好。

(一)病因

目前多认为是一种自身免疫病，取患者大疱周围的皮肤做直接免疫荧光检查，在表皮基膜可见连续细带状免疫荧光沉积，有 IgG，部分为 IgM，少量为 IgA、IgD、IgE。约 1/4 的患者有 C_3 补体沉积。引起基膜带损伤主要是 IgG，它能激活补体。血清间接免疫荧光检查，显示患者血清中有抗基膜自身抗体存在，约 70%为 IgG 阳性。近年来对 BP 抗原研究显示 BP 存在两个分子量不同的抗原即 $BPAg_1$ 和 $BPAg_2$。$BPAg_1$ 的分子量为 230 kD，它位于基底细胞内，是构成半桥粒致密斑桥斑蛋白的主要成分。$BPAg_1$ 基因位于染色体 6Pterql5，基因组序列约 20 kb。$BPAg_2$ 分子量为 180 kD，是一个跨膜蛋白，具有典型胶原纤维结构。$BPAg_2$ 基因位于染色体 10q14.3，基因组序列约 21 kb。

(二)临床表现

好发于老年人，发病缓慢，病程较长，口腔损害较少。据报道 13%～33%有口腔黏膜损害。损害较类天疱疮轻，疱小且数量少，呈粟粒样，较坚实不易破裂。尼氏征阴性。无周缘扩展现象，糜烂面易愈合。除水疱和糜烂外，常有剥脱性龈炎损害，边缘龈、附着龈呈深红色红斑，表面有薄的白膜剥脱，严重时可并发出血。病程迁延反复发作。皮肤损害开始可有瘙痒，继之红斑发疱，疱大小不等，大疱达 1～2 cm，疱丰满含透明液体，不易破裂，病损可局限或泛发，可发生于身体各部位，胸、腹、四肢较多见。尼氏征阴性。一般无明显全身症状。严重者伴发热、乏力、食欲缺乏等症状。病损愈合后，可遗有色素沉着。

(三)病理表现

口腔损害特点为上皮下疱，无棘层松解。结缔组织中有淋巴细胞、浆细胞、组织细胞和散在多形核白细胞浸润。直接免疫荧光检查，在基膜处有免疫荧光抗体沉积。

(四)诊断与鉴别诊断

1.诊断

本病病程缓慢,口腔黏膜损害较少见,且不严重。黏膜水疱较小而不易破裂,疱壁不易揭去,无周缘扩展现象,尼氏征阴性,破溃后较易愈合。皮肤水疱较大而丰满,伴有瘙痒。多发于老年人,但幼儿也可见。病程迁延反复,预后较好。

2.鉴别诊断

(1)天疱疮:见良性黏膜类天疱疮鉴别诊断。

(2)良性黏膜类天疱疮:口腔黏膜发生水疱、充血、糜烂等损害,以牙龈部位最多见,波及边缘龈和附着龈,类似剥脱性龈炎。口腔损害较天疱疮为轻。软腭、悬雍垂、咽腭弓等处黏膜破溃可形成粘连。眼结膜损害较为多见,可形成睑球粘连、睑缘粘连。约1/3的患者可有皮肤损害。组织病理为上皮下疱,无棘层松懈现象。

(3)大疱性表皮松解症:为先天性遗传性疾病,水疱多发生于皮肤、黏膜等易受摩擦的部位。口腔黏膜、颊、腭、舌等部位,可发生水疱和糜烂,因摩擦创伤而发生。

(4)多形性红斑:口腔和皮肤损害常见水疱或大疱发生,唇部病损较为多见,颊、舌、口底也可见到,但很少累及牙龈。病理检查上皮表层多有变性改变,棘细胞层可见液化、坏死,但无棘层松解。并多呈急性发作,以中青年多见。

(五)治疗

本病对类固醇皮质激素治疗反应较好。开始时多用较大剂量泼尼松以控制病情,每天30～60 mg,多数患者病情能够缓解。亦可采用短时间氢化可的松静脉滴注,剂量每天100～300 mg。

有报告用免疫抑制剂、细胞毒药物治疗本病有一定效果。一般多在泼尼松治疗后,待病情缓解,开始合用硫唑嘌呤或单独用硫唑嘌呤,每天150 mg,逐步减至每天50 mg,直至最后停药。亦有泼尼松与环磷酰胺合用的报道。

(六)中医辨证

中医辨证论治基本与天疱疮相同。

四、副肿瘤天疱疮

副肿瘤天疱疮(PNP)1990年由Anhalt首先报道,是一种特殊类型的天疱疮。它与肿瘤伴发,认为是一种独立性疾病。无论在临床上、病理上都有其特殊表现。

(一)病因

目前认为PNP属自身免疫性大疱病。在肿瘤发生时,机体的免疫功能出现异常,从而诱发机体的自身免疫反应。目前已证实PNP有多种抗原物质,其中之一为桥斑蛋白。

(二)临床表现

1.口腔病损

约90%的PNP患者有口腔病损,并可为本病的唯一表现。首发的疱性病损较少见,45%的患者仅表现为口腔广泛糜烂、溃疡,炎性充血,大量渗出物。累及颊、舌、腭、龈等多个部位。疼痛明显,影响进食。此外,PNP患者口腔可具有多种不同的临床表现,如扁平苔藓样病损、多形红斑样、移植物抗宿主样反应等。顽固性口腔炎为其最常见到的临床特征。

2.皮肤损害呈多样性

在四肢的屈侧面和躯干部可出现泛发的紫红色斑丘疹,掌趾大片状紫红斑。此外,在四肢远端可见多形红斑样皮损，在红斑基础上出现水疱或大疱。尼氏征可阳性。伴有不同程度的瘙痒。

3.其他黏膜

眼结膜糜烂、眼周皮肤红斑、外阴部糜烂。此外，患者食管、气管也可糜烂。

4.合并有良性或恶性肿瘤

与PNP有关的肿瘤依次为非霍奇金淋巴瘤、慢性淋巴细胞白血病、Castlcman病、胸腺瘤、分化不良的肉瘤、Waldenstrom巨球蛋白血症、炎性纤维肉瘤、支气管鳞状细胞癌等。如为良性肿瘤，将肿瘤切除后6～18个月，黏膜皮肤病损可完全消退；若为恶性肿瘤，皮肤黏膜病损呈进行性加重，预后不良。

(三)病理

组织病理上同时具有天疱疮及扁平苔藓的特点。可见松解棘细胞，表皮内可见坏死性角质形成细胞为本病的组织病理特点之一。真皮浅层(或固有层)有致密的淋巴细胞及组织细胞浸润。

(四)免疫病理

(1)直接免疫荧光示棘细胞间有IgG沉积。

(2)间接免疫荧光显示患者血清中存有IgG自身抗体。

(3)PNP患者血清抗体与膀胱上皮结合最强，此外还可与呼吸道、小肠及大肠、甲状腺上皮和肾脏、膀胱及肌肉(平滑肌和横纹肌)等多种上皮结合。以大鼠膀胱为底物行间接免疫荧光检查呈强阳性。

(五)诊断

(1)疼痛性黏膜糜烂和多形性皮损。

(2)组织病理示表皮内棘层松解、角质形成细胞坏死等。

(3)直接免疫荧光检查示IgG或补体表皮细胞间沉积或补体沉积于基膜带。

(4)间接免疫荧光检查示皮肤或黏膜上皮细胞间阳性染色，尚可结合于移行上皮。

(5)免疫印迹患者血清能结合250 kD、230 kD、210 kD和190 kD的表皮抗原。

(6)发现相伴的良性或恶性肿瘤。

免疫病理学检查对于副肿瘤性天疱疮的诊断具有重要意义。PNP患者血清抗体与膀胱上皮结合最强，此外还可与呼吸道、小肠及大肠、甲状腺上皮和肾脏、膀胱及肌肉(平滑肌和横纹肌)等多种上皮结合。以大鼠膀胱为底物行间接免疫荧光检查可作为PNP的过筛试验，且可通过滴度的改变监测病情的变化。对怀疑为PNP的患者应作全身体检，如胸部X线片、B超或全身CT以寻找相伴的肿瘤。

(六)治疗

首先应积极治疗原发的肿瘤，或手术切除，或放疗、化学治疗(简称化疗)。皮肤黏膜损害视病情轻重，可给予类固醇皮质激素，一般起始量为40～60 mg/d。

五、瘢痕类天疱疮

瘢痕性类天疱疮又称良性黏膜类天疱疮，是类天疱疮中较常见的一型。以水疱为主要临床表现，口腔与眼结膜等体窍黏膜损害多见。口腔可先于其他部位发生，牙龈为好发部位。严重的眼部损害可影响视力，甚至造成失明。中年或中年以上发病率较高，女性多于男性。

(一)病因

一般认为本病为自身免疫性疾病,用直接免疫荧光法检查患者的组织,在基膜区有带状的IgG和/或 C_3 沉积所致的荧光、ISG常见的亚型:IgG_4。间接免疫荧光法检测患者血清发现有低滴度的自身抗体存在。近年来对瘢痕性类天疱疮抗原的研究显示,其位于基底细胞外半桥粒的下方,致密斑与透明斑的交界处,为一个由二硫键连接的多肽,分子量165~200 kD。

(二)临床表现

主要侵犯口腔黏膜及眼结膜。发病缓慢,病情迁延。口腔黏膜多首先受累,并可长期局限于口腔。2/3患者有眼损害,受侵严重者,可导致瘢痕粘连,甚至致盲。皮肤损害较少见。口腔黏膜主要表现为类似剥脱性龈炎样损害,牙龈为好发部位。局部充血发红水肿,形成2~6 mm的大疱或小疱,与寻常天疱疮不同,疱壁较厚,色灰白透明清亮,触之有韧性感,不易破裂。其次是疱破溃后无周缘扩展现象,疱壁不易揭起,尼氏征阴性。疱多在红斑基础上发生,疱破裂后形成与疱大小相同的红色糜烂面。如继发感染则形成溃疡基底有黄色假膜的化脓性炎症。疼痛较轻,多不影响进食。疱破溃后糜烂面愈合约需两周左右,愈合后常发生瘢痕粘连。严重的病例可在软腭、扁桃体、悬雍垂、舌腭弓、咽腭弓等处造成黏膜粘连,瘢痕畸形。眼部病变可和口腔黏膜损害一起出现。病变开始时较为隐匿,早期可为单侧或双侧的反复性结膜炎,患者自觉有灼热感、异物感。伴有水疱发生,而无破溃。后结膜发生水肿,在睑球结膜之间出现纤维粘连。也可在眼睑边缘相互粘连,可导致睑裂狭窄或睑裂消失,甚至睑内翻,倒睫以至角膜受损、角膜翳斑而影响视力。眼部水疱病损可发生糜烂或溃疡,但较少见。随着病情发展,角膜血管受阻,并被不透明肉芽组织和增殖结缔组织遮盖而使视力丧失。泪管阻塞,泪腺分泌减少。其他孔窍如鼻咽部黏膜、食管黏膜及肛门、尿道、阴道等处黏膜也可发生糜烂炎症。皮肤病损较少见,少数患者皮肤可出现红斑水疱,疱壁厚而不易破裂。破后呈溃疡面,以后结痂愈合,但愈合时间较长,可遗留瘢痕和色素沉着。

(三)病理

1.组织病理

组织病理为上皮下疱,基底细胞变性,致使上皮全层剥离。结缔组织胶原纤维水肿,有大量淋巴细胞、浆细胞及中性粒细胞浸润。

2.细胞病理

用直接免疫荧光法在基膜区荧光抗体阳性,呈翠绿色的基膜荧光带。

(四)诊断与鉴别诊断

1.诊断依据

口腔黏膜反复发生充血、水疱及上皮剥脱糜烂,牙龈为好发部位。疱壁较厚而不易揭去,尼氏征阴性。损害愈合后,常发生瘢痕粘连。眼可发生睑球粘连,皮肤病损较少见。组织病理检查无棘细胞层松解,有上皮下疱。直接免疫荧光检查,在基膜处可见免疫球蛋白抗体。

2.鉴别诊断

(1)天疱疮:早期常在口腔黏膜出现疱性损害,病损发生广泛。疱破后有红色创面而难愈合,疱壁易揭起,有周缘扩展现象,尼氏征阳性。组织病理检查有棘层细胞松解,有上皮内疱。细胞学涂片检查可见棘层松解细胞,即天疱疮细胞。免疫荧光检查可见抗细胞间抗体阳性,呈鱼网状翠绿色的荧光带。

(2)扁平苔藓:有疱性损害或糜烂型扁平苔藓,尤其是发生于牙龈部位的扁平苔藓,与良性黏膜类天疱疮相似。应仔细观察有无扁平苔藓病损的灰白色角化斑纹。必要时应借助组织病理检查。扁平苔藓上皮基底层液化变性，胞核液化，细胞水肿，基膜结构改变。而良性黏膜类天疱疮，为上皮下疱，上皮本身完好，基底层通常完整，变性较少。在扁平苔藓有时在固有层可见嗜酸染色小体(胶样小体)。

(3)大疱性类天疱疮：是少见的慢性皮肤黏膜疱性疾病，病程较长。口腔黏膜损害约占 1/3 病例，疱小而少，不易破溃，症状轻，多不影响进食。尼氏征阴性。本病多发生于老人，皮肤出现大小水疱，不易破裂，预后留有色素沉着。常伴有瘙痒症状。预后较好，可自行缓解(表 6-1)。

表 6-1 三种大疱类疾病症状对比表

鉴别要点	寻常性天疱疮	大疱性类天疱疮	良性黏膜类天疱疮
性别	男性较多见	女性略多于男性	女性较多见好发
年龄	中老年多发，40 岁以上多见	老年多见，60 岁以上为多	以老年为多
水疱	较小，疱壁松弛而薄，易破裂	疱较大丰满，疱壁紧张不易破裂	小疱或大疱，疱壁较厚不易破裂，疱液清亮
好发部位	黏膜多发可见于任何部位，口腔受损可达 100%且严重、常先发于皮肤损害以头、躯干为多	口腔损害较少见约占 1/3，且较轻。皮肤损害较多见，躯干好发	口腔牙龈好发，似剥脱性龈炎，眼结膜易被累及，黏膜损害易发生瘢痕粘连，约 1/3 有皮肤损害发于胸、腋下、四肢屈侧
尼氏征	阳性，有周缘扩展，不易愈合	阴性，多无周缘扩展，易愈合	阴性，无周缘扩展，愈合较慢
组织病理	上皮内疱，有棘层松解	上皮内疱，无棘层松解	上皮内疱，无棘层松解
免疫荧光	抗细胞间抗体阳性，呈鱼网状翠绿色荧光带	基膜有免疫荧光带状抗体	基膜抗体阳性呈翠绿色荧光带
全身状况	可伴有发热、感染，逐渐衰弱	一般较好，可有或无全身不适	良好
预后	不良	较好	好

(五)治疗

本病无特效疗法，主要采取支持疗法，保持口腔、眼等部位清洁，防止继发感染和并发症。对于病情严重患者，全身应用皮质类固醇治疗有时能收到效果。但病损只限于口腔黏膜时，则应避免全身使用皮质激素，因长期大量应用会对全身造成不良影响，并且效果也常不理想。因此常以局部应用为主，如泼尼松龙、曲安奈得、倍他米松、地塞米松等局部注射或外用。局部也可涂养阴生肌散、溃疡散等。同时应用 0.12%氯已定溶液、0.1%依沙吖啶溶液含漱，以保持口腔卫生和减少炎症。

(六)中医辨证

中医辨证本病为肝肾阴虚、湿热内蕴。治宜滋补肝肾，清热祛湿，健脾解毒。方药如杞菊地黄汤、五苓散、二妙丸等加减。

(文　娜)

第四节 口腔黏膜斑纹类疾病

一、口腔白斑病

(一)病因

不完全明了,可能与吸烟、白色念珠菌感染、缺铁性贫血、维生素 B_{12} 和叶酸缺乏有关。

(二)诊断要点

1.发病特点

(1)口腔黏膜上出现白色角化斑块。

(2)中年以上男性吸烟者易发病。

2.损害特征

(1)斑块状:为白或灰白色的较硬的均质斑块,表面粗糙稍隆起。

(2)皱纸状:多见于口底或舌腹,表面高低起伏似白色皱纹纸,基底柔软,粗糙感明显。

(3)颗粒状:充血的黏膜上有散在分布的乳白色颗粒,高出黏膜面。

(4)疣状:白色斑块或乳白色颗粒上有溃疡或糜烂,触诊微硬,溃后发生疼痛。

(5)组织学检查:见上皮单纯性或异常增生。

(三)治疗

(1)0.3%维 A 酸软膏局部涂布。

(2)维生素 A 5 万 U,口服,每天 3 次。维生素 E 10~100 mg,口服,每天 3 次。必要时服用制霉菌素。

(3)手术:重度上皮异常增生,保守治疗 3 个月无好转者,应施行手术切除。

(四)护理与预防

(1)保持口腔清洁卫生。

(2)去除刺激因素,戒烟。

(3)术后定期随访观察。

二、口腔扁平苔藓

本病是一种皮肤黏膜慢性表浅性非感染性炎症疾病,临床多见。可在口腔黏膜或皮肤单独发生,也可同时罹患。

(一)病因

病因尚不明确,可能与精神神经功能失调、内分泌变化、免疫功能异常、局部不良刺激以及感染、微量元素缺乏等有关。

(二)诊断要点

(1)多见于中年以上的妇女。

(2)口腔黏膜任何部位均可发生,但以颊黏膜多见,亦可见于舌、牙龈、上腭、口底黏膜等处。

(3)病损是由白色小丘疹组成的线纹,并互相交织成线条状、网状、环状、斑块状等,多呈对称性。

(4)周围黏膜正常或见充血、糜烂、水疱等，一般无自觉症状，若有糜烂则灼痛。发生在舌背处，病损多表现为白色斑块状，表面光滑；在牙龈则见附着龈水肿、充血，上皮剥脱。

(5)活检可见扁平苔藓组织病理相。

(三)鉴别诊断

应注意与白斑、盘状红斑狼疮鉴别。

(四)治疗

1.全身治疗

(1)维生素：B族维生素、维生素E、谷维素等。

(2)免疫调节剂：①左旋咪唑50 mg，口服，每天3次。每周服3天，2个月为1个疗程，应用时注意粒细胞及肝功能的检查。②转移因子2 mL，皮下注射，每天1次，20次1个疗程。③磷酸氯喹0.25～0.50 g，每天1次，2～4周1个疗程。

2.局部治疗

(1)清洁口腔：用0.1%依沙吖啶、0.05%氯己定液含漱。

(2)局部用醋酸地塞米松2 mg或5 mg，或醋酸泼尼松龙混悬液25 mg/mL或15 mg/mL，加2%普鲁卡因溶液1～2 mL行基底封闭，3～7天1次，有助于溃疡愈合。

(五)护理与预防

(1)注意口腔卫生。

(2)忌烟、酒、辛辣等刺激之物。

(3)去除口内不良刺激。

三、盘状红斑狼疮

本病属非特异性结缔组织疾病，以头面部皮肤、口腔黏膜红斑病损为主，可伴其他症状。

(一)病因

病因不十分清楚，一般认为与感染、过度的日光照射、遗传因素、自身免疫、精神创伤等因素有关。

(二)诊断要点

(1)病程较长，青年女性多见。

(2)病损多见于下唇唇红部。早期为暗红色丘疹或斑块界限清楚。病情发展，损害扩大，呈桃红色，向唇周皮肤蔓延。唇红部损害最易发生糜烂，常有黑色结痂或灰褐色脓痂覆盖，周围可有色素沉着或脱色。

(3)口腔内侧黏膜损害好发于颊、舌、腭等部位，糜烂基底柔软，边缘为白色围线。

(4)发生在颧部或鼻旁蝶形损害，多为对称性，呈棕黄色或桃红色丘疹与红斑，表面粗糙，上覆角质栓或鳞屑。

(5)活检、直接免疫荧光检查有助于诊断。

(三)鉴别诊断

注意与多形性红斑、天疱疮区别。天疱疮者病损限于口腔黏膜，发生较广泛，疱性损害，活检可帮助鉴别。

(四)治疗

1.局部治疗

应用激素软膏外涂,如氟轻松软膏、地塞米松、氢化可的松等软膏。也可于病损基底处注射地塞米松 2 mL 或泼尼松混悬液。每周 1 次。

2.全身治疗

常用抗疟药磷酸氯喹,开始剂量每次 0.125～0.250 g,口服,每天 2 次。一周后改为每天 1 次,可连服 4～6 周。症状明显好转后,逐渐减至最小维持量,每周 0.25～0.50 g 以控制病情。治疗期间定期复查血象,白细胞低于 4×10^9/L 时应予停药。如病损较广泛其他治疗无效时,可考虑使用小剂量皮质激素,如强的松每天 15～20 mg。

(五)护理与预防

(1)应向患者解释本病属良性过程,预后与系统性红斑狼疮不同,以减少其精神负担和心理压力。

(2)注意避免各种诱发因素,避免日光直接照射。

(3)饮食宜清淡。

四、口腔红斑

(一)概述

口腔红斑是指口腔黏膜上出现的鲜红色天鹅绒样改变,是癌前病变。

1.病因

腔红斑病因不明。

2.临床表现

(1)均质型:病变较软,鲜红色,表面光滑,无颗粒。表层无角化,红色光亮,状似“无皮”。损害平伏或微隆起,边缘清楚,范围常为黄豆或蚕豆大。红斑区内也可包含外观正常的黏膜。

(2)间杂型:红斑的基底上有散在的白色斑点,临床上见到红白相间,类似扁平苔藓。

(3)颗粒型:在天鹅绒样区域内或外周可见散在的点状或斑块状白色角化区(此型也即颗粒型白斑),稍高于黏膜表面,有颗粒样微小的结节,似桑葚状或似颗粒肉芽状表面,微小结节为红色或白色。这一型往往是原位癌或早期鳞癌。

3.诊断

组织病理学检查即可确诊。

(二)治疗

一旦确诊,应立即做根治术。

五、口腔黏膜下纤维化

(一)概述

口腔黏膜下纤维化或口腔黏膜下纤维变性是一种慢性进行性疾病。

1.病因

不明,可能与下列因素有关:①咀嚼槟榔。②食用辣椒。③维生素缺乏、免疫力低下。

2.临床表现

有灼痛、疼痛及舌、唇麻木,口干等自觉症状。严重时张口受限,吞咽困难。初为起小水疱→溃疡→形成瘢痕。①软腭苍白或白色斑块，条索状形成，软腭缩短。②两颊黏膜灰白色，形成斑块状。③舌背及舌缘苍白，舌前伸受限，光滑舌。④唇黏膜苍白，扪及纤维条索。

3.诊断

根据生活史及口腔黏膜发白、条索状瘢痕等特征诊断。

(二)治疗

1.维 A 酸

有 13-顺式维 A 酸、芳香维 A 酸类药物等可使用，以减轻症状。

2.手术

切断纤维条索，创面植皮，适用于严重张口受限者。

3.免疫制剂

雷公藤多苷片 10 mg，每天 3 次，口服。

4.维生素 E

维生素 E 每次 100 mg，每天 2 次，口服。

5.中药

活血化瘀，主药用当归、丹参、红花、川芎、赤芍药等。

6.去除致病因素

戒除嚼槟榔习惯，避免辛辣食物。

六、口腔白色角化病

(一)概述

1.病因

黏膜长期受到明显的机械性或化学性刺激。

2.临床表现

灰白色、浅白或乳白色、边界不清的斑块。可发生于口腔黏膜任何部位，以唇、颊、舌多见。病损不高出于黏膜，柔软而无任何症状。烟碱性白色角化病(烟碱性口炎)，上腭因吸烟呈灰白色或浅白色损害，其间有腭腺开口而呈小红点状。

3.诊断与鉴别诊断

去除刺激因素后病变消失，病理变化为上皮过度角化或部分不全角化。应与白色水肿、颊白线、灼伤鉴别。

(二)治疗

主要去除局部刺激因素，角化严重者局部可用维 A 酸涂布。

(文　娜)

第五节　口腔黏膜变态反应性疾病

一、多形性红斑

本病为黏膜与皮肤急性渗出性炎症病变。病损以多形性红斑、丘疹、水疱、糜烂、结痂等多种形式出现。多见于青少年。病因复杂，以变态反应为多见，有一定自限性。

(一)病因

一般认为与变态反应因素有关。发病前常有服药史，或食用异性蛋白、接触化妆品等。与季节气候因素、寒冷、灰尘、日光或微生物感染、精神情绪应激反应等亦有关。

(二)诊断要点

(1)口腔黏膜表现为红斑、水疱，破溃后常融合成片状表浅糜烂，形状不规则，疼痛明显。可伴唇部水泡渗出、结痂或脓痂。

(2)皮肤可有散在丘疹、红斑、水疱，对称性分布于颜面、耳郭、四肢与躯干等部位。典型红斑呈虹膜样(在红斑中心发生水疱而状似虹膜)或环状(在红斑边缘部分发生水疱而似环状)。

(3)发病急骤，病程短，可以复发。

(三)鉴别诊断

应注意与药物过敏性口炎、白塞综合征、天疱疮、疱疹性龈口炎等鉴别。

(四)治疗

1.全身治疗

(1)抗组织胺类药物，用苯海拉明、氯苯那敏、阿司咪唑之类，可配合10%葡萄糖酸钙加维生素C静脉注射。

(2)皮质激素：病重者，用泼尼松30 mg，口服，每天一次，3～5天后减量至5 mg，每天一次。或静脉滴注氢化可的松。

(3)支持治疗：给予多种维生素。必要时给予输液。

2.局部治疗

(1)消炎止痛：用雷弗奴尔、氯已定或多贝氏液及1%～2%普鲁卡因含漱。

(2)皮肤病损可用5%硫黄炉甘石洗剂。

(五)护理与预防

(1)保持口腔卫生。

(2)避免和停止可能引起变态反应的药物及食物。

二、药物性口炎

本病属Ⅳ型变态反应性疾病，病损可单独或同时见于口腔与皮肤。若有口腔病损者，根据病因不同又称接触性口炎或药物性口炎。

(一)病因

由于口腔黏膜反复接触某种物质，如托牙材料、食物、银汞合金、牙膏、唇膏等所致；或使用某些药物，如磺胺类、巴比妥类、抗生素类、镇静剂等发生变态反应所致。

(二)诊断要点

(1)有明显的病因接触史。

(2)接触性口炎潜伏期≤2天。口腔黏膜充血水肿，出现水疱，糜烂渗出，上覆假膜，局部灼热疼痛。

(3)药物性口炎潜伏期初次发作稍长，随着反复发作可缩短至数小时或数分钟。口腔黏膜灼热发胀或发痒，充血水肿，渗出糜烂甚至坏死。也可合并全身皮肤损害或限局固定性色素斑即固定性药疹。

（三）治疗

1.局部治疗

（1）消炎含漱剂：氯己定、口泰、雷弗奴尔等溶液含漱。

（2）止痛：0.5%～1.0%普鲁卡因液，于饭前10分钟含漱。

2.全身治疗

（1）抗组织胺类药物：口服苯海拉明、氯苯那敏、阿司咪唑之类。

（2）10%葡萄糖酸溶液钙20 mL加维生素C 1 g，静脉注射，每天1次。

（3）病情严重者可酌情使用泼尼松、地塞米松等皮质激素。

（4）给予大量维生素C。

（四）护理与预防

（1）保持口腔卫生，防止继发感染。

（2）及时去除和避免变应原因。

三、血管神经性水肿

（一）病因

血管神经性水肿属Ⅰ型变态反应。引起变态反应的物质如食物、药物、寒冷、情绪、感染、外伤等。

（二）诊断要点

（1）好发于口唇周围的疏松组织，上唇多于下唇。

（2）肿胀发展迅速，一般在10分钟内已明显，水肿区光亮潮红或接近正常色泽。

（3）局部有灼热，瘙痒感。触诊微硬而有弹性，无压痛。

（三）治疗

（1）寻找变应原，并停止接触。

（2）抗组织胺类药物，如苯海拉明、氯苯那敏、阿司咪唑等。必要时使用皮质类固醇。

（3）局部涂用炉甘石洗剂止痒。

四、接触性口炎

（一）概述

过敏性接触性口炎是过敏体质者于局部接触药物后，发生变态反应引起的一种炎症性疾病。

1.病因

迟发型变态反应。

2.临床表现

接触部位轻者黏膜肿胀发红或形成红斑；重者糜烂和溃疡，甚至坏死。在接触区外，也可向邻近组织扩张。

3.诊断

根据病史及发现局部变应原，除去病因后症状很快消失。

（二）治疗

除去变应原，药物治疗见过敏性口炎。

（文　娜）

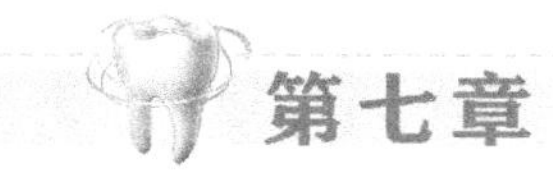

第七章

口腔颌面部感染

第一节　智齿冠周炎

智齿冠周炎是发生在阻生智齿牙冠周围软组织的化脓性炎症。多发生在18～25岁，智齿萌出期的年轻人。下颌比上颌的多见。

一、病因

智齿是全口牙中萌出最晚的牙，常因空间不足，多被阻生或位置不正，尤其是下颌智齿更多阻生。此时，智齿牙冠被一层软组织龈瓣所覆盖，龈瓣和牙冠之间形成一个间隙盲袋。这盲袋是窝藏食物残渣、渗出物及细菌的天然场所。在人体抵抗力强、智齿冠周软组织健康的情况下，常驻盲袋内的细菌与人体相安共处。然而，当人体抵抗力下降，或局部龈瓣受创伤，或细菌毒力增强时，就会发生冠周炎。致病菌多为葡萄球菌、链球菌及其他口腔细菌，特别是厌氧菌。发病的诱因可以是感冒、上呼吸道感染、过度油腻食物、便秘、过度劳累、月经期及上颌智齿下垂咬伤对口牙龈等因素，都可降低机体抵抗力而导致冠周炎的发生。

二、临床表现

智齿冠周炎可有急性期和慢性期。

(一)急性期

根据其炎症的范围和严重程度又可分为轻、重两型，更便于认识和处理。

1.轻型

全身症状较轻或不明显。龈瓣有局限性红肿和疼痛。盲袋可有少量渗出。有轻度咀嚼触痛及吞咽痛但无明显的开口困难。

2.重型

症状严重，炎症范围较广。全身有发冷发热、倦怠、尿黄、便秘、脉快、白细胞计数增多及肿大。局部冠周软组织红肿和压痛的范围广泛，可达全磨牙后区、颊侧前庭沟和舌侧沟。伴有面颊部的充血和水肿、吞咽疼痛及开口受限。一般认为炎症刺激磨牙后区的咽上缩肌和颞肌附着是引起吞咽疼痛及开口困难的最早原因。本型常有严重的并发症。

(二)慢性期

可以是原发的,也可以是急性期后迁延所致。这时,全身症状及局部红肿基本消退,但局部软组织较硬、盲袋有渗出物,颊部黏膜或皮肤可有瘘管,可有轻度开口受限。下颌下淋巴结有时肿大。如果不除去智齿和盲袋,炎症常会急性发作。反复发作,易导致感染的扩散。

三、并发症

智齿冠周炎的扩散可引起严重的颌周间隙感染、颌骨骨髓炎及全身败血症。感染的局部扩散途径如下:向颊侧前方的颊肌内侧黏膜下扩散,形成下颌前庭沟脓肿或瘘管,因多位于下第1、2磨牙处,故要与其牙槽脓肿鉴别。后者应有牙髓及根尖的病变,而冠周炎的扩散则没有。智齿冠周脓肿若穿出颊肌,可形成颊部皮下脓肿及颊皮肤瘘,位于咬肌前下角处。脓液若向后外方扩散,可形成咬肌间隙感染。向后内方扩散,可发生翼下颌间隙、颞下间隙、咽旁间隙等感染。脓液向内侧扩散,会出现咽峡前、舌下间隙感染。再向下方扩散时,则发生下颌下间隙及口底蜂窝织炎。感染还可侵犯颌骨,引起颌骨骨髓炎。

四、诊断

发现有阻生智齿及其周围软组织的红肿疼痛,不难诊断为智齿冠周炎。冠周炎的面颊部水肿充血,要和咬肌间隙、颊部感染等鉴别。智齿冠周炎的颊面部肿胀为反应性水肿,软而触痛不显,而后两处的间隙感染为炎症浸润、硬、触痛明显,有可凹性水肿。磨牙后区的恶性肿物也有肿块、疼痛与开口困难。依照病史、X线检查及病理切片检查可作鉴别。

五、治疗

(一)急性期

1.全身疗法

轻型者可口服磺胺类药加增效剂、土霉素、螺旋霉素等;也可服用中草药,如风寒感冒引起者服银翘解毒丸,胃火便秘者服牛黄解毒丸。重型者可应用青霉素肌内注射。同时注意休息、流食及补充维生素C等支持疗法。

2.局部疗法

常用1∶5 000高锰酸钾液或1%过氧化氢液,以钝细针头伸入盲袋冲洗脓液、细菌及食物残渣,然后将浓碘甘油或冰硼散或樟脑酚细棉捻置入盲袋,每天1次,有消炎止痛的作用。同时,用0.05%氯己定液含漱,一天3次,有促进血循环和清洁杀菌的作用。针灸、理疗有消炎、止痛及缓解开口困难的作用。

3.手术疗法

(1)脓肿切开引流。脓肿形成和切开的指征:局部有红肿、压痛、变软及波动感;全身有发热、白细胞增多,为期已3～5天。智齿冠周脓肿的切开部位有3处:①垂直阻生齿的𬌗面处脓肿,应作近远中向的龈瓣切开,达𬌗面,再用镊子作颊、舌向盲袋分离,放出脓栓、冲洗、放橡皮条引流。②智齿颊侧骨膜下脓肿,应作近远中向切开达骨面,冲洗,放引流条。③智齿舌侧脓肿,只应近远中向切开黏膜,即改用止血钳钝性分离到脓腔,以免损伤舌神经。有开口困难者,可先选用高位局部麻醉,松弛咀嚼肌,再行冠周脓肿切开。

(2)拔除上颌智齿:如果上颌智齿下垂并咬在对颌冠周软组织上,使炎症长期不消退者,应及早先拔除上颌智齿。

(3)关于急性炎症期是否拔除智齿的争论：由于阻生智齿拔除术较复杂，创伤大，位置又较后，炎症期开口困难和有感染扩散的危险，所以一般主张待急性炎症消退后，及早拔除病源牙。但也有不少人报道，对于那些炎症早期、轻型、垂直位阻生和全身情况较好的阻生齿，在抗生素的治疗下，早期拔除阻生智齿，有利引流和消炎，缩短疗程。对于开口困难者，还可在高位封闭麻醉下强行开口，进行拔牙。尽管这种有条件的手术能发挥一定的作用，但还是应慎重对待，以防引起严重的并发症。

(二)慢性期

1.龈瓣切除术

切除龈瓣的目的是消灭窝藏细菌的盲袋。方法是梭形切除包在牙冠周围的龈瓣，以完全暴露牙冠为止，然后缝合或填塞碘仿纱布条。但是此法术后龈瓣复生者很多，所以要严格掌握手术的适应证。只有在正位智齿，有对𬌗牙，在第 2 磨牙到下颌升支前缘之间。

2.阻生智齿的拔除

阻生智齿的拔除是根治智齿冠周炎的主要手段。应及早拔除那些曾有症状的阻生智齿，预防冠周炎的复发。

(文　娜)

第二节　颌面部间隙感染

颌面部间隙感染是指发生在颌骨、肌肉、筋膜、皮肤之间的疏松结缔组织的急性化脓性炎症。炎症弥散性者称为蜂窝织炎，局限性者称为脓肿。

一、临床表现及诊断

颌面部间隙感染的临床表现及诊断有以下一些特点。

(一)发病之初

常有原发病的病史，应仔细查问。如牙根尖炎、牙周炎、智齿冠周炎、颌骨骨髓炎、淋巴结炎、唾液腺导管结石、唾液腺炎、扁桃体炎、上呼吸道感染、鼻窦炎、皮肤疖痈、眼耳鼻等感染，颌面部外伤、注射和手术等，都可以带进细菌，引起颌面部间隙感染。

(二)全身症状

症状明显，有发冷发热、白细胞计数增高、血沉加快、全身不适、局部淋巴结肿大等。

(三)局部症状

炎症区红肿高突、发硬，皮肤紧，捏不起皱褶、有压痛和凹陷性水肿。这些症状是炎症细胞浸润、渗出和淋巴回流障碍的结果。在炎症区的四周则是反应性水肿区，较软、皮肤可捏起皱褶、无压痛。

(四)脓肿的诊断与切开引流的指征

脓肿时中心液化变软。表浅的脓肿，可在皮肤或黏膜侧见到红肿，扪之压痛、变软和波动感。但深部脓肿，常因被肌肉、筋膜所隔，扪之发硬而无波动感。这时脓肿的诊断要依据：发病已 4～

5 天，体温和白细胞计数仍高，有跳痛，局部红肿、压痛和可凹性水肿明显，表示其深部有脓液聚积，应作穿刺抽脓诊断。穿刺有脓时应常规作细菌培养及药物敏感试验，并作脓肿切开引流。

（五）并发症的判断

颌面部间隙感染常有严重的全身和局部并发症，应及时诊断和处理，否则危及生命。

（六）原发病灶的诊断

除了仔细询问病史，还要做深入的检查，包括一些特殊检查，如 X 线检查等。发现和去除病源才能根治间隙感染。

颌面部有许多肌肉，可分成许多个肌肉筋膜间隙。脓液可以局限在某一个间隙内，但也可以互相扩散，形成多间隙的感染。

二、上唇基底脓肿

（一）局部解剖

位于鼻孔下方，上唇基底部、双侧鼻唇沟之间。内含口轮匝肌。

（二）感染来源

由上前牙根尖炎及上唇痈扩散来。

（三）临床特点

上唇基底部的皮肤及前庭沟有明显的红肿、压痛和波动感。邻近的眶下区可有反应性水肿。病源牙可有叩痛。感染会向眶下间隙扩散。

（四）脓肿切开

多采取口内前庭沟处切开引流。消炎后处理病源牙。

三、眶下间隙感染

（一）局部解剖

眶下间隙上界眶下缘，下界上牙槽嵴，内界鼻外侧，外界颧骨，表面是皮肤，底面是上颌骨前壁。内容有疏松结缔组织、脂肪、提上唇肌、颧肌、提口角肌、面静脉、面动脉、眶下血管、神经及淋巴结等。

（二）感染来源

感染多来自上颌尖牙、前磨牙的感染和上唇基底脓肿的扩散。偶见上颌窦炎穿破前壁引起本间隙感染。婴幼儿上颌骨骨髓炎常伴有眶下间隙蜂窝织炎。

（三）临床特点

轻者上颌尖牙凹处皮肤及前庭沟处红肿、压痛、有波动感。重者全眶下区皮肤及口腔前庭沟处红肿、压痛及波动感。邻近眶下区的下眼睑、鼻侧、上唇及颊部出现反应性水肿，眼睛不能睁开，唇颊活动受限。

（四）感染的扩散

可向上唇、眶内、颊部等处扩散。严重者会沿内眦静脉扩散引起化脓性海绵窦血栓性静脉炎。

（五）脓肿切开

多采用口内切口，在上颌单尖牙、前磨牙的前庭沟处作平行于牙列的横切口，切开黏膜。插入大弯止血钳，达到脓腔处，张大钳喙，扩腔放出脓液，冲洗脓腔，并置入橡皮引流条。隔天换药。

四、颊部感染

(一)局部解剖及感染来源

颊部的境界其皮肤侧是上界颧骨、下界下颌骨下缘、前界鼻唇沟、后界咬肌前缘;其黏膜侧是前到口角,后达翼下颌皱襞,上、下界为口腔前庭沟;颊部的外侧壁是颊皮肤,内侧面是颊黏膜。

颊部以颊肌和咬肌为界,又可分成两个区域。

1.颊肌外侧后部间隙

此间隙位于颊肌和咬肌之间,后界翼下颌韧带、翼内肌前缘和下颌支前缘,前界咬肌前缘并前通颊肌外侧的前部皮下组织。Thoma 等称此处为颊间隙。此间隙充满颊脂体与疏松组织并向上伸入颞下间隙。此间隙感染多来自下颌智齿冠周炎、或上颌磨牙的感染、或咬肌间隙和颞下间隙感染的扩散。

2.颊肌外侧前部皮下组织

此区域的范围就是颊部皮肤的范围,是咬肌前方的颊肌外侧皮下组织。内含颊脂体、疏松结缔组织及一些重要的神经、血管、导管和淋巴结。即自上而下横行排列有:面神经颧支、上颊支,腮腺导管,面神经下颊支、下颌缘支及颊长神经;还有面静脉和面动脉斜行通过上述神经的深方;以及颊、颌上两组淋巴结。此区的蜂窝织炎多来自颊部的淋巴结炎的扩散,也可以是上、下颌磨牙,皮肤疖肿及邻近间隙感染的扩散。

(二)临床特点

由于脓肿所在区域和感染来源的不同,临床表现也有些差异。

当脓肿位于颊部黏膜下层时,口腔黏膜侧的红肿、压痛、波动感明显,这时颊部皮肤侧只有相应的水肿反应;但是,脓肿位于颊部皮下区时,颊部皮肤的红肿、压痛,甚至波动感就很明显了。另外,颊前部的感染虽可有一些开口困难,而颊后部的感染就会引起较重的开口困难。还有,不同感染源引起的颊部脓肿部位也各有特点,如下颌智齿冠周炎最易引起下颌第 1、第 2 磨牙的颊侧前庭沟脓肿和颊肌咬肌之间的脓肿,并出现咬肌前下角处皮下脓肿或皮瘘。因上颌牙感染的扩散所致的脓肿先发生在颊部上半部分。颊淋巴结炎的扩散通常开始在颊中、下部的皮下区。

(三)感染的扩散

可向周围的咬肌间隙、颞间隙和颞下、翼下颌、下颌下等间隙扩散。

(四)脓肿切开

按美观要求,颊间隙脓肿尽可能从口内颊黏膜切开引流。应在颊黏膜的下方,做平行于牙列的横切口,长 2~3 cm。因为低位切口有利于脓液的引流和不损伤腮腺导管。切开黏膜后,用弯止血钳插入黏膜下的脓腔引流。当颊部皮下脓肿时,止血钳还须分开颊肌后才能进入脓腔。

颊部皮下脓肿较广泛或较表浅时,可选用皮肤下颌下切口,于下颌下缘下 1.5 cm 处,平行于下颌下缘做 2~3 cm 长的皮肤切口,用大弯止血钳从皮下由下而上越过下颌下缘,进入颊间隙,扩腔排脓,冲洗,置入凡士林纱布条。隔天换药。

五、咬肌间隙感染

(一)局部解剖

咬肌间隙为咬肌与下颌支之间的潜在间隙,上界颧弓,下界下颌角及下颌下缘,前为咬肌前缘,后为腮腺。内含疏松结缔组织、咬肌血管和神经。

(二)感染来源

多来自下颌智齿冠周炎或下颌磨牙感染的扩散。此外,下颌骨骨髓炎常并发此处感染,邻近间隙的感染也可扩散到此。

(三)临床特点

咬肌区有明显的红肿和压痛,并伴有严重的开口困难。红肿常以下颌角为中心,也有的因咬肌在下颌支的附近较高,而肿胀的中心也高些。此间隙脓肿因被强大的咬肌和筋膜所覆盖,所以扪不到波动,而有明显的凹陷性水肿,应做穿刺抽脓来确定诊断。有时,日久不能排脓,会并发下颌骨骨髓炎。

(四)感染扩散

咬肌间隙感染可向颞间隙、颊间隙、腮腺区及翼下颌、颞下间隙扩散,还会侵犯下颌支。

(五)脓肿切开

多采用下颌角下的皮肤切口。在下颌角下 1.5 cm 处,做4～5 cm长的平行于下颌角的皮肤切口。切开皮肤、皮下及颈阔肌,用大弯止血钳,贴着下颌支外侧面,穿过咬肌,插入脓腔,扩腔引流。为了使脓液引流通畅,也常切开咬肌的下颌支附着。同时,应探查下颌支是否有骨皮质的粗糙或破坏。最后冲洗脓腔并置入凡士林纱布条。隔天换药。

口内切口是沿下颌支前缘,切开黏膜及颊肌,止血钳插进咬肌间隙,引流脓液。但因此处并非咬肌间隙的最低处,引流不够理想,故本法不常用。

六、翼下颌间隙感染

(一)局部解剖

本间隙位于翼内肌和下颌支之间,上界为翼外肌下缘并直接上通颞下间隙,下界下颌角及下颌下缘,前界翼下颌韧带,后界腮腺。内容除疏松结缔组织外,有下牙槽神经和血管、舌神经、下颌舌骨肌神经和血管。

(二)感染来源

本间隙感染常来自下颌智齿冠周炎及下颌磨牙感染的扩散。下颌传导麻醉、下颌智齿摘除术及其断根被冲入翼下颌间隙,都会带入细菌。还有邻近间隙感染会扩散到此。

(三)临床特点

此间隙感染位于下颌支的深面,炎症早期面部的红肿不明显,故难以诊断。但是,患者会有面侧深区的疼痛,并放散到耳颞部,还有渐进性开口困难和全身发冷发热、白细胞计数增高等表现。检查时可发现此间隙的前界翼下颌皱襞处黏膜红肿和压痛,在下颌角内侧及后方的皮肤有肿胀及深处压痛。穿刺抽脓可协助诊断。

(四)感染扩散

翼下颌间隙感染会扩散到颞下和颞间隙、咽旁间隙、腮腺区、舌下及下颌下间隙。有时可侵犯下颌支内侧骨质。

(五)脓肿切开

此间隙脓肿可从口内切开。沿翼下颌皱襞外侧,垂直切开黏膜及颊肌,用长弯止血钳向下颌支内侧插入翼下颌间隙,扩腔引流脓液。对于严重的翼下颌间隙感染,应做口外皮肤切口。切口的部位与咬肌间隙的下颌下皮肤切口相同,只是到达下颌角后,却沿下颌支内侧,用止血钳分开翼内肌,插进翼下颌间隙,扩腔引流。

七、颞下间隙感染

(一)局部解剖

颞下间隙位于面侧深区，面部各间隙的中央部位，上界为颞骨的颞下嵴并上通颞深间隙，下界为翼外肌的下缘并向下直通翼下颌间隙，前界为上颌骨后壁，后界为茎突及其诸肌，外界为颧骨颧弓及喙突和髁突，内界为翼外板。间隙内含翼静脉丛、上颌动脉和静脉及其分支、三叉神经下颌支及其各分支、上牙槽后神经等。

(二)感染来源

常见的感染源是上颌磨牙的感染，也有上颌结节麻醉或翼外肌封闭时带进的感染，还有邻近间隙感染扩散而来。

(三)临床特点

感染深在，早期炎症时面部红肿可不明显，但出现面侧深部的疼痛和开口受限、全身发热、白细胞计数增高的症状。检查时，可见上颌结节处的前庭沟红肿和压痛。随后，此间隙四周的面部可出现肿胀，如乙状切迹、颧弓上方及眶下区的肿胀。常伴有其下方的翼下颌间隙的感染。

(四)感染扩散

感染向上扩散到颞深间隙，可通过卵圆孔和棘孔进入颅内。感染向前进入眼眶、颊间隙，向下直达翼下颌间隙，向内扩散到翼腭窝和咽旁间隙，向后扩散到腮腺，向外到咬肌间隙或侵犯髁突。通过翼静脉丛引起颅内感染。

(五)脓肿切开

本间隙脓肿常做口内切口，在上颌结节的前庭沟处，红肿和压痛最明显的部位，做平行于牙槽嵴的黏膜切口，弯钳插入颞下间隙，扩腔引流脓液。如果合并翼下颌间隙感染时，最佳引流切口还是下颌角下方的皮肤切口。

八、颞间隙感染

(一)局部解剖

颞间隙是颞肌所在的部位，颞肌又将颞间隙分为两部分：颞肌与浅面的筋膜之间为颞浅间隙，与咬肌间隙相通；颞肌与深面的颞骨鳞部之间是颞深间隙，与颞下间隙相通。

(二)感染来源

本间隙感染多由邻近间隙的感染扩散而来，如咬肌间隙和颞下间隙的感染。

(三)临床特点

本间隙感染时，颞区皮肤红肿、压痛并有凹陷性水肿，周围的反应性水肿可达眼眶、额、顶、枕及颧部，还有明显的开口困难。

(四)感染扩散

颞间隙感染可向四周扩散，如额、顶、枕、颧部。颞深间隙脓肿可侵犯颞骨鳞部，导致颞骨骨髓炎及脑膜炎。

(五)脓肿切开

对于局限性的脓肿及颞浅间隙的感染，可做平行于颞肌纤维的直线切口，切开皮肤、皮下及颞浅膜，用止血钳钝剥离到脓腔，放出脓液。对于广泛的脓肿或深间隙脓肿，应在颞肌附着的边缘处做弧形切口或颞肌后缘做切口，切开颞肌根部，做脓腔引流。

九、咽旁间隙感染

(一)局部解剖

咽旁间隙位于咽上缩肌与翼内肌、腮腺之间，上达颅底，下到舌骨水平，后界椎前筋膜，前界翼下颌韧带、颊肌和下颌下腺。茎突及其附着的诸肌又将咽旁间隙分成前、后两部分：咽旁前间隙无重要器官；咽旁后间隙有颈内动脉、静脉及4对脑神经(第Ⅸ～Ⅻ对)。

(二)感染来源

多由牙源性炎症引起，特别是智齿冠周炎。亦可为腺源性，来自扁桃体。

(三)临床特点

患有明显的咽部疼痛、吞咽困难，也可发生呼吸困难。检查时可见开口受限，咽侧壁、咽峡和软腭等处红肿，并且腭垂被推向健侧。局部还有压痛及凹陷性水肿。

(四)感染扩散

向后扩散到咽后间隙，向下引起舌下、下颌下及口底蜂窝织炎，向内可到翼下颌及颞下间隙。

(五)脓肿切开

局限性咽旁脓肿常做口内切口引流，在翼下颌皱襞内侧，红肿压痛最明显处做垂直的黏膜切口，用长弯止血钳插入脓腔，扩腔引流脓液。广泛性脓肿，应在下颌角下方1.5 cm处做皮肤切口，进入咽旁。

十、咽峡前感染

(一)局部解剖

咽峡前是指下颌智齿的舌侧后方这一小区域。其后界为舌腭肌、咽上缩肌，前界为下颌舌骨肌后缘，外侧为磨牙后区及智齿舌侧骨板，内侧是舌体，上界达软腭弓的高度，下界达下颌舌骨肌后缘水平并下通下颌下间隙。舌神经在此间隙通过。Edwards称此区为“下颌舌骨肌后间隙”。

(二)感染来源

主要是下颌智齿拔除后的出血或舌侧骨板折裂的继发感染或智齿冠周炎的扩散。扁桃体周围脓肿也常出现在此处。

(三)临床特点

有饮食困难、吞咽疼痛、全身不适和发热。检查时因开口困难，观察咽峡部很困难。可用口镜通过窄小的上、下牙间隙，拉开舌体，在良好的照明下，看到红肿的咽峡前。严重者的红肿可波及软腭、舌腭弓、翼下颌皱襞及智齿处，较轻者的脓肿局限在智齿舌侧黏膜下。此外，下颌角内侧皮肤有红肿和压痛。

(四)感染扩散

感染可扩散到下颌下、舌下、咽旁、翼下颌等间隙。

(五)脓肿切开

经穿刺有脓应及时切开引流。一般在咽峡前红肿及压痛最明显处做纵形切口，切开黏膜后，即插入弯止血钳引流脓液，以免损伤舌神经。

十一、舌下间隙感染

(一)局部解剖

舌下间隙位于下颌体与舌体之间,表面是口底黏膜,底为下颌舌骨肌和舌骨舌肌,后界为舌根并通下颌下间隙。由舌系带及颏舌肌将舌下区分为左、右两部分。此间隙内含舌下腺及其大导管、下颌下腺导管、舌神经、舌下静脉、舌下动脉及舌下神经等。

(二)感染来源

多来自下颌牙的感染,其次是下颌下腺导管结石或口腔溃疡的感染扩散。

(三)临床特点

舌下区红肿、压痛,有脓肿时可扪到波动。出现舌运动受限、语言障碍和吞咽不便。严重者有口底肿胀、舌体高抬,呈“二重舌”状态,嘴不能闭,流口涎。如果舌根处肿胀,会出现呼吸困难。

(四)感染扩散

多向下颌下间隙扩散,进而发生口底蜂窝织炎。

(五)脓肿切开

脓肿由口内切开,做平行并靠近下颌体内侧的口底黏膜切口,换用大弯止血钳插入舌下区脓腔放脓。注意勿伤及下颌下腺导管、舌神经及血管。当合并下颌下、颏下等多间隙感染时,应做下颌下皮肤切口,分开皮下、颈阔肌、颌舌骨肌后,引流舌下区脓肿。

十二、舌基底部感染

(一)局部解剖

舌基底部是介于颏舌肌与颏舌骨肌之间的潜在间隙。

(二)感染来源

多由下颌前牙的感染及下颌骨骨髓炎引起。

(三)临床特点

舌轻度水肿,颏下部位有硬性浸润和疼痛。弥漫性者口底显著水肿,伴有吞咽疼痛、舌运动受限和疼痛、语言困难及一定程度的呼吸困难。无明显的下颌运动受限。

(四)感染扩散

可向舌下、下颌下及全口底扩散。

(五)脓肿切开

可选舌下区正中垂直切口,切开黏膜后钝分离到肌间隙中;也可做颏下皮肤横切口,向上钝分离到颏舌骨肌和颏舌肌之间的脓腔。

十三、下颌下间隙感染

(一)局部解剖

下颌下间隙位于下颌体内侧与二腹肌前、后腹所构成的三角区内,其表面是皮肤、皮下和颈阔肌,其深面是下颌舌骨肌,经该肌的后缘与舌下间隙相交通。内含下颌下腺、淋巴结、面动脉、面静脉、面神经下颌缘支、舌神经及舌下神经等重要结构。

(二)感染来源

感染可来自下颌智齿冠周炎、下后磨牙的感染、急性淋巴结炎、急性下颌下腺炎、下颌骨骨髓炎、颌骨囊肿感染，以及邻近间隙感染的扩散。

（三）临床特点

下颌下区出现红肿和压痛。早期炎症浸润发硬，后期皮肤变软可扪到波动。可有轻度开口受限及吞咽疼痛。牙源性感染者发病急骤，而淋巴结炎来源者发病较慢，多发生在儿童年龄。

（四）感染扩散

感染可扩散到舌下、咽旁及颏下间隙，严重者引起口底蜂窝织炎。

（五）脓肿切开

在下颌骨体下 2 cm、红肿和压痛最明显处，做平行于下颌下缘的 3～5 cm 长的皮肤切口，切开皮肤、皮下和颈阔肌，钝分离进入脓腔，扩腔引流。

十四、颏下间隙感染

（一）局部解剖

本间隙位于左、右二腹肌前腹与舌骨所构成的三角区内，表层为皮肤，深面为颌舌骨肌。内含颏下淋巴结。

（二）感染来源

感染来自下颌前牙的感染、颏下急性淋巴结炎及邻近间隙感染的扩散。

（三）临床特点

颏下区皮肤红肿、压痛及炎症浸润发硬。如脓肿浅在可扪到波动感。

（四）感染扩散

向双侧下颌下区及口底扩散。

（五）脓肿切开

在颏下 1.5 cm 处做横切口，切开皮肤、皮下组织，钝分离做脓腔引流。

十五、口底蜂窝织炎

口底蜂窝织炎是指包括舌下、双颌下、颏下等多间隙的广泛性急性蜂窝织炎，常波及颈部的筋膜间隙。本感染可以是一般化脓性的，也可以是腐败坏死性的（曾被称为 Ludwig 咽峡炎），有的呈凝固坏死性。这是口腔颌面部最严重的感染之一。

（一）感染来源

感染多来自牙、口腔及颌骨的感染，也可来自淋巴结炎、唾液腺炎、咽峡炎、扁桃体炎及上呼吸道感染。

（二）临床特点

化脓性口底蜂窝织炎的早期常在某一舌下区或下颌下区开始红肿和疼痛，继而很快扩散到整个口底、舌根、咽喉和上颈部软组织。局部表现为皮肤广泛性红肿、压痛、浸润发硬及凹陷性水肿。口腔半开，舌下区肿胀，舌体被抬起，流涎，并伴有舌运动不便和语言、吞咽困难，以及呼吸困难等症状。全身中毒症状十分明显。

（三）治疗

治疗原则应是首先防止窒息及中毒性休克，同时给予全身支持疗法，大量广谱抗生素应用，无论有无脓液，应紧急作颌下、颏下的联合切开，切开的目的是减压引流，同时改变局部的厌氧环境。可行弧形切口切开，也可行“⊥”形切口，广泛切开，用 1%过氧化氢溶液反复冲洗。切开后常见有少量脓液及广泛软组织呈灰黑色，其间夹杂着少量气体，均为腐败坏死性口底蜂窝织炎所特有。切开后应每天换药，并反复用1%过氧化氢溶液冲洗，在病情稳定后，高压氧治疗有较好的辅助作用，同时注意改善全身状况，注意了解有无糖尿病等基础疾病存在及特殊服药史，如服用糖皮质激素、免疫抑制剂等，加强营养调理。

（耿　华）

第三节　颌骨骨髓炎

颌骨骨髓炎是指包括骨髓、骨松质、骨皮质及骨膜等全颌骨性的炎症。

各书对颌骨骨髓炎有不同的分类和命名方法，这里按致病因素和病理性质来进行分类，再结合其感染途径、病变部位和炎症的急、慢性期等命名，具体如下。

一、化脓性颌骨骨髓炎

本病是以化脓性炎症过程为主的颌骨骨髓炎。主要讨论发生在成人及儿童的牙源性化脓性颌骨感染，而婴幼儿非牙源性的感染，将在下文“婴幼儿颌骨骨髓炎”中讨论。

（一）病因

化脓性颌骨骨髓炎的感染细菌多为金黄色葡萄球菌和链球菌，也有变形杆菌。并且随细菌培养技术的提高，厌氧菌也被发现是其感染细菌。

在成人及儿童的颌骨骨髓炎中，多为牙源性感染扩散所致，如根尖周炎、牙周炎和智齿冠周炎的扩散。其次，外伤开放性骨折可造成细菌侵入。还有某些颌骨疾病，如颌骨囊肿、肿瘤、石骨病、骨纤维异常增殖症等，可继发细菌感染及血源性感染（如全身败血症、白血病等）。

一般认为颌骨具有较强的抗菌力和对细菌的自然屏障作用。然而，在机体抵抗力不佳、机体对细菌致敏或颌骨的屏障被破坏的状态下，可能发生感染。如常遇到一些患者，在过度劳累、营养极差和全身性疾病（如糖尿病等）的情况下，原有的牙齿感染会迅速扩散，引起颌骨骨髓炎。

另一个颌骨骨髓炎发病的重要因素是与颌骨的组织结构、血液供应等特点有关。下颌骨的骨髓炎发病率是上颌骨的2倍，就是解剖因素决定的。因为上颌骨的骨皮质较薄且疏松多孔，牙根尖周围的脓液易穿破骨皮质，引流出体外而不在颌骨内扩散，况且上颌骨的血运丰富，分支多，不易发生血循环营养障碍和骨坏死。相反，下颌骨的骨皮质厚而致密，根尖周脓肿不易穿破骨壁外流而向骨髓腔方向扩散，发生骨髓炎。即使脓液穿出骨皮质，也被下颌骨周围的强大的咀嚼肌所围困而不易排出，长期积聚的脓液若侵蚀邻近骨皮质，造成更大的破坏。另外，下颌骨的血液供应主要是一支下牙槽动脉，一旦血管栓塞，就会发生大面积的骨缺血、坏死，比上颌骨骨髓炎要严重得多。

（二）病理

1.急性期

感染初期，骨髓腔内充血、渗出，继而化脓。但是，牙槽脓肿的扩散，一开始就有脓液，随着压力的增高，脓液沿血管、淋巴管和骨髓腔隙向四周扩散，可达对侧下颌骨。由于细菌的毒素、酶及脓液的压力，骨小梁被溶解和破坏。若骨皮质被穿破，脓液外流，急性炎症可转为慢性期。

2.慢性期

脓液的扩散一方面使骨质溶解破坏，形成坏死灶；另一方面造成血管栓塞和骨膜被掀起，都导致骨的血循环和营养障碍，发生骨坏死。一旦骨坏死，钙质沉积使死骨密度增高。周围的破骨细胞吞噬死骨边缘，健康肉芽组织增生，最终死骨分离。死骨呈污秽状或白土色，边缘不规则、虫咬状，表面有脓液和细菌。小的死骨及坏死灶，可被吸收或通过瘘管向体外排出。但大块死骨不能自动排出，只能靠手术摘除。在死骨周围，正常骨质可有反应性增生致密，是一种炎症修复现象。广泛的颌骨破坏，会发生病理性骨折。

(三)临床表现

1.中央型化脓性颌骨骨髓炎

中央型骨髓炎是指感染起于骨髓质，再向四周扩散。

(1)急性期：发病急骤。牙源性骨髓炎者初起有牙痛史及颌骨剧痛，放散至耳颞部，但面部肿胀不明显。有发热和全身不适。随着脓液在骨髓腔的扩散，可出现多个牙松动，龈沟溢脓和口臭。在下颌骨可出现下牙槽神经受压的下唇麻木症状，还有骨膜炎的面部肿胀。继而，脓液穿破骨皮质，形成颌周蜂窝织炎，出现面部间隙感染的红肿疼痛、凹陷性水肿、开口困难等症状。间隙感染又可侵犯邻近的骨皮质，引起边缘性颌骨骨髓炎。全身中毒症状明显，高热、脱水、白细胞计数明显增高，可有核左移现象。当拔牙或切开使脓液引流后，全身及局部的急性炎症可以缓解而进入炎症慢性期。急性期 10～14 天。

(2)慢性期：病程可能相当长，有数周到数年之久的。急性红肿、发热症状消退。因骨质的破坏，有多个牙松动和龈沟溢脓。在死骨及破坏灶相应的口腔黏膜或面部可有不同程度的肿胀或瘘管，时而有脓及小死骨片排出，探针进入瘘管可探到骨破坏灶或粗糙活动的死骨块。只要死骨存在，炎症就不会消除，常伴有面部瘢痕、开口受限、骨质缺损畸形，也可能有病理性骨折。全身可有慢性胃炎、贫血等现象。如果瘘管阻塞、排脓不畅或全身机体衰弱，慢性炎症会急性发作。炎症的反复发作，可蔓延到整个颌骨，患者异常痛苦。

2.边缘型化脓性颌骨骨髓炎

边缘型骨髓炎是指感染由骨皮质到骨髓质的炎症破坏过程。可以原发于颌周间隙感染，如咬肌间隙、翼下颌间隙、颞下间隙的感染；也可继发于中央性骨髓炎的感染扩散。脓液多侵蚀下颌骨升支、下颌角、喙突及髁突等处的骨皮质，一般破坏较浅，骨面有粗糙或破坏吸收，也有的出现小的骨髓质破坏，但严重者可形成下颌升支的大面积死骨。

边缘性骨髓炎的急性期症状常被颌周蜂窝织炎时的面部红肿、疼痛和全身发热等症状所掩盖而不被注意。当颌周间隙脓肿切开并探查骨面时，才发现骨面粗糙或有破坏。对于那些间隙脓肿切开后，长期流脓不止的，应怀疑骨髓炎的存在。

慢性期患区局部(如腮腺咬肌区)肿胀、硬、压疼、轻度充血，可有开口受限，在皮肤或黏膜表面可见瘘管。全身可无明显不适。炎症可急性发作。

(四)诊断与鉴别诊断

牙源性颌骨骨髓炎的早期应与牙槽脓肿鉴别。前者炎症广泛，不仅牙痛，还有颌骨剧痛，多个牙松动，全身中毒症状严重。而牙槽脓肿主要局限在单个牙的肿痛。

X 线检查对两周以内的急性颌骨骨髓炎无诊断价值。一般认为骨矿物质吸收达 30%～60%时 X 线检查才能显示。因此，骨髓炎的早期要依靠病史和临床表现做出诊断。但 X 线检查对以后骨髓炎的破坏和死骨形成的部位、程度及范围有重要的诊断意义，能指导手术的时机、范围和追踪观察治疗的效果。X 线检查还能帮助找出病源牙。

依病情的发展，颌骨骨髓炎的 X 线检查表现可分为 4 个阶段。

1.弥散破坏期

出现骨小梁的模糊脱钙或斑点状破坏，骨膜有炎性增厚反应。

2.病变开始局限期

破坏灶周围的界限已清楚，有的破坏灶可见分离的死骨。本期还可反映病理性骨折。

3.新骨显著生成期

死骨已分离移位，周围骨小梁增多、变粗。皮质骨外有新骨增生。

4.痊愈期

病灶部位骨质已致密。

（五）治疗

颌骨骨髓炎需要采用药物与手术、全身与局部综合性治疗才能取得好的效果。急性炎症早期以大量抗生素控制感染和全身支持疗法等，并应及早拔除病牙引流及脓肿切开引流。慢性炎症期，应选择适当时机手术摘除死骨、病灶刮治，消除病源，并注意促进愈合、防止骨缺损畸形和病理性骨折。

1.抗菌药物的应用

在急性骨髓炎早期还未能取得细菌培养时，可先根据骨髓炎以革兰染色阳性球菌最多见的经验，选用青霉素与耐青霉素酶青霉素合用（苯唑西林、氯唑西林）。重症患者须静脉滴注青霉素 480 万单位，一天 2 次，持续 3～5 天。症状控制后可改用口服给药，如青霉素 V 钾片 0.5 g，一天 3～4 次，维持 2～4 周，或头孢拉定 0.5 g，一天4 次。必须及早取得脓液或分泌物作细菌培养和药物敏感试验，以指导和改进抗生素的种类和剂量。特别是在最初治疗效果不佳时更应注意这一点。如果患者对青霉素过敏，可选用其他敏感药物，依次为克林霉素、头孢唑啉、红霉素等（有青霉素过敏性休克史者不宜选用头孢霉素）。

2.全身支持疗法

静脉滴注输液，可减轻中毒症状，注意水、电解质平衡，必要时输血。还要注意营养。有全身疾病，如贫血、营养不良、糖尿病、白血病者等须同时治疗。

3.消除病源

及早拔除病源牙，从拔牙创口引流脓液，减轻颌骨内的压力，可以减轻疼痛，避免脓液在骨髓腔内再扩散。如有其他病原，如颌骨肿瘤等，应在急性炎症控制后，手术切除，以免感染复发。

4.软组织的脓肿切开引流

可以缓解症状、减少全身并发症，避免脓液再返回侵犯骨皮质。

5.骨髓炎的死骨摘除和病灶刮治术

（1）适应证。急性炎症已消退，骨髓炎已到局限期，死骨已形成，可进行手术。大约是在发病后 2 个月左右。过早手术，病变不局限，不易刮净，会扩散或复发。可根据以下指征，判断病变的部位以指导手术：①在反复肿胀过、有硬结或瘘管的部位，还可通过瘘管探到死骨或破坏灶；②能查到多个松动牙，溢脓，有时还能见到浮动的死骨块；③X 线检查能显示破坏灶及死骨的部位和范围。

（2）手术方法。①口内进路：适合于上、下牙槽骨及近口腔部位的颌骨病变手术。先拔除病牙，做梯形骨黏膜瓣切开，翻瓣，不宜过大，以暴露病变为度。摘除死骨，刮除病变，修整创面，使口大底小，填塞碘仿纱布条，1～2 周更换一次，促进肉芽生长，防止伤口关闭过早。②口外进路：适合于升支或大面积颌骨体的病变。在下颌角下 1.5 cm 处做切口，切开皮肤、皮下、颈阔肌，达下颌角处，切开咬肌并翻起肌瓣暴露病区，摘除死骨，刮净病区。修整骨腔，使成口大底小的碟形创面，过氧化氢液冲洗，将咬肌填盖创面，不留死腔。对于可能尚残留感染的创面，应填碘仿纱布条，1～2 周更换一次，注意使其保持口大底小，让肉芽组织由下向上地生长，以防无效腔发生。若手术时病变已十分局限，且无感染渗出，可立即缝合创口。

6.预防病理性骨折

必要时做颌间结扎，以防颌骨骨折。

二、婴幼儿颌骨骨髓炎

本病是发生在婴幼儿的一种非牙源性的化脓性颌骨骨髓炎。上颌多发于下颌。

(一)病因

本病多为金黄色葡萄球菌所致。感染途径可以是局部感染的扩散，如分娩及哺乳期婴儿口腔黏膜或皮肤的擦伤、母体乳腺炎的传染及眼耳鼻感染的扩散等；也可以是血源性感染，如脐带感染、皮肤疖肿等通过血循环感染。

(二)临床表现

全身症状明显，小儿哭闹不安、发热，白细胞计数 $20\times10^{9}/L$ 以上。婴幼儿抵抗力弱，易形成败血症，危及生命。

局部多发生在上颌。眶下区红肿，呈蜂窝织炎状态，眼睑红肿，结膜充血，眼睑裂变窄。在口内可见腭及前庭沟处红肿。至化脓期，脓液可从眼内眦、腭部、牙槽突、鼻腔等破溃处流出，形成瘘管，并有小死骨片，甚至坏死牙胚自瘘管排出。有时发生在下颌角处，出现咬肌腮腺区红肿，压痛和开口受限。

(三)诊断

根据婴幼儿眶下及腭部的红肿和全身发热不难考虑到本病，但易误认为单纯眶下区蜂窝织炎。X 线检查在早期变化不明显，2～3 周后可见骨质疏松，骨纹理模糊及死骨形成。本病死骨较小，有的可溶解排出。牙胚周界如不清或断裂，表示可能已坏死。

(四)防治

(1)炎症早期应尽早开始抗感染的经验治疗，选用对金黄色葡萄球菌敏感的抗生素并注意全身支持疗法，尽可能使感染消散，防止败血症的发生。

(2)脓肿期及早切开引流，可缓解症状，使骨髓炎局限，可能排出小死骨。口内脓肿切开时要防止脓液误吸入肺。

(3)慢性期病灶局限或死骨形成可行刮治术，但手术应较保守，只去除死骨，不伤及牙胚。

(4)针对本病的病因，加强对孕妇乳母的卫生宣教，注意婴幼儿的口腔清洁卫生，防止创伤，处理好新生儿的脐带、防止感染的发生。

三、颌骨放射性骨坏死

随着头颈部恶性肿瘤放疗的增多，颌骨放射性骨坏死及其继发感染性骨髓炎也日益增加，引起了人们的普遍关注。

（一）病因、病理

学者一般认为，放射、创伤和细菌感染是放射性骨坏死及骨髓炎的三大致病因素。放射导致骨组织活力的逐渐丧失，处于坏死状态，在此基础上，任何局部创伤（拔牙、手术、黏膜创伤等）和细菌感染（根尖周炎、牙周炎等）都能诱发骨髓炎。

放射是主要的致病因素。它的致病强度与放射线的种类、剂量，局部组织特点及保护措施等有关。放射线对口腔组织的损害：①骨母细胞（成骨及破骨细胞）的变性和坏死；②骨血管结构的破坏、内膜炎、栓塞；③口腔黏膜下血管床破坏，黏膜营养不良易溃疡；④牙齿有机成分变性，无机成分崩解；⑤牙周膜增厚，纤维排列紊乱，血管和细胞成分减少；⑥唾液腺唾液分泌减少。

（二）临床表现

放射后骨活力低下或处于坏死状态可以长期无症状。有的是在拔牙或局部损伤后才发现创口不愈或发现骨坏死。

继发化脓性感染时，患者有深部持续性剧烈疼痛，常伴有颌周红肿、瘘管、溢脓、口臭、发热等症状。

放射性骨坏死的最大特点是死骨与正常骨之间长期不能分离和脱落，暴露在口腔，界限不清，反复感染，炎症急性发作。

面部软组织常有放射性瘢痕，伴有开口困难。有的还有面颊组织坏死和洞穿性缺损。

放射后唾液分泌受到抑制，口干，发生猖獗龋，牙齿病损至残根、残冠。全身有消瘦及贫血症状。

X 线检查的表现主要是骨矿物质减少呈现的密度减低，骨小梁粗糙，其周围有斑块状密度减低。病变区与正常骨界限不清。牙槽突处易见到破坏，严重的有颌骨显著脱钙及骨吸收。

（三）诊断

根据放疗的病史、临床表现和 X 线检查所见，可以诊断。对炎症控制后仍有肿块或溃疡者，应取活检，以除外肿瘤复发。

（四）预防

一旦发生放射性骨髓炎，患者极为痛苦，且预后不佳，故预防其发生极为重要。根据本病发病因素，在放疗前、中、后，应注意以下事项。

(1)放疗前要消除口腔内外的一切感染病灶：如全口洁治，消除龈炎。拆除口内金属材质的固定桥及冠套。用非金属材料充填Ⅰ、Ⅱ度龋。对Ⅲ～Ⅴ度龋不宜做牙髓治疗而应拔除。牙周病的患牙及阻生牙也应摘除，待拔牙后 10～14 天伤口愈合后才能开始放疗。为了不耽误时间，有条件者可住院，在抗生素控制感染下，行一次手术拔除应拔除的牙齿，并修整骨尖、缝合伤口促进早日愈合。但要避免术中大翻瓣及大创伤。

(2)根据肿瘤的性质选择合适的放射种类、适当的剂量及准确的部位。

(3)放射中要用铅板保护放射野以外的组织，特别是牙及颌骨。应加强营养，增强体质。Shannon(1977 年)认为用含矿物质和氟化物的人工唾液含漱口腔，有使牙齿再硬化及湿润口腔的作用，放疗后还可长期应用。

(4)放疗后应注意保持口腔清洁，口干者可应用人工唾液。定期检查口腔。防止颌骨受到任何损伤，一年内不要戴义齿。一般认为，任何时期拔牙都难免诱发颌骨放射性骨髓炎，尤其是在照射后3 年内更易诱发，应视拔牙为禁忌，而对牙病尽量采取保守疗法。但是，近年来，临床医师发现牙源性感染会诱发颌骨骨髓炎，如果牙的感染不能控制，也应拔除。要在大量抗生素的控制下拔除，并尽量减少拔除术中的创伤。

(五)治疗

1.控制急性炎症，加强全身支持疗法

建立良好的引流、冲洗及抗生素治疗，一般能够缓解急性炎症的症状，但不能有效地分离死骨。病原菌为革兰阳性球菌的感染或需氧菌与厌氧菌的混合感染，

2.手术疗法

当X线检查显示死骨形成，可行死骨摘除术。但是放射性死骨的形成与分离需要等待很长时间。目前，多数人主张早期在健康骨组织内切除死骨，终止颌骨炎症的扩展。但是病灶与正常组织之间的界限不清，如何掌握切除范围是手术难点之一。另外，放疗后面部软组织的瘢痕或缺损，使手术修复有一定困难。因此，术前应做好诊断与设计。抗生素的应用是必要的。

3.高压氧治疗

高压氧可以增加血管内的氧压。氧的增加使细菌对低浓度抗生素敏感，从而有抑菌作用，也能增强白细胞及成纤维细胞的活力，从而促进肉芽组织由健康组织向死骨生长，使死骨早日形成与分离，对手术有利。

具体方法：患者进入气压为两个大气压的纯氧舱内，每次1.5～2.0小时，每周5～6次，共60次。同时每天口服抗生素，如青霉素、红霉素或四环素。每天服维生素E 0.1 g，以减少氧中毒。每天冲洗伤口并适时地作死骨切除术。6个月后再增加10次这种治疗。禁忌证为有恶性肿瘤、毒血症及精神病患者。

(刘　星)

第四节　牙源性上颌窦炎

一、病因

上颌磨牙和前磨牙离上颌窦底很近，这些牙的根尖周围炎可以直接扩散到上颌窦，或拔牙时将根推入上颌窦，引起上颌窦炎。另外，上颌骨骨髓炎、根尖周囊肿感染也可并发上颌窦炎。牙源性上颌窦炎的病原菌多为厌氧菌，需氧菌以链球菌最多见。

二、临床表现

急性期有发热、全身不适、单侧上颌胀痛、头痛、鼻塞等症状。检查可见患侧眶下区水肿、压痛。鼻腔内鼻甲充血，中鼻道有脓。患侧可见上颌病源牙或其他病灶，前庭沟处有压疼。鼻颏位(华氏位)X线检查可见患侧上颌窦密度增高，产生均匀模糊的影像。窦内有脓时，坐位投照可见其内有水平面表现。

慢性上颌窦炎表现为患侧上颌压迫沉重感，周期性疼痛，常有一侧鼻炎或排脓。能找到患侧上颌病源牙。X线检查可见患侧上颌窦黏膜增厚，环绕窦壁有密度增高的带状影像，窦中央有透光区或普遍上颌窦密度增高、均匀模糊、骨壁硬化。炎症严重者，上颌窦壁可以模糊不清。牙根被推进上颌窦者，可见到断根在窦腔内。病源牙的根尖片显示根尖病变通向上颌窦。

三、诊断

牙源性上颌窦炎为单侧性，具有典型的上颌窦炎的临床及X线检查的表现。上颌窦的透光试验或穿刺抽脓检查，可协助诊断。要与上颌窦癌鉴别，后者可有深部持续性痛、鼻腔血性分泌物、眶下区神经麻木等早期症状。

四、防治

（一）急性期

嘱患者休息，局部热敷，鼻腔滴1%麻黄碱收缩黏膜肿胀以利引流。根据病原菌（厌氧菌，需氧菌多见链球菌）全身应用抗生素。若脓液引流不畅而症状不减轻时，可用穿刺灌洗法。对于不能保留的牙齿，也可拔牙引流。

（二）慢性期

宜用保守疗法，鼻腔施用血管收缩剂，使窦腔引流通畅，或用上颌窦灌洗法。拔除或治疗病源牙，去除病灶。必要时由耳鼻喉科行上颌窦自然孔扩大引流术。炎症控制后，再作口腔上颌窦瘘的修补术。

（刘　星）

第五节　颜面部疖痈

疖是皮肤毛囊、皮脂腺、汗腺的化脓性感染。多个疖肿在浅筋膜层融合成为痈。颜面部皮肤，尤其是唇部和鼻部是疖痈的好发区。鼻唇部又称面部危险三角区，因为此处血运丰富且面部静脉缺少瓣膜，感染可以逆流而上，通过内眦静脉，进入颅内，引起化脓性海绵窦血栓及脓毒血症，危及生命。俗话说“面无善疮”，应予以高度重视。

一、病因

多为金黄色葡萄球菌感染。在面部卫生不佳、擦伤及全身抵抗力差的情况下，如有糖尿病、感冒、劳累、食用油腻食品等情况，感染极易发生。

二、临床表现

疖肿早期为毛囊或皮肤皮脂腺处粟粒大的红丘，感疼痛。化脓时，在此红壬的中央有一白脓头，跳痛，全身有轻度不适。脓头破溃，排出脓栓及腐肉，症状缓解，病痊愈。如果处理不当，如刺、挑、挤等不良刺激，感染会扩散成痈。

以上唇痈为例，发病急骤，早期上唇一片红肿，发硬，周围水肿扩散到眶下区或颊部，全身发热，白细胞计数增高。化脓期，以多个小脓头向皮肤及黏膜表面冒出为其特点，绞少形成大脓腔。全身中毒症状明显。脓栓连同腐肉脱落或取出，伤口渐好。

三、并发症

面静脉炎：沿面静脉走行方向呈条状红肿，压痛、四周水肿。眶下间隙蜂窝织炎、败血症、海绵窦炎等。

四、防治

(1)注意面部清洁卫生及全身健康。

(2)疖肿：以碘酊一天 3 次点涂可消肿。禁忌挑、捏、切及热敷，以免感染扩散。脓头明显局限时，可用镊子夹出并涂以碘酊。

(3)痈：应及早作脓的细菌培养及药敏试验以指导用药。抗生素使用应该比较积极，首选青霉素与耐青霉素酶青霉素合用。重症患者须静脉滴注青霉素 480 万单位，一天 2 次，或者苯唑西林、氯唑西林，症状控制后可改用口服阿莫西林、克拉维酸、青霉素 V 钾片，或口服头孢拉定 0.5 g，一天 4 次，直至痊愈。青霉素过敏者选用红霉素、克林霉素。也可应用中草药，如五味消毒饮等。

(4)密切观察病情的变化，如有并发症时要及时抢救。疑有败血症者须取血作细菌培养及药敏试验。

(5)局部治疗：以药物湿敷为主。以高渗药物或抗菌药物局部湿敷可以杀菌和拔脓。如 10％大蒜液、50％硫酸镁溶液、10％盐水、1％杆菌肽溶液等沾湿小块纱布，湿敷唇痈处，2 小时换一次，待脓头出现，用镊子轻轻夹出脓栓及腐肉。周围的硬结可在 1～2 周后逐渐恢复正常。禁忌对唇痈切开、挤压，以免引起严重并发症。只有当皮下脓肿很明显时才能轻挑开脓肿。

（刘　星）

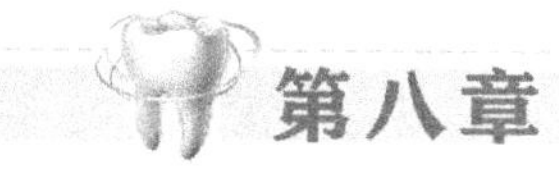

第八章

口腔颌面部神经疾病

第一节　面肌痉挛

面肌痉挛的病因不明确，表现为一侧面神经支配的部分或全部表情肌不自主抽动。

一、诊断

(1)面肌痉挛多见于中、老年，女性多于男性。
(2)抽搐多先从下睑开始，渐扩展至半侧面部表情肌，甚至颈阔肌。但额肌较少受累。
(3)为单侧、阵发性，不能自主，情绪紧张、激动可诱发并加重。睡眠时少有发作。
(4)抽搐发作时间由数秒至数十分钟不等。
(5)患者可伴耳鸣，严重者可同时出现面肌轻度瘫痪、面肌萎缩及舌前2/3味觉减低。

二、治疗要点

目前面肌痉挛缺少十分理想的治疗方法。

(一)药物治疗

抗癫痫药物(卡马西平、苯妥英钠等)，镇静药物(地西泮等)。

(二)封闭疗法

维生素 B_1、维生素 B_{12} 或山莨菪碱等注射于茎乳孔处面神经干。

(三)注射疗法

肉毒毒素A注射于抽搐面肌。

(四)射频温控热凝面神经干

有止抽搐或缓解作用，术后面瘫，复发率较高。

(五)手术治疗

颅内显微血管减压术，适用于抽搐严重、保守治疗无效者。

(刘　骏)

第二节　面神经麻痹

一、概念

面神经麻痹是以颜面表情肌群的运动功能障碍为主要特征的一种常见病，也称为面瘫。根据引起面神经麻痹的损害部位不同，分为中枢性面神经麻痹和周围性面神经麻痹。病损位于面神经核以上至大脑皮质中枢之间，即一侧皮质脑干束受损，称为中枢性或核上性面神经麻痹。贝尔麻痹系指临床上不能肯定病因的不伴有其他体征或症状的单纯性周围面神经麻痹。一般认为是经过面神经管的面神经部分发生急性非化脓性炎症所致。

二、临床表现

贝尔面瘫起病急剧，且少有自觉症状，不少患者主诉临睡时毫无异常，但晨起盥洗时，忽觉不能喝水与含漱或者自己并无感觉而为他人首先察觉。这种不伴其他症状或体征的突发性单侧面瘫，常是贝尔面瘫的特殊表现。

面瘫的典型症状有患侧口角下垂，健侧向上㖞斜，上下唇因口轮匝肌瘫痪而不能紧闭，故发生饮水漏水、不能鼓腮、吹气等功能障碍。上下眼睑不能闭合的原因是由于眼轮匝肌瘫痪后，失去了受动眼神经支配的上睑提肌保持平衡协调的随意动作，致睑裂扩大、闭合不全、露出结膜，用力紧闭时，则眼球转向外上方，此称贝尔征。由于不能闭眼，故易患结膜炎。在下结膜囊内，常有泪液积滞或溢出，这种泪液运行障碍，一般是由于泪囊肌瘫痪与结膜炎等原因所引起。前额皱纹消失与不能蹙眉是贝尔面瘫或周围性面瘫的重要临床表现，也是与中枢性面瘫鉴别的主要依据。

表情肌的瘫痪症状，特别在功能状态时更为突出，因此，评价治疗效果恢复程度的标准，也必须在功能状态下进行。

面瘫的症状还取决于损害的部位。如发生在茎乳孔外，一般都不发生味觉、泪液、唾液、听觉等方面的变化。但如同时出现感觉功能与副交感功能障碍时，则所出现的症状对损害的发生部位具有定位意义。因此，临床上在必要时，尚应进行下列各种检查。

(一)味觉检查

伸舌用纱布固定，擦干唾液后，以棉签蘸糖水或盐水涂于患侧舌前2/3，嘱患者对有无味觉以手示意，但不要用语言回答，以免糖(盐)水沾至健侧而影响检查结果。由于舌背边缘区域的几个部位对不同的味觉具有相对的敏感性，因此，如用甜味检查可涂于舌尖，稍偏后对咸味敏感，依次向后为酸味与苦味。味觉的敏感性虽有个体差异，但左右两侧一般相同。

(二)听觉检查

主要是检查镫骨肌的功能状态。以听音叉(256 Hz)、马表音等方法，分别对患侧与健侧进行由远至近的比较，以了解患侧听觉有无改变。听觉的改变是由于镫骨肌神经麻痹后，失去了与鼓膜张肌神经(由三叉神经支配)的协调平衡，镫骨对前庭窗的振幅减小，造成低音性过敏或听觉增强。

(三)泪液检查

泪液检查亦称 Schirmer 试验。目的在于观察膝状神经节是否受损。用滤纸两条(每条为 0.5 cm×5 cm),一端在 2 mm 处弯折。将两纸条分别安置在两侧下睑结膜囊内做泪量测定。正常时,在 5 分钟末的滤纸沾泪长度(湿长度)约为 2 cm。由于个体差异,湿长度可以变动,但左右两眼基本相等。如膝状神经节以上岩浅大神经受损害,则患侧泪量显著减少。但是,由于患侧溢泪运动障碍,故积累于结膜囊内的泪液增加,为防止出现可能的湿长度增加的偏差,在放置滤纸条的同时,须迅速将两眼所积滞的泪液吸干。

贝尔面瘫多数在 1~4 个月间恢复。有的可彻底治愈,有的为不全恢复,个别的可完全不能恢复。恢复不全者,常可产生瘫痪肌的挛缩,面肌挛缩或联带运动,称为面神经麻痹的后遗症。瘫痪肌的挛缩表现为患侧鼻唇沟加深,睑裂缩小,口角反向患侧牵引,使健侧面肌出现假性瘫痪现象,此时切不可将健侧误认为患侧。

三、诊断

本病具有突然发作的病史与典型的周围性面瘫症状,诊断并不困难。根据味觉、听觉及泪液检查结果,还可以明确面神经损害部位,从而做出相应的损害定位诊断。

四、治疗

贝尔面瘫的治疗可分急性期、恢复期、后遗症期 3 个阶段来考虑。

(一)急性期

起病 1~2 周内可视为急性期。此阶段主要是控制炎症水肿,改善局部血液循环,减少神经受压。可给阿司匹林 0.5~1.0 g,每天 3 次。如无禁忌,大多数人主张进行 1 个疗程的激素治疗,可采用地塞米松 5~10 mg 静脉滴注,每天 1 次。或口服泼尼松 30~60 mg/d。口服激素应在起病后立即给予,连续服用2~3 天,较大剂量后即逐渐减量,一般连续使用激素不超过 10 天。此外,给予维生素 B_1 注射液 100 mg 肌内注射,每天 1 次,维生素 B_{12} 注射液 100 μg,肌内注射,每天 2 次。可做理疗,但不宜给予强的刺激疗法,可给短波透热或红外线照射。此时期亦不宜应用强烈针刺、电针等治疗,以免导致继发性面肌痉挛。可给予局部热敷、肌按摩。第 1 周后,可以用 B 族维生素行穴位注射。穴位可选颊车、四白、听会、耳门、下关等。应嘱患者注意保护眼睛,以防引起暴露性结膜炎,特别要防止角膜损害。入睡后应以眼罩掩盖患侧眼睛,不宜吹风,减少户外活动。

(二)恢复期

第 2 周末至 2 年为恢复期。此期的治疗主要是尽快使神经传导功能恢复和加强肌收缩。除可继续给予维生素 B_1 注射液、维生素 B_{12} 注射液肌内注射外,可给予口服维生素 B_1、烟酸、地巴唑等。亦可加用加兰他敏 2.5 mg 肌内注射,每天 1 次。还可给予面部肌电刺激、电按摩等。针刺可取较多穴位,如加取地仓、翳风、太阳、风池、合谷、足三里等穴,强刺激、留针时间延长,并可加用电针。此时期患者应继续注意保护眼睛,并对着镜子练习各种瘫痪肌的随意运动。大多数病例在起病后 1~3 个月内可完全恢复。药物治疗在 6 个月后已很少有效,但 1~2 年内仍有自行恢复的可能。2 年后有 10%~15%的患者仍留有程度不等的各种后遗症。也有人主张对病损部位在面神经管内者,如在面瘫发生后 1 个月仍无恢复迹象时,可请鼻喉科医师考虑行面神经管减压术。

(三)后遗症期

2 年后面瘫仍不能恢复者,可按永久性面神经麻痹处理。

(刘　骏)

第三节　三叉神经痛

一、概念

三叉神经痛是指在三叉神经分布区域内出现阵发性电击样剧烈疼痛,历时数秒或数分钟,间歇期无症状。疼痛可由于口腔或颜面的任何刺激引起。以中老年人多见,多数为单侧性。

二、临床表现

本病的主要表现是在三叉神经某分支区域内,骤然发生闪电式的剧烈疼痛。疼痛可自发,也可由轻微的刺激"扳机点"所引起。所谓"扳机点"是指在三叉神经分支区域内某个固定的局限的小块皮肤或黏膜特别敏感,对此点稍加触碰,立即引起疼痛发作。"扳机点"可能是一个,但也可能为两个以上,一般取决于罹患分支的数目。为避免刺激,患者常不敢洗脸、刷牙、剃须、微笑等,致面部表情呆滞、木僵,颜面及口腔卫生不良,常患湿疹、口炎,伴有牙石堆积、舌苔增厚、少进饮食和身体消瘦。

疼痛如电击、针刺、刀割或撕裂样剧痛,发作时患者为了减轻疼痛而做出各种特殊动作,有时还可出现痛区潮红、结膜充血,或流泪、出汗、流涎以及患侧鼻腔黏液增多等症状。发作多在白天,每次发作时间一般持续数秒、数十秒或 1～2 分钟后又骤然停止。两次发作之间的间隙称为间歇期,无任何疼痛症状。只有少数病例在间歇期中在面部相应部位有轻微钝痛。疾病早期发作次数较少,持续时间较短,间歇期较长,但随着疾病的发展,发作越来越频繁,间歇期亦缩短。

病程可呈周期性发作,每次发作期可持续数周或数月,然后有一段自动的暂时缓解期。缓解期可为数天或几年。三叉神经痛很少有自愈者。部分病例的发作期与气候有关,一般在春季及冬季容易发作。

有的患者由于疼痛发作时用力揉搓面部皮肤,可发生皮肤粗糙、增厚、色素沉着、脱发、脱眉,有时甚至引起局部擦伤并继发感染。

在有些患者中疼痛牵涉到牙时,常疑为牙痛而坚持要拔牙,故不少三叉神经痛患者都有拔牙史。

原发性三叉神经痛患者无论病程长短,神经系统检查无阳性体征发现,仍保持罹患分支区域内的痛觉、触觉和温度的感觉功能和运动支的咀嚼肌功能。只有在个别病例中有某个部位皮肤的敏感性增加。

继发性三叉神经痛可因引起部位的不同,伴有面部皮肤感觉减退、角膜反射减退、听力降低等阳性体征。

三、检查

目的是明确罹患的分支，即查明发生疼痛症状的分支。为了进一步明确是原发性还是继发性三叉神经痛，必须同时检查伴随的其他症状和体征，如感觉、运动和反射的改变。

定分支首先要寻找“扳机点”。各分支的常见“扳机点”部位如下。①眼支：眶上孔、上眼睑、眉、前额及颞部等部位。②上颌支：眶下孔、下眼睑、鼻翼、上唇、鼻孔下方或口角区、上颌结节或腭大孔等部位。③下颌支：颏孔、下唇、口角区、耳屏部、颊黏膜、颊脂垫尖、舌颌沟等处，并须观察在开闭口及舌运动时有无疼痛发作。

对上述各分支的常见“扳机点”按顺序进行检查。由于各“扳机点”痛阈高低不同，检查时的刺激强度也应由轻至重作适当改变。①拂诊：以棉签或示指轻拂可疑之“扳机点”。②触诊：用示指触摸“扳机点”。③压诊：用较大的压力进行触诊。④揉诊：对可能的“扳机点”用手指进行连续回旋或重揉动作，每一回旋需稍做刹那停顿。这种检查方法往往能使高痛阈的“扳机点”出现阳性体征，多用作眶下孔和颏孔区的检查。

四、诊断

依据病史、疼痛的部位、性质、发作表现和神经系统极少有阳性体征，一般诊断原发性三叉神经痛并不困难，但要排除继发性三叉神经痛。为了准确无误地判断疼痛的分支及疼痛涉及的范围，查找“扳机点”是具有重要意义的方法。在初步确定疼痛的分支后，用1%～2%的普鲁卡因溶液在神经孔处行阻滞麻醉，以阻断相应的神经干，这属于诊断性质的封闭。

第一支疼痛时，应封闭眶上孔及其周围。第二支疼痛时，可根据疼痛部位将麻药选择性地注入眶下孔、切牙孔、腭大孔、上颌结节部或圆孔。第三支疼痛时则应麻醉颏孔、下牙槽神经孔或卵圆孔。当“扳机点”位于颊神经或舌神经分布区域时，还应做此两种神经的封闭。麻醉时应先由末梢支开始，无效时再向近中枢端注射。例如，第三支疼痛时，可先做颏孔麻醉；不能制止发作时，再做下牙槽神经麻醉；仍无效时，最后做卵圆孔封闭。

在封闭上述各神经干后，如果疼痛停止，1小时内不发作（可通过刺激“扳机点”试之），则可确定是相应分支的疼痛。最好是在1～2天后再重复进行一次诊断性封闭，则更能准确地确定患支。

继发性三叉神经痛其疼痛可不典型，常呈持续性，一般发病年龄较小。检查时，在三叉神经分布区域内出现病理症状，如角膜反射的减低或丧失。角膜反射的变化是有意义的体征，常提示为症状性或器质性三叉神经痛。此外，也常伴有三叉神经分布区的痛觉、温度觉与触觉障碍，还可出现咀嚼肌力减弱与萎缩。

怀疑为继发性三叉神经痛时，应进一步做详细的临床检查，按需要拍摄颅骨X线片（特别是颅底和岩骨），并做腰椎穿刺及脑超声检查等。有时甚至要做特殊造影、CT、MRI检查等才能明确诊断。

五、治疗

三叉神经痛如属继发性者，应针对病因治疗，如为肿瘤应作肿瘤切除。对原发性三叉神经痛可采取以下几种方法治疗。

(一)药物治疗

(1)卡马西平是目前治疗三叉神经痛的首选药物,此药作用于网状结构——丘脑系统,可抑制三叉神经脊束核——丘脑的病理性多神经元反射。

(2)苯妥英钠也是一种常用的药物,对多数病例有一定疗效。

(3)维生素 B_{12} 有一定疗效。

(二)封闭疗法

用1%～2%普鲁卡因溶液行疼痛神经支的阻滞麻醉,也可加入维生素 B_{12} 做神经干或穴位封闭,每天1次,10次为1个疗程。

(三)理疗

可用维生素 B_1(或维生素 B_{12})和普鲁卡因溶液以离子导入法或采用穴位导入法,将药物导入疼痛部位,可获一定疗效。

(四)组织疗法

1.肠线埋藏

取长约1 cm的缝合肠线,埋入罹患分支的神经孔附近或做穴位埋藏,如采用膈俞穴位埋藏。

2.组织浆注射

取冷藏的组织浆2～3 mL,注射于腹部皮下组织或肌肉,每周1次。

(五)注射疗法

常用95%乙醇准确地注射于罹患部位的周围神经干或三叉神经半月节。目的在于产生局部神经纤维变性,从而阻断神经的传导,以达到止痛效果。在行眶下孔、眶上孔及颏孔等封闭时,一般剂量为0.5 mL,同时应注意要注入孔内,进孔深度以2～3 mm为好,不宜过深或过浅。如行半月节注射,可使三支同时变性,但会造成角膜反射消失,导致角膜炎等并发症。

(六)半月神经节射频控温热凝术

用射频电流经皮肤选择性控温热凝半月神经节治疗三叉神经痛,取得了良好的治疗效果。本方法的优点是止痛效果好,复发率较低(在20%左右),且可重复应用。在解除疼痛的同时能保持大部分触觉。对已做过乙醇封闭或手术后复发的患者也有效。

本法也可能发生一定的并发症。如操作不当,部位不准确,会损伤附近的脑神经或血管而产生并发症,偶尔发生颞肌萎缩、角膜薄翳、视物模糊等。操作时应注意严密消毒,否则会导致颅内感染。

(七)手术疗法

目前手术治疗方法主要有以下两种。

1.病变性骨腔清除术

根据病史、症状和所累及的三叉神经分支,在"扳机点"部位相应区域及已往拔牙部位的口内行X线检查,如在X线片上显示有病变骨腔,表现为界限清楚的散在透光区或界限不清的骨质疏松脱钙区时,按口腔外科手术常规,从口内途径行颌骨内病变骨腔清除术。

2.三叉神经周围支切断撕脱术

主要适用于下牙槽神经和眶下神经。

(刘　骏)

第四节 非典型面痛

非典型面痛是一种功能性、位置不清楚、偶然发生的面部疼痛症状。1924 年 Fraizer 等首先提出了非典型面痛的名称。

一、发病机制

本病的病因学是复杂的。有些学者认为它是一种功能性疾病，另一些学者认为是血管因素造成的。其功能性原因有忧郁、焦虑状态、强迫状态，但有的学者认为不管疼痛的起因如何，其原因系颈外动脉一个分支或几个分支引起的。也可能是因血管膨胀使骨骼肌收缩而引起疼痛。有人认为是脑膜中动脉的颅外部分、颈内动脉或颈总动脉的分支扩张所引起的。

近年来，国内外的学者发现非典型性面痛综合征及三叉神经痛与病理性骨腔存在有一定关系。他们的见解是：①在上颌或下颌可以找到一个或两个以上的骨腔。②大部分病例行骨腔刮治术后疼痛有明显缓解。③在所有病例中骨腔的发生部位与疼痛发作前拔牙的部位是一致的。④骨腔的内容物可为空腔至异常性骨组织不等。⑤骨腔壁可为松质骨至皮质骨不等。

二、临床特点

患者多为女性，占 70%～90%。其发病年龄有两个高峰：一个在 20 岁左右，另一个在停经期前后。似乎与内分泌改变有一定关系。疼痛不发生在脑神经分布区域，面部疼痛多为单侧，也可双侧发作，多发于上颌部。也可发生于鼻部、眼、颧、耳、头及肩颈部。

疼痛性质为严重的钝性痛，位置深在，也可能为钻刺样痛，偶有蚁走感、烧灼感或麻木感。多数患者疼痛有间歇期。洗脸、刷牙、进食可以激发疼痛，但疼痛不如三叉神经痛严重，介于偏头痛与三叉神经痛之间。

三、诊断要点

应仔细询问病史，其参考标准是：①疼痛为持续性痛、烧灼痛、搏动性痛，令人痛苦和讨厌的疼痛。②疼痛持续数小时或数天。③疼痛发作缓慢，在发作后疼痛不一定能完全缓解。④疼痛范围较弥散，常涉及几条神经的分布区，偶尔可涉及包括颈部和肩部在内的半侧头部。⑤没有“扳机点”或整个患侧都是“扳机点”。⑥疼痛不是其他已知疾病，如偏头痛、牙痛、颞下颌关节紊乱所引起的。

四、治疗

本病治疗十分困难。应首先针对病因与精神病科专家共同制订治疗方案。①进行心理治疗，消除恐癌症，树立战胜疾病信心。②对焦虑患者选用镇静抗焦虑药。③可试用酒石酸麦角胺。④对怀疑有病理性骨腔存在的病例，刮除相应部位的骨腔可能治愈。

（刘　骏）

第五节　灼口综合征

灼口综合征是指发生在口腔黏膜上以烧灼样疼痛为主，有时包括口干和味觉障碍的综合征。但客观检查不到临床病损，也无组织病理改变。因多发生在舌部，故亦称舌痛症。女性多见。

一、病因

病因尚未明了。关于本病的精神因素学说近年备受关注。经过大量社会调查发现，本病患者常有一定的社会背景。即在身体内部或外部受到任何不良刺激，可以扰乱抗体原有的稳定平衡状态，加上个体处于有忧虑、抑郁等情绪障碍时，则抗体不能对此不良刺激做出正确或合适反应时，则可能患病。这种社会调查只能说明现象，但要揭示该病的发病机制，仍有待于进一步研究。因为临床上本病常见于更年期妇女，所以考虑与内分泌改变有关。口腔内存在的牙齿尖锐边缘和不合适的义齿基板边缘等的局部刺激，或口内两种不同金属修复体，所产生的微电流刺激，均可引起疼痛。

味觉障碍可能与曾有口腔烫伤使味蕾受损、唾液分泌不足或味孔闭锁，导致有味物质不能达味蕾感受器有关。此外锌、铁缺乏，维生素 A 不足和贫血等均可引起味觉细胞器质性改变。

二、临床表现

患者常诉说口腔黏膜有火辣样痛，少数患者还有针刺样痛或钝痛、烧灼感、麻木感、接触痛等。部位多发生在舌部，尤以舌尖多见，其次为舌背、舌缘、舌体。其他如腭部、口唇、颊部、咽喉等亦可发生。此外患者还可有口干、味觉障碍等。患者虽有上述症状，但并不影响说话和进食功能。临床检查亦找不到与症状相一致的阳性体征。这些症状可随着患者注意力的转移而减轻或消失。

三、诊断

除了要仔细询问病史外，还要做口腔全面检查，以排除其他疾病所引起的疼痛。

四、治疗

进行心理辅导，耐心解释，以解除患者的忧虑心理是非常必要的。一般可用谷维素 10 mg，每天 3 次，及维生素 B_6 10 mg，每天 3 次。对情绪抑郁、焦虑患者可考虑用多塞平 25 mg，每天 3 次，或利眠灵 5 mg，每天 3 次。

疼痛范围局限者可用维生素 B_{12} 100 μg 加 1%普鲁卡因 1 mL 做局部注射。

（刘　骏）

第六节 原发性舌咽神经痛

原发性舌咽神经痛是一种出现于舌咽神经分布区的阵发性剧烈疼痛，疼痛的性质与三叉神经痛相似，多为于咽壁、扁桃体窝、软腭及舌后1/3，可放射到耳部。其发病率为(0.5～2)/10万人。男女发病率无差异，多于40岁以上发病。舌咽神经的脱髓鞘变性、血管压迫、蛛网膜粘连以及慢性炎症刺激与原发性舌咽神经痛的发病有关。

一、临床表现

(一)疼痛的部位

最常见疼痛始于咽壁、扁桃体窝、软腭及舌后1/3，然后向耳部放射；也可疼痛始于外耳、耳道深部及腮腺区，或介于下颌角与乳突之间，很少放射到咽侧；偶尔疼痛仅局限在外耳道深部。双侧舌咽神经痛者极为罕见。

(二)诱发因素

吞咽、讲话、咳嗽、打呵欠、打喷嚏、压迫耳屏、转动头部或舌运动等可诱发疼痛发作。

(三)疼痛的性质

呈阵发性电击、刀割、针刺、烧灼、撕裂样的剧烈疼痛，难以忍受。

(四)疼痛的发作形式

疼痛多骤然发生，发作短暂，一般持续数秒至数分钟，每天发作从几次到几十次不等，尤其是在急躁、紧张时，发作频繁。随病程进展，疼痛发作越来越频，持续时间越来越长，常有历时不等的间歇期，间歇期间，患者可如同常人。

(五)扳机点

在外耳、舌根、咽后及扁桃体窝等处可有“扳机点”，以至于患者不敢吞咽、咀嚼、说话和做头颈部转动等。

(六)伴发症状

在疼痛发作时，有时伴大量唾液分泌或连续的咳嗽，另外，发作时尚可伴有面红、出汗、耳鸣、耳聋、流泪、血压升高、喉部痉挛、眩晕等，偶有心动过速、心动过缓，甚或短暂停搏，以及低血压性昏厥、癫痫发作等症状。因饮食受到影响，患者可有脱水、消瘦等表现。

(七)神经系统查体

常无阳性体征发现。

二、诊断

根据疼痛的部位、性质、发作形式、持续时间、诱发因素和扳机点等，基本可以做出初步诊断。为进一步明确诊断，可刺激扁桃体窝等处的“扳机点”，看是否能诱发疼痛，或用1%丁卡因溶液喷雾咽后壁、扁桃体窝等处，是否能遏止发作，则可以证实诊断。呈持续性疼痛或有阳性神经体征的患者，应当考虑为继发性舌咽神经痛，应进一步辅助检查明确病因。

三、鉴别诊断

(一)三叉神经痛

两者的疼痛性质与发作形式十分相似。两者的鉴别要点:①三叉神经痛位于三叉神经分布区,疼痛较浅表,“扳机点”在睑、唇或鼻翼,说话、洗脸、刮胡须可诱发疼痛发作。②舌咽神经痛位于舌咽神经分布区,疼痛较深在,“扳机点”多在咽后、扁桃体窝、舌根,咀嚼、吞咽常诱发疼痛发作。

(二)继发性舌咽神经痛

多呈持续性疼痛,伴有其他脑神经障碍或神经系统体征。颅底X线检查、颅脑CT扫描及MRI检查等可发现颅底、鼻咽部及桥小脑角肿物或炎症等病变,即可确诊。

(三)喉上神经痛

疼痛的位置在喉深部、舌根及喉上区,可放射到耳区和牙龈,说话和吞咽可以诱发,在舌骨大角间有压痛点。用1%丁卡因溶液涂抹梨状窝区及舌骨大角处,或用2%普鲁卡因神经封闭,均能完全制止疼痛,以此可以鉴别。

(四)蝶腭神经节痛

表现为鼻根、眶周、牙齿、颜面下部及颞部阵发性剧烈疼痛,其性质似刀割、烧灼及针刺样,并向颌、枕及耳部等放射。发作次数为每天数次至数十次,每次持续数分钟至数小时不等。疼痛发作时多伴有流泪、流涕、畏光、眩晕和鼻塞等,有时舌前1/3味觉减退,上肢运动无力。一般无诱因和“扳机点”。用1%丁卡因表面麻醉中鼻甲后上蝶腭神经节处,5～10分钟后疼痛即可消失。

(五)膝状神经节痛

表现为耳和乳突区深部的持续性疼痛,常伴有同侧面瘫、耳鸣、耳聋和眩晕。发作后耳屏前、乳突区等处可出现疱疹。一般无诱因和“扳机点”,但在叩击面神经时可诱发疼痛发作。

(六)颈肌部炎性疼痛

发病前有感冒发热史,表现为单个或多块颈肌发炎,伴颈部或咽部疼痛,同时肌肉运动受限,局部压痛。用地卡因溶液喷雾咽部黏膜不能止痛,一般解热止痛药有效。

四、治疗

(一)药物治疗

原发性舌咽神经痛的药物治疗与原发性三叉神经痛的药物治疗一样,即凡是能用于治疗三叉神经痛的药物均可用于治疗舌咽神经痛,剂量与方法基本一样。

(二)射频热凝术

射频热凝术即穿刺颈静脉孔射频热凝舌咽神经治疗舌咽神经痛。一般在X线监视下进行,手术中行生命体征监护。穿刺过程中,一般出现血压下降和心率下降,表明迷走神经受累,应调整穿刺或暂停。穿刺的进针点在口角外侧35 mm,下方0.5 mm。在电视下纠正穿刺方向,使电极尖到达颈静脉孔神经部。先用0.1～0.3 V低电压刺激,若出现一侧咽、扁桃体和外耳道感觉异常,且无副神经反应和血压与心电图改变,表明穿刺部位正确。缓慢持续增温,若无迷走神经反应出现,升温至65～70 ℃,电凝60秒即可造成孤立的舌咽毁损灶。若在升温过程中出现迷走神经反应,应立即停止电凝,并给阿托品0.5～1.0 mL,数分钟内可恢复。若复发,可以重复电凝。

（三）手术治疗

1.延髓束切断术

延髓束切断术治疗舌咽神经痛现在已很少采用。

2.舌咽神经痛神经根切断术

舌咽神经痛神经根切断术是：经乙状窦后入路开颅，寻找到舌咽神经后，用钩刀或微型剪刀将神经切断。如疼痛部位涉及外耳深部，为迷走神经耳支影响所致，应同时切断迷走神经前方根丝1～2根。切断舌咽神经时少数可有血压上升，切断迷走神经时有时可发生心律失常、血压下降、心搏停止等不良反应，手术时应密切观察。

手术后，可出现同侧舌后1/8味觉丧失，软腭、扁桃体区及舌根部麻木，咽部干燥不适，轻度软腭下垂及短暂性吞咽困难等。目前，只有在术中未发现有血管压迫时，才采用该手术方式。

3.微血管减压术

微血管减压术是目前治疗舌咽神经痛首选手术方式。操作与三叉神经微血管减压术类似，只是切口要比三叉神经微血管减压术低。在显微镜下仔细分离压迫舌咽神经的血管，并在神经与血管间填入适当大小的减压材料，如涤纶片或特氟隆（Teflon）。有蛛网膜粘连、增厚时，也应同时予以松解、切除。

五、预后

舌咽神经痛一般不会自然好转。如不治疗，随着疼痛发作的加重，将严重影响患者的饮食、生活及工作，有些患者可因严重脱水、消瘦而危及生命。

（刘　骏）

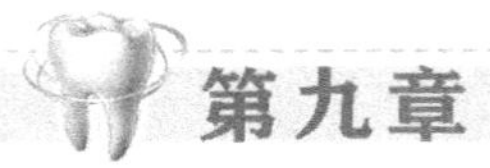

第九章

口腔颌面部损伤

第一节　全面部骨折

全面部骨折主要指面中1/3与面下1/3骨骼同时发生的骨折。多由于严重的交通事故、高空坠落和严重的暴力损伤造成。由于面骨维持着面部轮廓，一旦发生多骨骨折，面形则遭到严重破坏，且经常累及颅底和颅脑、胸腹脏器和四肢。

一、临床表现

(一)多伴有全身重要脏器伤

首诊时患者常有明显的颅脑损伤症状，如昏迷、颅内血肿以及脑脊液漏等；腹腔脏器(如肝、脾)损伤导致的腹腔出血、休克等；颈椎、四肢和骨盆的骨折。

(二)面部严重扭曲变形

由于骨性支架破坏，面部出现塌陷、拉长和不对称等畸形；可有眼球内陷、运动障碍、眦距不等、鼻背塌陷等改变，严重时常有软组织的哆开或撕裂伤。

(三)咬合关系紊乱

全面部骨折最明显的改变是咬合错乱，患者常呈开𬌗、反𬌗、跨𬌗等状态，伴有张口受限等症状。

(四)功能障碍

患者常伴有复视甚至失明，眶下区、唇部的感觉障碍等。

二、诊断

全面部骨折在首诊时必须早期对伤情做出正确判断，应首先处理胸、腹、脑、四肢伤以及威胁生命的紧急情况，优先处理颅脑伤和重要脏器伤。昏迷的伤员要注意保持呼吸道通畅，严禁作颌间结扎固定，严密观察瞳孔、血压、脉搏和呼吸等生命体征的变化。及时处理出血，纠正休克，解除呼吸道梗阻。

全面部骨折的诊断通过详细的检查与辅助检查不难做出，但由于涉及诸多骨骼骨折，普通平片和CT常常容易漏诊，因此常选用更先进的三维CT重建，其优点是提供的信息更详细，骨折部位、数量、移位方向一目了然，结合平片可全面了解骨折的全貌。

三、治疗

此类骨折的专科手术应在伤员全身情况稳定、无手术禁忌证后进行。

（一）手术时机

应争取尽早行骨折复位固定，手术可在伤后2～3周内进行。可一次手术或分期手术。如伤员伤情稳定，经过充分准备，可与神经外科、骨科联合手术，处理相关骨折。需要指出的是，由于伤情涉及多个专业，所以处理这类伤员时，既要分轻重缓急，又要相互协作，避免延误治疗，给后期手术带来困难。

（二）手术原则

恢复伤员正常的咬合关系；尽量恢复面部的高度、宽度、突度、弧度和对称性；恢复骨的连续性和面部诸骨的连接，重建骨缺损。

（三）骨折复位的顺序

全面部骨折后，常使骨折的复位失去了参照基础，因此复位的顺序和步骤显得非常重要，术前要有成熟的考虑，多采用自下而上或自上而下、由外向内复位的原则，具体要考虑上、下颌骨骨折段的数量、移位的程度、牙存在与否等因素决定。对于有牙颌伤员，复位首先考虑的问题是咬合关系的恢复，先做容易复位、容易恢复牙弓形态的部位，找到参照基础后，再以其他部位的咬合对已复位的咬合关系。

如上颌骨无矢状骨折，牙列完整，而下颌骨骨折错位严重，牙丢失多，可先复位上颌骨，然后用下颌对上颌，恢复正确的咬合关系，最后复位颧骨颧弓和鼻眶骨折。下颌骨因为骨质较厚，强度大，发生粉碎性骨折的概率较上颌骨少，容易达到较精确的复位与固定，形态恢复较容易，所以也可以先行下颌骨复位后再行上颌骨复位，当上、下颌骨的咬合关系重建后，以颌间固定维持咬合关系，接下来复位颧骨颧弓骨折，恢复面中部的高度、宽度及侧面突度的对称性，最后复位鼻-眶-筛骨折、眶底骨折和内眦韧带（图9-1）。程序性复位固定在全面部骨折是很好的方法。但对无牙颌伤员则不适用，此时，可根据情况利用原来的义齿参照进行复位，或尽量进行比较接𬌗近关系的骨折复位。

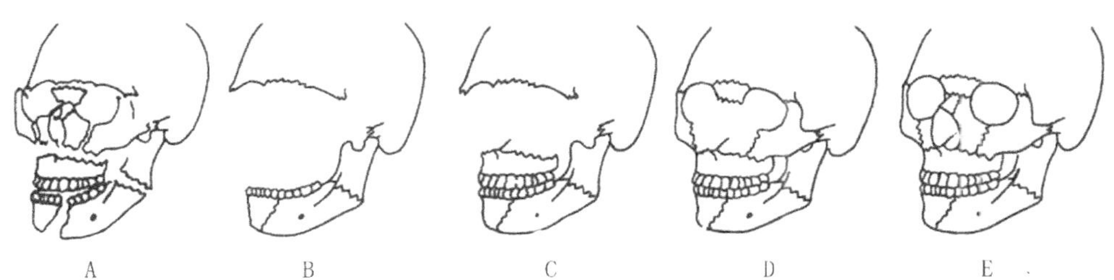

图9-1 自下而上的全面部骨折复位

A.全面部骨折；B.复位下颌骨骨折；C.复位上颌骨骨折，复位咬合关系；D.复位颧骨颧弓骨折；E.复位鼻眶筛骨折

（四）手术入路

严重的全面部骨折的手术切口应综合设计，如面部有软组织开放创口，可利用创口做骨折的复位内固定。闭合性骨折时，一般上面部和中面部骨折采用全冠状切口，可加用睑缘下切口，下颌骨根据骨折部位选择口外局部切口或口内切口。这样几乎可暴露全面部骨折线，进行复位与

固定。全面部骨折常需要植骨,冠状切口可就近切取半层颅骨作为植骨材料,用以修复眶底、上颌骨缺损,可免除另开手术区的缺点。

(王　昊)

第二节　上颌骨骨折

上颌骨骨折发生率比下颌骨少。据有关资料统计,上颌骨骨折的发生率占颌面骨损伤总数的15%～27%。

一、上颌骨骨折分类

最常使用的上颌骨骨折分类是Le Fort分型。

(一)Le Fort Ⅰ型

Le Fort Ⅰ型又称上颌骨低位骨折。骨折线相当于下薄弱线,即从梨状孔下部开始,在牙槽突底部及上颌结节的上方,水平向后延伸至翼突。这类损伤可包括鼻中隔及上颌窦,同时可有牙槽突及牙的损伤,仅借助口腔及上颌窦等黏膜与骨折片相连。摇动骨折片上的牙,可见整个骨折块随之移动。

(二)Le FortⅡ型

Le FortⅡ型又称锥型或颧弓下骨折。骨折线相当于中薄弱线,横过鼻梁,沿眶内侧壁向下到眶底;然后通过颧骨下方或颧上颌缝到达到蝶骨翼突。有时可以波及筛窦而达颅前窝,出现脑脊液鼻漏。有鼻及眶下缘的变形、鼻腔侧壁及上颌窦的损伤。

(三)Le FortⅢ型

Le FortⅢ型又称上颌骨高位骨折或颧弓上骨折。骨折线相当于上薄弱线,横过鼻梁、眶部,再经过颧骨和颧弓上方,向后达翼突,形成完全的颅面分离。多伴有颅脑损伤、颅底骨折。面部中分凹陷并变长;眼睑结膜下出血,眼球下移;眶周皮下淤血,耳、鼻出血或出现脑脊液鼻漏等。此外,在上颌骨上尚可发生垂直骨折又称矢状骨折或正中骨折。骨折线将腭骨分成左右两半,使上颌牙弓变宽。在临床上骨折线并不一定都是如此典型。由于暴力方向和大小不同,可呈现为非典型性骨折。两侧骨折线常不在同一平面或不属同一类型,也可以发生单侧上颌骨骨折。

在各型上颌骨折中,常有各种合并伤,其中以颅脑损伤发生率最高,尤其在LeFonⅡ、Ⅲ型骨折时几乎全部有合并伤。

二、临床表现

上颌骨骨折的临床表现,除具有一般骨折的共同症状和体征如肿胀、疼痛、出血、移位及畸形外,还有一些特有的表现。

(一)面形改变

上颌骨骨折后,骨折段的移位取决于外力的大小、方向和颌骨本身的重量,常向下坠,使面中1/3变长,翼外肌和翼内肌的牵拉,可将骨折片拉向后下,可出现面中部凹陷、后缩,称为“碟形面”。如上颌骨骨折仅仅是裂缝骨折,则不发生移位。

(二)咬合错乱

上颌骨发生横断骨折时,向后下移位,可使后牙早接触,前牙开,如一侧横断骨折下垂,患侧早接触,健侧开𬌗。

(三)"眼镜"状瘀斑

这是上颌骨 LeFortⅡ型、Ⅲ型骨折后,出现的一种特殊体征。由于眼睑及眶周组织疏松,伤后发生水肿,加之骨折后组织内出血淤积其间,使眼球四周的软组织呈青紫色肿胀区,好似佩戴了墨镜。虽然在单纯软组织伤或颧骨骨折时也可能出现类似体征,但结合眼其他症状和体征可以鉴别。

(四)口、鼻腔出血

上颌骨骨折常合并口、鼻腔黏膜撕裂或鼻窦黏膜损伤。有时口腔内并无破损,血仅由鼻孔流出,或同时由后鼻孔经口咽部流至口腔。

(五)眼的变化

上颌骨骨折波及眶底时,可出现一系列眼的症状和体征,如眼球结膜下出血、眼球移位和复视等。如损伤动眼神经或外展神经,可使眼球运动障碍;如伤及视神经或眼球,则引起视觉障碍或失明。

(六)脑脊液漏

上颌骨骨折时如伴发颅底骨折,骨折线经过蝶窦、额窦或筛窦时,发生硬脑膜撕裂,可出现脑脊液鼻漏。如合并有耳岩部损伤,还可发生脑脊液耳漏。

三、诊断

通过询问病史,查体,结合 X 线片观察,对上颌骨骨折的诊断并不困难。首先应问明受伤的原因,了解致伤力的性质、大小、速度、方向和受力部位等,可作为诊断的重要依据。同时要了解患者受伤后有无上颌骨骨折的相关症状,如面中部疼痛或麻木,口、鼻有无伤口和出血,牙咬合异常,鼻阻塞和呼吸困难等。

观察面中 1/3 部有无伤口、肿胀、出血或瘀斑,有无"碟形面"或长面等面形改变;口、鼻有无伤口和出血;鼻、耳部有无脑脊液漏;有无张口受限及咬合关系错乱;检查上颌骨有无异常动度、摩擦音和台阶等。X 线摄片以华氏位为主,必要时加照头颅侧位片,上颌咬合片等。在 X 线片上可观察:骨折线的部位,数量、方向,骨折类型,骨折段移位情况,牙与骨折线的关系等。CT 可清晰显示上颌骨各面骨折及移位情况。

四、治疗

(一)早期处理

注意有无颅脑、胸腔及腹腔等处合并伤,有严重合并伤的伤员,以处理合并伤为主。对上颌骨的创伤可先作简单应急处理,以减轻症状,稳定骨折片,待后期复位治疗。上颌骨骨折时由于骨折段向下后方移位,将软腭压接于舌根部,使口腔、咽腔缩小,同时鼻腔黏膜肿胀、出血,鼻道受阻,都可引起呼吸困难,应注意防止窒息。

(二)复位与固定

上颌骨骨折的治疗原则是使错位的骨折段复位,获得上、下颌牙的原有咬合关系后进行固定。

1.复位方法

(1)手法复位:在新鲜的单纯性骨折的早期,骨折段比较活动,用手或借助于上颌骨复位钳,易于将错位的上颌骨恢复到正常位置。手法复位,方法简单,一般在局麻下即可进行,简单的骨折,也可不用麻醉。

(2)牵引复位:骨折后时间稍长,骨折处已有部分纤维性愈合,或骨折段被挤压至一侧或嵌入性内陷,或造成腭正中裂开,向外侧移位,用手法复位不能完全回复到原有位置,或一时无法用手法复位时,则采用牵引复位。

(3)手术复位:如骨折段移位时间较长,骨折处已发生纤维愈合或骨性愈合,用上述 2 种方法都难以复位时,则需采用手术复位,即重新切开错位愈合的部位,造成再次骨折,而后用合适器械撬动、推、拉,使骨折段复位到正常解剖位置。如伴有颧骨、鼻骨或额、眶区骨折时,现多采用头皮冠状切口,向下翻起额、颞部大皮瓣,可以充分显露额、鼻、眶及颧区及部分上颌骨骨面,便于在直视下进行骨折段复位和固定,容易做到解剖复位,取得较好的治疗效果。此种手术切口,隐蔽在发际线以上,术后无面部瘢痕,患者比较愿意接受。尤其适用于在额鼻眶颧区有多处骨折的病例,可以避免在面部做多处切口。

2.固定方法

上颌骨骨折的固定方法有几种类型,原则上是利用没有受伤的颅、面骨骼固定上颌骨骨折段,同时作颌向固定,以恢复咬合关系。固定方法较多,最常用以下几种。①颌间牵引固定加颅颌固定:于上下牙列上安置有挂钩的牙弓夹板,使骨折段复位后按需要的方向和力量在上、下颌之间挂若干橡皮圈进行固定,并以颅颌弹性绷带或颏兜将上、下颌骨一起固定于颅骨上。上颌骨骨折一般固定 3 周左右。②切开复位坚强内固定:在开放性上颌骨骨折、上颌骨无牙可做固定、上颌骨多发及粉碎性骨折或骨折处已发生纤维性愈合的病例,均可采用切开复位,复位后以微型或小型钛夹板行坚强内固定。在上颌骨 LeFort Ⅱ型和 LeFort Ⅲ型骨折时,由于牵涉的骨折部位较多,可选用头皮冠状切口,切开至帽状腱膜下层,将头皮及颞面部皮瓣向下翻转,可显露出额、颞、眶、鼻、颧弓、颧骨及上颌骨骨面,必要时可加做口内前庭沟切口,从口内进一步显露上颌骨骨折部位。这种切口由于可充分显露多处骨折的部位,便于探查、骨折段复位及固定的操作,尤其适用于陈旧性上颌骨骨折合并颧骨、鼻。

(王　昊)

第三节　下颌骨骨折

下颌骨骨折的发生率占颌面骨骨折的 55%～72%,好发部位有颏部、颏孔部、下颌角部及髁状突部。其中以颏正中、颏孔部、髁状突颈部较多见,磨牙区和升支部相对较少。

一、临床表现

下颌骨骨折时除会发生一般骨折所具有的肿胀、疼痛、出血和功能障碍等症状和体征外,由于下颌骨的解剖生理特点,骨折时有一些特殊的临床表现。

（一）骨折段移位

下颌骨骨折后，有多种因素可以影响骨折段的移位，其中以咀嚼肌对颌骨的牵拉为主要原因，其他因素还有外力的方向、骨折的部位、骨折线的方向和倾斜度及骨折段上是否有牙存留等。不同部位其骨折段移位情况如下。

1.颏正中部骨折

下颌骨颏正中部骨折，可以是单发的、双发的线形骨折或粉碎性骨折。在单发的正中颏部线形骨折时，由于骨折线两侧肌的牵拉力量相等，方向相对，常无明显移位或不发生移位，如为斜行骨折，一侧骨折片有颏棘，一侧骨折片无，则可能发生移位。如为颏部双发骨折，两骨折线之间的颏骨折段可因颏舌骨肌、颏舌肌、下颌舌骨肌和二腹肌前腹的牵拉，而向后下移位。如为颏部粉碎性骨折或伴有骨质缺损，则两侧骨折段由于下颌舌骨肌的牵引，而向中线方向移位，使下颌骨前端变窄。后两种情况，都可使舌后退，有引起呼吸困难，甚至发生窒息的可能，应特别注意。

2.颏孔区骨折

单侧颏孔部骨折，多为垂直骨折或斜行骨折，常将下颌骨分成前后两段，前骨折段与健侧下颌骨保持连续性，由双侧降颌肌群的牵引，向下、后方移位并稍偏向患侧，同时因有健侧关节为支点，故稍向内转而使前牙微呈开𬌗；如果骨折断端彼此重叠，则颏部后退更显著，向患侧移位也更为明显。后骨折段因所附升颌肌群的牵引，多向前上方移位，并微偏向健侧。

3.下颌角部骨折

此类骨折也是将下颌骨分为前后两个骨折段。如果骨折线正在下颌角，两个骨折段都有嚼肌与翼内肌附丽，骨折段可不发生错位；若骨折线在这些肌肉附丽处之前方，则前骨折段因降颌肌群的牵引，向下、向后移位，与颏孔区骨折的情况相似。

下颌骨骨折的移位与骨折线方向及骨折段上有无牙存在也有一定的关系。如果上下颌都有牙，骨折线系由下颌骨下缘从后向前上斜行至牙槽突，由于升颌肌群的牵引，可将后骨折段拉向上内侧，直至上下牙接触为止。如后骨折段无牙，则向上移位更明显。如果骨折线的方向从下颌下缘自前向后上斜行至牙槽突，则这类骨折片移位可不明显。

4.髁状突骨折

髁状突骨折多发生于它的颈部。骨折后的髁状突，常因其所附着的翼外肌的牵拉而向前内方移位。同时，下颌升支部受嚼肌、翼内肌和颞肌的牵拉而向上移位，使患侧牙早接触而健侧牙及前牙形成开𬌗。双侧髁状突发生骨折时，两侧下颌升支被拉向上方，后牙早接触，前牙明显开𬌗。

5.多发骨折

下颌骨发生多发骨折时，骨折段的移位常无一定的规律。有肌肉附着的骨折段一般向肌肉牵拉方向发生移位；无肌肉附着或原附着的肌肉也损伤断裂，则骨折段常随外力方向或重力而发生移位。

（二）咬合错乱

咬合错乱是颌骨骨折中最常见和最有特点的体征。下颌骨骨折后，骨折段多有移位，有时即使只有轻度移位，也可出现咬合错乱。自觉症状是牙咬不上，咬合无力或咬合疼痛。客观检查则发现早接触、反𬌗、开𬌗，多数牙无接触关系或咬不住置于上下牙间的压舌板。

（三）骨折段异常动度

正常情况下，是全下颌骨整体协调的生理运动。当下颌骨骨折后，则可出现分段不协调的异常动度,同时可出现骨折断端间的异常摩擦感、摩擦音或骨断端形成的台阶。

(四)牙龈及黏膜撕裂

下颌体部的骨折常致骨折处的牙龈和黏膜撕裂,成为开放性骨折,并可伴发牙折、牙挫伤、牙脱位或牙缺失。

(五)骨折附近软组织出血或肿胀

骨折时均伴有局部出血,血液可从与骨折相通的面部伤口或口内牙龈撕裂处流出,也可积聚在组织内形成血肿。下牙槽血管如发生断裂,血液可渗至口底组织内,形成口底血肿。

(六)感觉异常

下颌骨骨折后,可因骨折断端活动或摩擦,发生疼痛。如伴发下牙槽神经损伤或断裂,则出现同侧下唇麻木。

(七)功能障碍

下颌骨骨折患者可由于疼痛、骨折段移位和咬合错乱,限制了正常的下颌骨运动,影响咀嚼、进食和吞咽。因局部水肿、血肿和涎液增多等,可影响正常呼吸,严重者可发生呼吸道梗阻。

二、诊断

询问病史时应了解受伤的原因、时间、部位、外力的大小及方向等。然后检查患者的全身情况和局部情况。观察颌面部有无创口、肿胀、出血和淤血的部位。检查有无牙列移位、咬合错乱、开闭口障碍、下唇麻木、牙龈撕裂、局部压痛、台阶状移位和下颌骨异常动度等。X线片检查可进一步明确有无骨折线及骨折线的数目、方向、类型、范围及骨折段移位情况,同时注意有无其他颅面骨损伤。应拍摄下颌曲面断层片、下颌骨侧位片等。

三、治疗

(一)下颌骨骨折的复位方法

1.手法复位

在单纯线形骨折的早期,骨折处尚未发生纤维性愈合,可用手法复位,将移位的骨折段回复至正常位置。

2.牵引复位

多应用于手法复位效果不满意,或骨折处已有纤维性愈合,不能手法复位者。可应用牙弓夹板和橡皮圈做颌间牵引。即在上、下颌牙列上结扎、安置带有挂钩的牙弓夹板,然后根据骨折段需要复位的方向,套上橡皮圈,做弹性牵引,使骨折段逐渐恢复到正常的位置。在下颌骨体部有明显移位的骨折段,可采用分段式牙弓夹板,结扎在骨折线两侧的牙列上,套上橡皮圈做牵引。在牵引过程中,应经常检查复位的效果和骨折段移动的方向,随时调整橡皮圈牵引的方向和力量。

3.切开复位

对新鲜开放性骨折,常可在软组织清创的同时,做骨折的复位和内固定。对于不能做手法复位的复杂性骨折,为了争取较好的复位、固定效果,也可采取手术切开复位的方法。对于骨折移位时间已较长,骨折处已有致密的纤维性或骨性错位愈合者,只有采用手术切开复位,才能将错位愈合中所形成的纤维组织切开,或将骨性愈合处凿开,将骨断端游离,使骨折段正确复位,并做骨断端的坚强内固定。

(二)下颌骨骨折的固定方法

1.单颌固定

单颌固定的优点是固定后仍可张口活动,对进食和语言的影响较小,便于保持口腔卫生,同时,一定的功能活动对增进局部血运和骨折愈合有利。但单颌固定法的固定力量有限,不能对抗较大的移位力量,故一般用于无明显移位或易于复位的简单骨折,如下颌骨正中颏部线形骨折、牙槽突骨折等。单颌固定的另一个缺点是,仅用于能完全复位的病例,否则就难以恢复到原有的咬合关系。

(1)邻牙结扎固定:分别利用骨折线两侧的 2～3 个牙,做结扎固定。在每个牙的牙间隙内各穿过一根细不锈钢丝,先将单个牙拧住,再将这两个牙的结扎丝相互拧在一起,成为一股较粗的钢丝,然后,用手法将错位的骨折段复位,再将两侧的两股钢丝互相拧结在一起,最后将钢丝端剪短,并弯至钢丝下的牙缝中,以防刺伤黏膜。此法操作简单,适用于错位不大的简单骨折。缺点是固定力量较差,邻牙负担较重,已较少使用。

(2)牙弓夹板固定:用一根粗金属丝或成品牙弓夹板,弯制成与下颌牙列唇颊面弧度一致的弓形夹板,在颌骨骨折段复位后,用细不锈钢丝将其结扎固定在骨折线两侧的数个牙上。如骨折处伴有牙缺失,为保持缺牙间隙,可在弯制牙弓夹板时,在相当于缺牙处,突向间隙内,挡住两侧的牙,以防骨折段向缺牙空隙移位。牙弓夹板固定最适用于牙折或牙槽突骨折。用以固定下颌骨骨折,有时嫌力量不足,仅用于无明显移位的单发、线型骨折的固定。

(3)骨间结扎固定:骨间结扎固定是用手术方法暴露骨折断端,在骨断端近处钻孔,然后穿过不锈钢丝,进行结扎,将骨折段固定在正确的位置上。这是一种较可靠的固定方法,对于新鲜骨折、陈旧性骨折、有牙和无牙的颌骨骨折,都可适用。尤其是小儿下颌骨骨折,常因乳牙不便于做结扎固定,或乳恒牙交错时期,也无足够牢固的牙可作结扎固定时,采用此法则固定良好。骨间结扎固定的手术进路,应根据受伤部位而定,以能显露骨断端为目的。钻孔的部位应在下颌体近下缘处,以防损伤下牙槽神经血管、牙胚或牙根,孔的位置以距骨断面 0.5～1.0 cm 为宜,钻孔数目一般 3～4 个,结扎后即可防止其移动。

(4)坚强内固定:近年来已普遍应用钛夹板和钛钉的坚强内固定取代金属丝的结扎固定。这种坚强内固定适应证与骨间结扎固定相同。用得较多的是小型钛板和钛钉,临床上根据需要选用不同形态的小型钛板,采用口内切口或口外进路,显露骨折端,使骨折段复位后分别将钉旋入骨折线两侧的骨中,使小型钛板固定在骨折线两侧的骨面上,固定骨断端。这种小型钛板由于体积小而薄,术后如无不适,骨折愈合后可不必拆除。也可采用超高分子量聚乳酸可吸收夹板及螺钉进行坚强内固定,术后 6～12 个月固定材料自动分解吸收,不必再次手术取出。如下颌骨损伤为粉碎性骨折或有骨质缺损时,上述固定方法都不适用,则可采用桥架式钛板内固定法。根据下颌骨缺损的范围,先选好适当长度的带孔钛板,手术显露骨折区和骨断端,使骨折段复位,恢复咬合关系,然后在两侧断端的近下缘处,安置一条事先准备的钛板,每一端按钛板孔的位置,在骨上钻 2～4 个孔,然后拧入钛钉固位,如此即可保持前后骨折段的位置。

(5)颌周结扎固定:适用于无牙的下颌骨体部骨折,尤其是原来就戴有下颌全口义齿的患者,更为方便。以不锈钢丝环绕下颌骨体,钢丝两端在义齿基托上结扎固定,使骨折段获得固定。

2.颌间固定

颌间固定是颌骨骨折常用的固定方法。尤其对下颌骨骨折,可利用上颌骨来固定折断的下颌骨,并使上、下颌的牙固定在正常咬合关系的位置上,待骨折愈合后,恢复咀嚼功能,这也是颌间固定的主要优点。这种固定缺点是在固定期间不能张口活动,影响咀嚼和进食,也不易进行口腔清洁和保持口腔卫生。带钩牙弓夹板颌间固定法:就是在牙弓夹板上带有突起的挂钩,以便悬挂小橡皮圈,做颌间牵引固定。这种带钩牙弓夹板,可用铝丝弯制,也有各种成品带钩夹板可供临床选用。

安置夹板的具体步骤:根据患者上、下牙弓大小,确定所用带钩牙弓夹板的长度,剪去多余部分,将其弯曲成弓形,使能与每个牙的唇、颊侧牙面贴附,而与牙龈间保持一定距离,以免压伤牙龈。用细不锈钢丝,将夹板分别结扎、固定到上、下颌的牙上。应将每个牙上结扎丝的末端剪短,弯成环形,使其位于牙间隙或贴附于夹板下,防止刺伤唇、颊黏膜。

安置好带钩牙弓夹板后,用小橡皮圈根据需要牵引下颌的方向和力量,套在上、下颌牙弓夹板的挂钩上,即可产生牵引、复位和固定的作用,一般固定4周左右,双发骨折或多发骨折时可适当延长固定时间。如骨折段错位明显,一时又难于复位,无法在下颌牙列上安置一个完整的牙弓夹板时,可将牙弓夹板在相当于骨折错位处剪断,分别结扎固定在骨折线两侧的牙上,然后套上橡皮圈,行弹性牵引复位。术后应及时观察,调整橡皮圈的方向和力量,直到恢复正常的咬合关系,并继续固定一段时间。必要时可换置一个完整的牙弓夹板,完成固定。下颌骨骨折如有骨质缺损,可以采用有间隔弯曲的牙弓夹板,以保持复位后留下的缺损间隙,防止因肌牵引或瘢痕挛缩而发生移位。

(三)特殊骨折的治疗

1.髁状突骨折的治疗

下颌骨髁状突是构成颞颌关节的重要结构,具有特殊的功能,是下颌骨骨折的好发部位之一。常因下颌骨颏部受撞击而发生骨折,且多发生于髁状突颈部。髁状突颈部青枝骨折时可不发生移位,其他类型骨折则多有移位。移位多与翼外肌牵拉、升支部受力和推压有关。有半数的髁状突骨折,髁状突头部从关节凹内移位。髁状突骨折的治疗,多年来在国内外学者中有不同的观点,有人主张用手术方法切开复位和固定;有人则主张采用非手术的保守治疗。

目前国内外多数学者的意见是:髁状突骨折有明显移位或完全脱位,或磨牙缺失,保守疗法不易复位固定者,宜做手术切开复位;骨折后移位不明显或儿童骨折病例,宜用闭合性复位的保守治疗。临床上还可根据患者的身体情况决定治疗方法。

(1)保守治疗:①关节囊内闭合性髁状突骨折或髁状突颈部骨折无明显移位者可采用简单颌间结扎法限制关节活动2～3周即可。②颌间弹性牵引法,对于髁状突移位的患者在上、下颌牙列上安置带钩牙弓夹板,然后在磨牙的咬合面放置橡皮垫,单侧骨折者放在伤侧,双侧骨折者,两侧均放。然后在正中咬合位上做颌间固定,前牙区可做垂直方向的弹性牵引,以恢复正常咬合关系。成人需固定2～3周,儿童则固定10～14天后,即可逐渐作张口练习。儿童的早期活动尤为重要,有人甚至主张,骨折后如咬合关系无明显改变,又无明显疼痛时,可以不做固定。以免因固定而发生关节强直。③口内弹性牵引法,在上、下颌牙列上安置牙弓夹板,在上颌尖牙部和下颌最后磨牙部的牙弓夹板上焊有挂钩,在上、下两钩间挂上橡皮圈,方向尽量与咬合面平行,这样可使下颌向前牵引。牵引的力量不宜过大,可允许下颌作张口、前伸和侧向运动,维持翼外肌功能,有利于关节功能的恢复。一般牵引3～4周。

(2)手术治疗:通过耳前切口显露髁状突骨折处,将骨折段复位,以微型钛板、钛钉固定两断端,以重建下颌骨正常形态与功能。近来有学者报道于耳前作小切口,以内窥镜技术行髁状突骨折复位及坚强内固定。

2.上、下颌骨联合骨折

上下颌骨联合骨折是口腔颌面部的一种严重损伤，不但多伴有软组织损伤，还常伴发颅脑损伤或其他损伤。除根据伤情采取急救及早期清创处理外，上下颌骨骨折可分情况作复位固定。由于下颌骨骨折后对位比较容易，因此，一般应先作下颌骨复位固定；然后再根据咬合关系来固定上颌骨。在固定方法上多采用颌间固定加颅颌固定。治疗过程中，还必须经常检查咬合情况。如果受伤后，用简单的方法不能达到骨折段复位的目的时，可采用牵引复位。如果骨折段已错位愈合，可采用切开复位法。在上、下颌多发或粉碎性骨折患者，如复位固定后咬合关系仍恢复不良，可待骨折愈合后根据复位愈合较好的上颌或下颌重新切开复位矫正相应的下颌或上颌，则可重建较理想𬌗关系。

3.无牙颌骨骨折的治疗

无牙颌骨骨折多见于老年人，常发生于下颌骨。因为牙槽骨吸收，下颌骨变得纤细、脆弱，受到外力打击时极易折断。骨折片多与软组织相连，感染机会较少，愈合亦较快。常为单发性骨折，骨折片可重叠，发生在颏孔和下颌角部者较多见。

这类骨折无牙，不能使用牙弓夹板作固定，只能用下述方法进行复位固定。

(1)塑胶托状夹板固定：本法只适用简单骨折，无骨折片重叠，或骨折片仅有轻度移位时。如果伤员原先有义齿，则可利用义齿作固定夹板，再在口外加用颅颌弹性绷带；如果伤员原无义齿可临时取印模，制作适合的塑胶托，然后仍用颅颌弹性绷带固定。

(2)颌周结扎固定：本法适用于无牙的下颌骨体部骨折，错位明显，不能利用牙作固定时，临时用印模胶制作夹板，或利用伤员原有的义齿在骨折段复位后进行颌周固定。

(3)切开复位内固定：如果骨断端重叠，不能用手法复位，或为粉碎性骨折，此时可采用切开复位内固定。从口内做切开复位，以钛板、钛钉做坚强内固定。

4.儿童颌骨骨折的治疗

儿童颌骨骨折较少见。多因跌倒、碰撞、交通事故等引起。由于儿童处于生长发育期，颌骨柔软，富于弹性，能耐受冲击力量，即使骨折亦多为“青枝”骨折。儿童期处于替牙阶段，恒牙萌出不全，牙冠又较短且不牢固，均不利于牙间或颌间固定。

(1)儿童期组织代谢旺盛，生长力强，故复位时间越早越好，一般不宜迟于5～7天，否则复位困难。儿童骨折后对𬌗关系的恢复可不必像成人那样严格，因为随以后恒牙的萌出移动，还有自行调整的机会。固定的时间也可以缩短，通常2周即可。

(2)儿童髁状突颈部骨折多为“青枝”骨折，一般能愈合而不导致关节强直。如为完全离断，可以发生关节强直并影响患侧下颌骨发育而形成畸形面容。儿童髁状突颈部骨折通常采用颅颌弹性绷带固定即可。对髁状突颈部完全离断患儿，为防止以后发育畸形，可采用切开复位固定方法以获得良好固定复位效果。对关节区受创伤的儿童应嘱其经常锻炼张口和注意追踪观察，以防继发关节强直。

(3)儿童颌骨骨折尽可能不选用切开复位法，如必要时，亦慎勿伤及恒牙胚。自凝塑胶牙弓夹板颅颌弹性绷带固定是常选用的方法。

(刘　骏)

第四节　颧骨与颧弓骨折

颧骨和颧弓是面侧部较为突出的部位，易受撞击而发生骨折。颧骨因与上颌骨相连，常与上颌骨同时发生骨折。颧弓是颧骨颞突和颞骨颧突相连接的部分，较窄细，较颧骨更易发生骨折。

一、临床表现

（一）面部塌陷畸形

当颧骨、颧弓发生骨折时，由于外力的作用，骨折片向内后方移位，由于伤时伴有面部软组织肿胀，可能暂时掩盖由于骨折片移位造成的颧面部塌陷，然而当面部肿胀消退后，局部会出现塌陷畸形。

（二）张口受限

颧骨、颧弓骨折片向内后方移位，压迫嚼肌和颞肌，妨碍喙突运动，会造成张口疼痛及张口受限。

（三）复视

颧骨构成眶腔的外侧壁和眶下缘的大部分，当颧骨骨折片发生移位时，会造成眼球移位、外展肌充血和局部水肿，从而使眼球移动受限而发生复视。复视也是诊断颧骨骨折的一项重要的临床指征。

（四）神经症状

颧骨骨折会引发眶下神经损伤，造成支配区域的感觉麻木；也可能损伤面神经的颧支，造成患侧眼睑闭合不全。

二、治疗

颧骨骨折后如出现明显面部畸形、复视、张口受限及神经压迫症状者，应做手术复位；如无上述症状发生，骨折片无明显移位者，可采取保守治疗。

（一）口内上颌前庭沟切开复位法

此方法适用于颧弓骨折不伴有旋转移位者。自上颌磨牙区前庭沟作切口，直达骨面，沿下颌骨喙突外侧向上分离，经颞肌肌腱、颞肌达颧骨和颧弓深面，用骨膜分离器将骨折片向外上前方向提翘，将骨折片复位（图 9-2）。

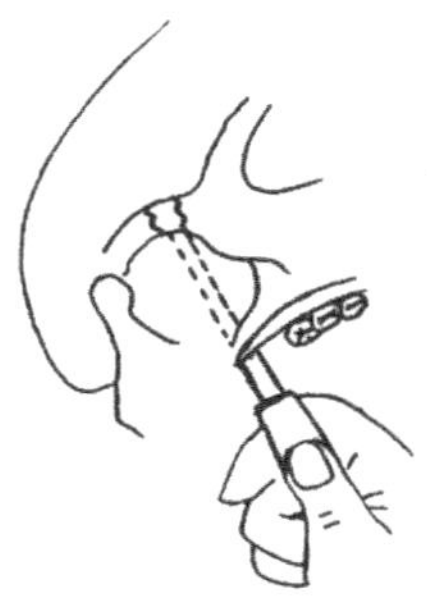

图 9-2　口内上颌前庭沟切开复位法

（二）单齿钩切开复位法

此方法适用于颧弓骨折不伴有旋转移位者。在颧骨颧弓骨折处下方皮肤做切口，直达颧弓表面，探明骨折片位置后，将单齿钩探入骨折片深部，向上方提拉颧骨颧弓骨折片使其复位。

（三）上颌窦填塞法

此方法适用于粉碎性颧骨骨折及上颌骨骨折。在上颌口内前庭沟做切口，在上颌骨尖牙窝处开窗，显露上颌窦，用骨膜分离器将骨折片复位后，以碘仿纱条填塞上颌窦，在下鼻道开口将纱条引出，严密关闭口腔内切口。2 周后逐渐撤出纱条。

（四）巾钳牵拉法

适用于单纯颧弓骨折。不做切口，用大号巾钳夹住骨折处皮肤、皮下直至骨折深面，向外牵拉颧弓复位，复位后应避免再次挤压。

（五）头皮冠状瓣切开复位法

适用于有旋转移位的颧骨骨折。手术切口及进路同上颌骨骨折，手术充分显露骨折断端，手术应在颧弓、颧额缝和眶下缘达到 3 点固定，一般使用小钛板或微型钛板进行固定。

（刘　骏）

第五节　牙与牙槽骨损伤

牙及牙槽骨损伤较常见，可以单独发生，也可以和颌面其他损伤同时发生。前牙及上颌牙槽骨，因位置较突出，容易受到损伤。

一、牙挫伤

（一）临床表现与诊断

牙挫伤主要是直接或间接的外力作用使牙周膜和牙髓受损伤。由于伤后可发生创伤性牙周膜炎，特别是接近根尖孔处，血管常发生破裂、出血，致使患牙有明显叩痛和不同程度的松动。自觉牙伸长，对咬合压力和冷热刺激都很敏感等。如同时有牙龈撕裂伤，则可有出血及局部肿胀。损害轻者，尤其是青少年患者，损伤多可自行恢复，若损伤较重，甚至根尖孔处主要血管撕裂，则引起牙髓坏死，在临床上表现为牙冠逐渐变色，牙髓活力由迟钝渐渐变为无活力反应。偶然也可以出现牙髓炎症状。此种坏死的牙髓有时除牙冠变色外，可以终生不出现症状，也无危害。但也可以发生继发性感染，并引起根尖周围组织的急性或慢性炎症。

（二）治疗

牙挫伤的治疗比较简单，轻者可不做特殊处理。损伤较重者应使患牙得到休息，在 1～2 周内避免承受压力，可调磨对𬌗牙，使其与患牙不接触，也不要用患牙咀嚼食物。如果牙松动较明显，可做简单结扎固定。创伤牙齿定期观察，每月复查 1 次。半年后若无自觉症状，牙冠不变色，牙髓活力正常，可不必处理；如牙冠变色，牙髓活力不正常时，应考虑做根管治疗。

二、牙脱位

较重的暴力撞击可使牙齿发生部分脱位和完全脱位。

(一)临床表现与诊断

牙在牙槽窝内的位置有明显改变或甚至脱出。牙部分脱位，一般有松动、移位和疼痛，而且常常妨碍咬合；向深部嵌入者，则牙冠暴露部分变短，位置低于咬合平面。完全脱位者牙已脱离牙槽窝，或仅有软组织粘连。牙脱位时，局部牙龈可有撕裂伤与红肿，并可伴有牙槽突骨折。

(二)治疗

牙脱位的治疗，以尽量保存牙为原则。如部分脱位，不论是移位、半脱位或嵌入深部，都应使牙恢复到正常位置，然后固定 2～3 周；如牙已完全脱落，而时间不长，可将脱位的牙进行处理后再植。脱位固定的牙要定期复查，当牙冠变色或牙髓活力迟钝时，应做根管治疗。

牙脱位固定的常用方法有以下几种。

1.牙弓夹板固定法

先将脱位的牙复位，再将牙弓夹板弯成与局部牙弓一致的弧度，与每个牙相紧贴。夹板的长短，根据要固定的范围而定。原则上牙弓结扎的正常的固位牙数应大于脱位牙的两倍，注意应先结扎健康牙，后结扎脱位牙。所有结扎丝的头，在扭紧后剪短，并推压在牙间隙处，以免刺激口腔黏膜。

2.金属丝结扎法

用一根长结扎丝围绕损伤牙及其两侧 2～3 个健康牙的唇(颊)舌侧，做一总的环绕结扎；再用短的结扎丝在每个牙间做补充垂直向结扎，使长结扎丝圈收紧，对单个牙的固定用“8”字结扎法。

三、牙折

牙折常由于外力直接撞击而产生；也可因间接的上、下牙相撞所造成。平时由于跌伤致使上前牙、特别是上中切牙的折断为最多见。

(一)临床表现与诊断

按解剖部位，牙折可分为冠折、根折和冠根联合折 3 类。冠折又可分为穿通牙髓与未穿通牙髓两种。冠根联合折也有斜折和纵折两类。冠折如穿通牙髓，则刺激症状明显；未穿通牙髓者，可有轻微的感觉过敏，或全无感觉异常。根折的主要特点是牙松动和触、压痛，折断线愈接近牙颈部，则松动度愈大；如折断线接近根尖区，也可无明显的松动。冠根联合折断，可见部分牙冠有折裂、活动，但与根部相连，在冠部可察见裂隙，并有明显咬合痛或触压痛。测牙髓活力、摄牙 X 线片等有助于对牙折的诊断。

(二)治疗

根据牙折的不同类型，采用不同的治疗方法。切缘折断少许只暴露牙本质者，可将锐利边缘磨去，然后脱敏治疗。切缘折断较多，但未露牙髓时，也可用上法保护断面。观察数月后如无症状，即可用套冠或光固化树脂修复缺损部分。牙冠折断已露牙髓，或在牙颈部折断但未到牙龈下时，应行根管治疗，然后用桩冠修复缺损部分。根折可用牙弓夹板或金属丝结扎固定，或用根管钉插入固定。冠根联合纵折，如有条件可行根管治疗后用套冠恢复其功能，否则可拔除。

四、乳牙损伤

乳牙损伤的处理有一定的特殊性，因保存正常的乳牙列，对今后恒牙萌出，颌面部发育及成长都很重要。因此，应当尽量设法保留受损伤的乳牙。

(一)临床表现与诊断

乳牙损伤的部位,多见于乳前牙,特别是上颌乳前牙。其损伤类型亦可分冠折、根折、嵌入、半脱位及脱位等,但以嵌入及半脱位为最多见。

(二)治疗

冠折、根折的处理与恒牙大体相同。儿童乳前牙因损伤而半脱位,若无感染,又距恒牙萌出尚有一定时间,可在局麻下用手法复位,然后用金属丝结扎固定。如有感染,则常需拔除。对向唇侧或腭侧半脱位或脱位的乳前牙,可应用牙弓夹板固定,并应调𬌗,使其暂时脱离咬合关系。

乳前牙因损伤牙冠嵌入牙槽内 1/3~2/3 者,可应用抗炎药物,预防感染,等待其再萌出;如牙冠完全嵌入,又无感染,复位后固定 6~8 周;如牙周组织破坏,并有感染者,则应拔除。损伤后经保存疗法处理的乳牙,应严密观察 3~6 个月,如发现牙髓坏死,应施行根管治疗,但一般只限于前牙;对嵌入的乳牙,应观察对恒牙的萌出有无影响。凡乳牙损伤需要拔除者,4 岁以上儿童,为了防止邻牙向近中移动致恒牙萌出错位,应该做牙列间隙保持器,以保证未来的恒牙列排列整齐,获得正常的咬合关系。

五、牙槽突骨折

牙槽突骨折常因外力直接作用于局部的牙槽突而引起。多见于上前牙,可以单独发生,也可以伴有上、下颌骨或其他部位骨折和软组织损伤。

(一)临床表现与诊断

牙槽突骨折常伴有唇组织和牙龈的肿胀及撕裂伤。骨折片有明显的移动度,摇动单个牙,可见邻近数牙随之活动。出现这一症状,即可证实该部位牙槽突已折断。骨折片移位,取决于外力作用的方向,多半是向后向内移位,从而引起咬合错乱。较少发生嵌入性骨折。牙槽突骨折多伴有牙损伤,如牙折或脱位。在检查时,要注意牙槽突骨折线平面的部位,以便能够及时地诊断出是否存在牙根和上颌窦壁的骨折。为此,可摄颌骨正位或侧位 X 线片以助诊断。

(二)治疗

牙槽突骨折的治疗,首先应将移位的牙槽骨恢复到正常的解剖位置,然后根据不同情况,选择适当的固定方法。一般牙槽突骨折,在复位后常选用金属丝牙弓夹板结扎、固定 2~3 周,如不能立即复位者,也可做牵引复位固定。

(刘　骏)

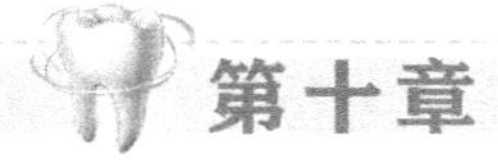

第十章

颞下颌关节疾病

第一节　颞下颌关节强直

颞下颌关节强直是指由于器质性病变导致的长期开口困难或完全不能开口。临床上可分为关节内强直和关节外强直。关节内强直又称为真性强直，关节外强直称为假性强直。

一、关节内强直

（一）病因与病理

关节内强直最常见的原因是关节损伤，多数在儿童期下颌遭受损伤，尤其是在颏部外伤时由对冲性损伤关节造成；使用产钳损伤了关节也可引起关节强直。另一常见的原因是感染，感染多数由于邻近器官的化脓性炎症扩散而来，最常见的是化脓性中耳炎，也可见于患猩红热、麻疹等病引起脓毒血症、败血症等所致的血源性化脓性关节炎。由类风湿关节炎所致的关节强直比较少见，偶见有骨关节炎造成的关节强直。

关节内强直的病理变化有两种情况：纤维性强直和骨性强直。纤维性强直时关节窝、关节结节和髁状突面的纤维软骨及关节盘逐渐破坏，被有血管的纤维组织代替，最后完全被纤维结缔组织愈着。同时可见到关节骨面也有不同程度的吸收和破坏，纤维组织长入骨髓腔，有时关节周围还有大量结缔组织增生。骨性强直是纤维性强直进一步骨化所致：关节窝、关节结节和髁状突之间发生骨性附着，髁状突变得粗大，关节附近也有骨质增生，以致关节窝、关节结节、髁状突的原有外形完全消失，融合成一致密骨痂。骨痂的范围可以各异，有的很广波及下颌切迹；有的整个下颌升支与颧骨完全融合，甚至可波及颅底，给手术带来极大困难。

（二）临床表现

1.进行性开口困难或完全不能开口

病史通常较长，一般在几年以上。开口困难的程度因强直的性质而有所不同，如属纤维性强直一般可轻度开口，而完全骨性强直则完全不能开口。有时在骨性强直患者用力开口时，尤其是儿童，下颌骨仍可有数毫米的动度，但这并非关节的活动，而是下颌体的弹性以及颅颌连接处不全骨化的结果。开口困难造成进食困难，通常只能由磨牙后间隙处缓慢吸入流质饮食或半流质饮食，或在牙间隙处用手指塞入小块软食。

2.儿童患者多有面下部发育障碍和畸形

表现为面容两侧不对称，颏部偏向患侧。患侧下颌体、下颌升支短小，相应面部反而丰满。健侧下颌由于生长发育相对正常，相应面部反而扁平、狭长，因此常常容易将健侧误诊为强直侧。双侧强直者，由于整个下颌发育障碍，下颌内缩、后移，而正常上颌却显前突，形成特殊的小颌畸形面容。发病年龄越小，面下部发育畸形就越严重，有的还可伴发睡眠呼吸暂停综合征，以及由此所引起的心肺功能异常和全身发育不良。除了下颌发育障碍外，下颌角前切迹明显凹陷，下颌角显著向下突出。

3.牙合关系错乱

下颌磨牙常倾向舌侧，下颌牙的颊尖咬于上颌牙的舌尖，甚至无接触。上颌切牙向唇侧倾斜呈扇形排列。如果关节强直发病于成年人或青春发育期以后，因下颌骨已发育正常或基本正常，则面部和牙合关系无明显畸形。

4.髁状突活动减弱或消失

患侧没有动度或动度极小(纤维强直)，而健侧则活动明显。

5.X 线表现

在许勒氏位片上，可见 3 种类型。第一种类型是正常解剖形态消失，关节间隙模糊，关节窝及髁状突骨密质有不规则破坏，临床上可有轻度开口运动，此种类型多属纤维性强直；第二种类型关节间隙消失，髁状突和关节窝融合成很大的致密团块，呈骨球状；第三种类型致密的骨性团块可波及下颌切迹，使正常喙突、颧弓、下颌切迹影像消失，在下颌升支侧位 X 线片上，下颌升支和颧弓甚至可完全融合呈“T”形。第二型和第三型在临床上完全不能张口。

(三)诊断

根据病史、临床表现及 X 线检查不难诊断。

(四)鉴别诊断

关节内强直和关节外强直的手术方式不同，故必须鉴别清楚。

(五)治疗

关节内强直都必须采用外科手术。术前须有正确的诊断。要确定是关节内强直、关节外强直还是混合型强直；确定强直的性质是纤维性还是骨性；病变是单侧还是双侧及病变的部位和范围。手术时切勿将健侧与患侧搞错。纤维性强直可选用髁状突切除术；骨性强直宜采用假关节成形术。

1.手术原则

(1)截开的部位即假关节形成的位置，应尽可能在下颌升支的高位，越接近原来关节活动的部位，手术后关节功能恢复越好。

(2)截骨断面的处理：应将截开的能活动的断面修整，使之形成一个体积较小的圆形骨突，有利于下颌运动，减少再次骨性附着的机会。

(3)保持截开的间隙在1 cm左右，并在此间隙插入各种组织或代用品。

(4)双侧关节内强直最好一次手术，以便术后能及时做开口练习。如双侧同时手术，应先做较为复杂的一侧。如必须分两次手术，相隔时间亦不宜超过 2 周。

(5)早期手术，关节强直伴有阻塞性睡眠呼吸暂停综合征的患者更应及早手术。

(6)在作关节强直手术的同时，应用正颌外科方法一次矫正颌骨畸形和错牙合畸形，以达到同时恢复开口功能和矫正面形的目的。对伴有阻塞性睡眠呼吸暂停综合征的患者，有的还需要做颏部水平截骨前徙术，以及低位舌骨上移悬吊术，以辅助扩大气道间隙。

(7)使用人工关节替代自体组织移植作关节重建。

(8)当年龄较小的儿童患颞下颌关节强直伴颌面畸形或阻塞性睡眠呼吸暂停综合征时，采用正颌外科或骨移植不合适，已有采用牵引成骨治疗最小年龄为 2 岁的患者的报道。牵引成骨术是一种通过骨段间逐渐分离而形成新骨的技术，特别适用于下颌畸形的矫治具有无须植骨且周围软组织能自然相应扩大等优点。

2.高位颞下颌关节成形术(耳前进路)

(1)切口和翻瓣：在耳屏前作改良手杖形切口，其垂直部切口在耳屏前皮肤转折处自耳轮脚经耳屏缘嵴到耳垂，切口下端以不超过耳垂平面为宜；其斜形部切口自耳轮脚弯向发际内，长约 3 cm，切口长短以暴露手术野为准，切开皮肤和皮下组织，在腮腺咬肌筋膜浅面锐剥离翻开皮瓣，注意应避免损伤颞浅动、静脉和耳颞神经。暴露后可将其拉向后方。此切口隐蔽，临床上基本上看不到切口瘢痕。

(2)暴露关节囊：在相当于颧弓根部的位置，水平切开腮腺嚼肌筋膜，沿此切口由浅入深，用弯蚊式止血钳作钝剥离，解剖面神经，有的在切口之前段可找出 1～2 支，用橡皮条将神经向前方或后方保护好。有的颞支在切口之前方经过而不遇到，此时，可翻开腮腺组织瓣，显露关节外侧面的颞下颌韧带和关节囊，如见面横动脉可切断结扎。有的术者不常规解剖面神经，而是在外耳道软骨和腮腺后缘之间钝剥离，将腮腺组织向前方掀起，显露关节囊。面神经颞支包含在腮腺组织瓣内而得以保护。

(3)切开关节囊、截骨：在关节囊处作“T”或“L”型切口，切到骨面，充分显露关节粘连部及周围正常结构；然后在相当于关节窝平面以下与下颌切迹之间切除一段髁状突病变骨质。切骨应在1 cm左右，切除骨质的方法可用骨锯或涡轮钻的圆钻各钻上下两排小孔，再用裂钻截骨，然后用骨凿先凿断下切骨线，再断上切骨线。在接近内侧骨板，切骨线即将完全断开时，应先用骨膜分离器或压舌板，自髁状突颈后缘紧贴骨面分离内侧组织，并留置在骨内侧面，保护深部血管。凿骨时，骨凿方向禁忌垂直于颅底方向，而应平切骨线斜向前方，采取逐步深入骨凿，忌用暴力，以免骨凿失去控制滑入深部造成严重出血甚至伤及颅底。清除碎小的骨质后，检查有无异常出血，并查明原因，然后测试开口度直到满意的程度。

(4)处理骨断端及间隙：修整下颌升支断端，使之类似髁状突的弧形，冲洗创腔，清除碎骨片，如有渗血，可填入吸收性明胶海绵止血。如计划在骨间隙填入插补物，可将预先准备好的组织或代用品，按需要修整后固定在新形成的髁状突创面上。

(5)冲洗创面，放置引流条，分层缝合，加压包扎。术后进流质或半流质饮食，置有插补物者应限制下颌运动至拆线后。术后 24～48 小时抽出引流条，6～7 天拆除皮肤缝线。早日进行开口练习。

3.低位颞下颌关节成形术(颌下进路)

(1)切口：弧形皮肤切口自耳垂下方 1 cm 处起，沿下颌升支后缘向下，绕下颌角在其下 1.5 cm处与下颌下缘平行，向前止于咬肌附着前方约 2 cm 处。

(2)切开皮肤，皮下组织及颈阔肌；牵开创缘，在相当于角前切迹处，分离、显露、结扎、切断颌外动脉和面前静脉，注意保护面神经下颌缘支。沿下颌角及下颌角下缘切开骨膜和咬肌附着，用骨膜分离器自骨面将外侧软组织一并掀起，显露下颌升支外侧骨面，直到下颌切迹水平，这时可查出在关节处有致密骨痂，再分离下颌升支后缘和内侧面骨膜。注意防止在下颌升支前缘处穿破口腔黏膜。

(3)用骨锯或涡轮钻加骨凿截骨，截骨平面一般应选择在下颌切迹与下颌孔之间的正常骨质处。截开后，使用咬骨钳和骨凿，由浅入深去除骨痂 1.0～1.5 cm，并保持内侧面和外侧面同样宽度。在使用锯、钻或骨凿时应避免损伤深部血管及颅底组织。截骨后应测试开口度直到满意程度。

(4)处理骨断端及间隙与上述手术方法相同，如果拟用带软骨的肋骨移植作关节成形，则还应在下颌升支外侧面作相应骨创面，然后将肋骨嵌入，再用钢丝或微夹板固定。嵌入前应检查𬌗关系，使下颌升支恢复到移植带软骨的肋骨，固定原来高度。

(5)冲洗创面，检查无明显活动性出血，放置引流条，分层缝合，加压包扎。术后进流质或半流质饮食，置有插补物者应限制下颌运动至拆线后。术后 24～48 小时抽出引流条，6～7 天拆除皮肤缝线。早日进行开口练习。

二、关节外强直

(一)病因

关节外强直常见的病因是损伤，如上颌结节部、下颌升支部位的开放性骨折或火器伤，均可在上下颌间形成挛缩的瘢痕；其他如火器伤、化学伤、手术后、放疗，也可造成颌间瘢痕挛缩。

(二)临床表现

1.开口困难或完全不能开口

开口困难的程度因关节外瘢痕粘连的程度而有所不同。由于病变发生在关节外部，不影响下颌骨的主要生长发育中心，一般患者面下部发育障碍、畸形和𬌗关系错乱均较关节内强直为轻。

2.口腔或颌面部瘢痕挛缩或缺损畸形

颌间挛缩常使患侧口腔颊沟变浅或消失，并可触到范围不等的索条状瘢痕区；但当瘢痕发生在下颌磨牙后区以后的部位时，则不易被查。由坏疽性口炎引起者，常伴有软组织缺损畸形。

3.髁状突活动减弱或消失

多数挛缩的瘢痕较关节内强直的骨性粘连有一定的伸缩性，开闭颌运动时，髁状突尚可有轻微动度，尤其是用小指置于两侧外耳道前壁，请患者做左右侧方运动时，可明显感到两侧髁状突的活动度；但如果颌间瘢痕已骨化，呈上下颌骨融合时，髁状突的活动则可以消失。

4.X 线表现

在关节侧位 X 线片上，髁状突、关节窝和关节间隙清楚可见。在下颌颌骨或颧骨后前位上，有些病例可见到上颌与下颌升支之间的颌间间隙变窄，密度增高，有时可见大小不等的骨化灶，甚至在上、下颌骨之间或在下颌与颧骨、颧弓之间形成骨性粘连，这可称为骨性颌间挛缩。

(三)诊断

根据病史、临床表现及 X 线检查不难诊断。

(四)治疗

关节外强直除了个别瘢痕范围小而早期的病变可以用开口练习的保守治疗外，一般都必须手术治疗。基本方法是切断和切除颌间挛缩的瘢痕；凿开颌间粘连的骨质，恢复开口度；用皮片或皮瓣消灭创面。如果有唇颊组织缺损畸形，还应采用额瓣或其他皮瓣移植修复之。

根据颌间瘢痕的范围不同，一般采用两种手术方式：①颌间瘢痕区较局限，主要在颊侧黏膜或上下牙槽骨间时,可采用口腔内切开和切除瘢痕,同时用开口器使口开到最大限度,然后取中厚皮片游离移植消灭创面,也可用其他组织瓣修复之。术后应维持在开口位,直到拆线。②颌间瘢痕已波及上颌结节和喙突区或整个上下颌之间时,若从口腔内进行手术,不仅不容易到达深部的瘢痕处,而且操作困难,如遇到深部动脉出血更难以止血。因此对这种颌间挛缩,宜从下颌下缘切开,行口内外贯通手术,显露下颌升支和喙突外侧面,切除喙突和下颌升支前缘部分骨质,由此进入上颌与下颌之间的瘢痕粘连区,切开和切除深部瘢痕。同时用开口器使口开到最大限度,然后取中厚皮片游离移植。也可采用额瓣或游离皮瓣移植等消灭因切开切除瘢痕而遗留的创面。术后也应维持在开口位,直到拆线为止。

对伴有轻度唇颊缺损者,可用局部皮瓣整复;而对大面积颊部缺损者,主要用游离皮瓣整复。由颌骨、颧弓和颧骨骨折错位愈合后造成的颌间挛缩,应切开复位或摘除不可能复位的骨折片,以达到开口的目的。

(五)预防复发

创口愈合后,应进行开口练习。开口练习的方向同上述。

三、混合性强直

混合性强直即同时存在关节内和关节外强直,在症状上表现为两者的综合,临床上少见。其治疗原则是关节内强直和关节外强直手术的综合应用。一般施以关节成形术,并凿开下颌与上颌间的骨性粘连,结合游离植皮或皮瓣移植修复缺损组织。

(刘　骏)

第二节　颞下颌关节脱位

下颌髁突滑出关节窝以外,超越了关节运动正常限度,脱出关节凹以至于不能自行复回原位,称为颞下颌关节脱位。按部位可以分为单侧脱位和双侧脱位;按性质可以分急性脱位、复发性脱位和陈旧性脱位;按髁突脱出的方向、位置,可以分前方脱位、后方脱位、上方脱位及侧方脱位。后三者主要见于外力创伤时。临床上以急性和复发性前脱位较常见,陈旧性脱位也时可见到。至于后方脱位、上方脱位和侧方脱位等比较少见,常常伴有下颌骨骨折或颅脑损伤症状。

一、急性前脱位

(一)病因

当大开口时,如打哈欠、唱歌、咬大块食物等,下颌髁突过度地超越关节结节,脱位于关节结节的前上方而不能自行复回原位,这是在没有外力创伤时发生的急性前脱位。在张口状态下,颏部受到外力作用,或使用开口器,全麻经口腔插管使用直接喉镜时,也可发生急性前脱位。这是在外力创伤时发生的急性前脱位。

(二)临床表现

急性前脱位可为单侧,也可为双侧。双侧脱位的临床表现:①下颌运动异常,患者呈开口状,不能闭口,涎液外流,语言不清,咀嚼和吞咽均有困难。前牙呈开𬌗,反𬌗,仅在磨牙区有部分牙接触。②下颌前伸，两颊扁平，脸形相应变长。③耳屏前方触诊原髁突处有凹陷，在颧弓下可触及脱位的下颌髁突。④X线检查可证实髁突脱位于关节结节前上方。

单侧急性前脱位临床表现类同，只是表现在单侧，患者开闭口困难，颏部中线及下前切牙中线偏向健侧，健侧后牙呈反殆。

（三）诊断

有大开口史或外力创伤史。开闭口困难，下颌处于前伸位。髁突脱出关节窝，耳屏前凹陷，在颧弓下可触及髁突。X线检查证实髁突脱位于关节结节前上方。外力创伤所致的脱位，常伴有下颌骨骨折或颅脑损伤，应鉴别。

（四）治疗

脱位后应及时复位，术前让患者放松，必要时可给予镇静剂，如果脱位时间较长，手法复位困难，可局部浸润麻醉，并适当给予肌松剂。

1.口内法复位

让患者端坐位，头紧靠椅背上，下颌殆平面应低于术者的肘关节。术者站在患者前方，两手拇指缠上纱布放入患者口内的下磨牙的殆面上，其余手指握住下颌骨下缘，将患者下颌后部下压并抬高颏部，使髁突到达关节结节下方，然后向后推，使髁突回到关节窝内，此时可听到弹响，双手拇指应立即滑向颊侧前庭沟，防止咬伤。

2.口外复位法

体位同口内法。术者拇指放置到脱位髁状突的前缘，然后用力将髁状突向后下方挤压，同时食指和中指托住下颌角、无名指和小指托住下颌骨下缘，使下颌角和下颌体推向前上方。复位后限制下颌运动，用颅颌弹性绷带固定下颌2～3周，开口度不宜超过1 cm。

二、复发性脱位

（一）病因

颞下颌关节前脱位反复频繁发作，常常发生在急性前脱位未予以适当治疗后或一些瘫痪患者，慢性长期消耗性疾病，肌张力失常，韧带松弛者也可发生复发性脱位。

（二）临床表现

可为单侧，也可以为双侧。在大哭、打哈欠、进食等张大口时，患者突然感到下颌骨不能活动，前牙不能闭合，其临床表现与急性前脱位相同。有时几个月发作1次，有时1个月发作几次。顽固性、复发性脱位患者，仅轻微的下颌运动即可发作，有时1天数次。由于患者惧怕关节脱位，不敢说话，常用手托住颏部。关节造影可见关节囊扩大，关节盘附着松弛。X线检查可以证实髁突脱位于关节结节前上方。

（三）诊断

临床表现同颞下颌关节急性前脱位。反复频繁地发作，有时几周发作1次，有时1个月发作几次，甚至1天数次，严重者不敢说话，否则就脱位。X线检查可以证实髁突脱位于关节结节前上方。

（四）治疗

立即手法复位。限制下颌运动。必要时可作颌间医用钢丝结扎固定下颌运动3周。在严格选择适应证后也可手术治疗。先保守治疗，保守治疗失败后，一般可注射硬化剂，如果无效，可选手术治疗，如关节结节增高术、关节囊紧缩及关节结节凿平术等。但仍不能完全避免复发的可能性。

（刘　骏）

第三节 颞下颌关节紊乱综合征

颞下颌关节紊乱综合征(简称 TMD)是口腔科常见病、多发病。流行病调查资料发生率在20%～80%,多发于青壮年。TMD 的病因尚未完全阐明,是多因素疾病,常常有心理因素参与,是一组疾病的总称,一般认为属肌骨骼病性质,累及咀嚼肌群,关节或者二者。不包括病因清楚或有局部其他疾病累及咀嚼肌和关节的疾病,如化脓性颞下颌关节炎,创伤引起的急性创伤性关节炎,下颌髁突骨瘤等。也不包括全身性关节疾病在颞下颌关节的反应如类风湿性关节炎等。虽然 TMD 病期长,常常反复发作,但预后较好。一般不发生关节强直,但是至今无根治和特效的疗法。

一、咀嚼肌紊乱疾病类

包括肌筋膜痛、肌炎、肌痉挛、不能分类的局部肌痛及肌纤维变性挛缩等,以肌筋膜痛多见。肌筋膜痛又称肌筋膜疼痛紊乱综合征,是指原发性咀嚼肌疼痛,以面部肌筋膜扳机点疼痛为主要特征,并有肌压痛、颞下颌关节运动受限等症状。

(一)临床表现

1.翼外肌功能亢进

开口过大,可呈半脱位,开口末常有弹响,开口型偏向健侧,发生在两侧者,开口型不偏斜或偏向翼外肌功能较弱侧。

2.翼外肌痉挛

开口痛,咀嚼痛,开口受限但被动开口时可增大。开口型偏向患侧,下颌切迹相应处有压痛或压诊敏感,急性期正中颌位下颌偏向健侧,不能自然到最大牙尖交错位。

3.咀嚼肌群痉挛

严重开口困难,几乎无被动开口度。开口痛,咀嚼痛,并有多个肌压痛点或扳机点,也可出现压诊敏感及放射性痛。常有不自主肌收缩,有时可触到僵硬隆起的肌块。

4.肌筋膜疼痛功能紊乱综合征

开口痛,咀嚼痛,在相应的肌筋膜处有局限性压痛点或压诊敏感。用普鲁卡因封闭后,疼痛可消失或减轻,轻度开口受限。

(二)治疗

保守治疗为主。肌筋膜痛的早期或急性阶段,嘱患者进软食,下颌休息或减少活动。采用氯乙烷对受累咀嚼肌进行喷雾、热敷、理疗,服用抗感染药物。后期或慢性期要进行开口训练,并辅以封闭治疗、针灸、服用镇静药物、𬌗垫以及调𬌗治疗等。

二、关节结构紊乱疾病类

主要指颞下颌关节盘移位。颞下颌关节盘移位是关节盘与关节窝、关节结节及髁突的相对位置发生改变,并影响下颌运动功能。颞下颌关节盘移位包括前移位、前内移位、前外移位、外侧移位、内侧移位及后移位。结构紊乱疾病还包括关节盘附着松弛或撕脱,关节囊扩张以及颞下颌关节半脱位等。临床上常见的是可复性盘前移位和不可复性盘前移位。

(一)临床表现

1.可复性盘前移位

以关节弹响为主要症状。病变早期关节弹响发生在开口初、闭口末。关节无疼痛,也无张口受限、开口型异常。开口型异常表现为开口初期下颌偏向患侧,当髁突越过前移位的关节盘后带时,关节盘回到髁突后方出现关节弹响,下颌回到中线甚至超越中线,此时开口度可略大于正常。病变后期关节弹响次数增多,弹响加重,弹响可发生在开口中期或末期。部分病例可出现关节暂时性关节铰锁,这是由于关节盘移位时间过长,关节盘本体由双凹形变成双凸形,髁突在开口运动时更难越过变形的关节盘。患者必须做一个特殊的动作,即将下颌偏向健侧使双板区弹力纤维活动,才能使关节盘复位。关节软组织出现炎症或水肿时,关节可出现轻微疼痛,发生关节铰锁时疼痛加剧。

2.不可复性盘前移位

根据病程,6 个月以内为急性,6 个月以上为慢性。大多数患者有关节弹响的病史。由于持续使关节盘韧带拉长,后附着弹性消失,关节盘变形、前移并不能自动回位,使髁突的滑动运动受到限制,出现开口受限以及明显的关节疼痛,部分患者伴有头痛。

急性特征是开口受限,开口度为 20～25 mm,开口末下颌中线偏向患侧,无关节弹响,关节疼痛明显。当急性转为慢性时,双板区以及关节韧带被拉长,撕裂更为明显,关节盘变形,开口度可逐渐增大。关节表面发生退行性改变在临床上可闻及摩擦音,关节区有压痛。

3.关节半脱位

主要表现为开口度过大,超过 40 mm。在大张口过程中有一个越过关节结节的跳越,同时产生重击声的弹响或称为钝响,并出现短暂的下颌运动停顿。这种弹响是关节盘-髁突复合体越过关节结节,髁突横嵴越过关节盘前带所产生的。快速运动下颌时弹响明显,弹响多发生在开口末、闭口初。侧向与前伸运动时一般无弹响,当向上推下颌,令患者大张口时弹响可减弱,不做大张口运动时可不出现弹响。开口型可出现偏斜。患者一般无关节疼痛,但有不适感。

如伴关节盘附着、关节囊及韧带撕脱、双板区受损时可出现关节区疼痛及压痛,如为关节炎所致的关节半脱位,可有相应的关节疼痛、肿胀及咀嚼肌区疼痛。当髁突越过关节结节后,可在髁突后方扪及明显凹陷。如为殆因素所致可见明显的咬合紊乱、后牙缺失等。

(二)治疗

可复性盘前移位以保守治疗为主。殆垫治疗是减轻或消除弹响的一种较好的方法。但在症状好转的许多患者中,关节盘未能恢复正常位置。不可复性盘前移位早期可通过患者下颌运动使关节盘复位,如不成功可用手法复位,复位后再进行殆垫治疗。关节盘前移位伴关节疼痛患者应给予抗生素、止痛药以及关节腔内冲洗、封闭。出现关节内粘连可行关节腔冲洗以及关节内镜剥离与关节盘复位术。保守治疗无效者可行手术治疗,如关节切开术、关节盘复位术等。

关节半脱位以保守治疗为主,限制大张口,使张口在正常范围内。可嘱患者自觉避免大张口,或使用张口训练仪器,即在上下颌 4 个前磨牙上做戴环,然后在 4 个环上穿一条尼龙线,控制在正常张口的范围内将尼龙线拴紧。此方法不影响正常的开口与咀嚼,只限制大张口,用几周习惯于小张口后拆除。也可进行加强升颌肌群的训练。如张口训练失败,可进行硬化剂治疗。保守治疗无效,可进行关节内镜直视下注射硬化剂、关节结节切除术、关节结节增高术及关节囊及韧带加固术等关节手术。

三、炎性疾病类

炎性疾病类是指颞下颌关节滑膜及关节囊出现炎症反应，主要包括急慢性滑膜炎、关节囊炎，通常伴有颞下颌关节盘移位、骨关节病及关节炎，也可单独出现滑膜炎。关节囊炎与滑膜炎常同时出现，症状相似。

（一）临床表现

1.滑膜炎

开口痛，咀嚼痛，开口受限，开口型偏向患侧，髁突后区压痛，急性时可有轻度自发痛，压痛点更明显，咬合时后牙不敢接触。

2.关节囊炎

开口痛，咀嚼痛，开口受限，开口型偏向患侧，压痛点不仅在髁突后区，同时在关节外侧，髁突颈后区等均有压痛。急性时可有轻度自发痛，关节局部水肿。临床上，上述两种类型有时伴发。

（二）治疗

以保守治疗为主。通过服药、休息、封闭以及关节腔冲洗，患者症状可得到缓解。对伴有关节盘移位或骨关节病等疾病可行𬌗垫治疗，症状严重者可手术治疗。

四、骨关节病类

骨关节病类是指颞下颌关节组织发生磨损与变性，并在关节表面形成新骨的非炎症性病变。有原发性骨关节病和继发性骨关节病两种类型。

（一）临床表现

骨关节病多见于45岁左右的成年人，男女发病比例无明显差别，病程迁延，有急慢性阶段。急性期可出现关节疼痛，这种关节疼痛与退行性改建和滑膜炎有关。关节疼痛在开、闭口及咀嚼时加重，部分患者下颌运动停止时也出现关节疼痛。咀嚼肌群出现疼痛，但有许多患者无关节及咀嚼肌疼痛，仅有关节的杂音。存在骨质增生、骨赘及伴有关节盘穿孔或破裂的患者可闻及关节多声弹响、摩擦音和破碎音。慢性期可无明显关节疼痛，由于关节骨质破坏明显，可出现下颌运动受限。晨起时开口受限明显，下颌运动后，开口度可增大，开闭口、前伸及侧向运动均可闻及关节杂音，开口型偏向患侧。少数患者由于关节骨质的明显破坏而出现面部畸形和下颌中线偏斜。病变多发生于一侧，无全身其他关节疾病。

（二）治疗

以保守治疗为主。药物治疗包括服用地西泮、阿司匹林、止痛药等，骨关节病伴有咀嚼肌痉挛患者可服用肌松弛药物。理疗如热敷、按摩及开口训练可减轻肌与关节疼痛。𬌗垫治疗应注意掌握时间，𬌗垫不要戴时间过长，一般2周后可改用夜间戴。由于透明质酸钠以及醋酸泼尼松龙对关节组织有一定破坏作用，关节内注射治疗应尽量控制药物的剂量和次数。

保守治疗无效时可行手术治疗，包括髁突高位切除术、关节盘修补术、关节成形术等。

（刘　骏）

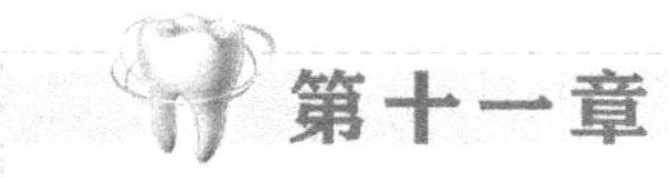

第十一章 牙拔除术

第一节 普通牙拔除术

普通牙拔除术是指采用常规拔牙器械对简单牙及牙根进行拔除的手术。本节主要介绍牙拔除术的适应证和禁忌证、术前评估及准备、患者及术者的体位、普通牙拔除术的原则与方法(包括常规拔牙器械的使用说明、各类简单牙及牙根的拔除方法)等。

一、拔牙适应证

牙拔除术的适应证是相对的。随着口腔医学的发展、口腔治疗技术的提高、口腔微生物学和药物学的进展、口腔材料和口腔修复手段的不断改进,拔牙适应证也在不断变化,过去很多认为应当拔除的患牙,现已可以治疗、修复并保留下来。由于种植技术的发展,对由各种原因导致的保守治疗效果不好的患牙,应尽早拔除以利于及时种植修复。因此,口腔医师的责任是尽量保存牙齿,最大限度地保持其功能和美观,要根据患者的具体情况决定是否拔除患牙。

(一)不能保留或没有保留价值的患牙

(1)严重龋坏:严重龋坏、无法修复是牙齿拔除最为常见的适应证。但如果牙根及牙根周围组织情况良好则可保留牙根,经根管治疗后桩冠修复。

(2)牙髓坏死:牙髓坏死的患牙因不可逆性牙髓炎、根管钙化等原因无法治疗,或经牙髓治疗后失败,或患者拒绝牙髓治疗。

(3)牙髓内吸收:患牙髓室壁吸收过多甚至穿通时,易发生病理性折断,应当拔除。

(4)根尖周病:根尖周病变已不能用根管治疗、根尖切除或牙再植术等方法保留者。

(5)严重牙周炎:重度牙周炎,牙槽骨破坏严重且牙齿松动Ⅲ度以上,应拔除患牙。

(6)牙折。

(7)阻生牙。

(8)错位牙:错位牙引起软组织损伤又不能用正畸方法矫正时应拔除。

(9)弓外牙:弓外牙有可能引起邻近组织损坏又不能用正畸方法矫正时应拔除。

(10)多生牙:影响正常牙齿的萌出,并有可能导致正常牙齿的吸收或移位者,需拔除。

(11)乳牙:乳牙滞留或发生于乳牙列的融合牙及双生牙,如延缓牙根生理性吸收、阻碍恒牙萌出时应拔除;乳牙根端刺破黏膜引起炎症或根尖周炎症不能控制时应拔除。但成人牙列中的乳牙，其对应恒牙阻生或先天缺失时可保留。

（二）因治疗需要而拔除的牙齿

（1）正畸需要：牙列拥挤接受正畸治疗时，部分病例需要拔除牙齿提供间隙。

（2）修复治疗需要：修复缺失牙时，需拔除干扰修复治疗设计或修复体就位的牙。

（3）颌骨骨折累及的牙齿：颌骨骨折累及的牙齿影响骨折的治疗；或因损伤、脱位严重保守治疗效果不好；或具有明显的牙体、牙周病变有可能导致伤口感染均应考虑拔除。

（4）良性肿瘤累及的牙齿：在某些情况下，牙齿可以保留并进行治疗，但如果保留牙齿影响病变的切除时应拔除。

（5）放疗前：为预防放射性骨髓炎的发生，放疗前应拔除放疗区的残根、残冠。

（6）因治疗颞下颌关节紊乱病需要拔除的牙。

（7）因种植需要拔除的牙。

（8）病灶牙：导致颌周蜂窝织炎、骨髓炎、上颌窦炎的病灶牙；疑为引起如风湿、肾炎、虹膜睫状体炎等全身疾病的病灶牙。

（三）由于美学原因需要拔除的牙齿

此种情况一般包括牙齿严重变色（如四环素牙）或者严重错位前突。尽管有其他办法来矫正，但有些患者可能会选择拔除患牙后修复重建。

（四）由于经济学原因需要拔除的牙齿

患者不愿意或无法承受保留牙齿治疗的费用，或没有时间接受保守治疗而要求拔除患牙。

二、拔牙禁忌证

与拔牙适应证一样，拔牙禁忌证也是相对的。一般来说，拔牙术属于择期手术，在禁忌证存在时，应延缓或暂停手术。如必须进行手术，除应做好周密的术前准备，必要时应请专科医师会诊外，还需具备相应的镇静、急救设备和技术。

（一）全身性禁忌证

（1）未控制的严重代谢性疾病：未控制的糖尿病患者及肾病晚期伴重度尿毒症患者应避免拔牙。

（2）急性传染病：各种传染病在急性期，特别是高热时不宜拔牙。

（3）白血病和淋巴瘤：患者只有在病情得到有效控制后才可拔牙，否则可能会导致伤口感染或大出血。

（4）有严重出血倾向的患者：如血友病或血小板异常的患者在凝血情况恢复前应尽量避免拔牙。

（5）严重心脑血管疾病患者：如重度心肌缺血、未控制的心律不齐、未控制的高血压或发生过心肌梗死患者，须在病情稳定后方可拔牙。

（6）妊娠：在妊娠期前 3 个月和后 3 个月应尽量避免拔牙。妊娠中间 3 个月可以接受简单牙的拔除。

（7）精神疾病及癫痫患者：应在镇静的条件下才能拔牙。

（8）长期服用某些药物的患者：长期服用肾上腺皮质激素、免疫抑制剂和化疗药物的患者在进行相应处理后，可接受简单牙的拔除。

（二）局部禁忌证

（1）放疗史：在放疗后 3～5 年内应避免拔牙，否则易引起放射性骨坏死。必须拔牙时，要力求减少创伤，术前、术后给予大剂量抗生素控制感染。

(2)肿瘤:特别是恶性肿瘤侵犯区域内的牙齿应避免拔除,因为拔牙过程中可能会造成肿瘤细胞扩散。

(3)急性炎症期:急性炎症期是否可以拔牙,应根据炎症性质、炎症发展阶段、细菌毒性、手术难易程度(创伤大小)、全身健康状况等决定。如果患牙容易拔除,且拔牙有助于引流及炎症局限,则可以在抗生素控制下拔牙,否则应控制炎症后拔牙。

三、拔牙器械

(一)拔牙钳

牙钳是用来夹持牙冠或牙根并通过楔入、摇动、扭转和牵引等作用方式使牙齿松动脱位的器械。由于人类牙齿形态各异,因而有多种不同设计形式和构造的牙钳,用于拔除不同部位、不同形态的牙齿。

1.基本组成

拔牙钳由钳柄、关节及钳喙三部分组成(图 11-1)。

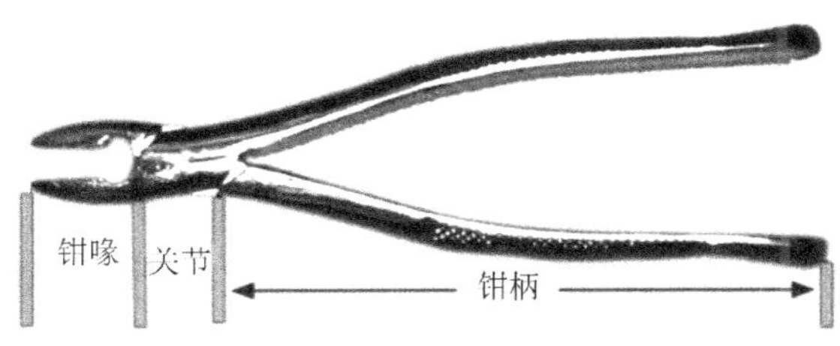

图 11-1 拔牙钳

由钳柄、关节及钳喙组成(上颌前牙钳)

(1)钳柄的大小是以握持舒适、能传递足够的力量拔除患牙为宜,通常为直线型或曲线型以便术者使用。钳柄的表面通常呈锯齿状,以便操作时防止牙钳滑脱。由于欲拔除牙齿的位置不同,握持牙钳的方法也不同。拔除上颌牙时,手掌位于钳柄的下方;拔除下颌牙时,手掌可位于钳柄的上方或下方。

(2)牙钳的关节连接钳柄及钳喙,将力量由钳柄传递至钳喙。关节的形式有水平和垂直两种:关节为垂直的,钳柄亦是垂直的;关节为水平的,钳柄亦是水平的(图 11-2)。

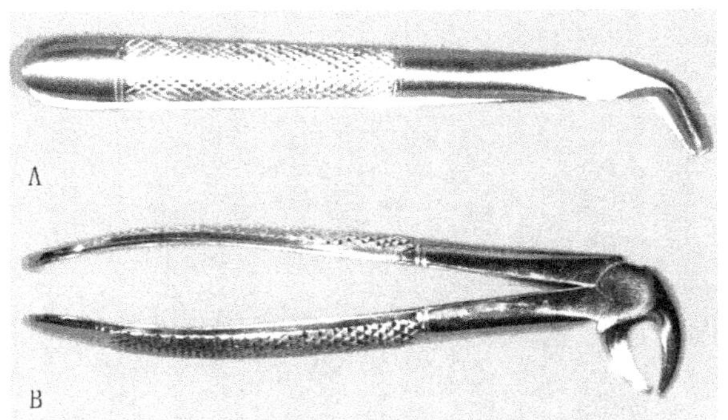

图 11-2 牙钳关节的形式

A.关节为水平的拔牙钳(下颌前牙钳);B.关节为垂直的拔牙钳(鹰嘴钳),都用于拔除下颌切牙及尖牙

(3)牙钳之间主要差异是钳喙,其形态为外侧凸起而内侧凹陷,钳喙的设计形状与以下因素有关。①与牙冠形态有关:钳喙内侧的凹陷设计是为了使用时钳喙能够环抱牙冠并与牙齿呈面与面的接触,其外形应与牙冠表面形状相匹配。较窄的钳喙用于拔除牙冠较窄的牙齿(如切牙);较宽的钳喙用于拔除牙冠较宽的牙齿(如磨牙)。如果用拔除切牙的牙钳拔除磨牙,因钳喙太窄而影响拔牙效率;如果用磨牙钳拔除牙冠较窄的切牙时会导致邻牙损伤。②与牙根的形态和数目有关:钳喙尖端不同形状的设计是为了适应不同的牙根形态和数目,从而降低断根的风险。钳喙的形态与牙根越匹配,拔除效率越高,并发症发生率越低。③钳喙具有一定的角度:不同角度的钳喙便于牙钳放置,并可在拔牙时保持钳喙与牙长轴平行。因此,上颌前牙钳的钳喙与钳柄平行。上颌磨牙钳呈曲线形,便于术者舒适地将牙钳放置于口腔后部,且能使钳喙与牙齿长轴平行。下颌牙钳钳喙通常与钳柄垂直,便于术者舒适可控地将牙钳放置于下颌牙。

2.牙钳的分类

(1)上颌牙钳:上颌切牙、尖牙和上颌第二前磨牙一般均为单根牙;上颌第一前磨牙常有2个根,根分叉常位于根尖1/3处;上颌磨牙常为3个根。上颌牙钳的形态就是根据此结构特征而设计的。

上颌牙钳分为:①上颌前牙钳(图11-3)用于拔除上颌切牙及尖牙,属于直线型牙钳。②上颌前磨牙钳(图11-4)用于拔除上颌前磨牙,从侧面看略为曲线型,从上面看为直线型,钳喙稍弯曲。③上颌磨牙钳(图11-5)左右成对,用于拔除上颌磨牙。由于上颌磨牙为3根牙、1个腭根、2个颊根,因此上颌磨牙钳腭侧喙为平滑的凹面,而颊侧喙在与颊根分叉相对应的部分有凸起的嵴。④上颌第三磨牙钳(图11-6)钳喙较宽且光滑,并与钳柄呈一定角度,用于拔除上颌第三磨牙。

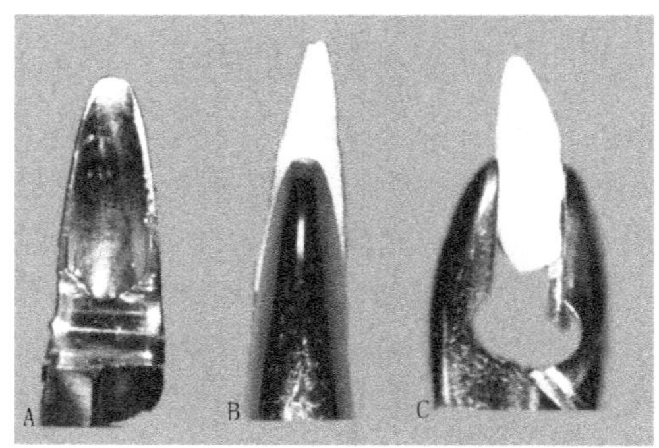

图11-3 上颌前牙钳喙

A.内侧;B.外侧;C.侧面

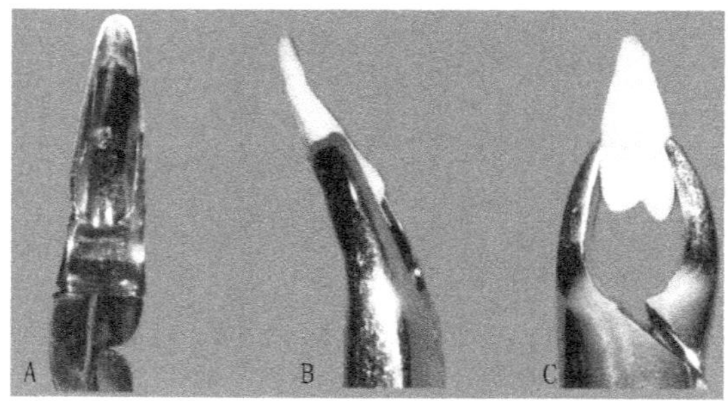

图11-4 上颌前磨牙钳喙

A.内侧;B.外侧;C.侧面

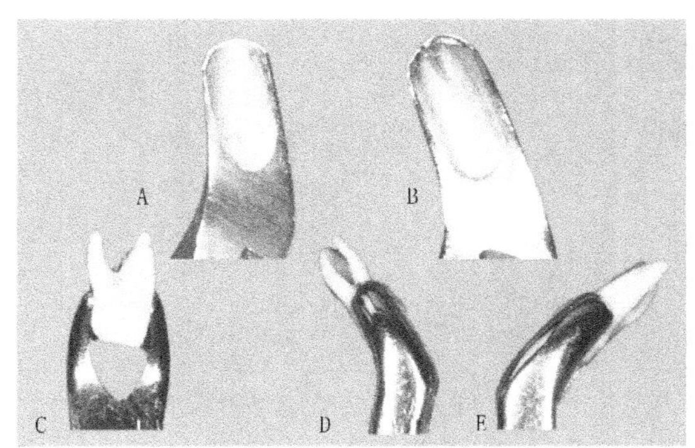

图 11-5 上颌磨牙钳喙

A.腭侧钳喙内侧；B.颊侧钳喙内侧，钳喙中间有一纵形嵴；C.钳喙侧面；D.颊侧钳喙外侧；E.腭侧钳喙外侧

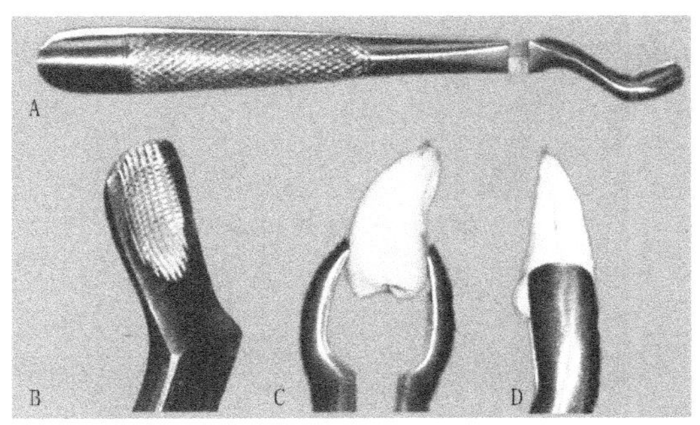

图 11-6 上颌第三磨牙钳和钳喙

A.牙钳；B.钳喙内侧；C.钳喙侧面；D.钳喙外侧

(2)下颌牙钳：下颌切牙、尖牙和前磨牙一般为单根牙，下颌磨牙常为 2 个根。下颌牙钳的形态就是根据此结构特征而设计的。

下颌牙钳分为：①下颌前牙钳(图 11-7)用于拔除下颌切牙及尖牙，其钳柄与上颌前牙钳相似，但钳喙平滑较窄、方向朝下，钳喙尖部收窄，这使得拔牙钳可以放在牙齿的颈部并抓牢牙齿。②下颌前磨牙钳(图 11-8)用于拔除下颌前磨牙。从侧面看两头向下弯曲，钳喙稍弯曲。③鹰嘴钳(图 11-9)用于拔除下颌单根牙。④下颌磨牙钳(图 11-10)用于拔除下颌磨牙，直角钳柄，钳喙倾斜向下。为适应根分叉结构，双侧钳喙有喙尖。⑤下颌第三磨牙钳(图 11-11)与下颌磨牙钳相似，只是钳喙稍短，钳喙两侧没有嵴，用于拔除已经萌出的下颌第三磨牙。

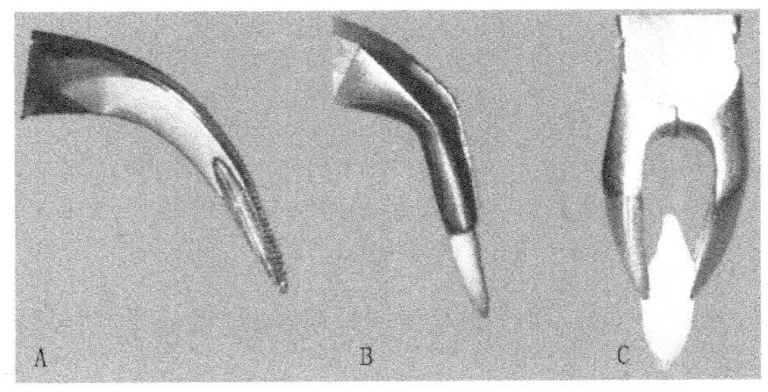

图 11-7 下颌前牙钳喙

A.内侧；B.外侧；C.正面

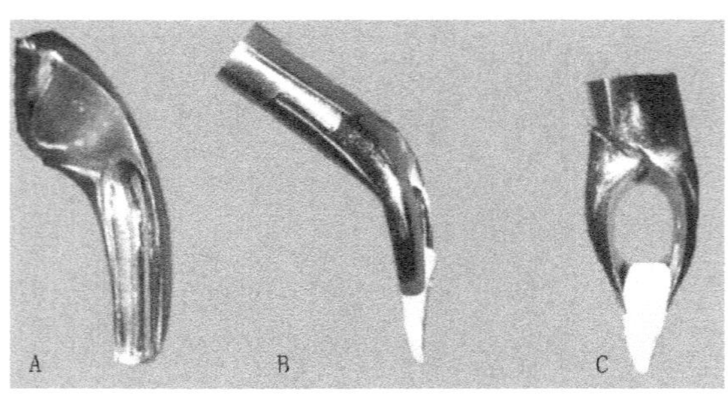

图 11-8　下颌前磨牙钳喙

A.内侧；B.外侧；C.正面

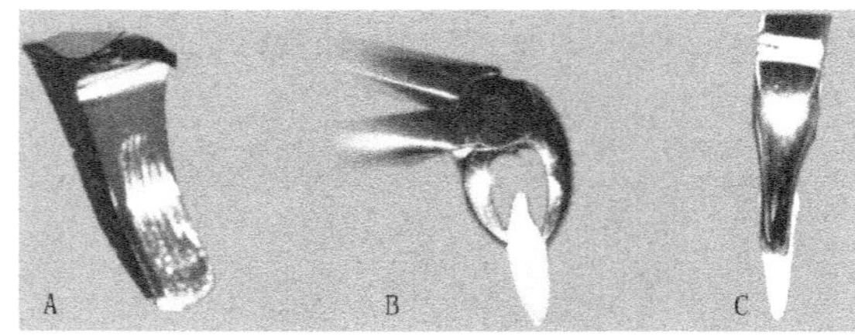

图 11-9　鹰嘴钳喙

A.内侧；B.侧面；C.外侧

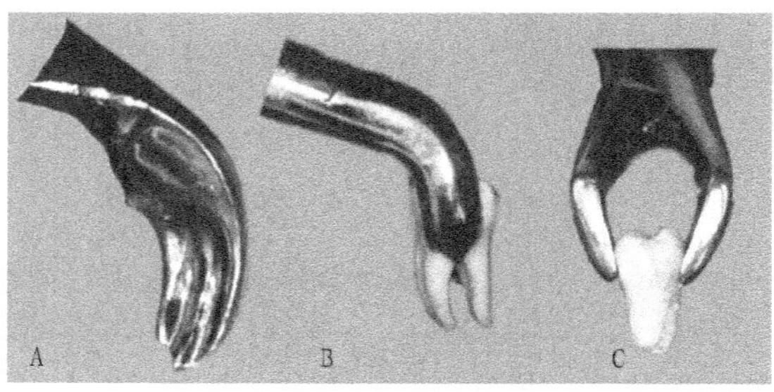

图 11-10　下颌磨牙钳喙

A.内侧；B.外侧；C.正面

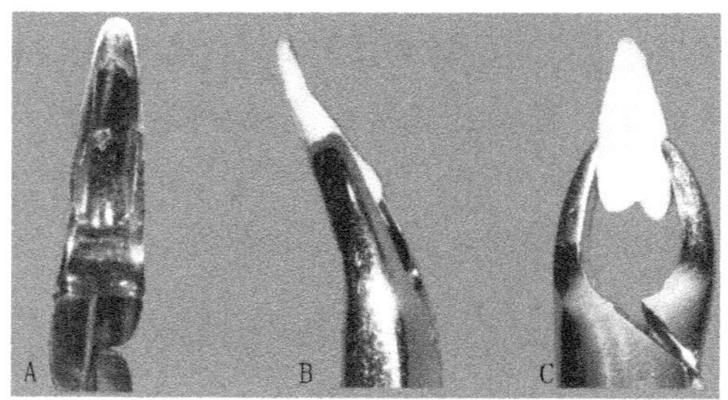

图 11-11　下颌第三磨牙钳和钳喙

A.牙钳；B.钳喙内侧；C.钳喙正面

(3)根钳：①上颌根钳(图 11-12)钳喙窄长，容易夹持牙槽窝深部的残根，用于拔除上颌牙根。临床上最常用的是刺枪式根钳，另外一种根钳的钳喙较长、呈弧形，其工作端位于钳喙尖端。②下颌根钳(图 11-13)钳喙窄长，可以伸入到牙槽窝内，用于拔除下颌牙根。有的下颌根钳钳喙的工作端距离关节较远，以便于拔除位置比较靠后的残根；有的上或下颌根钳钳喙设计成圆形，使牙钳在不伤害邻牙的情况下就位并与牙根呈最大面积的接触，便于牙根的拔除。

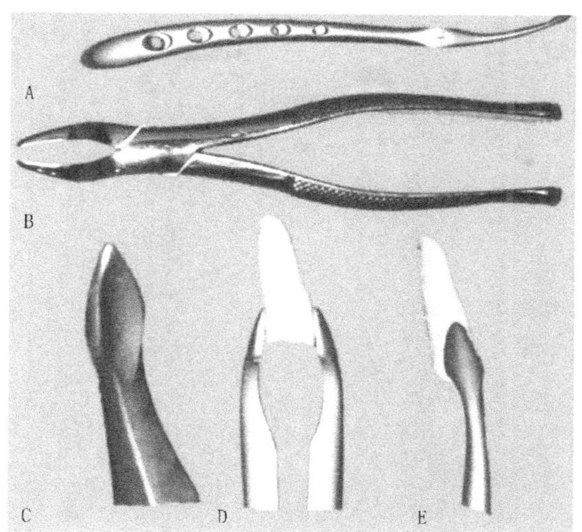

图 11-12　上颌根钳和钳喙

A.弧形根钳；B.刺枪式根钳；C.钳喙内侧；D.钳喙侧面；E.钳喙外侧

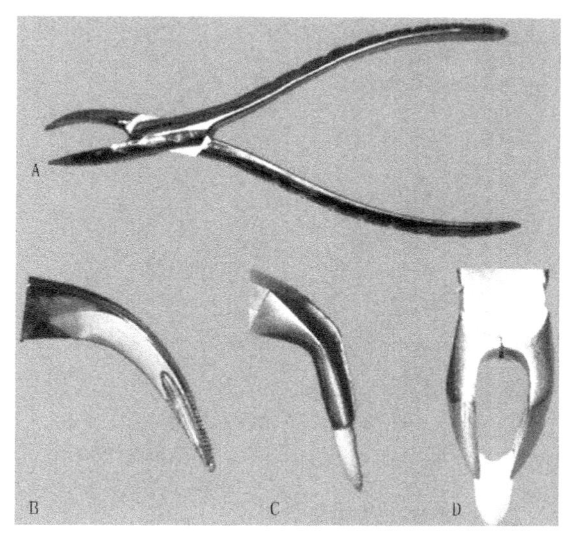

图 11-13　下颌根钳和钳喙

A.根钳；B.钳喙内侧；C.钳喙外侧；D.钳喙正面

(4)乳牙钳：与恒牙相比，乳牙牙冠短小，需要与之相适应的乳牙钳拔除患牙。

(5)其他牙钳：①上颌磨牙残冠钳(图 11-14)左右成对，用于拔除牙冠严重龋坏的上颌磨牙。其形状与上颌磨牙钳相似，主要区别是钳喙。舌侧钳喙呈分叉状，颊侧钳喙长而弯曲呈点状，锐利的点状喙可以深入到根分叉，通过挤压的力量将牙齿挤出，避免了严重龋坏的牙冠因直接受力而发生碎裂。其主要的缺点是当用于拔除完整的牙齿时，如果不小心有可能造成牙齿颊侧骨板折裂。②牛角钳(图 11-15)用于拔除下颌磨牙。牛角钳具有两个较尖的钳喙，可以深入到下颌磨牙的根分叉。使用时，在钳喙深入到根分叉后，紧紧挤压钳柄，钳喙则以颊舌侧皮质骨板为支点，将牙齿逐渐压出牙槽窝。但如使用不当，会增加支点处牙槽骨折裂的风险。③分根钳

(图 11-16)是拔除下颌磨牙残冠时用于分根。该牙钳形状与下颌根钳相似,但其钳喙内侧锐利呈刃状,将分根钳钳喙深入到根分叉处,握紧钳柄即可将患牙分为近、远中两瓣。

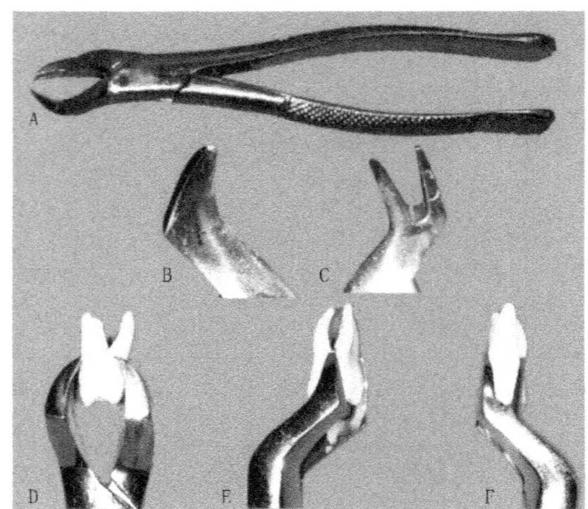

图 11-14　上颌磨牙残冠钳和钳喙

A.牙钳;B.腭侧钳喙内侧;C.颊侧钳喙内侧;D.钳喙侧面;E.颊侧钳喙外侧;F.腭侧钳喙外侧

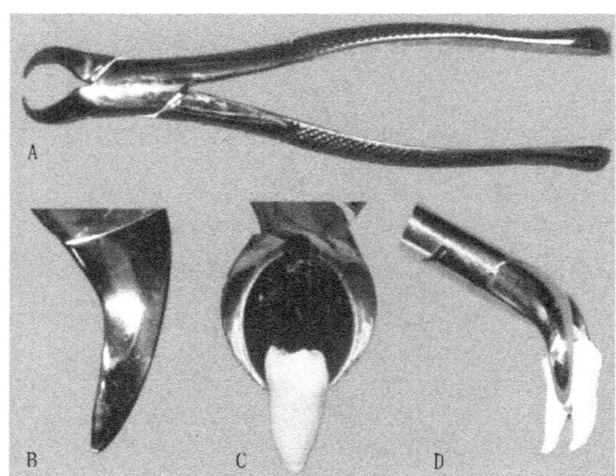

图 11-15　牛角钳和钳喙

A.牙钳;B.钳喙内面;C.钳喙正侧;D.钳喙外侧

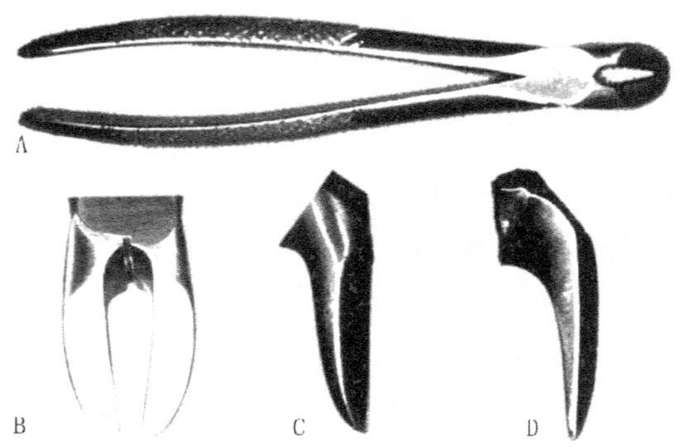

图 11-16　分根钳和钳喙

A.牙钳;B.钳喙正面;C.钳喙外侧;D.钳喙内侧

(二)牙挺

拔牙术中最常用的器械是牙挺。牙挺用来挺松牙齿,使之与周围骨组织脱离。在使用拔牙钳之前将牙齿挺松可以简化拔牙过程,降低根折和牙折的概率,即使发生了根折,也会因断根已经松动,容易从牙槽窝中取出。此外,牙挺还可用于拔除残根或断根。

1.基本组成

牙挺由挺刃、挺柄和挺杆三部分组成。

(1)挺柄的大小和形状应达到抓握舒适、易于施加可控力量的目的,分直柄和横柄两种(图 11-17)。在使用牙挺时,合理使用并施加合适的力量是关键,特别是在使用横柄的牙挺时,由于牙挺产生的力量较大,使用时更应小心。

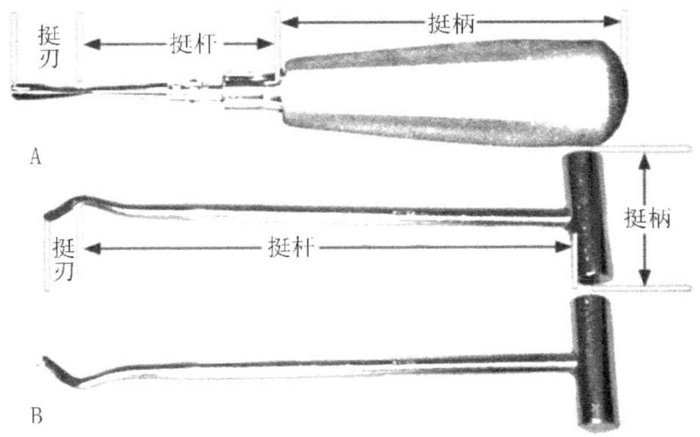

图 11-17 不同挺柄的牙挺

A.直柄牙挺;B.横柄牙挺

(2)挺杆连接挺柄和挺刃,应有足够的强度能够承受从挺柄传到挺刃的作用力。

(3)挺刃是牙挺的工作部分,作用于患牙和患牙周围的牙槽骨。

2.种类

牙挺根据形状的不同分为直挺、弯挺和三角挺(图 11-18)。

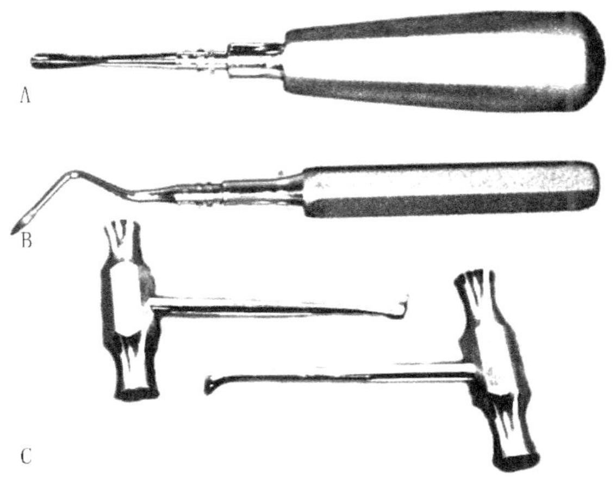

图 11-18 不同形状的牙挺

A.直挺;B.弯挺;C.三角挺

(1)直挺:常用于挺松牙齿。挺刃外凸内凹,使用时挺刃凹面应与患牙牙根长轴方向平行并紧贴牙根。

(2)弯挺挺刃:与直挺相似,但刃与杆成一定角度,且左右成对,用于挺松口腔较后部区域的牙齿。

(3)三角挺:左右成对,常用于相邻牙槽窝空虚时挺出牙槽窝中的断根。典型例子是下颌第一磨牙折断,远中根断在牙槽窝中,而近中根已随牙冠拔出,将牙挺的刃伸入到近中根的牙槽窝中,深入到远中根的牙骨质处,然后转动牙挺,远中根断即被拔出。

牙挺的最大的区别在于挺刃的形状和大小。牙挺挺刃较宽常用于挺松已经萌出的牙齿;根挺挺刃较窄用于从牙槽窝中挺出牙根;根尖挺主要用于去除牙槽窝内小的根尖,由于其挺刃更窄而且薄,操作时尽量不要使用撬动力,以免损坏器械(图 11-19)。

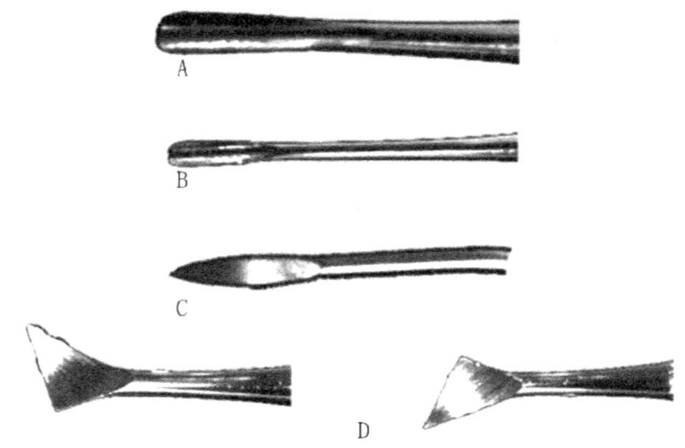

图 11-19　不同规格的挺刃

A.牙挺挺刃;B.根挺挺刃;C.根尖挺挺刃;D.三角挺挺刃

(三)牙龈分离器

牙龈分离器用于普通牙拔除前分离紧贴牙颈部的牙龈组织,以免拔牙时撕裂牙龈(图 11-20)。

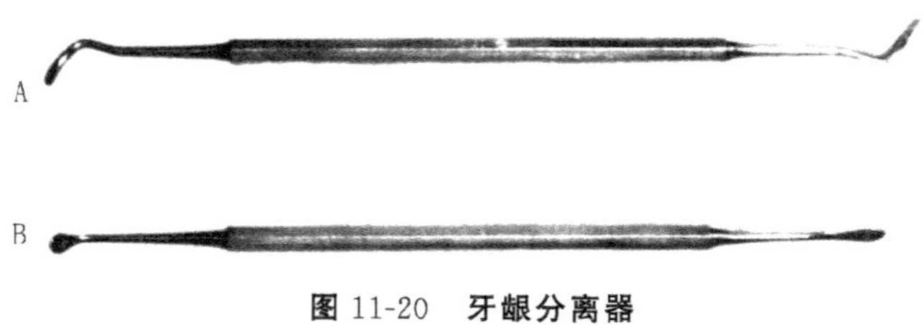

图 11-20　牙龈分离器

A.弯头牙龈分离器;B.直头牙龈分离器

(四)牵拉软组织器械

良好的视野和入路是手术成功的必要条件。为了使口腔手术视野清楚,需要专用器械用于牵拉颊、舌软组织,最常用的有口镜,有时还可用手指或棉签进行牵拉(图 11-21)。

(五)开口器

拔牙时开口器可以用来增大患者的开口度,避免因长时间张口而导致患者疲劳。当拔除下颌牙时,因能支撑住下颌骨而避免颞下颌关节受到过大的压力。常用的开口器有金属制作的鸭嘴式和旁开式开口器及橡胶制作的不同型号开口器(图 11-22)。

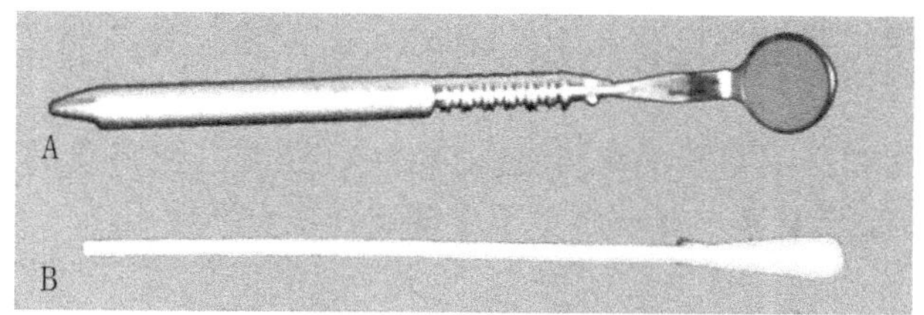

图 11-21 口镜与棉签

A.口镜;B.棉签

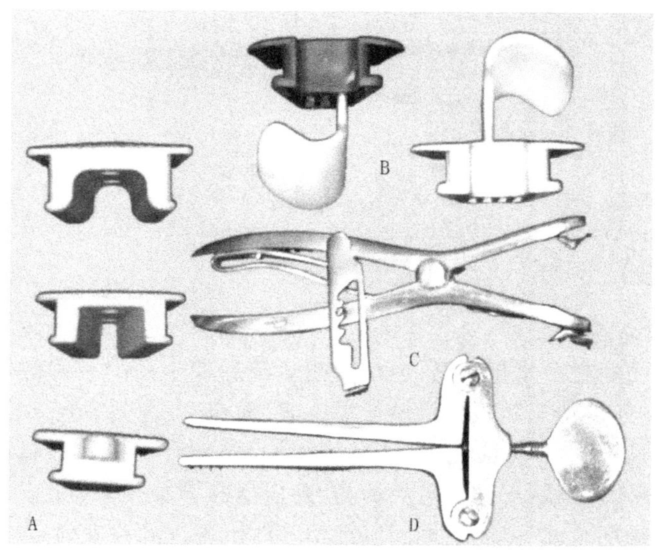

图 11-22 开口器

A.不同开口大小的橡胶开口器;B.具有牵拉舌体功能的橡胶开口器;C.旁开式开口器;D.鸭嘴式开口器

(六)吸唾器

在拔牙过程中,吸唾器可随时清净口腔内唾液、血液以及使用牙钻和骨钻时的冷却水,保持术野清楚和口腔干净,便于术者操作并使患者口腔感觉舒适。吸唾器由助手操作,它是重要的拔牙辅助器械(图 11-23)。

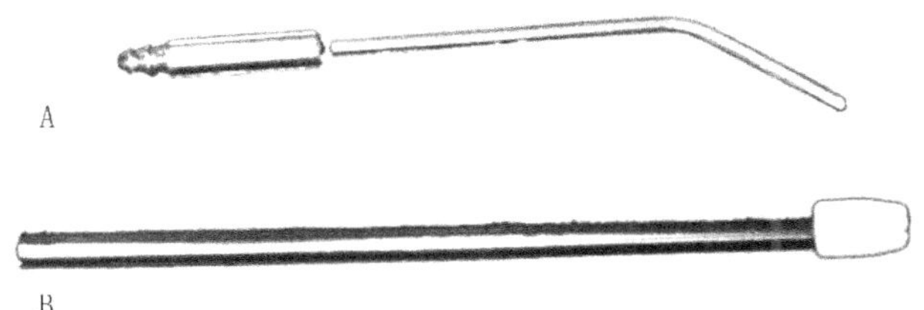

图 11-23 吸唾器

A.金属吸唾器;B.一次性塑料吸唾器

(七)刮匙和镊子

刮匙用在牙拔除后刮除牙槽窝内遗留的炎性肉芽组织、碎骨片和牙片等异物,并搔刮牙槽窝骨壁使新鲜血液充满牙槽窝,形成健康的血凝块,促进牙槽窝愈合。刮匙由刮匙柄和柄两端具有反向折角的两个匙状刮刃构成。使用刮匙时应从牙槽窝底部向牙槽嵴方向施力，避免向牙槽窝深部施加压力，否则可能刺穿上颌窦底或下颌管表面的骨壁，导致口腔上颌窦瘘或下牙槽神经损伤。

镊子用于夹持棉球、纱条等柔软的物体，应避免在口腔内夹持坚硬的物体（如取出已脱位的牙根），以免因夹持力导致牙根弹入咽腔而引起误咽或误吸（图 11-24）。

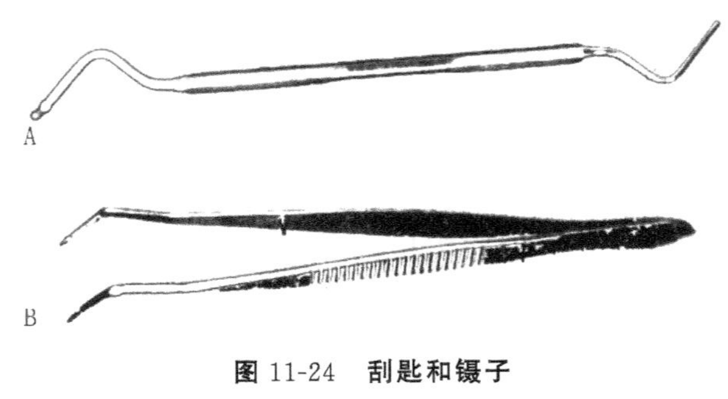

图 11-24　刮匙和镊子

A.刮匙；B.镊子

四、拔牙术前准备

（一）询问病史和全身状况

应仔细询问患者的病史及全身状况，包括可能危及患者生命的一切健康问题。如是否患有心脑血管疾病、肝炎、哮喘、糖尿病、肾病、性传播疾病、癫痫、人造关节置入以及过敏性疾病，其中应特别注意心脑血管系统疾病，如心绞痛、心肌梗死、心脏杂音、风湿热、脑梗死、脑出血等病史。是否长期使用抗凝药物、肾上腺皮质激素类药物、高血压药物及其他药物。对于女性患者需要了解是否在妊娠期或月经期。此外，还应询问曾经治疗时出现过的并发症，以便充分了解患者有关手术的具体问题。通过询问病史及对患者全身状况的了解应初步判断该患者能否接受手术；如果患者对药物或口腔材料过敏如何处理；患者的全身状况是否影响伤口的愈合；拟在术前、术中和术后使用的麻醉、镇静、消炎、止痛等药物对患者的全身状况是否有影响；患者长期服用药物的效果。对以上问题要全面考虑并提出解决措施。

（二）疼痛和焦虑控制

由于患者在拔牙前可能通过不同途径了解到不愉快的拔牙经历，会先入为主地认为这个过程很痛苦，因而可能对拔牙治疗存在心理恐惧；患者亦可能认为牙齿是身体的一部分，认为拔牙是衰老的象征，对即将失去患牙产生伤感。在这些情况下，患者不愿接受拔牙治疗，但又无法避免，于是患者会焦虑不安。在拔牙过程中，虽然局部麻醉可以阻断痛觉，但压力感受还存在，另外还存在其他不良刺激（如敲击去骨及器械之间的撞击声），而这时患牙可能已经疼痛较长时间，引起患者身心疲惫造成疼痛阈值降低，使患者对拔牙过程中的疼痛更加敏感，从而加重患者的焦虑和恐惧。如果患者患有其他全身性疾病，可能会导致患者病情加重并可能诱发危及患者生命的并发症，因此在术前和术中控制患者焦虑非常重要。

对于绝大多数患者来说，医师通过给予患者关心与安慰，对操作过程进行细心地解释，使患者对医师产生信任感，即可达到控制焦虑的目的。

如果患者过于焦虑，则需要使用药物辅助治疗。术前口服地西泮可使患者于手术前夜得到良好的休息，可极大地减轻手术当天的焦虑。

对于中度焦虑患者可使用氧化亚氮镇静。对极度焦虑患者，则需要静脉镇静。

(三)牙齿拔除难度的临床评估

患牙拔除前应对其拔除难度进行仔细评估，要认真考虑以下各种因素。

1.手术入路

(1)张口度：张口受限多为感染导致的牙关紧闭、TMJ功能障碍或肌肉纤维化等。张口受限会妨碍拔牙操作，如果患者张口明显受限，则应考虑采用外科拔除法。

(2)患牙位于牙弓的位置：位置正常的牙齿易于安放牙挺或牙钳，而牙列拥挤或错位牙则给安放常规使用的牙钳带来困难，此时应选择合适的根钳或考虑使用外科拔除法。

2.牙齿动度

松动患牙易于拔除，但拔牙后需对软组织进行妥善处理，特别是重度牙周炎的患牙，要对牙槽窝进行仔细搔刮，避免遗留病理性肉芽组织。

对小于正常动度的患牙应仔细评估是否存在牙骨质增生或牙根粘连。牙根粘连常见于滞留的乳磨牙、曾行根管治疗的死髓牙。如果牙根发生粘连应考虑使用外科拔除法。

3.牙冠情况

如果牙冠大面积龋坏或有大面积的牙冠修复体，牙冠的脆性会增大，在拔除过程中很可能发生冠折，拔除时应将牙钳尽量向根方放置。

如果患牙表面有大量牙石，在拔除前应先用刮匙或超声洁牙机清洁牙面，因为牙石可能会妨碍牙钳就位，而且可能会脱落于牙槽窝中造成感染。

4.邻牙情况

当邻牙有大面积银汞合金、做过根管治疗或有冠修复时，在使用牙挺或牙钳拔除患牙过程中应特别小心，因为可能会造成修复体折断。术前应告知患者有损伤修复体的可能。

(四)影像学检查

术前拍摄牙片可以为术者提供准确、详细的关于患牙牙冠、牙根和周围组织的信息，阻生牙和埋伏多生牙可拍摄全口曲面断层片。

1.患牙与邻牙的关系

应注意患牙与邻牙及邻牙牙根的关系，拔乳牙时应注意患牙牙根与其下方恒牙的关系。

2.患牙与重要解剖结构之间的关系

拔除上颌磨牙时应注意牙根与上颌窦底之间的关系。如果中间只存在一薄层骨板，拔牙过程中上颌窦底穿通的可能性将增加，需使用外科法拔除患牙。

下颌磨牙的牙根与下牙槽神经管很近。在拔除下颌阻生磨牙前评估下牙槽神经管与下颌磨牙牙根之间的关系极其重要，否则可能会损伤下牙槽神经并导致术后下唇麻木。

3.牙根的结构

(1)牙根数目：首先要判断牙根的数目，牙根数目越多，牙齿拔除难度越大。通常每颗牙齿都有特定的牙根数，但有时会发生变异，如果术前可以明确牙根数，即可及时调整拔除方法以避免断根。

(2)牙根弯曲度及分叉程度：牙根的弯曲度与根分叉程度越大，牙齿拔除难度越大。如果牙根的弯曲度或根分叉程度过大时，需要采用外科法拔除患牙。

(3)牙根形状：牙根为短圆锥形则较容易拔除，如果牙根较长、弧度较大或根尖处弯曲成钩状则较难拔除。

(4)牙根大小:短根牙比长根牙容易拔除。如果牙根较长且有牙骨质增生则较难拔除,因为牙骨质增生常见于老年患者,对这些患者应仔细观察是否存在牙骨质增生。

(5)根面龋:根面龋会增加根折发生的可能性。

(6)牙根吸收:牙根吸收(内吸收或外吸收)会使根折的发生率增加,若牙根广泛吸收则应考虑外科拔除法。

(7)根管治疗史:接受过根管治疗的患牙会出现牙根粘连或变脆,应采用外科拔除法。

4.周围骨组织情况

(1)骨密度:牙片的透射性越高则骨密度越低,患牙拔除越容易;若阻射性增加则意味着骨密度增加,可能有致密性骨炎或骨质硬化,牙齿拔除的难度则增加。

(2)根尖病变:患牙周围骨质是否存在根尖病变,如果死髓牙根尖周围出现透射影,即说明患牙根尖周围发生肉芽肿或根尖周囊肿,拔牙后搔刮牙槽窝时应将这些病变组织彻底清除。

(五)规范化的医师及患者体位

术者站或坐在患者的右前或右后方,前臂与地面平行,肘部位于患牙水平,该种姿势比较舒适而且方便操作。助手站于患者左侧,即2～4点的位置,此位置便于传递器械及吸唾。麻醉时患者应采取仰卧位或半仰卧位。拔除上颌牙时,患者头部后仰,调节椅位使患者在大张口时上颌𬌗平面与地面成45°角左右。拔除下颌牙时,患者稍直立,大张口时下颌𬌗平面与地平面平行。拔除上下颌前牙时,患者头部居中,双眼正视前方。拔除右侧上下颌后牙时,患者头部偏离术者。拔除左侧上下颌后牙时,患者头部略偏向术者。

(六)器械准备

最好将所有器械集中于托盘,包在一起消毒,在手术中打开,便于使用。普通牙拔除器械除局部麻醉注射器和局部麻醉药外,应包括牙龈分离器1把、刮匙1把、直挺1把、拔牙钳1把、口镜1把、镊子1把、金属吸唾器1支、棉条2个,也可用金属盒子来替代托盘。

五、普通牙拔除的基本步骤

(一)麻醉

选择适当的麻醉方法进行麻醉。

(二)消毒

1%碘酊消毒患牙及周围牙龈或嘱患者用漱口水含漱。

(三)分离牙龈

将牙龈分离器插入龈沟内,以邻牙为支点,沿唇、腭侧牙颈部曲线从近中向远中滑动将牙龈完全分离。

(四)用牙挺或牙钳拔除患牙

1.牙挺拔牙的基本方法

将牙挺挺刃插入患牙近中颊侧牙槽骨与牙根之间,以牙槽突为支点,向根尖方向楔入后,再同时使用转动和撬动力量,使牙槽窝扩大,牙齿松动并向上浮动。

2.牙钳拔牙的基本步骤

(1)插:将钳喙尽量向牙根方向插入,钳喙长轴应与牙齿长轴一致,避免夹住牙龈。

(2)抱:钳喙牢固地环抱住牙颈部。

(3)摇:以根尖为轴心,向唇(颊)、舌(腭)侧逐渐摇动牙齿。

(4)转:部分单圆根牙齿可使用旋转力使牙齿松动。

(5)牵:当牙齿松动后一般从骨质较薄弱的一侧牵引拔除患牙。

3.牙挺与牙钳结合使用

亦可以先用牙挺挺松患牙后,再使用牙钳将其拔出。

(五)处理拔牙创

(1)查:牙齿拔出后,首先应检查牙齿的牙根数目是否相符,牙根外形是否完整;其次应检查牙槽窝,助手用吸唾器吸净唾液和血液,清楚显露牙槽窝后,根据拔出牙齿检查结果查找有无断根等遗留,有无炎性肉芽组织、折裂骨片、锐利的骨尖骨嵴,有无活跃出血等;最后检查牙龈等软组织有无撕裂、渗血,邻牙有无异常松动等。并根据以上检查结果给以对症处理。

(2)刮:用刮匙搔刮牙槽窝底的炎性肉芽组织、碎牙片及结石等异物。

(3)压:用示指和拇指(戴手套)压住棉条挤压牙槽骨,使扩张的牙槽骨壁复位。

(4)咬:用咬骨钳修整过高的牙槽中隔、骨嵴或牙槽骨壁。

(5)缝:一次拔除多个相邻牙齿时,应对连续的伤口进行缝合。

(6)盖:消毒棉卷覆盖拔牙创口并嘱患者咬紧加压止血。

(六)交代拔牙术后注意事项

(1)术后即可将用纱布包裹冰袋置于拔牙部位的相应面部间断冷敷术区 6～8 小时(冷敷 3 分钟,休息30 分钟),以减轻术后肿胀。

(2)咬紧棉卷,拔牙后 40 分钟左右即可将棉卷轻轻吐出。注意棉卷不要咬压过久,以免造成伤口被唾液长久浸泡,引起感染或凝血不良。

(3)有出血倾向的患者,拔牙后最好暂时不要离开,待 0.5 小时后请医师再次查看伤口,如果仍出血,应做进一步的处理,如局部使用止血药、进行缝合止血、口服止血药物等。

(4)正常情况下,棉条吐出后就不会再出血,唾液中带一点血丝是正常的,如持续出血则应及时复诊。

(5)拔牙后 2 小时方可进食,当天应吃一些温凉、稀软的食物,如口含冰块或冷饮等,不要吃辛辣刺激性和硬、黏、不易嚼碎的食物,也要避免食用易碎、薄片状的食物(因为掉到牙槽窝内而导致突然的疼痛和影响伤口愈合)。

(6)吸烟、饮酒对伤口愈合有一定影响,拔牙后一两天内最好不要吸烟、饮酒。

(7)拔牙后要注意保护好血凝块,24 小时内不刷牙、不漱口、不要用拔牙侧咀嚼食物、不要频繁舔伤口、切忌反复吸吮,以免破坏血凝块。术后第 2 天开始用漱口水或温盐水漱口。

(七)拔牙后用药

拔牙后一般不用药。但在急性炎症期拔牙,或创伤较大、全身情况较差时,应口服抗生素和止痛药。拔牙后 24～48 小时内可能有轻到中度的不适,对疼痛耐受较差的患者可以给予止痛药,如有必要可补充使用麻醉镇痛药。口内缝线一般 1 周后拆除。

六、各类牙的拔除方法

(一)上颌牙拔除

1.上颌切牙拔除

通常使用上颌前牙钳拔除上颌切牙。上颌切牙通常是锥形根,唇侧骨板薄而腭侧骨板厚,所以拔除时主要向唇侧用力。开始为缓慢均匀地向唇侧加力扩大牙槽窝,然后向腭侧轻度用力,接着再施以轻度、缓慢的旋转力，最后以适度的牵引力将牙齿向下从唇侧脱位。但应注意侧切牙牙根稍细长且牙根 1/3 常向远中弯曲，所以在拔除前必须进行影像学检查，对牙根弯曲者，拔除时尽量少用旋转力。

2.上颌尖牙拔除

上颌前牙钳是拔除上颌尖牙的最佳工具。全口牙中上颌尖牙通常是最长的，牙根呈椭圆形并在上颌骨前面形成一个称为尖牙突的突起，所以尖牙牙根唇侧的骨板特别薄，但由于牙根很长，拔除比较困难。在拔除过程中如不小心常造成唇侧牙槽骨骨板骨折。

在拔除时，牙钳钳喙应尽量向尖牙根方放置，先向唇颊侧用力再向腭侧摇动，当牙槽窝被扩大且牙齿有一定动度后，再将牙钳继续向根方放置。在扩大牙槽窝时，可以使用轻度的旋转力，当牙齿被充分松解后，使用唇向牵引力使牙齿向下从近中唇侧方向脱位。

3.上颌第一前磨牙拔除

常用上颌前磨牙钳拔除上颌第一前磨牙。上颌第一前磨牙颊侧骨板较腭侧薄，在根颈 2/3 常为单根，在根尖 1/3～1/2 常分为颊、舌侧两个根，两根细长很容易折断(特别是骨密度增加的老年患者)，成年人(年龄＞35 岁)拔牙时最易发生断根的就是上颌第一前磨牙。

由于上颌第一前磨牙牙根有两个相对较细的根尖部分，当向颊侧用力时，容易折断颊根；当向腭侧用力时，容易折断腭根，所以拔除时必须控制力量。开始先向颊侧用力，向腭侧的力量应相对较小，以免腭根折断(因颊侧骨板较薄，即便是颊根折断也相对容易取出)，最后以略偏颊侧的牵引力使牙齿脱位。拔牙过程中应避免使用旋转力。

由于给成人拔除该牙时极可能发生断根，所以应先使用直挺尽可能将该牙挺松后再用牙钳拔除，即便是发生断根，松动的根尖也容易被取出。

4.上颌第二前磨牙拔除

通常使用上颌前磨牙钳拔除上颌第二前磨牙。上颌第二前磨牙颊侧骨板较薄，腭侧骨板较厚，常为单根，牙根较粗且根尖较钝，因此，拔除该牙时很少发生断根。

牙钳应尽可能向根方放置以获得最大的机械效力。由于牙根相对强壮，拔除过程中可使用较大的颊、腭侧摇动力量和脱位的旋转力和牵引力。

5.上颌磨牙拔除

通常使用左、右成对的上颌磨牙钳拔除上颌磨牙，该拔牙钳的颊侧钳喙上有一个突起可以插入颊侧两根之间。当上颌磨牙牙冠大面积龋坏或有修复体时，建议使用上颌磨牙残冠钳。

上颌第一磨牙颊侧骨板薄而腭侧骨板较厚，有 3 个较粗壮的根，通常情况下两颊根之间分叉较小，颊根与腭根之间分叉较大。拔牙前需对该牙进行影像学检查，应注意 3 个牙根的大小、弯曲度、根分叉程度及牙根与上颌窦的关系。如果两颊根分叉也较大，则很难拔除；如果牙根接近上颌窦且根分叉较大，发生上颌窦瘘的可能性就大。此时应该考虑使用外科拔牙术。

拔牙时牙钳应尽量向根方放置，用较大而缓慢均匀的力量向颊腭侧摇动，向颊侧的力量略大于腭侧，不能使用旋转力。如果根分叉较大，预计会有一个牙根折断时，因为颊根更容易取出，应避免折断腭根，所以需控制向腭侧的力量和幅度。

上颌第二磨牙解剖与第一磨牙相似，但牙根较短，根分叉较小，两颊根常融合成单根。所以该牙较第一磨牙容易拔除。

已萌出的上颌第三磨牙通常是锥形根，一般情况下，只需使用牙挺即可拔除。有时也可以使用上颌第三磨牙钳拔除，该牙钳左右通用。因该牙解剖变异较多，经常会出现小而弯的根，而该牙断根后又非常难取，所以术前一定要进行影像学检查。

（二）下颌牙齿拔除

1.下颌前牙拔除

通常使用下颌前牙钳拔除下颌前牙，有时也可以使用鹰嘴钳。下颌切牙和尖牙唇舌侧骨板都较薄，仅尖牙舌侧骨板相对稍厚，切牙和尖牙形状相似，切牙牙根稍短、细，尖牙的牙根长而粗，所以切牙牙根更容易折断，在拔除前必须充分松解患牙。

牙钳钳喙应尽量向牙齿根方放置，通常先向唇舌侧摇动，摇动的力量和幅度基本相等，当牙齿有一定的松动度后再使用旋转力进一步扩大牙槽窝。最后通过牵引力使牙齿从牙槽窝内脱位。

2.下颌前磨牙拔除

通常使用下颌前磨牙钳拔除下颌前磨牙，有时也可以使用鹰嘴钳。下颌前磨牙舌侧骨板稍厚，颊侧骨板较薄，其牙根直且呈圆锥形，所以是最容易拔除的牙齿。

牙钳应尽量向根方放置，先向颊侧用力摇动，再向舌侧摇动，然后施以旋转力，最后通过牵引力使牙齿向上、颊的方向脱位。术前必须进行影像学检查以确定根尖1/3是否存在弯曲，如果存在弯曲，则应尽量减少或者不使用旋转力。

3.下颌磨牙拔除

通常使用下颌磨牙钳拔除下颌磨牙，该牙钳两侧钳喙都有与双根相适应尖形突起。下颌磨牙的颊舌侧骨板在全口牙中最厚，牙根通常比较粗大，常为双根，牙根有时会在根尖1/3与牙槽骨发生融合，拔除难度较大，第一磨牙根分叉常比第二磨牙大，更增加了操作难度，所以全口牙齿中最难拔除的是下颌第一磨牙。

钳喙尽可能向根方放置，用较大的力量向颊舌侧摇动扩大牙槽窝，再使牙齿向颊𬌗方向脱位。第二磨牙舌侧骨板较颊侧薄，所以用较大的舌侧力量可以比较容易拔除第二磨牙。

如果牙根明显为双根，可以使用牛角钳。此牙钳的设计使得钳喙可以伸入根分叉，这样可以产生以颊舌向牙槽嵴为支点的对抗力逐渐地将牙齿从牙槽窝中挤出。如果失败，则可以再施以颊舌侧力量来扩大牙槽窝，然后再加大挤压钳柄的力量。使用该牙钳时必须注意避免损伤上颌牙齿，因为下颌磨牙可能会从牙槽窝中蹦出，使得牙钳突然撞到上颌牙齿。

萌出的下颌第三磨牙通常为融合的锥形根或根分叉较小，舌侧骨板明显较颊侧骨板薄，常用下颌第三磨牙钳（喙短、直角）拔除，大多数情况下患牙经摇动而松动后向舌侧用力使患牙从舌侧𬌗面脱位。如果因根分叉较大等各种原因导致拔除困难时应先用直挺将牙齿挺至中度松动，然后使用牙钳并逐渐增加摇动力量，在牙齿完全松解后再使用牵引力使牙齿脱位。

七、牙根拔除

牙根拔除术包括残根和断根的拔除，两者的情况不同。其中，残根是指牙齿由于龋坏等原因而致牙冠基本缺失，仅剩余牙根；而断根是指由于外伤或牙拔除术中造成的牙根折断。

造成术中断根的原因有：①钳喙安放时位置不正确，或未与牙长轴平行，或钳喙未深入到牙槽嵴而仅夹住了牙冠；②拔牙钳选择不当，钳喙不能紧贴于牙面而仅仅是点或线的接触；③牙冠有广泛破坏，或有较大的充填物；④牙的脆性增加（如老年人的牙、死髓牙）；⑤牙根外形变异（如细弯根、肥大根、额外根）；⑥牙根及周围骨质因各种原因发生增生（如牙骨质增生、牙槽骨过度致密、牙根与牙槽骨粘连、老年人牙槽骨失去弹性）；⑦拔牙时用力不当或用力方向错误（如使用突然的暴力、向致密坚硬的方向用力过大、向逆牙根弯曲方向用力、误用不该使用的旋转力)。

残根和断根的类型很多,情况较为复杂,拔除的难易程度主要与牙根的以下几种状况有关。①牙根断面与牙槽嵴边缘的关系:牙根断面高于或与牙槽窝边缘平齐则拔除相对容易;牙根断面低于牙槽窝边缘,特别是牙根断面表面部分或全部被牙龈覆盖时,由于不能沿着牙根表面探寻牙根与牙槽骨之间的间隙则拔除相对困难。②牙根间隙的状况:残根由于受到长期的慢性炎症刺激,导致根周与牙槽骨壁之间产生不同程度的破坏和吸收使牙根间隙扩大则拔除相对容易;断根由于其牙根与牙槽骨之间正常间隙未被破坏则拔除相对困难;有的残根受到慢性炎症刺激后导致牙骨质与牙槽骨粘连,使牙根失去正常的牙根间隙则拔除难度最大。③牙根牙髓的状况:死髓牙牙根由于失去牙髓营养供应会使牙根组织变得疏松而易碎,拔除时容易导致上段牙根碎裂,使根断面进一步向牙槽窝深入,增大拔除难度,因而死髓牙牙根较活髓牙牙根难以拔除。④牙根的形态、数目和周围组织的关系:弯曲、膨大、细长等有变异的牙根比直立、短小、圆钝的牙根难以拔除;多根牙比单根牙难以拔除;牙根与周围重要组织(如上颌窦、下颌神经管)关系密切的难以拔除。

由于牙根拔除的难易程度变化很大,拔除前应做仔细的临床检查,拍摄 X 线片,确定牙根的数目、大小、部位、深浅、阻力、根斜面情况及与周围组织的关系(如上颌窦、下颌管),对检查结果经仔细分析后制订手术方案并准备相应器械,对可能发生的情况向患者解释清楚。

术中折断的牙根拔除必须在清楚、直视下进行,要求有良好的照明及止血条件,切忌在未看见断根时盲目操作,原则上各种断根皆应在术中取出,但必须全面考虑,如患者体质较弱,而手术又很复杂时,亦可延期拔除;如牙根仅在根尖部折断(<3 mm),不松动且本身并无炎症存在(一般为阻生牙、埋伏牙、错位牙)时也可不拔除。

牙根的具体状况不同,拔除方法也不一样,以下为较常使用的牙根拔除方法。

(一)根钳拔除法

适用于牙根断面高于牙槽窝边缘的牙根和牙根断面虽平齐或低于牙槽窝边缘但在去除少许牙槽骨壁后能用根钳夹住的牙根(由于用去除牙槽骨壁的方法在术后存在牙槽嵴高度降低、外形凹陷的缺点,最好不要采用此法,可改用直挺拔除法)。安置根钳时,钳喙应尽量向根方插入,要尽量多地环抱牙根,然后尝试摇动并缓慢加力,随着牙槽窝的扩大,钳喙不断向根方深入。对扁平的牙根主要依靠楔入和摇动的力量拔除,对圆钝的牙根还可使用扭转力。

(二)直挺拔除法

根的折断部位比较低,根钳无法夹住时,应使用牙挺将其挺出。尽量选用挺刃窄而薄的直挺,挺刃的大小、宽窄应与牙根表面相适应。高位牙根可用直牙挺,位于牙槽窝内的低位牙根应使用根挺,根尖 1/3 以下的牙根需用根尖挺。一般情况下,牙挺从牙根斜面较高的一侧插入,对于弯根则应从弯曲弧度凸出的一侧进入。挺刃凹面应紧贴牙根并沿着牙根表面用楔的原理尽量向牙根根方插入至牙根与牙槽骨壁之间,挺的凸面以牙槽骨骨壁或腭侧骨板为支点施以旋转力,使牙槽窝扩大,牙根与周围组织的附着断裂,即利用楔与轮轴的作用原理使牙根逐渐松动,牙根松动后,牙挺就可乘势插向牙槽窝深处,这样不断推进与旋转牙挺,最后再使用轻微的撬力便可使牙根脱位。多根牙或相邻的牙根需同时拔除时挺刃也可从多根牙或相邻牙根之间插入,以邻近的牙根为支点,这样,在拔除牙根的同时,也挺松了需要拔除的相邻牙根。

(三)三角挺拔除法

最常用于拔除多根牙时已完整拔除患牙的一个根,利用该根空虚的牙槽窝挺出相邻牙槽窝中的断根。使用时将三角挺的挺喙插入已经空虚的牙槽窝底部，喙尖抵向牙槽中隔，以牙槽骨为支点，向残留断根的方向施加旋转力，将残留断根连同牙槽中隔一并挺出。

(四)牙钳分根后拔除

下颌磨牙残冠拔除时，可以先使用牛角钳或分根钳夹持根分叉处，握紧钳柄将患牙分为近、远中两个牙根，而后根据具体情况，用下颌根钳或牙挺分别拔除。

(五)牙挺分根拔除法

适用于磨牙残冠折断部位比较低，根钳无法夹住，且根分叉暴露者。此时可以将直挺挺刃插入近远中两根间的根分叉下，旋转挺柄即可将残冠分割成近、远两根，而后根据具体情况，用下颌根钳或牙挺分别拔除。

(韩建涛)

第二节　阻生牙拔除术

阻生牙是指由于邻牙、骨或软组织的阻碍而只能部分萌出或完全不能萌出，且以后也不能萌出的牙。引起牙阻生的主要原因是随着人类的进化，颌骨退化与牙量退化不一致，导致骨量相对小于牙量(牙弓的长度短于所有牙的近远中径之和)，颌骨缺乏足够的空间容纳全部恒牙。常见的阻生牙为上、下颌第三磨牙，其次是上颌尖牙和下颌第二前磨牙。由于第三磨牙是最后萌出的牙齿，因此最容易因萌出空间不足而导致阻生；因下颌第二前磨牙是在第一前磨牙和第一磨牙之后萌出，上颌尖牙是在侧切牙和第一前磨牙之后萌出，如果萌出空间不足，也会导致阻生。除上述因素外，引起尖牙阻生还有以下因素：①恒尖牙在发育过程中其牙冠位于乳尖牙牙根舌侧，故乳尖牙如果发生任何病变均可影响恒尖牙牙胚的生长发育；②尖牙在萌出过程中，牙根的发育较其他牙完成的早，因而其萌出力量减弱，并且尖牙从萌出到建立𬌗关系，萌出距离最长；③上颌尖牙从腭侧错位萌出比例较高，而腭侧软组织及骨组织均较致密，萌出阻力大。由于尖牙阻生因素较多，故上颌尖牙阻生是除下颌及上颌第三磨牙阻生之外最常见者。

阻生牙拔除难度是随着年龄的增长而增加，如果延迟拔除，不但可能会导致阻生牙局部组织发生病变、邻牙及邻近骨组织缺损(缺失)，还会增加拔牙时损伤相邻重要结构的风险等许多问题。由于年轻患者能更好地耐受手术、术后恢复速度及牙周组织的愈合质量好于成年患者、操作相对简单、并发症少，还避免了因阻生牙导致的所有局部组织病变等问题，因此在没有拔牙禁忌证的情况下所有阻生牙均应早期、及时拔除。

一、适应证

对有症状和病变或可能引起邻近组织产生症状和病变的阻生牙均应拔除。

(一)引起冠周炎的阻生牙

冠周炎是指部分萌出的阻生牙牙冠周围软组织的炎症，临床表现为不同程度的肿痛和张口受限，如果治疗不及时，感染会蔓延到相邻的面部间隙，导致严重的面部间隙感染。当冠周炎症状减轻或消失时应及早拔除阻生牙。

由于阻生牙或阻生牙在萌出过程中𬌗面被软组织覆盖形成的盲袋，成为细菌滋生的良好场所。当患者抵抗力降低时，就会引发冠周炎，为了预防冠周炎的发生，需对阻生牙进行预防性拔除。

(二)阻生牙龋坏及导致邻牙龋坏

由于阻生牙常导致局部自洁能力下降，致龋细菌就会引起阻生牙及邻牙龋坏。应及时拔除龋坏阻生牙，以方便邻牙的牙体治疗并提高邻牙的自洁能力，龋坏的邻牙应尽量治疗保存。对于年轻患者，为防止邻牙发生龋坏，可预防性拔除阻生牙。

阻生牙通常无法建立正常咬合关系，若错𬌗或与邻牙邻接关系不良可导致食物嵌塞，进而发展为牙周病，调𬌗治疗效果往往不佳，需要及时拔除阻生牙。

(三)阻生牙压迫导致邻牙牙根吸收

阻生牙的压力会引起邻牙牙根吸收，早期及时拔除阻生牙后，缺损的牙骨质可自行修复。

(四)因阻生牙压迫导致邻牙牙周组织破坏

由于阻生牙(特别是近中或水平阻生)与紧贴的邻牙之间不易保持清洁，易引起炎症，使上皮附着退缩，形成牙周炎，导致牙槽骨吸收。应及时拔除阻生牙，通过牙周治疗或牙周组织再生的方法恢复丧失的牙周组织(缺失的骨质由新生骨填充)。早期预防性拔除阻生牙可防止牙周病的发生。

(五)阻生牙导致牙源性囊肿或肿瘤

牙源性囊肿或肿瘤来自牙源性上皮或滤泡，埋藏在牙槽骨中的阻生牙与滤泡同时存在，滤泡如发生囊性变有可能发展成为牙源性囊肿或牙源性肿瘤。如发现滤泡发生囊性变需尽早拔除。

(六)因正畸治疗需要拔除的阻生牙

因正畸治疗需要后推第一、第二磨牙时，阻生的第三磨牙会妨碍治疗，需在正畸治疗前拔除。为保证正畸治疗效果(因阻生第三磨牙可使磨牙和前磨牙向近中移动，导致牙列拥挤)，在正畸治疗结束后拔除阻生第三磨牙(尤其是近中阻生)。

(七)可能为颞下颌关节紊乱病诱因的阻生牙

阻生第三磨牙持续的前移力量可使其他牙移位或阻生牙本身错位萌出，造成创伤𬌗，影响到颞下颌关节，应及时拔除阻生牙。

(八)因完全骨阻生而被疑为原因不明的神经痛或病灶牙者

完全骨阻生牙有时也会引起某些不明原因的疼痛。当排除了其他原因后，拔除阻生牙可能会解决疼痛问题。

(九)正颌手术需要

当准备行下颌升支矢状劈开术时，阻生第三磨牙会妨碍手术过程，术前6～9个月拔除阻生第三磨牙，待颌骨伤口完全愈合后再行正颌手术，新形成的骨有利于正颌术中预知下颌骨截开的状况，还可提供更多的骨量以利于内固定和术后𬌗关系的稳定。

(十)预防下颌骨骨折

牙槽骨是容纳牙齿的，但牙齿的存在会不同程度地减少牙槽骨的骨量。阻生下颌第三磨牙占据骨组织的空间，就使得此处下颌骨变得薄弱、更容易骨折。

二、禁忌证

阻生牙拔除的禁忌证与一般牙拔除术禁忌证相同。当阻生第三磨牙处于下列情况时可考虑保留。

(1)正位萌出达邻牙𬌗平面,经切除远中覆盖的龈瓣后,可暴露远中冠面,并可与对𬌗牙建立正常咬合关系者。

(2)当第二磨牙已缺失或因病损无法保留时,如阻生第三磨牙近中倾斜角度不超过 45°角,可保留作为修复用基牙。

(3)虽邻牙龋坏可以治疗,但因骨质缺损过多,拔除阻生牙后可能导致邻牙严重松动,可同时保留邻牙和阻生牙。

(4)第二磨牙拔除后,如第三磨牙牙根未完全形成,可自行前移替代第二磨牙,与对𬌗牙建立正常咬合。

(5)完全埋藏于骨内无症状的阻生牙,与邻牙牙周无相通,可暂时保留观察。成年患者(通常超过35 岁),如没有其他疾病的表征并且影像学可见到阻生牙周围有一层骨质覆盖,则不需拔除。

(6)阻生牙根尖未发育完成,其他牙齿因病损无法保留时,可将其拔出后移植于其他牙齿处。

(7)第一磨牙龋坏无法保留,如第三磨牙非颊舌位(最好是前倾位),拔除第一磨牙后,间隙可能因第二、第三磨牙的自然调整而消失,配合正畸治疗,可获得更好的𬌗关系。

(8)如果阻生牙的拔除会造成其周围神经、牙齿或原有修复体的损伤,可将其留在原位观察。

三、阻生牙拔除术前准备

(一)临床检查

阻生牙拔除术前必须进行详细的病史询问、全面的体格检查、实验室检查和口腔检查。

1.病史询问

包括年龄、有无系统性疾病史、手术史、服药史等。

2.体格检查

包括面型、面色、表情、颊部皮肤有无红肿或瘘管,颈部淋巴结是否肿大、有无压痛,关节区有无弹响、压痛,下唇感觉有无异常,张口型、张口度有无异常等。对患有全身疾病的患者还需进行生命体征检查。

3.实验室检查

对患有全身疾病的患者需根据具体情况进行心电图、血常规、肝功能、肾功能、血糖、凝血功能、甲状腺功能等检查。

4.口腔检查

阻生牙在颌骨中的位置、方向、与邻牙的关系,远中龈瓣的韧性、覆盖牙冠的范围、有无红肿、压痛或糜烂、盲袋内是否有脓性分泌物,牙冠有无龋坏,邻牙的松动度、牙周状况,有无龋坏、折裂、充填体或修复体等,对检查结果要告知患者并详细记录在病历上。

(二)影像学检查及难度评估

不同的阻生牙在拔除时难易程度也有所不同,为了在术前预测拔除难度,需制订阻生牙分类标准和拔除难度标准,通过这些标准预测手术难度及术中、术后可能发生的并发症,并可使手术井井有条地进行。现行主要的分类系统和难度评估都是基于对影像学分析得来的,因此拔除阻生牙前需要进行全面的影像学检查。

最常用的方法是拍摄全口曲面断层片,它可提供颌面部大部分信息,如下颌阻生牙与下牙槽神经的关系、上颌阻生牙与上颌窦的关系等,避免了因仅拍摄局部 X 线片而发生漏诊的可能。

另外，根据需要还可增加其他检查方法，如：根尖片可了解阻生牙局部更多的细节；咬合片可了解阻生牙颊舌向位置和结构的变化。

拍摄 X 线片应注意投照角度差异造成的影像重叠和失真。例如：下颌管与牙根影像重叠时，易误认为根尖已突入管内，此时，应观察牙根的牙周膜和骨硬板是否连续，重叠部分的下颌管是否比牙根密度高、有无变窄等，以判断牙根是否已进入下颌管内。下颌阻生第三磨牙常位于下颌升支前缘内侧，在下颌骨侧位片和第三磨牙根尖片上，牙冠常不同程度地与下颌升支前缘重叠，形成骨质覆盖的假象，故判断冠部骨阻力时，主要应根据临床检查和探查，尤其是术中所见牙位的高低。

锥形束 CT 用于阻生牙的检查的优点：可避免平片因影像重叠和投照角度偏差而造成的假象；可直观并量化下颌管在不同层面和方位上与下颌第三磨牙的距离关系；通过调节窗将其他组织图像去除，只留下密度较高的牙齿图像，辅以轴位和其他层面图像可以精确地了解埋伏牙的形态、位置、与邻牙的关系以及邻牙有无移位或根吸收等。但锥形束 CT 需专用设备，花费较大，临床应用受到限制。

1.阻生牙的分类与拔牙难度评估

(1)下颌阻生第三磨牙的分类：下颌阻生第三磨牙可通过以下 3 条标准进行分类。

1)角度是指第三磨牙牙体长轴与第二磨牙牙体长轴所成的角度。根据阻生牙的长轴与第二磨牙长轴的关系分成 7 类：中阻生、水平阻生、倒置阻生、垂直阻生、远中阻生、颊向阻生、舌向阻生。

阻生牙除与第二磨牙长轴有成角关系外，牙冠还可能朝颊或舌向倾斜，如果阻生牙已萌出至牙弓，大多数牙冠是舌向倾斜的。如果阻生牙未萌出，可通过拍摄咬合片确定咬合面是朝向颊(舌)侧或颊(舌)向阻生，大多数牙冠位于牙弓偏颊处。

垂直阻生最常见，近中阻生多见，水平阻生较多见，其他阻生类型少见。近中和垂直阻生(除低位垂直)的拔除难度相对较低，水平和远中阻生的拔除难度较高，倒置阻生的拔除难度最高。

2)与下颌支前缘的关系：根据阻生牙和下颌升支前缘相对位置关系分为 3 类。①Ⅰ类：阻生牙牙冠的近远中径完全位于下颌升支前缘的前方。②Ⅱ类：一半以内的阻生牙牙冠的近远中径位于下颌升支内。③Ⅲ类：一半以上的阻生牙牙冠的近远中径位于下颌升支内。分类越高牙齿的拔除难度越大。

3)与𬌗平面的关系：根据阻生牙相对于第二磨牙𬌗平面的位置关系分为 3 种。①高位阻生：牙的𬌗平面到达或高于第二磨牙的𬌗平面。②中位阻生：牙的𬌗平面位于第二磨牙的𬌗平面和牙颈线之间。③低位阻生：牙的𬌗平面低于第二磨牙的牙颈线。牙拔除的难度随阻生牙埋藏的深度增加而增大。

(2)三分类法在上颌阻生第三磨牙的应用：与下颌几乎一样，但需考虑以下因素。①角度：垂直阻生最常见，远中阻生常见，近中阻生少见，颊腭向及水平阻生比较罕见。角度分类对上颌阻生牙拔除难度的影响刚好相反，垂直和远中阻生相对简单，而近中阻生拔除困难。②阻生牙颊舌向的位置对拔除难度也有影响：偏颊向的阻生牙(占多数)，因颊侧骨板薄而拔除容易；而偏向腭侧的阻生牙拔除难度大。③与𬌗平面的关系：上颌阻生牙同样随着埋藏深度的增加而拔除难度增加。

2.影响阻生牙拔除难度评估其他因素

(1)牙根形态：牙根形态与阻生牙拔除难度之间有非常密切的关系。总体来说，拔除阻生牙最佳时机是牙根已形成1/3～2/3时，此时牙根形态是圆钝的，拔除时很少会断根，而且牙根距离重要解剖结构较远。如果牙根完全形成后，拔除难度就会增加（并且随着年龄的增大而增加）。如果在牙根尚未形成的牙胚期拔除，因术中牙胚在牙槽窝内旋转，难以找到合适支点将其挺出，拔除也较困难。另外，需注意牙根弯曲的方向，如果牙根弯曲的方向（向远中弯曲）与牙齿脱位的方向一致，拔除相对简单；如果牙根向近中弯曲，则发生断根概率很大，需分块拔除。

（2）牙周膜或牙周滤泡的宽度：阻生牙拔除的难度与牙周膜或牙周滤泡的宽度有关，越宽拔除越容易。由于牙周膜或牙周滤泡随年龄的增加而逐渐变窄，所以年轻患者的拔牙难度较年长患者低。尤其是40岁以上的患者，由于牙周膜间隙几乎消失，拔除更困难。

（3）周围骨密度：阻生牙拔除难度与周围骨密度有关。骨密度与患者年龄有关，年轻患者骨密度相对低，牙槽骨扩展性大，患牙易于拔除；35岁以上患者的骨密度高，柔性及扩展性下降，骨阻力增加，拔除难度增大，拔除上颌第三磨牙时可导致上颌结节骨折。

（4）与邻牙的关系：如果阻生牙与邻牙之间有间隙则拔除较容易，如果紧靠邻牙，需注意避免损伤邻牙，如果邻牙有龋坏或大面积修复体时更要格外小心。

（5）与周围重要解剖结构的关系：如果牙根离下牙槽神经、鼻腔或上颌窦很近，术者应注意避免损伤神经、鼻腔和上颌窦。

（三）拔牙器械准备

拥有标准的器械可使操作顺利进行，并可减少并发症的发生。阻生牙拔除的常用器械包括15号刀片及刀柄、骨膜分离器、颊拉钩、牙挺、持针器、线剪、缝合针及缝线（可吸收或不可吸收）、外科专用气动式手机和外科专用切割钻。

（四）知情同意

术前必须告知患者拔除阻生牙的风险以及可能出现的并发症，如：局麻可能发生药物过量或变态反应，可能会引起血肿或深部组织感染，针尖刺中下牙槽神经可导致暂时性下唇麻木，腭大神经麻醉可能会导致暂时性咽部异物感、恶心；术中可能需要切开牙龈、去骨、分牙、缝合切口，可能会出现不适感；如果邻牙有龋坏、填充体、修复体或有严重牙周病，术中可能会损害邻牙或修复体；术后疼痛也可能由邻牙牙髓炎引起；拔除上颌第三磨牙、尖牙或多生牙可能会引起上颌结节骨板折裂、患牙或牙根进入上颌窦，可能会损伤上颌窦或鼻腔，导致术后口腔上颌窦瘘或口鼻瘘；拔除下颌第三磨牙或尖牙有可能损伤下牙槽神经、颊神经和舌神经，导致一侧下唇或舌体暂时性或永久性麻木；术后可能会发生出血、肿痛、张口受限、“干槽症”；术中、术后可能须使用抗菌及止痛药物等。

知情同意是医疗实践中的一个重要环节，尽量做到术前告知义务，医护人员有义务应用自己的知识给患者讲解、引导其对病情做出合理的治疗决定，这样可最大限度地保证医疗安全。当患者遭受到一个没有事先告知的意外并发症时，会引起患者和医护之间不必要的争执。

（五）麻醉及体位

由于阻生牙拔除难度较大，耗时较长，所以长效、足量、完全的麻醉效果非常重要。医护和患者的手术体位同普通牙拔除。由于整个手术过程可能对部分焦虑和牙科畏惧症的患者存在不适的噪音和感觉，对这些患者可在术前控制焦虑、术中配合使用镇静方法等。

四、下颌阻生第三磨牙拔除

（一）阻力分析与手术设计

下颌阻生第三磨牙位于下颌骨体后部与下颌升支交界处，由于阻生牙的阻生状况和形态不同，拔除难度也各不相同，但无论何种类型和形态的阻生牙，将其顺利拔除的关键是有效解除阻生牙的各种阻力，因此阻力分析是拔除下颌阻生第三磨牙的必要步骤之一。下颌阻生第三磨牙拔除阻力有以下几种。

1.冠部阻力

包括软组织和骨组织阻力。

(1)软组织阻力来自阻生牙上方覆盖的龈瓣，该龈瓣质韧并保持相当的张力包绕牙冠，对阻生牙𬌗向和远中向脱位形成阻力。该阻力通过切开、分离软组织即可解除。

(2)骨阻力来源于包裹牙冠的骨组织，主要是牙冠外形高点以上的骨质。冠部骨阻力单从X线判断常有误差，应结合临床检查进行判断。垂直阻生的冠部骨阻力多在远中，近中或水平阻生的冠部骨阻力多在远中和颊侧。该阻力可通过分切牙冠和/或去骨的方法解除。

2.根部阻力

根部阻力来自牙根周围的骨组织，是主要的拔牙阻力，其阻力大小与下列情况有关。

(1)阻生牙倾斜度：垂直阻生牙牙根与拔除脱位方向一致，根部阻力较小；近中阻生牙倾斜度较大，与拔除脱位方向不一致，需要转动角度，所以根部阻力较大；水平位阻生牙倾斜度约90°角，与拔除脱位方向更不一致，需更大的转动角度，所以根部阻力更大；倒置阻生牙牙根倾斜度超过90°角，冠、根部阻力均最大，拔除时需大量去骨后再将牙分割成多段才能拔除，所以拔除最困难。

(2)牙根形态：融合根、特短根、锥形根的根部阻力小，用挺出法即可拔除；双根且根分叉较高且二根间距较大者，根部阻力较大，需用分根法解除根部阻力；多根牙、根分叉较低且牙颈部有较大骨倒凹者、肥大根、U形根、特长根的根阻力大，常需去骨达根长1/3甚至1/2以上才能解除根部阻力。

(3)根尖形态：正常根尖、根尖弯向远中、根尖发育未完成者，根尖部阻力很小，拔除较容易；根尖弯向近中、颊舌侧或根尖弯曲方向不一致、根端肥大者，根尖阻力较大，拔除较困难。

(4)周围骨组织密度：年轻人根周骨密度疏松，牙周间隙明显，比中老年人容易拔除；根周骨组织因慢性炎症而出现明显骨吸收者，根阻力小，容易拔除；如因慢性炎症导致骨硬化或根周骨粘连，则根阻力变大，拔除较困难，该情况多见于年长患者。

去除根部骨阻力的方法有分根、去骨、增隙。单纯去骨创伤较大，应多采用分根、增隙等多种方法综合应用解除牙根阻力。

3.邻牙阻力

邻牙阻力是指第二磨牙产生的妨碍阻生牙拔除脱位的阻力。其阻力大小视阻生牙与第二磨牙的接触程度和阻生的位置而定，该阻力可通过分冠和去骨的方法解决。

要根据阻力分析、器械设备条件和术者经验设计合理的手术方案。手术方案包括麻醉方法和麻醉药物的选择、切口的设计、解除阻力的方法、去骨部位和去骨量、分割冠根的部位、牙脱位的方向。由于手术方案主要是根据影像结果制订的，如果术中出现与临床实际情况不相符时，应及时调整术前设计的方案。

(二)拔除步骤

下颌阻生第三磨牙拔除术是一项较为复杂的手术，手术本身包含对软组织和骨组织的处理，要严格遵守无菌原则。

1.麻醉

通常选择下牙槽神经、舌神经、颊长神经一次性阻滞麻醉。为减少术中出血、保证术野的清晰和方便操作，可在阻生牙颊侧及远中浸润注射含血管收缩剂（肾上腺素）的麻醉药物。

2.切口

因下颌阻生第三磨牙位于口腔最后部而导致操作视野有限，通常需切开、翻瓣以提供清晰的视野。高位阻生一般不需切开，或仅在远中切开、分离牙龈即可；中低位阻生最好选用袋型瓣切口，也可选用三角瓣切口。袋型瓣切口从阻生牙颊侧外斜嵴开始，向前切开至第二磨牙远中偏颊处，再沿第二磨牙颊侧牙龈沟向前切开至第二磨牙近中（短袋型切口）或继续沿牙龈沟向前扩展至第一磨牙近中（长袋型切口），牙龈乳头保留在组织瓣上，切开时刀刃应直达骨面，全层切开黏骨膜。

如果阻生牙埋藏很深，也可选用三角瓣切口，该切口是在袋型切口的基础上，在第二磨牙近中或远中颊面轴角处附加一个向前下斜行与龈缘约成45°角的减张切口，附加切口与牙龈沟内切口必须保持钝角以保证基部足够宽（提供足够的血供），长度不能超过移行沟底。

3.翻瓣

将骨膜剥离器刃缘朝向骨面插入到骨膜与牙槽骨之间，从切口前端开始，先旋转分离牙龈乳头，再沿牙槽嵴表面向后推进，要确保组织瓣全层分离，如遇因未完全切开而导致分离困难时，应再次切开，避免因强行剥离引起组织撕裂。分离、翻瓣的范围原则上以显露术区即可，颊侧不要超过外斜嵴，舌侧不要越过牙槽嵴，以免引起过重的术后肿胀，组织瓣翻开后将颊拉钩置于组织瓣与术区之间，使组织瓣得以保护并可充分显露术区。

4.去骨

翻瓣后应根据X线片和临床实际的骨质覆盖状况决定去骨部位和量，选用外科专用切割手机和钻去骨。去骨的一般原则：显露牙冠的最大周径；尽量保持颊侧皮质骨高度；根据患牙拔除难度以及切割牙冠方式确定去骨量。

去骨的目的是暴露牙冠，包括去除全部𬌗面和部分颊侧、远中的牙槽骨，为保持牙槽骨高度，去除颊侧及远中牙槽骨时可仅磨除贴近患牙的部分牙槽骨，这样既显露了牙冠，又达到了增隙的目的。

舌侧及近中牙槽骨原则上不能去除，因为这样可能会伤及舌神经、第二磨牙及第二磨牙牙周骨质。由于舌神经位于舌侧软组织内，可能平行于牙槽嵴顶行走，为避免损伤神经，在远中去骨时不要超过中线，将分离器置于远中骨板周围进行保护，确保切割钻不伤及软组织。

5.增隙

增隙是在患牙的颊侧和远中骨壁磨出沟槽（在临床实际操作中，该步骤大多已在去骨时完成），将磨出的沟槽作为牙挺的支点。沟槽宽度约2 mm，该宽度既可容纳牙挺又不会因太宽导致牙挺失去支点在沟槽内打转。增隙时，将牙钻与牙体长轴平行，在患牙表面去骨磨出一小沟，从小沟开始向近远中磨除患牙颊侧和/或远中表面骨质，将患牙和骨壁分离，沟的深度达牙颈部以下（通常与切割钻的长度相当，不会影响颌骨的机械强度），注意不要伤及下牙槽神经管。

6.分切患牙

它包括截冠和分根。其目的是解除邻牙阻力、减小根部骨阻力。其优点是减小创伤、减少操作时间、降低并发症。最常用的方法是用钻从患牙牙冠颊侧正中向舌侧进行纵向切割，深度达根分叉以下，将牙分成近中和远中两部分（由于有的患牙舌侧面非常接近舌侧骨板，而且舌侧骨板较薄，为避免损伤舌侧软组织及舌神经，通常切割至余留患牙舌侧少部分牙体组织即可，不可将整个患牙颊舌向贯穿磨透，然后用直挺插入沟槽底部旋转将患牙折裂成理想比例的近中、远中两部分)。

有时,近中部分仍存在邻牙阻力时,可在近中部分釉牙骨质界处做一横断切割,将其分割为牙冠和牙根两部分,先取出牙冠,然后挺出牙根。如是多根牙,可将牙根分割成多个单根后再分别挺出。

7.拔出患牙

当完全解除邻牙阻力、基本解除骨阻力后,根据临床具体情况,选择合适的牙挺,分别将患牙分割后的各个部分挺松或挺出,挺松部分用牙钳将其拔除,以减少牙挺滑脱和牙体被误吸、误吞的可能。使用牙挺时切忌使用暴力,应注意保护邻牙及骨组织(用手指接触患牙及邻牙并抵压于舌侧,感知两牙的动度,控制舌侧骨板的扩张幅度),以免造成舌侧骨板、相邻第二磨牙、下颌骨的损伤或患牙移位。

对分割拔出的患牙,应将拔除的牙体组织进行拼对,检查其完整性,如有较大缺损,应仔细检查拔牙窝,避免遗留。

8.处理拔牙窝

用生理盐水对拔牙窝进行清洗和/或用强吸的方法彻底清理拔牙时产生的碎片或碎屑,对粘连在软组织上的碎片可用刮匙刮除,但不能过度搔刮牙槽窝,以免损伤残留牙槽骨壁上的牙周膜而影响伤口愈合。

在垂直阻生牙的远中部分、水平阻生或近中阻生牙冠部的下方常存在肉芽组织,X线显示为三角形的低密度区,如探查为脆弱松软、易出血的炎性肉芽组织,应予以刮除;如探查为韧性、致密的纤维结缔组织,则对愈合有利,不必刮除。低位阻生的牙冠常有牙囊包绕,多与牙龈相连,应将其去除,以免形成残余囊肿。

压迫复位扩大的牙槽窝,修整锐利的骨缘,取出游离的折断骨片。为预防出血,可在拔牙窝内放入吸收性明胶海绵1～2块。

9.缝合

缝合的目的是将组织瓣复位以利愈合、防止术后出血、缩小拔牙创、避免食物进入、保护血凝块。缝合不宜过于严密,通常第二磨牙远中处可以不缝,这样既可达到缝合目的,又可使伤口内的出血和反应性产物得以引流,从而减轻术后肿胀和血肿的形成。

缝合切口时,要先缝合组织瓣的解剖标志点,如切口的切角和牙龈乳头,因为拔牙后有些解剖结构发生了变化,这样可以避免缝合时组织瓣移位。缝合完成后用消毒棉卷覆盖拔牙创并嘱患者咬紧加压止血。

10.术后医嘱

同一般牙拔除术。由于下颌阻生牙拔除损伤较大,术后可适当使用抗生素和止痛药。

(三)各类阻生牙的拔除方法

1.垂直阻生

如果患牙已完全萌出,根部和骨阻力不大时,可分离牙龈后用牙挺直接拔除;如果患牙未完全萌出,存在较大软组织阻力时,可将患牙䫘面及远中龈瓣切开、翻瓣,完全消除软组织阻力后再用牙挺拔除。将牙挺置于患牙近中,以牙槽突为支点,以楔力为主,逆时针向远中转动,使患牙获得向上后的脱位力。

如果患牙牙冠有较大的骨阻力时,需去除牙冠䫘面全部骨质和远中部分骨质后再拔除患牙。如果患牙根分叉大而导致根部骨阻力较大时,应用钻将患牙垂直分割成近、远中两瓣后分别拔除。对于低位、骨阻力大者应采用去骨、增隙、分根等联合方法。

2.近中阻生

对邻牙和根部阻力不大的高位近中阻生牙(近中部分位于第二磨牙牙冠外形高点或以上),多可直接挺出。操作时应压紧邻牙进行保护,如患牙牙冠下方有新月形(非炎症性骨吸收)或三角形(炎症性骨吸收)间隙存在时,则更有利于牙挺的插入和施力。

大多数近中阻生牙的邻牙阻力较大,为保证患牙牙冠及牙根有足够的脱位空间,需用钻将患牙分割成几部分。如患牙牙根阻力不大,可使用近中分冠法解除邻牙阻力即可;如患牙牙根阻力较大,需在解除邻牙阻力的同时解除或减小患牙根部骨阻力,应使用正中分冠法,将患牙分成近中和远中两部分后再依次挺出。

3.水平阻生

高位水平阻生可采用正中分冠法拔除,先在患牙颊侧和远中增隙,用钻正中垂直切割牙冠至根分叉以下,将患牙分成近中和远中两部分,先挺出远中部分,再挺出近中部分,如果近中部分因邻牙阻挡不能被挺出,可在其釉牙骨质界处进行横断切割,将近中部分再切割成冠和根两部分,先取出冠部,再取出根部。

中、低位水平阻生通常邻牙阻力很大,首先需去除覆盖患牙牙冠的骨质,并在牙冠的颊侧及远中增隙以显露牙冠,再从牙冠最大周径处将其横断、分离,被分离的牙冠应上宽下窄,以利于取出。取出牙冠后再将其他部分挺出,如分离的牙冠无法整体取出,可再切割分块后取出,如牙根分叉较大时,需分根后依次拔除。

4.远中阻生

由于下颌升支对远中阻生患牙的阻力较大,必须通过去除患牙牙冠或远中部分牙冠,消除患牙远中阻力后,才能将患牙完全拔除;如果患牙牙根阻力较大时,可通过分根的方法解决。

5.倒置阻生

倒置阻生第三磨牙往往深埋在下颌骨及升支内,并与第二磨牙毗邻,拔除相当困难。首先去除覆盖患牙牙根上方的骨质,并在患牙牙根及牙冠周围增隙,然后沿患牙长轴方向分割患牙,最后将分割成块的患牙依次取出。如果患牙牙冠阻力较大时,可先分块取出牙根,再分块取出牙冠。

6.牙胚

因牙胚没有牙根,其周围均有大量的骨质,为减少创伤,可用钻仅去除牙胚𬌗面少量骨质,开窗显露牙胚,再将牙胚分切成几部分后分块取出即可。

五、上颌阻生第三磨牙拔除

上颌阻生第三磨牙与下颌阻生第三磨牙相比拔除难度低,拔除方法也有很多相同点,具体步骤如下。

(一)切口

由于上颌阻生第三磨牙的颊侧和远中没有重要解剖结构,而且无论是袋型切口或三角形切口(注意在缝合松弛切口时需要一定的手术技巧),其术后反应均较轻,因而除高位阻生患牙使用袋型切口外,为了获得良好的手术视野,低位或埋藏阻生患牙均可使用三角形切口。

切口起于上颌结节前面微偏颊侧,向前至第二磨牙的远中,再沿着第二和第一磨牙牙龈沟向前延伸,如选用三角形切口,可在第二磨牙近中或远中颊侧附加松弛切口。

(二)翻瓣

同下颌阻生牙拔除。但在分离腭侧瓣时要完全游离,范围要超过腭侧牙槽嵴,以免阻挡患牙的脱位。

(三)去骨、增隙

上颌骨质比较疏松,去骨时要注意尽量保存骨质,一般只需去除患牙颊侧和𬌗面的骨质,暴露牙冠即可。

(四)分牙、挺松、拔除

上颌第三磨牙垂直阻生约63%,远中阻生约25%,近中阻生约12%,其他位置极少。

由于上颌牙槽骨较疏松,弹性较大,因而拔除垂直和远中患牙时一般不需分牙,将牙挺插入患牙近颊侧牙周膜间隙,以牙槽嵴间隔为支点将患牙向远颊𬌗或颊𬌗方向挺出即可。操作时要注意施力的大小和方向,避免向上和向后使用暴力,因为如果患牙与周围骨质粘连严重或牙根阻力较大时,向后使用暴力可导致患牙远中牙槽骨或上颌结节折裂;如果向上用力插入牙挺时,挺刃未能进入患牙牙周间隙,而是直接作用于患牙,有可能将患牙推入上方的上颌窦或翼颌间隙。

当整体挺出患牙有困难时,需分析原因:如果是骨质粘连引起,可在患牙腭侧和远中去骨、增隙;如果是根阻力较大,可采用分根的方法解决;为避免将患牙推入上方,可将颊拉钩置于上颌结节后方,这既可感知作用力的方向,阻挡患牙向上方移位,还可通过抵挡产生的楔力使患牙向𬌗方脱位。

拔除近中阻生患牙时,由于第二磨牙限制了其向远中及𬌗方脱位,可采用磨冠法解除邻牙阻力后拔除拔除水平阻生患牙时,需去除较多骨质后显露患牙,再将患牙分割成若干块后,分块拔除。

(五)清理牙槽窝与缝合

同下颌第三磨牙。因上颌第三磨牙根尖部贴近上颌窦,搔刮时要避免穿通上颌窦。

(六)术后医嘱

同下颌第三磨牙。由于上颌阻生牙拔除手术损伤小,术后恢复要比下颌阻生牙快,通常可以不用止痛药和抗生素。

六、阻生尖牙拔除

尖牙对牙𬌗系统的功能和美观甚为重要,故对其拔除应持慎重态度。术前应与口腔正畸医师商讨,如能通过手术助萌、正畸、移植等方法,则可不拔除。如决定拔除,术前要拍摄定位或CT片,确定患牙在牙槽骨中的位置、邻牙阻力、牙根形态和弯曲度,并确定与鼻底及上颌窦的关系。尖牙阻生好发于上颌,由于阻生下颌尖牙的处理方法基本与上颌一致,故本段仅讨论上颌阻生尖牙。

(一)切口及翻瓣

根据患牙位于颌骨的位置确定手术入路。通常患牙牙冠位于唇侧较位于腭侧或中央容易拔除,牙冠位于唇侧,选择唇侧入路;位于腭侧,则选择腭侧入路;位于中央的话,可以选择唇、腭两侧入路翻瓣。切口可选择袋形、三角形或梯形。如阻生位置高可采用牙槽嵴弧形切口。翻瓣方法同前。

(二)去骨

用钻磨除覆盖患牙牙冠的骨组织,显露牙冠最大周径。

(三)分割、拔除患牙

如果埋藏尖牙有牙囊滤泡包裹,则用牙挺挺出即可;如果骨阻力较大或牙根弯曲,难以整体挺出,则用钻在患牙牙冠最大周径处将牙冠横断,分别挺出牙冠和牙根。

(四)清理拔牙窝、缝合

同下颌第三磨牙,注意要彻底清除牙囊。

七、上颌前部埋藏多生牙拔除

上颌前部是多生牙的好发部位,埋藏多生牙常在替牙期因恒牙迟萌或错位行 X 线检查时被发现。埋藏多生牙除造成错㭎畸形、邻牙牙根吸收、影响正畸治疗外,还是引发牙源性囊肿和肿瘤的原因,需及早拔除。拔除方法如下。

(一)麻醉

可选用局部浸润麻醉,对埋藏较深、位置较高的多生牙可采用眶下神经和鼻腭神经阻滞麻醉。儿童患者需配合镇静术方法。

(二)切口及翻瓣

多生牙位于牙弓或牙弓唇侧,可选择唇侧入路,采用袋形或三角形切口,对于埋藏位置较高、患牙大部分位于邻牙根尖上方、无论患牙偏向牙弓唇侧或腭侧均可选用牙槽突弧形切口。如位于牙弓腭侧,通常选用腭侧袋型切口。翻瓣方法同前。

(三)去骨、显露患牙

同上颌阻生尖牙,需注意保护邻牙。

(四)挺出患牙

同阻生尖牙。

(五)清理牙槽窝及缝合

同阻生尖牙。

八、其他埋藏阻生牙的拔除

除上述介绍的常见阻生牙,还有上颌前磨牙、上颌切牙阻生等,如果不能通过手术助萌、正畸、移植等方法恢复其牙弓内的位置,则应将其拔除。

同上颌前部埋藏多生牙一样,埋藏阻生牙拔除的关键是术前通过影像学确定患牙在颌骨内的位置,从而决定手术入路、去骨部位、去骨量及分割患牙的部位,合理解除拔牙阻力,避免损伤邻牙及重要解剖结构。具体拔除同上。

(王　戬)

第三节　拔牙的并发症

牙拔除术是口腔外科最基本的手术,但如果对其操作风险掉以轻心,或者缺乏足够的外科处理能力,就很可能发生各种并发症,给患者造成较大痛苦,甚至危险,因此充分了解拔牙并发症,并掌握其预防措施和对症处理的方法非常重要。

一、拔牙术中并发症

需要强调的是拔牙术中和术后各种并发症多为相互关联的，一般来说只要遵循前述的各项原则，大多数并发症都是可以避免的，而不正确的操作或不合理的处理方式常会导致多种并发症同时出现，以下分类只是为了描述方便，而非彼此孤立发生。

（一）软组织损伤

1.损伤原因

损伤原因包括软组织切割伤、穿刺伤和撕裂伤。切割伤主要是初学者在用刀切开软组织时由于支点不稳或对局部组织结构不熟使切口偏离了设计的方向，术者握持手术刀进、出口腔时，由于患者紧张、挣扎或术者紧张、疏忽而误伤口唇或舌体组织；穿刺伤主要由牙挺等尖锐器械滑脱引起；撕裂伤主要由术野显露不足、牙龈分离不充分、器械选择及放置错误、软组织保护不充分、暴力操作等原因造成。如：使用钻磨切患牙时由于显露不足，钻可能卷磨撕裂软组织；在拔出患牙时由于牙龈分离不充分而造成粘连在患牙上的牙龈撕裂；放置牙钳时误夹牙龈；错误选择牙龈分离器翻瓣造成软组织瓣损伤；使用锐器进行操作时未能将软组织瓣完全阻挡在术区之外进行完善的保护；使用口镜时过度牵拉口角或使用暴力、不正确的牵拉方式造成口角、软组织瓣撕裂等。

2.预防措施

（1）切割伤的预防措施：使用手术刀时要精神集中；要有正确的支点；要减轻患者的紧张情绪，对严重的牙科畏惧症及不能配合的患儿要使用镇静措施，防止患者出现突然的反抗、挣扎。

（2）穿刺伤的预防措施：使用牙挺等尖锐器械时要有可靠的支点；能有效控制器械的操作力量和幅度；要有保护措施，即术者用一只手操作器械，用另外一只手的手指在作用支点的相对和邻近部位进行保护。

（3）撕裂伤的预防措施：制订合理的手术方案；根据术者经验选择合适的切口和翻瓣，以便充分显露术区；选择并能正确使用标准的拔牙器械；避免暴力操作；用颊拉钩、棉签（棉签较为脆弱，用力过大会折断）或用手指牵拉、保护组织。

3.处理原则

切割伤及穿刺伤应根据刺伤部位和程度作相应处理：表浅且没有明显出血的伤口无须处理；伤口较大或有明显出血时应缝合；舌部伤口应使用大针粗线作深层缝合；口底伤口一般窄而深，为利于引流、避免软组织深部出现血肿或感染等严重并发症，一般不予缝合，可压迫止血后观察；唇部及切口周围损伤应对位缝合；刺破大血管导致大量出血时需急诊手术探查结扎出血血管。

发生撕裂伤时，如伤口小并且通过牙龈牙槽骨复位等常规处理后，软组织附着良好，无活动性出血，则无须缝合；撕裂伤口大或伴活动出血时则需缝合，以免术后出血和疼痛。

（二）骨组织损伤

1.损伤原因

上、下颌前牙和前磨牙区唇颊侧牙槽骨板薄弱，使用牙挺时，如果以唇颊侧骨板作为支点，可能会导致局部骨组织损伤或唇颊侧骨板折裂；用牙钳拔除骨阻力较大的前牙及前磨牙时（特别是患牙根部与唇颊侧骨板发生粘连），如果使用暴力或过度的唇颊侧摇动力可引起粘连在患牙根部的牙槽骨骨折；拔除上颌第三磨牙时，因相邻的上颌结节骨质较薄弱，再加之中老年患者牙槽骨弹性降低，如果患牙牙根与牙槽骨粘连，可导致上颌结节或局部牙槽骨折裂并与患牙一同脱位；

拔除下颌第三磨牙时，因舌侧骨板骨质较薄弱，如果患牙与舌侧骨板粘连，可导致舌侧骨板折裂。

2.预防措施

(1)防止前牙及前磨牙唇颊侧骨板损伤：使用牙挺时尽量避免以唇颊侧骨板作为支点；使用牙钳时避免使用暴力或过度的唇颊侧摇动力；拔除阻力较大的残根、断根或位置较深的断根、完全骨埋藏的残根时，为最大限度地保存牙槽嵴高度和厚度，应使用外科拔牙法。

(2)预防上颌结节及其局部牙槽骨损伤的方法：拔除骨阻力较大的上颌第三磨牙时应避免直接用牙挺向远中方向撬动；使用牙挺时尽量使用楔力并配合轻微的旋转力，待患牙松动后再向远颊𬌗或颊𬌗方向撬动脱位；使用牙钳拔除时应向颊腭向或远颊腭向摇动，可配合轻微的旋转力，使用力度和幅度要缓慢增加，不能使用暴力；如果发现需使用较大的力量才能拔除患牙时，应采用增隙、分根的方法。

(3)预防第三磨牙舌侧骨板损伤的方法：主要是通过分割患牙和/或牙根，充分去除骨阻力，避免暴力操作。

3.处理原则

由于前牙及前磨牙区牙槽骨损伤后常影响拔牙窝的愈合，导致局部牙槽嵴狭窄或低平，不利于种植或义齿修复。所以，当损伤折裂的骨片与黏膜仍附着紧密，可在处理牙槽窝时将骨片复位，任其自行愈合。如果骨片较小并且部分游离，应小心夹持骨片，仔细剥离去除。

上颌结节和下颌舌侧骨板的损伤一般不会对牙槽窝的愈合造成明显影响，只需去除折裂的骨块即可，但需仔细剥离附着在折裂骨块表面的黏膜、肌肉等软组织，避免盲目暴力操作导致局部牙龈黏膜甚至硬软腭、咽侧壁软组织撕裂。如有软组织撕裂应及时复位缝合，以免术后疼痛出血。

出现骨质折裂损伤的拔牙窝往往会出现过锐的骨壁或突出的骨尖，应用手指触诊仔细检查，如有可用骨挫或钻头等工具将其去除，避免术后刺破黏膜导致局部疼痛不适。

(三)牙或断根移位

1.移位原因

牙或牙根的移位与相应部位解剖结构特点紧密相关，临床最常见的移位情况：上颌前磨牙、磨牙牙根进入上颌窦；下颌第三磨牙或牙根进入下颌舌侧或翼颌间隙；上、下颌前牙牙根进入唇侧黏骨膜下间隙；低位阻生上颌第三磨牙或牙根进入颞下间隙，下颌磨牙牙根进入下颌管，上颌前牙区埋伏牙进入鼻腔。

2.预防方法

术前需进行X线检查，如发现患牙根方骨组织薄弱或缺如时应设计合理的拔牙方式；由于患牙或断根移位往往是在视野不清、盲目操作的状况下引起的，所以清晰的术野是避免患牙或断根移位的最好方法；掌握正确的操作方法，选择薄而锐的牙挺挺刃，插入牙挺时要沿着患牙或断根牙周间隙楔入(如果间隙不清可用钻增隙)，避免将力量作用到患牙上，避免暴力操作，避免向根方用力；由于临床最常见的是断根移位，因而在拔除患牙时应尽量避免断根，如发生断根且位置较深时，应采用外科方法拔除。

3.处理原则

发生患牙或断根移位时应立刻停止盲目操作，首先通过临床和影像学检查确定移位患牙或牙根的位置，根据检查结果制订手术计划。由于患牙一般是由较浅的部位向深部移动，所以设计的软组织瓣应足够大。手术时需用吸引器吸净术区的血液和唾液，必要时可去除局部部分骨质，以便能够清楚显露移位的牙或牙根，显露患牙后可直接用吸引器吸引取出，或用合适的工具稳定夹持，轻柔剥离周围组织后取出。缺乏手术经验的基层医疗单位遇到该情况时，应及时将患者转送至上级医院进行处理，以免因盲目操使移位的患牙进入更深的组织间隙，或造成更大的创伤。

(四)口腔上颌窦穿通

1.穿通原因

上颌窦变异较大，部分患者窦腔底部与上颌磨牙紧密相邻，为这些患者拔牙时，如果操作不正确，导致患牙或牙根移位进入上颌窦；少数患者伴发长期慢性上颌窦炎，破坏了窦底骨质，甚至引起逆行性牙周炎使窦底黏膜与患牙根部粘连，拔除患牙后即形成；上颌磨牙根尖病变引起窦底骨质缺如，搔刮病变时穿破窦底形成。

2.预防方法

预防患牙或牙根移位进入上颌窦的方法如前所述；如拔除根分叉较大且上颌窦底骨质缺如的上颌磨牙时，最好选用外科拔牙法；搔刮上颌窦底骨质薄弱或缺如的牙槽窝时应选用正确的搔刮方式和方法。

3.处理原则

一旦发生穿通，应视不同情况给予相应处理：如小的穿孔(直径 2 mm 左右，通常是单个牙根根尖部位的穿通)，常规处理拔牙窝后，用可吸收材料(数字纱布或止泰海绵)放入牙槽窝底部，即可依靠牙槽窝内形成的血块机化隔离口腔和上颌窦，使穿通伤口愈合；中等大小穿孔(直径 2～6 mm)，可先用可吸收材料衬底，再在创口表面打包缝合碘仿条，注意不要将碘仿条加压填入牙槽窝，以避免影响牙槽窝血块的正常形成和机化；较大的穿孔(直径>6 mm)，先用可吸收材料衬底，再做松弛切口，在无张力的情况下相对缝合颊腭侧牙龈，关闭伤口。术后嘱患者切忌鼻腔鼓气、吸食饮料、吸烟，避免强力喷嚏，用滴鼻剂滴鼻，可口服抗生素 3～5 天，术后 10 天拆除缝合线。如上颌窦炎伴随口腔上颌窦穿通时，应保留拔牙窝引流口，充分引流上颌窦内分泌物，并辅以适当的抗生素治疗，待上颌窦炎症消退后，再设计黏膜瓣封闭穿通瘘口。

(五)神经损伤

拔牙导致的神经损伤主要包括下牙槽神经、舌神经和颏神经，鼻腭神经和颊神经也可能在翻瓣时损伤，但因恢复迅速且无明显感觉异常，均无须特殊处理。

1.损伤原因

下牙槽神经损伤常见于下颌第三磨牙拔除，偶见于下颌磨牙或前磨牙拔除，其原因是患牙牙根与下颌管关系紧密，拔除患牙时因操作不当导致牙根移位、骨质塌陷压迫神经，或使用尖锐器械、切割钻误伤神经。舌神经损伤原因包括下颌第三磨牙拔除的远中切口过于靠近舌侧、暴力操作导致舌侧骨板折裂、钻头等锐利器械穿透舌侧骨板等。颏神经损伤主要发生于下颌前磨牙颊侧黏膜的切开、翻瓣、暴力牵拉及用钻去骨时误伤。

2.预防方法

术前通过 X 线检查观察牙根形态及其与下颌管关系，必要时可使用 CT 或 CBCT 以便更加准确地了解局部信息，操作时应根据影像学资料设计显露方式，合理去除各种阻力，使用合适器械使牙根能按其长轴方向脱位，避免暴力操作。

3.处理原则

如果有牙根移位、骨质塌陷压迫神经，则尽早手术去除压迫，术后使用激素和神经营养药；其他原因导致的神经损伤处理方法包括早期(1～2 周)应用糖皮质激素以抑制组织肿胀，配合使用较长一段时间（1～3 个月）的维生素 B_1、维生素 B_6、维生素 B_{12} 和地巴唑等，也可使用理疗促进神经恢复。

（六）术中出血

1.出血原因

切开翻瓣时误伤血管（如下颌第三磨牙远中磨牙后垫区、颏血管神经束、腭大血管神经束、鼻腭血管神经束等）；拔牙操作时激惹牙周、根尖等部位的慢性炎性肉芽组织；使用钻切割骨质时引起颌骨内滋养血管破裂出血（如下颌血管神经束、第三磨牙远中滋养动脉等）；患者患有全身出血性疾病（如高血压、各种血液性疾病等）。

2.预防方法

掌握术区的解剖结构特点，切开翻瓣时避开血管神经束区（如：下颌第三磨牙远中切口避免靠近舌侧，设计的切口应避开颏孔区、腭大血管神经束区、鼻腭孔区等）；拔牙操作时尽量避免激惹牙周、根尖等部位的慢性炎性肉芽组织，留待患牙拔除后处理；使用切割钻时要尽量在患牙内或沿着患牙周围进行，在危险区域操作时，要尽量少去骨，可较多地磨除患牙组织；处理全身出血性疾病的患者时。术前要详细了解患者病史，掌握好拔牙适应证和禁忌证，并积极采取相应的术前处置方法（使用控制血压药物、凝血药物或输血等）。术中应尽量减少创伤，对需拔除多个患牙的患者应分次拔除，尽量缩短手术时间。

3.处理原则

如果因切开时误伤血管，应及时对切开的软组织进行分离、翻瓣，术中使用吸引器及时吸净创口渗血，对明显的出血点可用血管钳钳夹止血，拔除患牙后，伤口缝合止血；如果因激惹牙周、根尖等部位的慢性炎性肉芽组织引起，应用吸引器及时吸净渗血和唾液，保持术野清晰，尽快拔除患牙后搔刮去净肉芽组织（拔除位置较深的残根时应尽快使用外科拔牙方法）；当使用钻头导致牙槽骨滋养血管出血时应根据患牙状况分别处理，如果患牙可在较短的时间内拔除，则使用吸引器吸净术区的血液、唾液等，在保持术野清晰的情况下，尽快拔除患牙，如果术中出血很快，术野受影响，而患牙在短时间内难以拔除时，应停止拔牙，止血后再实施拔牙操作；对因患有全身出血性疾病的患者应在保持术野清晰的状况下，尽快拔除患牙，拔牙后局部使用止血药物。

（七）邻牙或对颌牙损伤

1.原因

术者未重视和未严格执行拔牙器械的选择和使用原则；未充分去除邻牙阻力、牙挺以邻牙为支点、牙钳钳喙太宽或放置牙钳时钳喙长轴未与患牙长轴平行而误伤邻牙，以及使用暴力牵引患牙脱位而损伤健康邻牙或对颌牙等；邻牙有修复体或较大范围龋坏等情况时，容易出现修复体脱落或者残冠崩裂。

2.预防方法

严格执行标准拔牙器械的选择和使用原则；在拔牙时用左手实施保护是防止邻牙或对颌牙损伤最有效的方法；术前仔细检查邻牙，如发现邻牙本身有缺陷时应制订对策并向患者及时说明，获得患者理解后再实施拔牙。

3.处理原则

邻牙牙冠崩裂或充填物脱落可先暂时修复，待拔牙创愈合后再整体设计永久性修复；邻牙松动者可适当降低咬合，必要时可辅助结扎固定，待其愈合；损伤牙为活髓牙时，术后定期检查牙髓情况，必要时行牙髓治疗。

(八)颞下颌关节脱位、损伤及下颌骨骨折

1.原因

使用传统的劈冠拔牙方法;术中暴力操作,如在拔除阻力较大的下颌磨牙时,在没有去除阻力的情况下,暴力使用牙钳或牙挺;患者本身原因:年老体弱患者导致颞下颌关节易发生脱位或损伤、患者患有全身性骨代谢疾病、埋藏阻生牙位置过深导致局部骨质强度减弱。

2.预防方法

避免使用传统的拔牙方法;选择合适的拔牙器械,操作要规范,动作要轻柔,避免使用暴力;尽量使用钻对患牙进行增隙、分牙,充分消除阻力后再分块拔除;术中可用橡胶咬合垫辅助患者张口,并尽量缩短拔牙时间等。

3.处理原则

对脱位的关节应及时复位,用绷带包扎、固定 2 周;造成关节损伤的可局部热敷、理疗;引起下颌骨骨折的可根据情况行颌间固定或内固定。

二、拔牙术后并发症

(一)拔牙术后出血

拔牙术后出血可分为原发性出血和继发性出血。原发性出血为拔牙后当天出血未停止,继发性出血为拔牙当天出血已停止,以后因各种因素引发的出血。局部检查常见到拔牙伤口表面有高出牙槽窝的松软血凝块伴随周围出血。

1.出血原因

(1)局部因素:软组织撕裂、牙槽窝内炎性肉芽组织残留、牙槽骨内小血管破裂、牙槽骨骨折、牙槽窝血凝块脱落等。

(2)全身因素:患者患有凝血功能异常等血液性疾病、心血管疾病或长期口服抗凝药物等。

2.预防方法

有出血倾向的患者拔牙后可及时给予缝合或用止血材料填塞后缝合;如发现患者在拔牙过程中渗血较多,拔牙后应给予缝合或填塞止血。

3.处理方法

局部麻醉后将血凝块用棉签轻轻拭去,并吸净口腔内唾液和血液,检查出血点,如出血来自牙槽窝周围软组织,可将两侧牙龈做水平褥式或 8 字交叉缝合止血;如出血来自牙槽窝内骨壁,可用止血材料或碘仿纱条加压填塞止血,如能配合缝合两侧牙龈,则止血效果更佳。

有一种情况是拔牙导致牙槽骨折裂引起出血,术后未填塞止血材料而仅将牙龈严密缝合,牙槽窝内出血渗入到颌周间隙,表现为明显组织肿胀伴剧烈疼痛,此时应拆除部分缝线,建立牙槽窝引流口,避免组织内部压力继续增大,并辅以抗生素治疗,防止产生深部血肿导致严重的间隙感染。

(二)拔牙术后疼痛、肿胀及感染

拔牙术后疼痛、肿胀、感染等常见并发症属于机体对拔牙创伤的生理反应及其继发过程,此三者是相互关联的,并且都可能导致张口受限,故在此一并叙述。

1.疼痛原因

术后当天疼痛主要为拔牙创伤破坏牙槽窝及相邻组织神经末梢所致;术后中期疼痛为机体创伤应激炎症反应导致的肿胀和局部组织压力增高引起;拔牙 3 天后疼痛可能是牙槽窝血凝块

脱落或局部感染导致的干槽症或软组织炎症未能控制,发展为间隙感染。

2.预防方法

严格遵守无菌操作理念;尽量减小拔牙创伤;下颌切口尽量选用袋型瓣(三角形切口术后易在前颊部出现肿胀)、切口和翻瓣不要靠近舌侧(避免激惹颞肌深部肌腱下段和翼内肌前部产生反射性肌痉挛而引起术后开口困难)、切口不要越过移行沟底、缝合不要过紧(有利渗出物的排出)、术后冷敷等;使用类固醇激素、抗生素、非甾体类解热镇痛药等药物。

3.处理方法

应根据疼痛原因选择恰当的治疗方法:术后当天疼痛可口服非甾体类解热镇痛药;因局部软组织感染引起应首先处理局部感染,配合使用抗生素和非甾体类解热镇痛药;因干槽症导致应主要处理干槽症。

(宋培培)

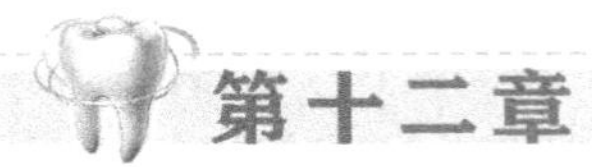

第十二章

牙体缺损的修复

第一节 概　　述

一、定义

牙体缺损是指由于各种原因引起的牙体硬组织不同程度的破坏、缺损或发育畸形，造成牙体形态、咬合及邻接关系的异常，对咀嚼、发音、美观以及牙髓、牙周组织等可产生不同程度的不良影响。

二、病因

牙体缺损最常见的原因是龋病，其次是外伤、磨损、楔状缺损、酸蚀和发育畸形等。

（一）龋病

龋病是由于细菌作用造成牙体硬组织脱矿和有机物分解，缺损的大小、深浅及形状均可不同，轻者可表现为脱钙、变色、龋洞形成，严重者可造成牙冠部分或全部破坏，仅留残冠、残根。

（二）牙外伤

由于意外撞击或咬硬物等造成的牙体缺损称为牙折，前牙牙外伤的发病率较高。由于外力大小、受力部位的不同，造成缺损的程度也不同。轻者表现为切角或牙尖局部小范围折裂，重者可致整个牙纵折、斜折、冠折或根折。死髓牙、隐裂牙等牙体自身强度下降，在正常咬合力作用下也可引起牙折。

（三）磨损

牙齿在行使咀嚼功能时产生生理性磨耗，由于不良咀嚼习惯或夜磨牙等可造成病理性磨损。磨损较严重者，可出现牙本质过敏、牙髓炎或根尖周炎等症状，全牙列重度磨损可造成垂直距离降低，导致咀嚼功能障碍，影响美观，甚至引起颞下颌关节紊乱病。

（四）楔状缺损

楔状缺损又称牙颈部非龋性缺损，病因有磨损、酸蚀、应力等因素，一般发生在牙唇面、颊面的牙颈部釉牙骨质交界处，形成两个斜面组成的楔形缺损。常伴有牙龈退缩、牙本质过敏等症状，严重者可导致牙髓感染、牙髓暴露甚至引起牙横折。

（五）酸蚀症

牙齿长期受到酸雾和酸酐的作用而脱钙，使牙体组织逐渐丧失，造成牙外形损害。常见于经常接触盐酸、硝酸等酸制剂的工作人员，表现为前牙区唇面切缘呈刀削状的光滑面，切端变薄，容易折裂，常伴有牙本质过敏，牙冠因脱钙而呈现褐色斑。

（六）发育畸形

指在牙发育和形成过程中出现的形态、结构的异常。牙齿的形态发育畸形是发育过程中牙冠形态的异常，常见的有过小牙、锥形牙等。常见的造成牙体缺损的结构发育畸形包括釉质发育不全、牙本质发育不全、斑釉牙及四环素牙等。

釉质发育不全症轻者牙冠呈白垩色或褐色斑，重者牙冠形态不完整，硬度降低，牙釉质表面粗糙且有色素沉着。斑釉牙是牙齿在发育期间，饮水氟含量过高等慢性氟中毒所致的牙体组织损害，症轻者牙冠表面出现白垩色或黄褐色斑釉，严重者可造成牙体缺损或畸形。四环素牙是牙冠在发育矿化期间，由于受到四环素族药物的影响造成的牙冠变色和釉质发育不全，表现为牙冠呈灰褐色或青灰色，釉质透明度降低，丧失光泽，严重者可出现坑凹状的缺损。

三、病理性影响

由于牙体缺损的范围、程度不同，牙体缺损的患牙数目不同，可能产生下列并发症及不良影响。

（一）牙体和牙髓症状

牙体缺损表浅者无明显症状，如缺损累及牙本质或牙髓，可使牙髓组织充血、炎性变甚至坏死，从而出现牙髓刺激症状、牙髓炎症状，进一步发展为根尖周病变。

（二）牙周症状

牙体缺损波及邻面会破坏正常邻接关系，造成食物嵌塞，进而引起局部牙周组织炎症。由于邻接关系被破坏，可使患牙或邻牙倾斜移位，影响正常的咬合关系，产生不同程度的咬合创伤，进一步造成牙周组织的损伤。牙体缺损若发生在轴面，破坏了正常轴面外形，可引起牙龈炎。

（三）咬合症状

少量牙体缺损对咀嚼功能影响较小，大面积、大范围的牙体咬合面缺损不但会降低咀嚼效率，还会由此形成偏侧咀嚼习惯，不仅丧失一侧的咀嚼功能，日久可导致面部畸形，左右不对称。全牙列重度磨损可造成垂直距离降低，咀嚼功能障碍，甚至引起口颌系统的功能紊乱。

（四）其他不良影响

前牙牙体缺损可直接影响患者的美观、发音，全牙列残冠、残根可造成垂直距离降低，影响患者的面容及心理状态，给患者带来较大的精神压力。残冠、残根亦会成为病灶而影响全身健康。

因此，牙体缺损应及时治疗、修复，恢复牙冠原有形态、功能，防止并发症的产生。

（王　戬）

第二节　牙体缺损的修复治疗设计

牙体缺损需要修复治疗时，为患者设计何种修复体更合适，是一个常常困扰临床医师的问题。临床常见医师设计存在的问题有两种：一种是不论牙体缺损情况如何，对患牙只做充填治疗，不做任何修复治疗；另一种是不论缺损大小、患者情况如何，只要有牙体缺损一律全冠修复。对患者而言，要实现良好的远期修复效果，医师应遵循牙体缺损修复的3个原则：生物学原则、生物力学原则、美学原则。另外，近些年修复医师越来越注重考虑患者的经济能力和患者意愿的原则。医师要设计一个兼顾以上原则又确能符合患者实际情况、达到理想远期效果的修复体确实是有难度的，关键在于设计者的治疗思路要正确全面，兼顾各方因素，制定、筛选出最优方案。

首先，医师要对患牙有一个全面的了解，包括邻牙、对牙、全牙列情况，还应考虑患者的个性因素，这也是经常容易被忽略的，如年龄、性别、职业、饮食习惯等。医师在制订修复方案前一定要对患者进行全面细致的口腔检查和询问，具体如下。①患牙：患牙牙位，牙体缺损的部位，残留牙体量的多少，关键部位的牙体存留量，如是否有支持尖的缺损，剩余牙壁（近远中、唇颊侧、舌腭侧）的高度及厚度，髓腔形态及深度，根管情况（根管数量、长度、粗细等），牙根长度，多根牙的各牙根角度，牙龈、牙周情况，牙槽骨有无吸收，牙的治疗情况，根管治疗的质量，牙松动度，叩诊情况，X线检查等。②邻牙：有无龋坏、缺损、倾斜移位，松动度，牙周情况等。③对补牙：是否为经治牙、活髓牙，有无过长或下垂，有无修复体，修复体种类（可摘义齿、固定义齿）及修复材料等。④牙列：除主诉牙外，牙列中其他牙齿健康状况，有无牙体缺损、牙列缺损等。因为患者的口腔情况往往会随着时间的推移而发生改变，初次设计没有考虑长远或全面可能给以后的治疗带来困难和不利。⑤其他情况：如年龄、性别、职业、经济状况、对修复的要求等也是制订修复计划中非常重要的因素，而且这些因素往往在治疗过程中起到至关重要的作用，是治疗者或修复医师设计修复体时不应忽略的。

临床工作中遇到牙体缺损修复的病例是千变万化的，患者的个性也是各不相同，非常复杂，一名优秀的临床医师如何才能把握本质，依情而定，设计出既符合患者要求又有利于口腔组织健康、功能良好、远期疗效好的修复体呢？学会掌握符合科学规律的设计思路是非常重要的，这种能力的培养一是基于扎实全面的理论知识，二是勤于实践，三是逐渐形成良好的临床研究思路。

以下几点是要引起关注的：①循证医学（evidence-based practics，EBP）的理念：循证医学的核心思想是对患者的医疗保健措施作出决策时，要诚实、尽责、明确、不含糊，明智、果断地利用当前的最佳证据。循证医学实践就是通过系统研究，将个人经验与获得的最佳外部证据融为一体。这里强调证据的全面、系统，去伪存真，真正反映患者的实际情况，因此需要医师善于搜集与患牙修复有关的证据，学会对已有证据进行科学的分析，并以此作为修复设计的依据。临床常见的问题是医师在口腔检查获取信息不系统、不完整，又没有对检查结果进行科学分析的情况下就为患者制订存在隐患或不尽合理的治疗方案，如仅凭几个不完整证据或个人经验主观判断就为患者确定修复方案，往往不能设计出最佳的方案。②整体系统的治疗思路：低年资医师常见的问题是在设计治疗方案时仅注意患牙而忽略相关牙，这也是所确定的修复方案往往不是最佳方案的主要原因。人是一个整体，口颌系统也是一个整体，在确定治疗方案时，医师一定要有整体观念。整体观念是既考虑局部情况，又要考虑相关影响因素即全局情况，既要考虑当前还要考虑长期疗效和对以后发展情况的影响。③个性化设计原则：即根据患者个性化具体情况设计出符合其实际情况的方案。每个牙体缺损需要修复的患者都有其独有的特征，作为医师在上述检查获得该患者全部信息或证据的基础上，应进行综合分析评估，进而有针对性地给患者以指导并进行充分沟通，最后制订出适合该患者特点的修复方案。临床常见的问题是医师往往按经验或牙体缺损修复的一般原则为患者制订或选择一种修复方式，而忽略了该患者的具体实际情况，结果是从修复原则看没有大问题，但就患者个性特点而言往往不是最佳方案之选。牙体缺损修复在口腔修复中不是太复杂，但治疗方案确定前的综合分析是一件很重要且需认真考虑的事情，也是对医师综合素质的检验。

总之，医师应重视在接诊牙体缺损修复治疗的患者时，既要遵循总的设计原则，又要考虑每个患者的个性化设计原则，树立整体治疗的理念，综合分析评估患者的口腔情况，在与患者充分交流、沟通后，制订出一个全面、可行且被患者所接受的修复治疗方案。

牙体缺损修复可以分为两大类，即直接修复和间接修复。直接修复属于牙体牙髓专业范畴，不在此详述。但何种缺损修复可以用直接修复法而不必用间接修复法是应该注意的，从牙体缺损直接修复的角度看，普遍认为复合树脂多用于Ⅰ类洞和窝洞颊舌径<1/3 牙齿颊舌径的Ⅱ类洞，而对于缺损较大的两面洞和三面洞，使用复合树脂材料尚存争议。银汞合金充填修复体的中位生存时间约为 10 年，相对大面积的银汞合金充填修复体的中位生存时间约为 11.5 年，从这一观点看，是否可以作为选择间接修复或者直接修复临界面的参考？是不是牙髓或根管治疗后的患牙必须行全冠修复也是一个值得商榷的问题，因为全冠修复也会给口腔组织健康带来一些问题，如咬合、接触点、牙龈及牙周健康等。

一、牙体缺损修复治疗的适应证

牙体缺损视缺损的大小、部位可以采用直接修复和间接修复法。直接修复即充填，方法简单易行，牙体预备磨牙少，但充填材料不能满足抗力、固位需要时，则应采取间接修复的方法进行治疗。

间接修复技术的使用适应证：①牙体缺损过大，牙冠剩余牙体组织薄弱，充填材料不能为患牙提供足够的保护，且难以承受咀嚼力易折断者。②牙体缺损过大，充填材料无法获得足够的固位力而易脱落者。③牙冠重度磨耗、牙冠过短需要加高或恢复咬合者。④牙体缺损的患牙需用作固定义齿或可摘局部义齿的基牙者。⑤过小牙、锥形牙、斑釉牙、四环素牙等发育畸形，需改善牙齿外观且美观要求高者。

间接修复体包括嵌体、3/4 冠、全冠、桩核冠，如何掌握各种修复体适应证的区别呢？

(1)后牙牙尖缺失、边缘嵴缺损范围大且力过大者可考虑嵌体修复，死髓或活髓牙均可。

(2)缺损面积较大、经牙髓治疗的后牙，可直接行全冠修复。

(3)经牙髓治疗的后牙需行全冠修复时，预计全冠牙体预备后所余牙体组织过薄，可考虑附加根管钉固位或桩核冠修复。

牙体缺损修复中，新材料和新技术不断涌现，使临床医师在选择时常常感到困惑，科学、客观地评价某一种牙体缺损间接修复疗效是临床研究的主要目的。临床医师要正确理解、使用新材料及新技术，为患者选择提供最适宜的方法，在提高疗效水平的同时也将促进间接修复技术的发展。

二、牙体缺损的修复治疗原则

传统的三原则——生物学原则、生物力学原则、美学原则。

(一)生物学原则

牙齿在口颌系统中能够正常地行使功能，有赖于其体积和形态的完整性，以及支持组织的健康。当牙体组织因病损造成体积形态的不完整，并影响正常的咀嚼功能时，需使用修复方法予以治疗。在治疗过程中应注意牙齿及其支持组织的生物学特性，遵循牙体治疗的生物学原则：既要控制病源和去除感染的牙体硬组织，还要尽可能地保护正常组织的健康。

1.对致病因素的控制

在修复牙体缺损区域之前对相关致病因素的去除或控制是修复的首要前提。无论是因为龋齿还是非龋性疾病造成的牙体缺损，缺损断面长时间暴露在相关致病因素下，包括口腔中的微生物和形成疾病的微环境，其协同作用能够造成牙体组织的持续不可逆病损。如与龋有关的牙菌斑、感染坏死的牙本质内所含有大量细菌及其代谢产物。遗留的细菌不仅能造成牙齿组织的继续破坏，甚至最终造成牙髓组织感染；此外修复后的继发龋还可造成修复体与牙齿间的黏结失效，导致修复体的脱落；或造成牙体组织在承受力时发生劈裂。因此只有在修复前彻底去除龋坏组织，防止继发感染才能长久地维持牙齿形态的完整性，从而正常地行使咀嚼功能，保证修复的远期效果。

2.保护健康组织

(1)保护健康的牙体组织：无论是直接修复还是间接修复技术和材料，都需要在完全去除致病因素的前提条件下，再磨除一部分健康的牙体组织，进行适当的牙体预备以获得足够的固位形和抗力形，以保证修复体在长期的力载荷下不脱位、不破损。但牙体预备量应控制在合理的最小范围内，以便保留更多的健康牙体组织。这不仅是生物学治疗的基本要求，也能显著提高修复体的存留寿命。同时，较少破坏健康牙体组织还意味着降低牙髓在牙体预备过程中受到损伤的风险。

牙体预备量的多少与所使用的修复材料的力学性能和黏结剂的黏结效果直接相关。随着材料科学的发展，修复材料的强度不断增强，黏结剂的黏结强度不断提高，使得在牙体充填修复治疗中保存健康牙体组织的可能性加大，因而对传统的备洞原则所要求的窝洞内部的点线角清楚、预防性扩展、窝洞的深度等方面在逐步放宽。具体的牙体预备原则还需结合修复体类型、使用的材料、修复的部位、黏结剂的种类等各方面综合考虑。

(2)保护牙髓组织：牙髓的存在对于维持牙齿功能的完整性具有非常重要的意义。保存健康的牙髓能使牙齿保有对温度的感觉，来自牙髓的营养和水分能使牙体硬组织不致因脱水变脆而易发生折裂。牙髓和牙本质在胚胎起源上具有同源性、在对外界刺激的反应上具有关联性，因此可将牙髓和牙本质视为生理性复合体，即牙髓牙本质复合体。牙髓中的成牙本质细胞位于牙髓和牙本质交界处，其细胞的胞体排列于牙本质的髓壁上，并与牙髓神经纤维末梢的神经丛联系，其胞质突进入牙本质小管并一直延伸至釉牙本质界。这种复合结构使得对牙本质的生理性或是病理性刺激能引起牙髓的相应反应。对牙本质的长期温和的刺激可使与刺激源相应的牙髓端形成修复性牙本质，起到生物性自我保护的作用。当外界的刺激超过机体可承受的范围时，可造成成牙本质细胞的变性坏死，引发全牙髓的炎症反应。在牙体缺损的修复治疗过程中，有许多环节可以造成牙髓牙本质复合体的伤害，对牙髓牙本质复合体的保护思想应贯穿整个牙体缺损修复治疗的始终。

(3)保护牙周组织：牙齿借助牙周膜中的纤维束悬吊在牙槽窝内，牙周膜中有丰富的神经纤维末梢压力感受器，牙周组织起着支持和营养牙齿，并完成感受器—传入神经—中枢神经—传出神经—运动肌群的神经反射弧，使机体能感受力和调控力，从而起到保护牙齿的作用。因此健康牙周组织是牙齿承担正常咀嚼功能的基础。

牙体缺损修复有可能造成牙周组织的损伤，主要表现在两方面：治疗过程中的损伤和修复体引起的损伤。在治疗操作中引起的损伤通常为牙体预备时器械的切割伤、排龈器材引起的结合上皮撕裂伤、去除多余黏结材料时的器械损伤、使用电刀过度烧灼时造成的软硬组织损伤等直接损伤。由修复体引起的损伤常源于修复体边缘处理不当所造成的边缘悬突、龈沟内的黏结材料未彻底清除，从而压迫牙周软组织造成菌斑堆积和血运障碍，长期刺激可造成牙周组织的退缩；修复体外形的不理想，如修复体外形过凸或凸度不够，可造成咀嚼时食物对牙龈的过度挤压或失去按摩作用，长期也可引起牙周组织的退缩；修复体存在咬合高点或与邻牙接触过紧都会造成急性的牙周组织创伤和疼痛；接触点过松则易嵌塞食物，导致牙间乳头炎和牙槽嵴顶的吸收降低。因此在牙体缺损的修复治疗中，要避免对牙周组织的损伤。

(二)生物力学原则

牙体缺损修复治疗的最终目标是通过恢复牙齿的外形，建立良好的咬合关系，保证修复体与剩余牙体组织所组成的整体能够承担正常的咀嚼力，完成口颌系统的咀嚼功能。牙齿的形态和功能是相互依赖、相互制约的，形态特点是其功能特点的具体体现。只有正确地恢复了牙体缺损部分的形态，并使修复体与余留牙体在咬合过程中与对牙有正确的接触关系，才能使所治疗的牙齿发挥正常的咀嚼功能，避免异常的创伤或功能丧失。因此，在余留牙体组织的处理、修复体设计、修复体试戴调节阶段应注重治疗的最终目的，使其符合生物力学原则。

1.牙体缺损修复的生物力学原则的内容

牙体缺损修复的生物力学原则包含两个范畴：牙齿修复后应提供正确的咬合力，以及牙齿修复后应能承受正常的咬合力。

(1)牙齿修复后应提供正确的咬合力：在学习研究中，每个牙齿都有其独特的静态和动态接触特征，这些由上下颌牙齿的牙尖、嵴、窝和斜面所共同构成的接触关系是完成正常咀嚼任务的基础，也是维护口颌系统生理健康的关键。在静态接触状态中，广泛的牙尖接触能使下颌回到稳定可重复的位置，提供最大的咬合力，并能广泛地分散力，保护每个牙齿。在动态接触状态中，前牙舌面形态具有导平面的作用，引导下颌前伸切割食物；后牙的牙尖与牙窝形成三点式接触关系，支持尖和引导尖斜面在咀嚼运动中交替提供相对的支持和引导作用。在广泛而协调的牙接触关系中，咀嚼肌能协调收缩活动，颞下颌关节也能受力均匀，因此才能有效地发挥咬合力量。

牙齿面形态的改变必然影响力的承载特点，对任何一个位点接触关系的破坏都有可能造成局部或整体的咀嚼功能失调。例如，咬合力不仅沿牙长轴传导，还被牙尖斜面所分散，如果牙体缺损的修复体被设计成平面，使得牙面尖窝嵌合的咬合接触关系被平面咬合接触关系代替，牙齿根尖的主应力区位置发生变化，应力值也上升了，说明平面咬合因缺少牙尖斜面对垂直力载荷的分解作用导致牙根承受更大负荷。所以，恢复正确的牙体解剖形态是牙体缺损修复成功的关键因素之一。

牙体缺损的间接修复技术由于可以在口外模型上观察和制作，制作时能方便地雕刻出尖嵴形态，在修复体试戴时还可以精细调整咬合接触关系，因此与直接修复技术相比更易获得良好的生物力学效果。

(2)牙齿修复后应能承受正常的咬合力：要达到牙齿缺损修复的目标还有赖于修复材料与剩余牙齿组织都能承受咬合载荷，并形成良好的结合，才能有效地行使功能。因此，需要通过牙体预备获得足够的修复体厚度及形状，满足抗力与固位的要求。根据修复材料的不同种类和剩余牙体组织的情况，在预备抗力形和固位形时要充分体现生物力学原则，在尽量保存牙体组织的基础上，保证修复效果。①抗力形：指使修复体和剩余牙体组织在承受正常咬合力时不发生折裂的窝洞形状和修复体形状。牙体预备后形成的修复间隙需能保证修复体有足够的厚度，以便有足够的抗压和抗剪切强度以对抗咬合力，并同时保证余留牙体组织也能承受咬合力。抗力形预备与修复体的种类和使用的修复材料种类密切相关。通常高嵌体和冠能保护余留牙体组织不致因对抗咬合力而发生劈裂，但嵌体缺乏这类保护作用。金属修复体拥有更高的机械强度，树脂材料和瓷材料则需要更大的厚度才能达到同样的强度。②固位形：是防止修复体受力时从侧向或垂直方向脱位的窝洞形状，属于机械固位。修复材料与牙齿的良好结合靠的是固位力。目前获得固位的方式有两种，即机械固位和黏结固位。机械固位靠的是适当的洞形预备所产生的侧壁摩擦力和约束力；而黏结固位靠的是材料与牙齿组织的微机械固位和化学黏结力。随着黏结材料和技术的发展，黏结固位在修复体固位中所占比例越来越高。在使用黏结固位时，对修复体的机械固位形预备要求有所降低，在一定程度上保留了更多的牙体健康组织。黏结固位取决于被黏结面积的大小，而不取决于黏结剂进入牙齿组织的深度。

2.牙体缺损修复治疗过程中生物力学原则的应用

生物力学原则贯穿整个牙体缺损修复治疗过程的始终。

(1)在牙体缺损修复治疗前，应先全面系统地检查患者的咬合情况，再具体设计牙体缺损的修复方案。口颌系统的整体咬合正常是个别牙体缺损修复的先决条件，因此应全面检查正中、前伸和侧方是否存在早接触。如果存在病理性早接触，必要时适当进行咬合调整。在全牙列咬合正常的基础上，分析个别牙体缺损的修复方案，结合缺损的部位、体积、余留牙牙体组织的强度、对牙的情况，综合考虑修复体的种类及使用的修复材料种类。

(2)在牙体缺损修复治疗过程中，综合考虑抗力形和固位形方面的要求，同时结合生物学原则，在尽量保留健康牙体组织的基础上，适当预备修复体空间，既能使修复体的强度达到承受咬合力的要求，又能做到最大限度地保护余留牙体。可灵活采用辅助固位设计，减少牙体磨除量，必要时还需制作临时修复体以保护余留牙牙体组织不至劈裂。

(3)牙体缺损修复治疗后的咬合调整：在修复体制作完成试戴时，应仔细检查修复体的咬合面外形恢复情况及与对牙的咬合接触关系。正中应有支持尖的接触，侧方应按照患者咬合恢复类似天然牙的接触关系，前伸导平面与邻牙一致。修复体达不到上述要求需要进行咬合调整，恢复正常的咬合关系。修整修复体时，注意保持牙的尖、窝、嵴和斜面的形态。修复体黏固后应再检查咬合关系是否正确，以免因黏结剂的厚度或黏结不当导致形成早接触干扰。

(三)美学原则

对自己容貌的肯定能增强在人际交往中的自信，牙齿作为构成人的容貌的重要组成部分，越来越受到人们的重视，尤其是在前牙的牙体缺损修复时，除了要满足功能的要求外，还应满足美观方面的要求，在治疗设计时遵循牙齿美学的原则。牙齿美学的内容包括形态美学和色彩美学，牙齿美学的原则既要遵循普遍美学原则，也要兼顾个性化特征，做到共性与个性的统一，以达到最佳修复美学效果。

1.牙齿形态的美学要求

牙齿的形态美范畴既包括整体性、对称性、协调均衡性等普遍性原则，也有面型、性别差异和多样性等个性化原则。

(1)整体性原则：牙齿在口腔中整齐地排列呈弓形，没有缺失、空隙、拥挤、错位或扭转，虽然每个牙齿的形状各不相同，但整齐有序地排列成一个整体。当个别牙的牙体缺损破坏了这种整体感时，应通过修复手段将缺损的部分恢复出来，重新达到整体和谐的形象。

(2)对称性原则:对称性是人体美的重要特征,口腔中的牙齿也是如此。对称原则是口腔颌面部进行美学修复的主要依据法则之一。人类颌面部结构基本呈中线对称。牙列的中线通过两中切牙之间,与水平面垂直,并且与面部中线一致。从面看,两侧的同名牙除了大小对称、形态对称、色泽一致外,前牙从龈向、唇舌向、近远中向及转位四个方向都是对称的;后牙则是从距面的距离、距中线的距离、近远中向倾斜度、颊舌向倾斜度 4 个方向上都是对称的。这些对称的排列形成了 3 条对称的弧线:前牙切缘与后牙中央窝构成的自然弧线、上后牙颊尖构成的补偿曲线以及由上颌同名后牙颊舌尖连成的横曲线。如果两侧结构出现明显的不对称,则会破坏容貌的美感。在牙体缺损修复时,应该尽量参照对侧同名牙恢复牙齿外形特点。

(3)协调均衡原则:“协调”是指两个相接近的形式因素的并列;“均衡”是指不同的形式因素呈现出恰当的比例。在进行美学修复时,应该详细分析患牙与邻牙和对牙,以及与牙周组织的关系。每一个牙齿都与邻牙有一定的大小比例关系,达到理想的比例关系,会在视觉上产生美感。例如,正面观露齿笑,所有牙齿切端近远中径均比近中邻牙窄小,约为近中牙齿的 60%,中切牙和侧切牙的比例约为 1.4 ∶ 1.0,上前牙的切龈径与切缘近远中径之比为中切牙 1.411,侧切牙 1.571,尖牙 1.403 等。

在微笑时,如果上下唇线的位置和牙齿相协调,则会增加美感。露齿笑时,整个上前牙牙面均应暴露,上颌前牙切缘最好与下唇刚刚接触,如果存在间隙,应该尽量减少该间隙并保持一致。牙龈缘线并非呈对称弧形,其高点略偏向远中,中切牙的龈缘高点应该位于两侧尖牙龈缘高点连线上,侧切牙龈缘高点可以略低于该连线,至多不超过 1.5 mm。

(4)个性化原则:在基本满足上述美学修复的共性要求时,还应同时考虑患者的年龄、性别、肤色、面部特征等因素,以及生活在牙齿上留下的印记。因此,个性化效果的追求,实质上是追求“齐中之不齐”的自然美学效果,是更高层次的美学标准。在修复前牙缺损时,应使修复体与人的面型吻合:方圆面型的上切牙,颈部较宽,切角接近直角;卵圆面型的上中切牙,切角较圆钝;尖圆面型的上中切牙,近中切角较锐,颈部较窄。凸侧貌者,牙齿的唇面突度应较大;直侧貌者,牙面唇面则相应较平坦。男性牙齿线条平直,女性牙齿线条柔缓。随着年龄的增长,磨耗的加重,牙齿龈径与近远中径之比在逐渐降低。修复时应考虑这些因素。有时修复前牙切端时特意制作的小缺损,反而使牙齿更生动逼真。

2.牙齿的色彩美学

牙齿的色彩美与形态美一样,同时包括整体性、对称性、协调均衡性等普遍性的原则,以及个性化原则。

(1)整体性原则:观察者对他人牙齿存在颜色差异的敏感性要高于对形态差异的敏感性。如果全口天然牙整体的色相、彩度和明度基本一致,则会给人整齐美观的感受。而如果有个别牙的色彩与其他牙存在较大差异,会破坏牙齿的整体感。

(2)对称性原则:对侧同名牙的色相、彩度和明度应尽可能一致,颜色的分布和过渡也应尽可能一致。

(3)协调原则:天然牙呈现出丰富的色彩变化,并有一定的色彩过渡规律。牙齿的切缘由于钙化程度高而呈半透明性;牙齿中 1/3 彩度增加,明度增加;颈 1/3 彩度最浓,明度下降。中切牙与侧切牙的彩度一致,但明度最高;尖牙的彩度增加但明度下降。

(4)个性化原则:肤色是牙色选择时应该考虑的重要因素。同样的牙色,对于肤色较黑的患者会显得较浅。在修复时模拟牙齿由于低矿化所呈现出的白垩色斑或线条等个性化特征,能显著增强牙齿的真实感。

3.视错觉在美学修复中的应用

使修复体和天然牙达到浑然一体的美学效果是医师的追求目标。在进行牙体缺损修复时，有时仅单纯恢复与同名对照牙相似的形态和牙色是无法获得满意的整体美学效果的，例如，修复牙的近远中径比对照牙大，若按对照牙大小修复则会产生间隙，而若充满缺损间隙则因修复牙过大而破坏整体的美学对称平衡。对这类临床常见的复杂问题的美学处理，需要在整体美学平衡的高度，巧妙利用视错觉获得良好的修复效果。

视错觉指人对物体产生的主观视觉感受与真实物体之间存在差别。利用视错觉是牙体美学修复的重要方法之一。视错觉可归纳为“形象错觉”和“色彩错觉”两大类。前者包括面积、角度、长短、高低、远近等对比产生的错觉；后者包括色的对比如色温、色相、明度、光渗和色的疲劳等产生的错觉，明亮的暖色有扩散和前移的感觉，而黯淡的冷色有收缩、后退、远离的感觉。因此可以有意识地利用视错觉原理，结合临床情况和医师的审美经验，制作出精美的修复体。

临床常用的利用视错觉的方法有很多种。以修复缺隙过宽的牙齿为例，利用立面物体反光量的不同可造成视觉上大小差异的原理，采用钝化轴面角、加大唇面突度的方法，将牙面移行线向中央集中，减小牙面正面面积；利用光渗现象增加折光度，即缩小正面受光面积，使唇面中部的亮面减小，增大近远中面的暗影；增加牙齿的彩度，降低其明度；强调纵向的发育特征，在过宽的切牙唇面将纵行发育沟适当加深，并适当增加颈缘的弧形发育沟；增加切缘的弧度和缩短切缘平直部分，增大切外展隙；从而造成形象错觉和色彩错觉，使人感觉该牙并不太宽。当修复间隙过窄时可使用与上述方法相反的手段。

总之，在充填修复牙齿缺损时，应该参照同名对照牙恢复牙齿外形特点。当患牙与对照牙的牙面大小较为一致时，可复制对照牙的形状和色彩特征，而当患牙条件与同名对照牙不同时，如间隙过大或过小，龈缘过高或过低，无法完全按照对照牙来进行修复时，可以利用视错觉的一些技巧，使得患牙与对照牙“看上去”完全一致，整体感觉上会产生对称美。

(四)患者的经济能力和意愿

现代修复治疗的五原则——在传统的三原则基础上，增加患者的经济能力和患者的意愿两方面内容。

现代的医疗模式已经提倡从传统的生物-医疗模式转换成生物-心理-社会医疗模式。医师不仅应提供合理的医疗服务，还应尽可能地满足患者的心理需求并减少患者的生活负担。由于牙体缺损修复的方法、手段和材料的多样性，针对同一个牙体缺损病例往往存在多种治疗方案。随着技术的进步和新材料的应用，出现了许多更坚固、更安全、更美观的修复体，其应用也引起了医疗费用增高的问题。绝大多数的口腔修复治疗需要患者自行承担费用，因此患者所能负担的修复体种类因其经济承受能力的不同而有很大差异。医师在选择修复方案时，若既不考虑适应性，又不顾及患者的经济承受能力，则不仅是一个医德问题，而且也是一种资源浪费，更重要的是使患者及其家属对医师产生了不信任感，影响治疗过程和治疗结果。在诸多方案都能满足安全有效的前提下，应让患者参与选出更能满足其意愿并符合其经济能力的治疗方案。因此，牙体缺损的修复治疗应遵循生物学原则、生物力学原则、美学原则、患者的意愿、患者的经济能力可承受这五大原则。尊重患者的意愿和顾及其经济能力可承受体现了医师对患者的人文关怀，在临床工作中应具体把握下述原则。

1.知情同意的原则

"知情"是指患者了解自身疾病的情况以及将要接受何种医疗手段诊治的信息,"同意"是指患者对医师将要采取的医疗措施表示赞同的意见。这是建立医患之间合作关系的基础,在牙体缺损修复设计时应充分保证患者的知情同意权,应该尊重患者的人格和尊严,尊重患者的自主性,把疾病的现状、需要接受的检查、各种修复方案的利弊及价格等详细向患者做介绍,帮助患者作出最符合其利益的治疗选择。最初的医患交流是所有后续治疗成功的基础。治疗伊始就应让患者理解并认同治疗的方法和目的,预计治疗的结果和费用,这样才能获得患者与医师的密切配合,获得良好的修复效果,同时可以减少不必要的纠纷。

2.合理性原则

这一原则要求医师在给患者进行修复治疗时,应考虑治疗方法整体的合理性,既要考虑其治疗效果,又要考虑患者的经济承受能力。对于那些美观需求不高、借助于传统修复技术和材料即可恢复咀嚼功能的患者,不必使用美观昂贵的修复体;即便是对于那些有经济能力又追求美观效果的患者,也应遵循"知情同意"原则。否则,可能产生误解,影响医患关系的健康发展。

三、牙体缺损的修复体种类及选择

牙体缺损修复方案的选择,在遵循生物学原则、生物力学原则、美学原则、患者的意愿、患者的经济能力可承受这五大原则的前提下,根据缺损所在的部位、形状和体积,是否保有活髓,如何保护余留牙体组织,如何保护牙齿支持组织,如何延长修复体使用寿命,需要达到何种美学要求以及患者所能承受的经济负担等各方面综合考虑具体治疗方案。通常以修复体的固位形式和修复材料两方面作为主线,综合分析和确定各种牙体缺损的修复方案。

(一)按固位形式确定牙体缺损的修复体类型

可将牙体缺损修复体分为冠内固位体和冠外固位体两大类。其中冠内固位体包括嵌体和高嵌体;冠外固位体包括贴面、部分冠、冠和桩核冠等。选用何种修复类型应主要考虑下列因素。

1.需要修复缺损的部位

采用修复方式的种类首先取决于牙体缺损的部位和形式给修复体提供的可能的固位方式。当缺损部位能够提供洞形固位时,可使用嵌体、高嵌体类冠内固位修复体;反之应使用冠外固位体。例如,后牙牙体缺损在去腐备洞后形成单面洞形、MO/DO 洞形或 MOD 洞形,且各牙尖完整时,可应用嵌体修复;若有1 个以上的牙尖不完整但余留 2 个以上完整轴壁时,可使用高嵌体或部分冠修复;若仅余留 2 个或 2 个以下轴壁,无法为冠内修复体提供固位时,则需要全冠或桩核冠修复。如果前牙的缺损仅发生在唇面时,和/或切缘缺损小于切 1/3 时可以使用贴面修复;否则应用部分冠或全冠修复。

2.余留牙体组织的强度

嵌体洞形的预备不可避免地造成牙体组织抗力的削弱,由于嵌体无法对余留牙体组织提供保护,反而需要健康的牙体组织提供支持,因此只有备洞完成后的牙体组织足够坚固,不仅能承受本身的抗力要求,还能承受支持嵌体所需的额外抗力,并能提供嵌体足够的固位力的情况下,嵌体才是牙体缺损修复的适应证,否则均为禁忌证。因此,嵌体只适用于拥有强壮牙尖和牙壁的Ⅰ类洞形和Ⅱ类洞形。

嵌体的力学结构也使得嵌体在咀嚼运动过程中产生对窝洞侧壁的压力,容易造成牙体组织的劈裂。因此,余留牙体若存在薄壁弱尖结构,如牙尖下牙体组织厚度<1 mm,应适当消除牙尖

高度,使用修复体保护牙尖下硬组织。当余留牙可提供嵌体式固位,而又需保护薄弱牙尖时可使用高嵌体作为修复手段。若需要保护的薄弱牙尖数量多,体积大,则可选择部分冠。当余留牙体组织部分能提供充分的抗力时,如超过 2 个轴壁的厚度<1 mm,则需要使用冠修复。余留牙体组织无法为冠修复提供充分固位时,可使用桩核冠修复。

3.牙髓状况

活髓牙需要保护牙髓,大量的牙体预备会过度刺激牙髓,造成暂时或永久的损害,因此活髓牙的全冠修复应慎重,尽量使用牙体预备量小的修复方式,如嵌体或贴面;相反,若牙髓经过根管治疗,由于大量冠部硬组织的丧失,使得牙齿的抗力减少,需要保护牙齿预防劈裂的发生,此时应尽量选择高嵌体或冠的修复方式。

4.患者的美观要求

轻度变色的前牙可使用贴面修复;若变色程度重,患者的美观要求高,则只能选择冠修复。

5.牙周保护

龈上或齐龈的修复体对牙周的刺激小,因此对需要特别保护牙周组织的牙体缺损病例,应尽量不使用全冠修复,改为贴面、嵌体或高嵌体修复方式,不得已时也应尽量采用龈上或齐龈冠缘的方式。

6.龋患风险

对于龋患风险高的病例,如猖獗龋、口干症、酸蚀症等,应尽量不用外形线长的修复体如嵌体、高嵌体或部分冠等,应改为全冠修复。

(二)修复体材料的选择

1.金属

适用于嵌体、高嵌体、部分冠、全冠和桩核冠。材料包括牙科铸造用钴铬合金、镍铬合金等贱金属,金合金、金钯合金等贵金属。

(1)优点:①传统的修复体制作材料和方式,有很高的成功率;②无论是使用贱金属合金还是贵金属合金,都能获得良好的机械性能;③由于材料的高强度,允许在窝洞边缘预备洞斜面,起到保护洞缘釉质壁、增加密合度、防止微渗漏的作用;④金属高嵌体在保护薄弱牙尖时可在牙尖外表面形成斜面接触关系,从而对抗修复体固位形产生的对余留牙体轴壁的向外的力量,防止牙体的劈裂;⑤修复体可以制作得很薄,面厚度达到 1.2 mm 即可满足抗力要求,因此可以用于活髓牙的牙体缺损修复;⑥可以铸造出精巧的辅助固位装置,如固位沟槽或固位钉等。与贱金属材料相比,贵金属材料的制作精度更高,修复体边缘更易密合,且对对牙的磨耗更小。

(2)缺点:金属为非牙色材料,只能用于后牙患者对美观要求不高的部位。活髓牙要考虑材料是热和电的良导体,必要时需要保护牙髓。

2.树脂

为专用牙科后牙嵌体树脂,常用于嵌体的间接修复方法。

(1)优点:①收缩应力的控制,后牙大面积直接树脂充填的最大问题在于树脂材料的聚合收缩以及其对边缘牙体组织产生的应力,其结果是充填后在树脂与牙体组织间产生间隙,增加牙齿的敏感性,并导致继发龋的发生。使用间接修复技术,在口外完成树脂嵌体的聚合过程,使用一薄层黏结剂将树脂嵌体粘在窝洞中,可以有效地克服上述缺陷。②美观性好,因树脂材料的折光性与天然牙接近,且有辅助的着色树脂作个性化修饰,树脂嵌体的美观性能完全能与瓷嵌体相媲美。③对补牙有保护作用,树脂的弹性模量和耐磨性与天然牙本质接近,弱于天然釉质。因此使用树脂嵌体修复与使用金属或陶瓷相比，对牙造成的磨耗最小。④保存牙体组织，树脂嵌体的牙体预备量介乎金属嵌体与陶瓷嵌体之间。⑤费用与技术难度，由于树脂嵌体的制作使用的设备简单，技术操作简单，因此制作成本低，用时少，费用低廉。

(2)缺点：其耐磨性不如金属嵌体和瓷嵌体，强度弱于金属嵌体。

(3)临床操作应用：①在口外模型上堆塑充填法，按嵌体要求预备牙体，翻制并修整模型，模型表面处理，使用后牙充填树脂在模型窝洞内直接一次充填，充填时修整面形态，对美观要求高时可使用着色树脂作个性化修饰，充填完毕后在专用光热设备中完成树脂的固化，口内试戴调，抛光及黏结面喷砂处理后，使用树脂黏固剂黏固于牙体缺损部位。②CAD/CAM 技术切削加工法，按嵌体要求预备牙体，使用 CAD 系统的光学印模采集系统直接获得窝洞的三维数据，使用 CAM 系统的加工单元，将预合成树脂块直接切削成修复体形状，完成的修复体经口内试戴调，表面处理后用树脂黏结剂直接黏固于窝洞内。

3.瓷材料

瓷材料是近年发展最快、种类最多的修复材料种类。修复体总体包括两大类：金属陶瓷修复体；全瓷修复体。

(1)金属陶瓷修复体：①金属基底烤瓷熔附修复体，由于其很高的强度、完全遮色能力、良好的边缘适合性，因此成为应用最广泛的瓷全冠修复体。临床操作简单，无须复杂的黏结技术。②金沉积烤瓷修复体，可用于全冠修复，拥有出色的美学效果，良好的边缘适合性，在前牙美学修复中应用较多，由于强度的原因，在后牙全冠修复中应用较少。亦可制作嵌体，应用于后牙嵌体修复，兼具瓷嵌体的美观性，也具有一定的强度。

(2)全瓷修复体：泛指所有不含金属的瓷修复体，种类很多，若以化学成分分类可分为长石瓷、白榴石瓷、氧化铝瓷、玻璃渗透氧化铝瓷、氧化锆瓷等；若以加工方式区分可分为粉浆涂塑烧结瓷、铸瓷、玻璃渗透瓷、沉积陶瓷、单层 CAD/CAM 可切削陶瓷、复层 CAD/CAM 陶瓷；若以黏结效果分类可分为含硅元素的瓷修复体和非硅元素的瓷修复体。

各种全瓷修复体在美观性、机械强度、与牙齿的可黏结性上各不相同，含硅元素的陶瓷美学效果更好，同时有更好的黏结性，但强度不如二氧化锆或二氧化铝陶瓷，因此应结合临床牙体缺损修复形式的不同选择不同材料。例如，①贴面修复：由于需要可靠的黏结效果，因此只能选择含硅元素的长石类材料的全瓷，加工方式可为铸瓷或单层 CAD/CAM 可切削陶瓷。②前牙冠修复：当要求美观性强、色泽自然有通透感时，可使用铸瓷或单层 CAD/CAM 可切削陶瓷；当需要更高的强度时可使用基底为二氧化锆或二氧化铝的复层 CAD/CAM 陶瓷。③后牙嵌体、高嵌体或部分冠：由于强调黏结性能，一般使用铸瓷或单层CAD/CAM可切削陶瓷。④后牙冠：由于对强度的要求，最好使用高强度的二氧化锆或二氧化铝复层 CAD/CAM 陶瓷。

为了确保陶瓷修复体的强度和耐用性，修复体厚度至少应达到 1.5 mm。过去，由于缺乏黏结材料，冠的强度仅由其自身的制作材料所决定；随着黏结材料的使用，瓷修复体与牙体组织可以被牢固地黏结在一起，起到了加强和支撑修复体的作用，这也使得对牙体预备量的需求降低。对于含硅元素的陶瓷修复体，可使用氢氟酸对其黏结面进行酸蚀处理，经硅烷偶联化后用树脂黏结剂黏固于牙齿表面，以获得良好的固位和黏结效果。若使用非硅类材料制作嵌体，包括氧化铝或氧化锆材料或金沉积瓷嵌体，则可使用常规树脂黏结技术。

（王　戬）

第三节 临床常见的难题与对策

牙体缺损间接修复失败的常见原因包括修复体的破损脱落、继发龋、修复后短期或长期的敏感乃至疼痛，修复后牙髓的炎症以及牙周的炎症。防止修复体的破损脱落一直是修复医师主要关注的方面，通过优化修复体的抗力形和固位形，可解决上述问题。但对修复后的龋损、牙髓反应与牙周风险的控制也同样应引起重视，分析这些致病因素的机制并在实际临床工作中加以控制，能提高修复治疗的效果和成功率。

一、牙髓牙本质复合体的保护

对牙髓牙本质复合体的不良刺激来自4个方面：牙体预备过程、牙体组织的丧失、修复过程中的化学刺激以及边缘封闭的破坏。任何方面控制不当都会造成牙髓牙本质复合体暂时的或永久的损失，临床表现从修复后敏感到修复后疼痛都有可能发生。

(一)牙体预备过程

在牙体预备过程中，对牙髓牙本质复合体的刺激来源于窝洞的深度、切割牙体组织产生的干热效应、气枪反复吹干牙本质表面等。尤其是过分吹干，易在牙本质小管中形成空气栓子，既影响未来的黏结效果，又容易造成持久的咀嚼疼痛。

因此，在活髓牙的牙体预备过程中，要时刻考虑牙髓牙本质复合体的因素。在麻醉条件下进行牙体预备时，因为缺乏患者的疼痛反馈，容易对牙髓牙本质复合体造成更大伤害；操作中应充分保证降温和湿润，避免对牙髓牙本质复合体产生过强的刺激；熟悉牙体结构、髓腔解剖形态和牙齿增龄性变化，在进行洞形设计和预备时，要避开髓角部位，避免意外露髓；对牙本质小管的切割次数越少越好，尽量一次完成牙体预备；避免用气枪持续吹干预备体表面。

(二)牙体组织的丧失

牙本质覆盖于牙髓表层，但具有渗透性，不能充分保护牙髓组织，有牙釉质覆盖的牙髓牙本质复合体是安全的，一旦牙釉质发生病变缺损或者因治疗需要被磨除，就会使牙本质和牙髓处于危险之中。一旦完成牙体预备，就会导致大量牙本质小管暴露，长期的暴露不仅会使牙髓敏感或疼痛，还明显增加了细菌侵入牙本质小管的可能，易引发修复后的疼痛甚至牙髓的炎症。因此，在永久修复体制作完成并黏固之前，必须将牙本质小管暂时或永久封闭。

暂时封闭措施包括使用临时修复体和暂时黏固剂。应注意临时修复体应覆盖所有暴露的牙本质表面；由于暂时黏固剂的黏结力有限，应保证临时修复体有足够的强度和固位，使其在戴入永久修复体之前不至脱落失效。某些暂时黏固剂如氧化锌丁香油糊剂会影响未来树脂类黏结剂的聚合硬固，因此将使用树脂类黏固剂的预备体不宜用氧化锌丁香油糊剂作为暂时黏固剂。

永久封闭措施包括使用牙本质脱敏剂或使用牙本质黏结剂。一些洞漆类的牙本质脱敏剂能在牙本质表面形成一薄层物质，封闭牙本质小管，同时释放离子降低牙髓神经末梢的敏感性；牙本质黏结剂能形成更可靠的封闭层，明显降低牙体预备后的敏感。但如果未来永久修复体需要使用树脂类黏结剂提高黏结效果的话，两者都会对此产生不利影响。虽然两者厚度极薄，但还是建议牙体预备完成，使用永久封闭材料后再制取修复体印模，以增加修复体的密合度。

(三)修复过程中的化学刺激

窝洞预备过程可将大量的细菌带入窝洞污染玷污层。以往多用消毒剂减少预备后牙本质表层的细菌数量,随着酸蚀剂和自酸蚀剂的应用,在树脂型黏结剂黏固修复体之后牙本质表层存留污染的可能性不大。但无论是消毒剂还是酸蚀剂,都会对牙髓牙本质复合体产生刺激。酸蚀剂(pH 0.8～1.5)可能清除了洞底和侧壁上所有的细菌,但同时会去除牙本质表面的玷污层,引起牙本质小管的开放,造成牙本质小管液外溢和敏感的发生。因此,尽量不使用磷酸类的酸蚀剂直接酸蚀牙本质表面,应使用自酸蚀牙本质黏结系统。

最新研究显示,自酸蚀牙本质黏结系统是安全的,不会对牙髓造成不利影响。所形成的混合层薄且没有渗透性,能够堵塞牙本质小管而封闭牙本质,从而有效地预防牙髓组织损伤,也就是说,混合层能够保护牙本质和牙髓。所有能够形成完整混合层的方法都有助于预防牙髓炎和继发龋的发生。

有许多黏结系统是不含酸蚀成分的,因而更加安全。如玻璃离子黏固剂,不仅不含酸蚀剂还能释放氟离子,防止继发龋的发生。对固位力良好的活髓牙,在选择黏结系统时应首要考虑安全因素降低刺激。

(四)边缘封闭的破坏

尽管在黏固修复体之前可以控制修复体和预备体黏结面上的细菌数量,但是在修复体投入使用后,如何控制修复体与牙体硬组织之间缝隙内细菌的生长还是个难题。渗透进入修复体边缘裂隙的细菌是继发龋、牙髓敏感和牙髓炎症最重要的致病因素。修复后牙髓的疼痛与渗透性大小有关,如果牙本质封闭良好,没有液体从牙髓向外渗透,牙本质的渗透性就会很低或没有渗透性;而受累牙本质渗透性越高,术后疼痛和敏感症状也会越重。

早期细菌通过牙本质小管向牙髓方向侵入只出现牙髓损伤,表现为敏感和疼痛症状,牙髓组织向外渗出的液体可以冲刷掉大部分细菌。但是,牙髓活力降低会伴发牙髓渗透梯度和压力梯度的下降,导致外渗液体流率不足以抵抗细菌侵入;而且,修复体周围外渗液体流率也并不能防止细菌产生的化学物质沿着浓度梯度向牙髓组织渗透,继而引发牙髓疾病。因此术后敏感是修复体边缘封闭能力的一个指标,要保护牙髓牙本质复合体就必须保护修复体边缘。

二、牙周系统的保护

牙周组织的健康是保证修复体长期成功的关键因素之一。修复体的外形和边缘直接影响到牙周组织的健康,精确设计和操作、正确的边缘位置、准确的模型和高质量的表面处理能够保证牙齿牙周关系的稳定,对龈下边缘的间接修复体,相关要求更高。

在修复体设计和牙体预备过程中,应注意修复体边缘对牙龈潜在的危害,从修复体边缘放置位置、边缘的密合度和肩台的预备过程中采取牙周保护措施。修复体的边缘位于龈下,能使牙龈遮盖修复体的金-瓷交界区和修复体-牙体交界区,获得美观的效果;同时延长了预备体的龈径,增强了固位力;但是增加了牙体预备和获得准确印模的难度,增加了牙龈损伤出血的机会,易造成牙龈的炎症和退缩。临床上要求采用龈下边缘修复体的龈边缘(或预备体的终止线)位于龈沟内距龈沟底至少 0.5 mm,是为了不侵犯生物学宽度。建立和维持正确的附着龈生物学宽度是保持牙齿与牙周关系正常的基础。相关临床操作原则是为了达到如下目的:①保护牙龈组织及龈沟的完整性,以便能精确地定位和预备终止线。如果损伤了牙龈,会导致组织愈合后牙龈与终止线的相对位置发生变化。②扩展龈沟以便印模材料充盈龈沟内结构,从而使模型能精确反映软硬组织交界区关系，以便制作边缘密合的修复体。

采用双线排龈法可以在牙体预备过程中保护牙周组织，并能确保制取印模时获得清晰准确的预备体终止线。具体步骤及原理如下：①龈上牙体预备初步完成后，预备体的终止线位于齐龈位置。将第1根排龈线(000号)轻压入龈沟底，使边缘龈向根方移位并扩展龈沟。②小心预备终止线，使终止线位于第1根排龈线与新形成的边缘龈高度之间，仅在边缘和000号牙龈线之间保留极小的未预备的表面。③精修完成肩台终止线后，将第2根排龈线(0或00号)轻压入龈沟，仅将其直径的一半压入龈沟(如龈线要露出游离龈外)。④取出第2根排龈线，保留第一根排龈线，制取印模。⑤取出排龈线后，牙龈边缘恢复其原始形态，预备的边缘将位于龈下。

第1根排龈线的作用是：保护沟底结合上皮不至于在预备时被破坏；初步开放龈沟，使肩台终止线的预备过程为可视状态；保证终止线距沟底结合上皮距离＞0.5 mm。第2根排龈线的作用是：充分开放龈沟，方便印模材料的进入，使印模材料完全包绕终止线，更容易精确取模。如有必要，排龈线还可以配合应用化学试剂，如硫酸铝钾和硫酸铁。但要注意，一旦采用了这些试剂，取模之前，要彻底冲洗干净，否则它们会妨碍印模材料的聚合而得不到精确模型。

制作完成的修复体在试戴时应从保护牙周组织的角度仔细检查修复体的边缘密合度，必要时需排龈检查。修复体的边缘不能产生悬突，而边缘的缺损也是不可能通过使用黏结剂修补完善的。修复体的外形也会对牙周组织的健康产生影响。过凸或过平坦的轴面外形会改变咀嚼过程中食物的流向，从而使边缘龈未能受到生理按摩性刺激或受到过强的刺激，最终造成龈缘的退缩。黏固完成修复体后应仔细彻底地清除龈沟内的残余黏结材料，如果使用树脂类黏结剂，最好在黏结前预先在龈沟中放置排龈线，以防黏结剂难以从沟底彻底清除。

三、修复体的边缘适合性和边缘微漏

继发龋、修复后敏感和牙髓炎症是导致牙体缺损修复失败的常见原因，而这些病症都可能是由修复体边缘产生微渗漏引起的。修复体与牙齿共同组成的修复体边缘线，是由修复体-黏结剂-牙体组织三方共同构成。在这三方中，修复体与黏结剂提供保护，牙体组织的完整性是关键，修复体边缘微漏最终能产生危害是由于牙体的完整边缘(牙釉质和牙本质)被化学降解，造成微裂隙形成和细菌入侵，大量细菌可以侵入牙本质深层甚至牙髓，导致牙髓的敏感或炎症。

(一)修复体的保护与修复体的边缘适合性

研究表明，修复体龈边缘与预备体终止线的密合度越高，继发龋的发生率越低，修复体的边缘适合性与术后敏感呈负相关。增加修复体与预备体的密合性，能保护修复体下的牙体组织。增加密合度的方法包括以下几个方面。

1.提高印模的准确性，从而提高修复体的准确性

既包括使用细节再现性好的印模材，如加成硅橡胶类印模材和聚醚印模材等，也包括正确使用印模制取技术及石膏模型灌制技术。

2.使用高精度材料制作修复体

金属修复体尤其是贵金属边缘的制造精度好于瓷修复体，且有一定的延展性，能够获得更好的边缘适合性，且无崩瓷破损之虞，因此在美观要求不高的情形下，尽量使用金属边缘的修复体。

3.肩台对边缘适合性的影响

金属修复体边缘能制作得菲薄，并可采用羽状、刃状或浅凹槽状的肩台结构，这些肩台结构比瓷修复体所采用的直角肩台或宽凹槽肩台更易获得良好的边缘适合性。

(二)黏结剂控制微渗漏的作用

越来越多的证据显示:黏结系统具有封闭修复体的能力,因而可以有效地保护牙髓牙本质复合体。但是应注意黏结操作的技术敏感性,正确地选择和使用黏结剂以获得良好的边缘封闭效果。在黏结操作前必须彻底去除残留水门汀和暂时性修复材料,以防其影响黏结效果。可使用的黏结剂类型包括:①玻璃离子类水门汀,能长期释放氟离子,抑菌防龋。②树脂型黏结剂,无论全酸蚀系统还是自酸蚀系统,都能在牙本质表面形成完整的混合层,能够阻止细菌的侵入。③玻璃离子树脂调理型水门汀结合了上述两者的优点。

(三)牙体组织本身的健康

如果修复体放置在不健康的牙体组织上,残留的龋坏部位存留大量细菌及毒素,牙本质微观结构疏松,通透性增加,即使有再密贴的修复体或再好的黏结系统都无法抑制细菌的侵入和扩散。因此,去净腐质是牙体缺损治疗最基本的要求。同时,还应考虑到牙体微观结构的多样性。对矿化度低的牙体硬组织(如根面牙骨质)应尽可能用修复材料和黏结剂加以保护。对于牙尖挠性变形区域,如楔状缺损部位,也应加以保护。

四、异常咬合类型伴牙体缺损的处理

(一)紧咬合伴牙体缺损

多发生于后牙。紧咬合情况下,牙体缺损修复的困难是临床牙冠高度不足,行全冠修复时固位形差,另外咬合紧力大,对材料的力学性能要求高。针对以上问题可以采用高嵌体修复,必要时采用髓腔或根管加强固位,材料宜采用金属材料,以达到材料在较小的厚度时有较强的强度。

(二)重度磨耗

1.个别牙重度磨耗

造成个别牙磨耗的原因可能是偏侧咀嚼或邻牙缺失后牙齿倾斜等,修复方法一般采用嵌体修复,高嵌体修复效果更佳。设计时要考虑对牙及邻牙情况,恢复缺损牙的解剖外形从而恢复功能及美观要求。

2.多数牙或全牙列的重度磨耗伴牙体缺损

此种情况的治疗是采用咬合重建方法,需要使用过渡义齿升高咬合后再根据患者具体情况采用固定永久义齿修复。

(三)错位牙、反𬌗牙伴牙体缺损

错位牙、反𬌗牙的牙体缺损修复时,如果能够通过修复方法纠正不正确的咬合关系,均应考虑尽量恢复正常的咬合关系;如果实在不能恢复正常咬合关系者,在原情况下修复患牙外形及功能,但原则上不能给咬合系统带来不良影响。在患者同意的情况下,对错位严重的牙齿,也可考虑拔除后采用固定桥修复或通过正畸方法矫正后再修复。

(王 戬)

第四节 前牙的部分冠美学修复技术

前牙美学部分冠是指使用全瓷材料,联合借助固位形固位和黏结固位两种固位形式,对前牙较大面积缺损进行美学修复的修复体形式。按照传统的定义，部分冠往往是由金属制作，主要是应用于牙齿唇颊面完整，而其他轴面或咬合面需要修复治疗的病例。但是，随着瓷材料的发展，尤其是瓷与牙体组织之间的黏结技术的不断成熟，越来越多的前牙大面积牙体缺损可以使用部分冠进行修复。部分冠可以看成是瓷贴面的变体，或者是不完整的全冠，是介乎两者之间的修复形式。多使用长石类光线通透性好的瓷材料，使用铸造或CAD/CAM加工的手段制作。其特点是设计灵活，其宗旨是在最大限度地保护余留牙体组织与获得固位之间达到平衡，并满足美观的需求。

一、适应证

如果牙体的缺损通过瓷贴面修复无法获得足够的强度，而使用全冠修复又要磨除过多健康牙体组织时，可采用部分冠修复。例如，前牙的缺损涉及切缘和切角以及大部分牙体，有较大的缺损间隙需要使用修复手段恢复与邻牙的接触关系时。

二、牙体预备

部分冠的使用是为了在进行牙体预备时使用合理的最小预备量，在获得修复体的固位和抗力的同时，尽量多地保留健康牙体组织，并留有充足的黏结面积。瓷贴面的固位力完全依靠黏结力，冠的固位力来自固位形。部分冠的固位力不仅要来自牙体预备产生的固位形，还要利用黏结剂所获得的黏结力，两者缺一不可。

在进行牙体预备时，应考虑四方面因素。

(1)保护牙髓牙本质复合体，尽量少磨除健康的牙体组织。

(2)尽量增大黏结面积：黏结剂能与釉质形成稳定持久的黏结，而与牙本质的黏结受多方面因素限制，因此，应尽量多地保留釉质黏结面积。在牙齿上能利用的黏结面积越大，所获得的黏结力就越大。

(3)单纯依赖黏结尚不能提供部分冠足够的固位，需要用固位形辅助固位。因此，在不占用黏结面积的前提下设置辅助固位，如增加侧壁固位、固位沟槽等。

(4)需要保留足够的修复体的厚度，以满足修复体自身强度的要求：全瓷修复材料尤其是长石类瓷，虽然有较为理想的透光性，但强度较低。瓷材料的断裂起始于材料表面的微裂纹在外界应力的作用下发生扩展，最终导致材料整体的失效断裂。导致材料断裂的最小应力与材料本身的厚度呈反比。因此，在部分冠承受力的区域保留足够的瓷材料厚度才能使部分冠在咬合时不致发生断裂。

三、部分冠的美学处理

(一)部分冠设计时的美学考虑

修复体的边缘与牙体组织的结合区是美学处理的薄弱环节，因为修复体需要通过黏结剂与牙齿黏固，修复体和黏结剂的折光率和遮光率与天然牙齿有差异。因此，应尽量将修复体与牙齿的结合区放置在肉眼难以辨别的区域，如邻面和唇面的颈缘处。利用修复体的折光性，在设计修复体的外形和边缘线时，可适当制作成一定厚度的斜面，既扩大了釉质的黏结面积，同时也使颜色过渡得更自然。

(二)部分冠黏结时的美学处理

当制作完成的部分冠修复体在口内试戴时,需要使用与黏结树脂颜色一致的试色糊剂模拟黏固后的色彩学效果。如果发现最终的混色效果未达到整体美学要求,可从两方面作出调整。

1.修复体本身的染色处理

部分冠的修复体一般是由长石类材料制作,有与之相配套的瓷外染色金属氧化物材料,以低于材料软化温度的烧结温度和程序,对修复体进行染色处理。

2.调节黏结树脂的颜色

部分冠的黏结类似于瓷贴面,因此可以使用瓷贴面的树脂黏结系统,使用不同颜色的黏结树脂混色调配出适合的颜色,也可以在黏结树脂中加入着色树脂调配混色效果。

(王 戬)

第五节 后牙牙体缺损的嵌体修复

一、非金属嵌体修复的临床应用

非金属嵌体是指用复合树脂和全瓷等非金属材料制作的嵌体,用于恢复牙体缺损患牙的形态和功能的修复体。传统用于后牙牙体缺损嵌体修复的材料主要是各类金属,但金属材料存在美观不足、磨耗对天然牙、金属离子析出、牙体着色等问题。近年来随着复合树脂和全瓷材料性能的不断改善,非金属嵌体正以其美观和良好的修复性能越来越多地被医师和患者选择。

(一)直接修复与间接修复的比较

后牙牙体缺损的修复方法包括直接修复和间接修复两种方法。

1.直接修复

直接充填修复以其简便、快速的特点长期以来在临床普遍应用。常用的非金属充填材料是各类复合树脂,由于复合树脂光固化时存在聚合收缩和固化不全的问题,初步固化后的树脂会继续发生聚合反应,使其体积继续收缩。树脂固化产生的聚合收缩力为 40～50 MPa,树脂与牙釉质的黏结力为 15～20 MPa。当聚合收缩力超过树脂与牙本质、牙釉质的黏结力时,树脂与牙体组织界面就产生裂隙,这是充填修复后产生微渗漏的根源。微渗漏会造成充填体边缘着色、继发龋、牙髓炎,以及充填体松动脱落等问题。目前尚未发现一种直接充填技术能完全消除微渗漏。另外对于牙体缺损涉及牙尖的患牙,直接充填修复因为不能恢复理想的面形态,因此也无法恢复良好的咬合功能。对于有邻面缺损的患牙,直接充填也很难恢复良好的邻接关系,而导致食物嵌塞的问题。

2.间接修复

间接修复是指修复体在洞形外完成后,用黏结剂将修复体黏固在缺损的牙体上恢复牙体的形态与功能。由于间接修复体是在口腔外完成的,树脂固化时的收缩也是在口腔外完成的,这样就消除了直接充填修复时固化收缩对黏结的影响。间接修复树脂固化产生的体积收缩,在嵌体黏固时,黏结剂填补了收缩的体积,提高了修复体的边缘密合性,这意味着嵌体修复技术是一种能够减小微渗漏的有效方法。有研究报道,多功能黏结剂能在牙本质黏结界面形成混合层,它与树脂嵌体的单体成分相似，因此提高了树脂嵌体修复在洞壁的密合性。另外，树脂嵌体在二期处理过程中，单体转化率明显提高，这不仅使修复体的抗张强度、耐磨性和抗溶解性等物理机械性能大幅度增强，也减少了游离单体对牙髓的刺激。

(二)间接修复技术和材料的选择

1.复合树脂嵌体的间接修复技术

复合树脂嵌体与复合树脂直接充填相比较，由于树脂嵌体是在体外光照加热、加压固化之后再进行黏结，所以树脂在聚合收缩、微渗漏等方面的问题明显减少，因此继发龋和边缘染色发生的可能性也降低，术后敏感减轻，同时也避免了复合树脂附加固位钉充填后因固位钉腐蚀、氧化所致的固位钉周围牙本质和复合树脂染色的问题，有利于维持远期美观效果。与全瓷嵌体相比较，树脂嵌体制作工艺简单，费用较低，能满足多数人的美观需求，容易被医师和患者选择和接受。但复合树脂的抗压强度与瓷嵌体有较大的差距，远期修复效果不如瓷嵌体。

复合树脂嵌体材料的特点：复合树脂修复材料是一类由有机树脂基质和经过表面处理的无机填料以及引发体系组合而成的牙体修复材料。复合树脂嵌体是近十年兴起的一种新型嵌体材料。嵌体复合树脂与充填用复合树脂是有差别的，嵌体用复合树脂材料的激活剂与催化剂大多需要在高温高压下才能发挥作用，所以嵌体复合树脂在操作时都需进行二期处理，材料的各种性能才能达到设计要求，否则树脂材料的诸多缺点就会影响修复效果。为了减轻树脂材料的缺陷，通常需要改变树脂组成的无机填料或改良聚合方法，使其物理性能得到改进。近年来，随着高强度复合树脂材料的应用和嵌体制作时二期处理技术的应用，以及树脂黏结剂的使用，后牙嵌体修复的临床效果有了大幅度的提高，加之树脂嵌体良好的美观效果，简单的制作工艺，较低的成本，使其具有良好的临床应用前景。

2.瓷嵌体修复技术

瓷嵌体修复技术按照加工工艺划分，有机械加工的瓷嵌体、热压铸造陶瓷嵌体、玻璃渗透尖晶石陶瓷嵌体和金沉积基底烤瓷嵌体。

(1)机械加工的瓷嵌体：机械加工的瓷嵌体是通过 CAD/CAM 技术完成的。CAD/CAM 技术是近 20 年迅速发展起来的一种综合计算机应用系统技术。其主要特点是加工精度高(加工精度 0.005～0.100 mm)，不受被加工对象形状复杂程度的影响，制作完成的嵌体准确度高，与基牙密合。可减少就诊次数，节约制作所需要的大量时间，有效提高了临床与技术室的工作效率和工作质量，但需要专门的仪器设备，费用较高。CAD/CAM 技术包括两种类型：第 1 种是利用机械加工的方法切削瓷块，使其一次成形为修复体的形状，再经染色完成最终的修复体；第 2 种是先用机械加工的方法切削预烧结的低密度瓷块为修复体的形状，再经二次烧结成致密的高强度修复体，之后经染色完成最终修复体的制作。

(2)铸造陶瓷嵌体：常用的有铸造玻璃陶瓷嵌体和热压铸造陶瓷嵌体。①热压铸造陶瓷嵌体：热压铸造陶瓷技术是采用失蜡法的工作原理通过热压铸造工艺成形的一种铸瓷修复技术。此类修复技术已商品化的材料代表是 IPS-Empress 陶瓷材料。②铸造玻璃陶瓷：又称微晶玻璃。铸造玻璃陶瓷技术也是采用失蜡法的工作原理通过铸造工艺成形的一种铸瓷修复技术。

(3)粉浆涂塑玻璃渗透尖晶石陶瓷嵌体：这种技术是采用粉浆涂塑技术成形，即将高纯度细颗粒的氧化镁制成注浆，涂塑在耐火石膏代型上，经过熔融法烧烤和渗透烧烤，其代表是 In-Ceram Spinell 陶瓷材料。

(4)金沉积基底烤瓷嵌体：这种技术是应用金沉积技术制作金基底层，再在其上烤瓷完成嵌体的制作。

(三)间接修复技术临床应用注意事项

与传统的直接充填修复相比，嵌体可以在模型上制作完成，恢复原有的牙体形态，恢复良好的咬合功能和邻接关系，修复体能高度抛光，容易清洁等，是一种比较理想的牙体缺损修复方式。但嵌体只能修复缺损部位的牙体，不能保护存留部分的牙体组织。因此，嵌体有严格的适应证和禁忌证。

1.适应证与禁忌证

适用金属嵌体修复的牙体缺损原则上也适用于非金属嵌体修复。与金属嵌体修复相比较，非金属嵌体还适用于以下情况：①因金属嵌体修复不能满足美观需求者，可设计非金属嵌体修复。②患牙缺损较多牙体预备固位形不足，需要增加辅助固位形时，可设计树脂黏结的瓷嵌体或树脂嵌体修复，利用树脂黏结剂与瓷和树脂良好的黏结性能，弥补固位形不足可能导致的固位不良的隐患。③当患牙缺损较多，存留的牙体组织为薄壁弱尖时，可设计树脂黏结的瓷嵌体或树脂嵌体修复，利用树脂黏结剂将患牙与嵌体连接成一个整体，有利于保护薄弱的存留壁和牙尖组织。④有金属过敏史的患者。

金属嵌体修复的禁忌证原则上也适用于非金属嵌体修复。与金属嵌体修复相比较，非金属嵌体在以下情况时应慎用：①患牙需要保守性嵌体修复时，应慎用费用较高的瓷嵌体，可选用费用较低且黏固性较好的树脂嵌体。②患有夜磨牙或紧咬牙等咬合性疾病患者，因其过度的咬合负荷应慎用耐磨性不足的树脂嵌体和脆性较大的瓷嵌体。

2.修复设计

(1)原则：牙体预备前应首先去除腐质并检查患牙缺损的部位、大小和缺损部分的形状，同时要仔细检查存留牙体组织的咬合接触位置，在此基础上按照牙体缺损的大致形态设计嵌体的窝洞形状，不需要做预防性扩展，不需要预备特殊的辅助固位形。这些要求符合牙体预备要求中最小损伤原则，可以使牙体组织得到最大限度的保留，使牙体的抗力和强度丧失最少，从而达到减少牙齿折裂发生的目的。金属嵌体牙体预备的基本原则多数也适用于非金属嵌体的牙体预备。

(2)洞形设计要求(图 12-1)：与金属嵌体相比较，非金属嵌体牙体预备的一些特殊要求如下。①与金属嵌体要求洞壁向面外展 3°～5°角不同，非金属嵌体洞形的轴壁向面外展要增加到6°～8°角，以利于嵌体顺利就位。因洞壁外展增加而减小的摩擦固位力可通过高强度的树脂黏结剂弥补。②瓷嵌体要求咬合面洞的深度≥1.5～2 mm，轴面预备≥1.5 mm，以满足瓷材料的使用要求。③非金属嵌体洞形预备要求表面光滑、圆钝，不强求洞壁点、线、角清晰，洞壁可留存倒凹，洞壁上的倒凹可用树脂充填的方法处理平整即可。④非金属嵌体不能预备洞斜面，这是与金属嵌体在牙体预备要求中最重要的区别。洞斜面在金属嵌体中有防止边缘牙体组织折裂和增加边缘密合度的作用，在非金属嵌体修复中这两个问题是通过树脂黏结剂良好的黏结强度来解决的。⑤嵌体的边缘设计要避开咬合接触区，面的边缘设计位置应与正中接触点保持 1 mm 的距离，以免出现黏结剂磨损或黏结面开裂。⑥洞底平面不做底平的严格要求，以去净龋坏牙体组织为准，也可用垫底材料修平底面。

(3)有关嵌体洞形设计的力学研究：有研究提示，嵌体洞形的宽度越大，越容易使孤立牙尖成为应力集中区。当洞形的颊舌径宽度大于牙体颊舌径宽度的 1/3 时，牙尖的折裂概率明显提高。因此建议洞形的颊舌径宽度以小于牙体颊舌径宽度的 1/3 为宜。有研究报道，嵌体洞形的深度对患牙的抗折强度有明显的影响。洞形加深，牙体的抗折强度减弱。因此对于过深的洞形应在牙本质薄弱处和髓室底用树脂垫底材料作垫底处理。树脂垫底能显著减少全瓷嵌体和基牙牙尖折裂的危险。浅而宽的洞形若使用弹性模量高的材料修复,可以较好地保护薄弱牙尖;当洞形较深时,洞底通常比较薄弱,使用与牙体组织弹性模量接近的材料修复,在改善洞底部应力集中方面具有一定的优越性。对瓷嵌体不同洞壁锥度的研究提示:洞壁锥度不超过 7°角应力分布较好。对洞形龈壁的研究显示:增加龈壁高度,尽量减小龈壁宽度有利于减小修复后牙体的应力。龈壁角度的有无对牙体应力无影响。高嵌体修复时,牙本质应力集中现象有所改善,应力分布趋平缓。提示临床修复时,当嵌体窝洞宽度较大时可以考虑高嵌体修复。

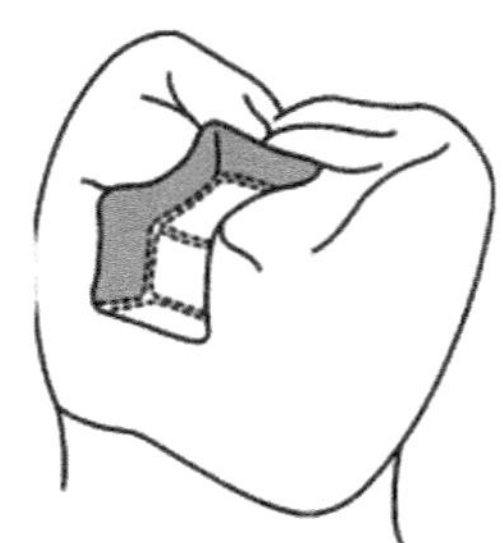

图 12-1　嵌体邻补面牙体预备外形

3.树脂嵌体间接修复技术直接法

(1)树脂材料的选择:从材料的理化性能方面考虑,应选择硬质树脂材料;从美观方面考虑,要选择与邻牙近似的树脂色型。

(2)制作方法:按照非金属嵌体牙体预备原则完成牙体预备,隔湿,吹干预备体,洞壁涂布一薄层硅油,将选择好的树脂材料按照洞的深浅分 1～3 层充填,分层固化。为方便将嵌体取出,可在嵌体表面黏固一个小塑料棒。

(3)二次固化:将初步固化的树脂嵌体放入专用的热固化箱内光照加热固化。

4.树脂嵌体间接修复技术间接法

(1)树脂材料的选择:同直接法。

(2)制作方法:①牙体预备,按照非金属嵌体牙体预备原则完成牙体预备,要求各轴壁相互平行,洞形所有线角均需光滑圆钝,以防应力集中导致嵌体折裂。②排龈,常规排龈线退缩牙龈组织,减少龈沟液分泌,以便精细印模的制取。③制取印模,硅橡胶制取印模,要求印模清晰、完整。④灌注模型,用硬质石膏灌注模型,要求模型完整、工作区清晰,无气泡。⑤临时嵌体的制作,在原始印模即牙体预备之前制取的印模相应的牙位区域注入临时嵌体材料,注入量以注满预备牙的牙冠阴模为宜,快速将印模放入口内就位,在材料要求的时间内保持不动并在弹性期内将印模和临时嵌体从口内取出,待其完全凝固后常规打磨、抛光。隔湿,吹干预备牙体,将临时树脂嵌体就位于洞形内,修整外形,调整咬合,选用无丁香油的氧化锌临时黏结。

5.非金属嵌体的试戴与黏结

(1)黏结材料的选择:目前临床多采用树脂黏结剂。因为瓷嵌体在制作过程中不可避免地会出现气孔和裂纹等缺陷,严重影响修复体的强度等机械性能,树脂黏结剂可渗入其中的裂纹,限制裂纹进一步扩展和延伸,封闭裂纹形成屏蔽,防止水等液体对瓷的侵蚀作用,增强修复体的抗疲劳性能。同时能将瓷嵌体与牙齿通过黏结连接成一个整体,显著提高患牙和修复体的强度。有研究表明,树脂黏结剂使瓷与牙体之间的黏结层起到了一个缓冲带的作用,吸收了力,从而提高了瓷与牙体组织的黏结强度,保证了修复体具有良好的固位,增强了瓷嵌体和基牙的抗折强度,使全瓷嵌体的临床效果和保存率均有明显提高。树脂黏结剂的种类较多,临床操作方法也略有差别,使用时应严格按照产品说明书要求操作,以确保黏结效果。

(2)牙体洞形的清洁与嵌体的处理:黏结前应仔细去除洞壁上残存的临时性黏结材料,并彻底清洁洞壁。树脂嵌体在黏结前可以用笔式喷砂机轻轻喷砂处理黏结面。

(3)排龈:在患牙的龈沟内放入牙龈收缩线将牙龈排开,一方面将预备体的龈向预备边缘充分暴露出来,防止黏结剂进入龈沟内刺激牙龈,另一方面也可预防龈沟液和血液对黏结剂的污染。

(4)黏结:按照产品说明书要求规范操作,黏结界面需按要求处理,有条件者要使用橡皮障隔离唾液。多余的黏结剂应彻底清除,否则可对牙龈造成刺激,出现牙龈炎、牙周炎。对于透明度高的全瓷修复体,应事先用试色糊剂选择不同颜色的黏结剂,以期达到黏结后的美观效果。

6.垫底材料的选择与使用

(1)垫底材料的选择:嵌体修复时经常会使用垫底材料,垫底材料对嵌体修复的远期效果有影响。从生物安全性能考虑,垫底材料应该是对牙髓无毒、无刺激。从力学性能考虑,如果材料的弹性模量存在差异,功能状态时修复体和基牙的应力分布与集中也会不同。大量研究表明:选择弹性模量接近牙本质的垫底材料,有助于改善修复体和基牙的抗力性能。从黏结效果考虑,垫底材料与嵌体黏结剂的结合方式最好为化学结合。目前常用的垫底材料有玻璃离子水门汀、氢氧化钙、流动型复合体和复合树脂垫底材料。

(2)垫底材料的使用:①玻璃离子水门汀,有酸碱反应固化型和光固化与酸碱反应固化双固化型。其材料性能在色泽上具有半透明性,颜色与牙齿相近似,不会出现因垫底材料的颜色而影响嵌体的色泽美观。玻璃离子水门汀与牙本质形成化学性结合,黏结强度可达到 55 MPa,抗压强度可达到 200 MPa。对牙髓刺激性小,当牙本质厚度≥0.1 mm 时,对牙髓无刺激作用。另外,由于材料中添加了缓释氟化物,具有一定的防龋能力。但近期的研究发现,玻璃离子在很多方面存在不足:如物理性能相对较差,生物相容性不理想,与嵌体材料的黏结性不足等。②氢氧化钙,是一种盖髓垫底材料,易操作,抗压强度高。但因其弹性模量与牙本质和嵌体材料相差很大,容易产生应力集中,所以临床要求其垫底厚度不能超过 1 mm,并且需要根据垫底材料的性能,在其上再垫一层与嵌体黏结剂结合力强的垫底材料,以保证获得良好的黏结效果。③流动型复合体,属于单糊剂型光固化玻璃离子水门汀,临床易操作。具有良好的边缘密合性;与牙本质形成化学性结合;对牙髓刺激性小,可用于间接盖髓;具有放射线阻射性,方便 X 线检查;含氟具有抑菌性和抗龋能力。④复合树脂,近年来,复合树脂也被用作瓷嵌体的垫底材料。随着牙本质黏结剂的不断改进,新一代的自酸蚀黏结剂可以与牙本质形成混合层,封闭牙本质小管,有效地防止了术后牙髓敏感,为树脂垫底技术的广泛应用提供了条件。

(3)垫底材料在嵌体修复中的力学研究:从力学性能方面考虑,在垫底材料的选择中以弹性模量为主要参考指标。因为材料之间弹性模量的差异,会使修复体产生不同的应力分布。弹性模量越接近牙本质和修复材料,越有利于修复体和牙体的抗力性能。有学者对不同垫底材料对嵌体修复的影响做了力学分析。研究结果是:树脂基底的垫底材料比玻璃离子垫底材料能显著减小全瓷嵌体和基牙牙尖折断的危险。对不同光固化玻璃离子垫底材料的研究结果:推荐使用高弹性模量的材料作为全瓷嵌体的垫底材料。很多研究发现,垫底材料的厚度影响全瓷嵌体的抗折性能。实验结果是:树脂基底较厚的瓷块比基底薄的瓷块抗折性更好。

7.非金属嵌体修复设计的固位与抗力

与牙体缺损全冠、桩冠、部分冠等其他修复设计不同,嵌体修复设计的难点包括了固位与抗力两个方面。如何在设计和牙体预备时做到既能少磨牙最大限度地保存牙体组织,又能满足嵌体修复的固位与抗力要求,了解嵌体设计的力学特点和嵌体材料的力学性能,有助于找到这两方面的平衡点。

(1)非金属嵌体修复的固位:与金属嵌体的固位一样,非金属嵌体也是通过嵌体与牙体组织之间形成的静态机械摩擦力、动态约束力和化学黏结力的共同作用形成的。固位形的设计和洞形轴壁的预备决定着嵌体静态机械摩擦力和动态约束力的大小,其中洞轴壁向面外展的角度与固位力成反比,非金属嵌体为了达到顺利就位,嵌体洞形的轴壁向面外展从标准要求的5°角增加到8°角,但这个角度的要求在临床牙体预备时很难准确做到,且此向聚合角度不利于机械固位。另外,在金属嵌体修复设计时,可利用钉洞等辅助固位形增加固位,但这对非金属嵌体不适用。因此,在非金属嵌体修复的固位方面,黏结剂的黏结固位作用在很大程度上起到了补充和加强作用。此外,树脂黏结剂与瓷和树脂嵌体材料之间良好的结合,不仅保证了修复体的黏结效果,同时还提高了修复体的强度。树脂黏结剂的使用为嵌体固位中黏结固位作用的重要性提供了良好的基础和保证,但应注意严格按照树脂黏结剂的产品使用要求操作。

(2)非金属嵌体修复的抗力:包括嵌体的抗力和牙体组织的抗力两部分。①嵌体:脆性材料的瓷嵌体,由于其材料的力学特点是抗压不抗拉,在相同载荷的情况下较金属嵌体更容易受应力集中的不利影响,出现瓷崩裂的问题。实验研究提示:瓷嵌体的厚度不少于2 mm就可保证它的强度。树脂嵌体材料的弹性模量与牙体组织接近,受力时的应力分布比较均匀,抗力性能较好。②牙体组织:影响牙体组织抗力的因素有牙体组织的存留量,预备体洞形的深度和点、线、角的形态特点,以及嵌体材料和垫底材料的弹性模量。牙体预备时磨除的牙体组织越多,存留牙体组织的抗力性能就下降越大。在这方面,非金属嵌体在设计和牙体预备的要求中,更多地考虑了对存留牙体组织的保护,优于金属嵌体的设计要求。在洞形深度方面,洞形越深,存留牙体组织的抗折能力越差。因此,在保证嵌体厚度的前提下,对于过深的洞形应做垫底处理。应力分布的特点是容易在直线的点、角处形成应力集中,非金属嵌体牙体预备要求的洞形表面光滑,线、角圆钝有利于避免应力集中,形成均匀应力分布。高弹性模量的嵌体材料受力时产生的变形小,牙体组织的应力分布比较均匀;低弹性模量的嵌体材料受力时产生的变形大,牙体组织的应力分布容易出现集中的情况。嵌体材料与牙体的弹性模量越接近,越有利于力的传导与分布。树脂嵌体受力时对牙体组织和自身的应力影响都比较小,就是因为树脂嵌体材料的弹性模量与牙体组织接近。

8.非金属嵌体修复后容易出现的问题与处理

(1)嵌体修复后疼痛:嵌体在完成黏结后立即出现疼痛,这种情况多为牙髓受到刺激引起的过敏性疼痛,一般黏结后一段时间疼痛可逐渐减缓消失。如黏结后出现咬合疼,多为咬合创伤引起,应检查咬合,做调整处理。如果使用一段时间后出现疼痛,多为嵌体松动产生继发龋所致。这种情况需要拆除嵌体,重新治疗修复。如果使用一段时间后出现咬合疼,多为根尖周问题引起,应作相应的检查和处理。

(2)嵌体修复后牙齿折裂和嵌体折裂:牙齿折裂是因为咬合力过大或存留的牙体组织抗力不足引起的。适应证选择不合适、修复后咬合不平衡造成局部应力过大等都是造成牙齿折裂的原因,应根据折裂的具体情况做相应的处理,例如,牙髓治疗后行全冠或桩冠再修复。瓷嵌体容易出现折裂的问题,这主要是由瓷嵌体厚度不足、洞形设计不合理或咬合力过大所致。

(3)嵌体修复后松动脱落:这种情况多为嵌体制作的精确度不够,嵌体与牙体不密合;黏结剂选择不合适或操作不当;洞形过浅固位力差等原因引起的,应认真查找原因并做相应的处理。

(4)嵌体边缘微渗漏:这种情况多为嵌体制作的精确度不够,嵌体与牙体不密合或黏结剂质量问题引起的。早期无症状,随着问题的发展可出现牙齿敏感、嵌体与牙体黏结边缘出现色素沉着等问题。早期可采用窝沟封闭的方法治疗,如果范围大或出现继发龋,就应该拆除修复体,治疗后重新修复。

二、嵌体的特殊形式——嵌体冠

(一)嵌体冠的概念

嵌体冠虽然是由嵌体和冠两部分组成,但它们是一个统一的整体。嵌体冠中的嵌体部分起主要固位作用,冠用于恢复牙体的外形,建立良好的咬合关系,保护薄弱的存留牙体组织。

(二)嵌体冠的分类

(1)根据制作材料的不同,嵌体冠可分为金属嵌体冠、全瓷嵌体冠和树脂嵌体冠。①金属嵌体冠:是利用失蜡铸造法的原理制作完成的。这种方法制作简单,是临床最常用的一种传统制作方法。制作嵌体冠的合金有金合金、金银钯合金、镍铬合金等。金合金化学性能稳定,铸造收缩小,机械性能和生物学性能较其他金属材料更适合用于制作后牙嵌体冠。②全瓷嵌体冠:多采用CAD/CAM技术制作完成。这种制作方法技术要求高,费用较高。但由于全瓷嵌体冠具有与天然牙相近似的颜色和半透明性,具有良好的美观性能,目前正在被越来越多的医师和患者所接受。例如,用可切削的二氧化锆瓷块制作的无饰瓷二氧化锆嵌体冠。③树脂嵌体冠:是使用硬质复合树脂光固加热加压完成的。这种方法制作简单,价格较低,适合儿童乳磨牙嵌体冠的修复。

(2)根据固位方式的不同,嵌体冠可分为髓室固位嵌体冠和髓室-根管联合固位嵌体冠。①髓室固位嵌体冠:利用髓室固位的嵌体冠。适用于髓腔比较深大,深度在2.0 mm以上,缺损位于龈上1.0 mm以上,轴壁厚度不少于1.0 mm,经过完善根管治疗的磨牙残冠。②髓室-根管联合固位嵌体冠:这类嵌体冠除了利用髓室固位之外,还需要利用部分根管的固位来保证修复体具有足够的固位力。适用于髓室深度不足,如髓室深度不足2 mm,为获得足够深度固位,通过根管口向下扩展,获得可靠的固位深度以保证修复体的固位。

(三)嵌体冠的适应证

(1)严重磨耗,咬合紧;牙体组织大面积缺损,同时伴有龈距离小;经完善根管治疗的磨牙。

(2)牙体组织大面积缺损,但缺损位于龈上,存留壁的高度和厚度不少于1.0 mm,髓腔深大,利用髓腔可获得足够的固位力,经完善根管治疗的磨牙。

(3)根管钙化、髓石、断针、塑化致根管无法扩通等原因,部分根管不能进行完善根管治疗的磨牙。

(4)牙体大面积缺损,经完善根管治疗后可利用髓腔固位的乳磨牙。

(5)若固定桥基牙临床牙冠短,可设计嵌体冠修复的基牙。

(四)嵌体冠的优缺点

(1)嵌体冠与桩核冠相比,嵌体冠简化了临床操作过程,只需将髓腔形态进行磨改使之符合嵌体洞形即可;免除了根管预备的操作程序,避免了根管侧穿的危险性;减少了制取根桩蜡型的操作;节省了医师的临床操作时间;减少了患者的就诊次数;也减少了牙根折裂的危险,但其适应证范围比桩核冠窄。

(2)嵌体冠与嵌体相比,嵌体冠覆盖了牙齿的整个咬合面,避免了嵌体修复时单个牙尖承受的过大应力,避免了牙尖折裂的风险;起到了保护薄壁弱尖的作用。适应证范围比嵌体宽,但磨除牙体组织比嵌体多。

(五)嵌体冠的牙体预备

1.髓室洞形预备

要求按照髓室形态预备出嵌体洞形,洞轴壁外展 2°～5°角,并应与预备后轴面取得共同就位道。不要求绝对的底平,轴壁无倒凹,轴壁上的倒凹可用树脂修平整,髓室底可用垫底材料修平整(图 12-2、图 12-3)。金属嵌体冠应按照金属嵌体洞形预备要求预备出洞斜面;瓷嵌体冠和树脂嵌体冠要按照非金属嵌体要求各轴壁相互平行,洞形所有线角均需光滑圆钝,不预备洞斜面。

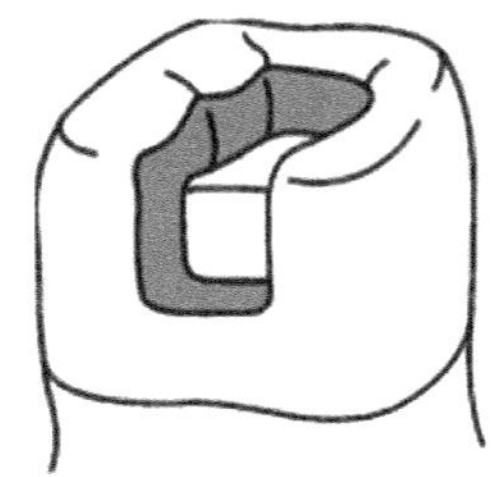

图 12-2 嵌体冠牙体预备外形

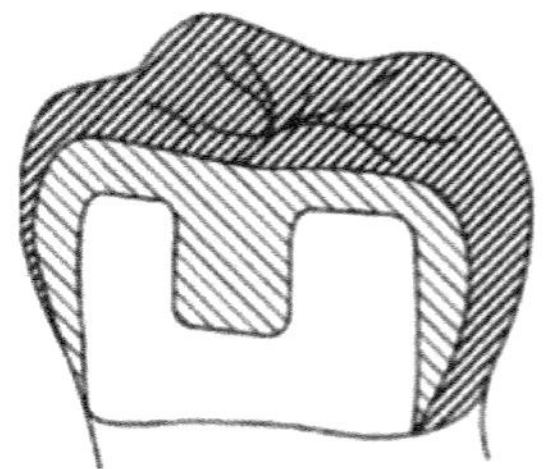

图 12-3 嵌体冠剖面

2.冠预备

按照全冠要求预备各轴面,向聚合度 2°～5°角。

3.髓室固位嵌体冠的牙体预备

除了遵循以上髓室洞形预备和冠预备的要求之外,如果髓腔底部直径大于口部直径,为了尽量保存剩余牙体组织,可利用充填填补倒凹方法,获得底平壁直的髓室箱状固位形。

4.髓室-根管联合固位嵌体冠的牙体预备

除了遵循以上髓室洞形预备和冠预备的要求之外,还需要做部分根管的预备。如果髓室洞形深度<4 mm,需要向下预备部分根管以增加固位力,预备深度 3～4 mm。

(六)排龈、制取印模和灌注模型

1.排龈

常规排龈线退缩牙龈组织,减少龈沟液分泌,以便精细印模的制取。如邻颈部缺损齐龈或龈下 1.0 mm 以内,必要时进行局部牙龈切除术,以确保嵌体与颈部缺损面的密合。

2.制取印模

硅橡胶制取印模,要求印模清晰、完整。

3.用硬质石膏灌注模型

要求模型完整、工作区清晰,无气泡。

(七)嵌体冠的制作

通常是在口外模型上制作完成嵌体冠。

1.金属嵌体冠

失蜡铸造法完成。具体操作要求参照金属嵌体和铸造全冠的制作。

2.全瓷嵌体冠

多采用 CAD/CAM 技术制作完成。具体操作要求参照全瓷嵌体的制作。

3.树脂嵌体冠

多用硬质复合树脂光固加热加压完成。具体操作要求参照树脂嵌体的制作。

(八)嵌体冠设计的力学合理性

1.嵌体冠设计的特点

对于存留牙体组织少,同时伴有龈距离小的患牙,如果单纯设计环抱固位的冠修复,难以获得良好的固位力,容易出现牙冠脱落的问题。如果设计桩冠修复,修复体的固位虽然得到了解决,但不能使存留牙体组织的抗力强度增加,反而会增加牙根折裂的概率,因为桩只有增加固位的作用,没有增加存留牙体组织强度的作用,而对于这种缺损类型,嵌体冠的设计是基于将髓室洞形的固位,合理地用于弥补单纯轴壁环抱固位形的不足。既解决了修复体固位的要求,又不影响存留牙体组织的抗力强度,是一种理想的修复设计。

2.嵌体冠固位的特点

嵌体冠的固位是通过嵌体的冠内固位和全冠的冠外固位相结合的结果。嵌体和基牙轴壁间可形成很强的机械嵌合力,能够为修复体提供大部分的固位力,加之冠边缘形成的环抱固位力以及黏结剂提供的黏结力,可以为修复体提供足够的固位。

3.嵌体冠抗力的特点

嵌体冠嵌入髓室内,同时覆盖牙体外部,内外形成一个整体,大大提高了患牙在行使功能时的抗力,使患牙具有更强的抗折裂能力,良好的黏结剂不仅能增强固位力,更能紧密联结修复体和基牙,使其成为一个整体有效分散缓冲咬合力,提高修复体的抗折裂强度。

4.嵌体冠的特殊应用

儿童乳磨牙龋坏导致牙体大面积缺损是儿童牙体的常见病和多发病。由于牙体缺损多,临床常规的充填方法难以获得良好的固位,充填物反复脱落的问题成为儿童牙体治疗的难题。充填治疗也不能恢复牙冠的形态、咬合关系和邻接关系,影响咀嚼功能。乳磨牙由于其特殊的解剖结构和生理发育特征,临床牙冠较短,牙根也会逐渐吸收,全冠修复效果差,也不宜设计利用根管固位的桩冠修复。儿童乳磨牙嵌体冠的修复设计,合理地利用了位于髓室内的嵌体部分固位,为修复体获得良好的固位提供了有效的保证。

(王 戬)

第六节 残根与分根术后桩核冠修复治疗

龋坏、牙折等导致的牙体缺损,最严重的程度无疑是缺损位置深达龈下,或到牙槽嵴顶水平或之下(图 12-4),此时在桩核的颈部通常由于无全冠包绕,而很有可能根折。如果不采用特殊的方法,则很难达到满意的修复效果。有时为了美观而将冠的边缘放置在龈下,但如果超过一定限度则不仅会导致全冠边缘适合性不良,也会破坏牙周软组织附着的生物学宽度,导致修复后难以愈合的龈炎甚至牙周炎,需要拆除重新修复。要想重获牙本质肩领,同时建立合适的生物学宽度,目前常采用两种方法:一是牙周手术,即临床牙冠延长术;二是正畸牵引术,将牙根向牵引到理想的位置。后者通常需要结合牙周手术,才能达到满意的临床效果(图 12-5)。有时,牙体缺损即使仅到上皮结合的位置,也可通过少量的延长为全冠的边缘线提供足够的牙本质肩领。

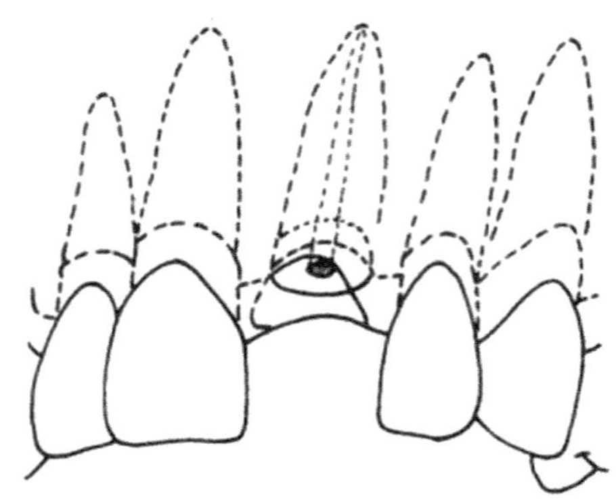

图 12-4　牙体缺损位置深达牙槽嵴顶水平或之下

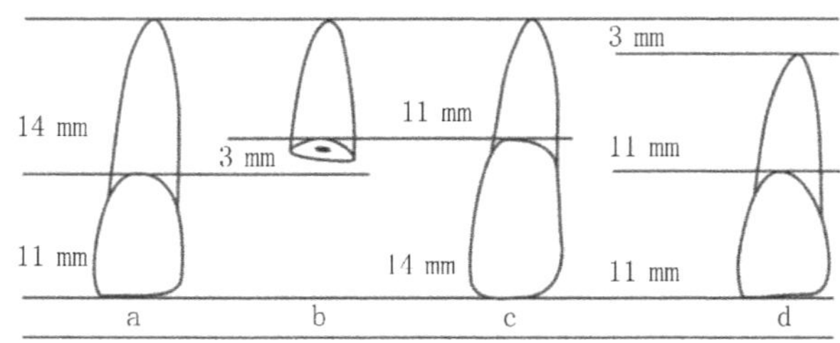

图 12-5　牵引和冠延长术的作用

a.中切牙正常解剖冠根比平均为 11∶14；b.牙折断至釉牙骨质界以下 3 mm；c.单独使用冠延长术只能提供不稳定和不美观的冠根比 14∶11；d.冠延长术后配合牵引术可以提供更稳定的冠根比 11∶11

一、残根的临床牙冠延长术

当牙冠折断达龈下时，常会影响修复体的制作，最终因此而导致拔牙，如此时能将临床牙冠延长，则会为制作良好的修复体创造条件从而避免拔牙。临床牙冠延长的方法包括手术法和正畸法，手术方法即为临床牙冠延长术。牙冠延长术是通过手术的方法，降低龈缘的位置或充分暴露残根边缘，使修复后的临床牙冠加长，并形成牙本质肩领，从而利于牙体的修复或解决美观问题。

正常情况下，从龈沟底到牙槽嵴顶的距离是恒定的，该距离称为生物学宽度，包括结合上皮和牙槽嵴顶冠方附着于根方的结缔组织，宽度一般为 2 mm 左右。牙冠延长术的基本方法是用翻瓣术结合骨切除术，降低牙槽嵴顶和龈缘的水平，从而延长临床牙冠，同时保持正常的生物学宽度，如果只做牙龈切除术，不去除部分牙槽骨，则往往会在术后修复体尚未完成后牙龈又重新生长至术前水平。或在修复体完成后出现牙龈增生、红肿等炎症表现及牙槽骨吸收，这种现象的出现主要是由于单纯切除牙龈不能满足生物学宽度的要求所致(图 12-6)。

(一)适应证

(1)牙折裂达龈下，影响牙体预备、取印模及修复。

(2)龋坏达龈下，影响治疗或修复。根管侧穿或牙根外吸收在颈 1/3 处，而该牙尚有保留价值者。

(3)破坏了生物学宽度的修复体，需暴露健康的牙齿结构，重新修复者。

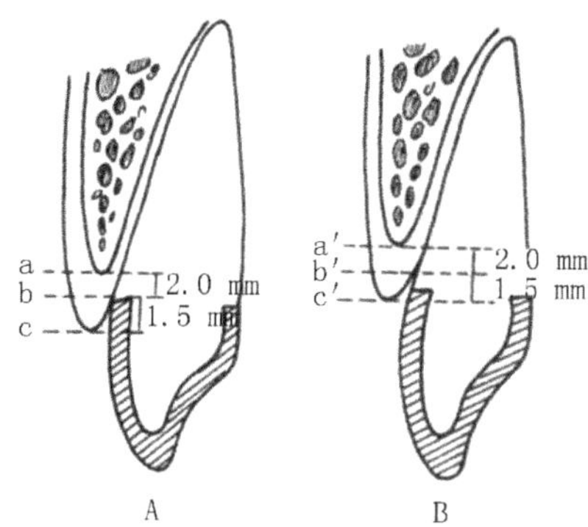

图 12-6 牙冠延长术前后修复体龈缘与牙槽骨顶的关系

A.全冠龈缘达龈沟底，刺激牙龈炎和骨吸收；B.冠延长术后，使全冠龈缘位于龈沟中部；a 牙槽嵴顶；b 龈沟底；c 龈缘；a′、b′、c′为手术后各自的位置

适合上述 3 种情况的患牙应有足够的牙根长度，以便在手术切除部分牙槽骨后，仍能保持足够的牙周支持。如果患牙牙根过短或者过细，则不是牙冠延长手术的适应证。

（二）禁忌证

（1）牙根过短，去骨后将导致冠根比失调者。

（2）牙折断面达龈下过多，需暴露残根边缘，但牙冠延长术后，估计剩余的牙槽骨高度不足以支持患牙行使功能者。

（3）为暴露牙折断缘而需切除过多的牙槽骨，估计将导致颈缘位置与邻牙不协调或明显损害邻牙者。

（4）全身情况不宜手术者。

（三）手术方法

（1）术前应消除牙龈炎症，并能较好地控制菌斑。

（2）探明牙断端的位置及范围。估计术后的龈缘位置，据此设计切口。如为前牙美容的牙冠延长术，术前应考虑术后龈缘位置与邻牙相协调，切口位置应遵循牙龈的生理外形，注意中切牙、侧切牙及尖牙龈缘的相对位置关系。

（3）根据术后龈缘的新位置而确定内斜切口。若附着龈宽度不足，则需采用根向复位瓣术。

（4）翻瓣，并除去被切除的牙龈暴露根面或牙根断面。

（5）进行骨修整。切除部分支持骨，使骨嵴高度能满足术后生物学宽度的需要，骨嵴顶需降至牙断缘根方至少 3 mm 处。在骨修整时，还需注意使该处的骨嵴高度与其他部位及邻牙的骨嵴逐渐移行，不可有明显的悬殊，这样才能在术后获得良好的牙龈外形。若为改善露龈笑的美容手术，骨嵴应在釉牙骨质界下方 2 mm，使术后牙龈缘位于釉牙骨质界的冠方 1 mm。若是特殊情况需暴露更多的临床牙冠，也可进一步降低骨嵴位置，但必须考虑根长及临床牙冠与临床牙根的冠根比，避免术后牙松动。另外，还应注意中线两侧牙齿的龈缘位置应左右对称。

（6）彻底进行根面平整，去除根面残余的牙周膜纤维，防止术后形成再附着。

（7）修剪龈瓣的外形和适宜的厚度。龈瓣过厚会影响术后牙龈缘的外形，如过薄会出现牙龈退缩。然后，将龈瓣复位缝合于牙槽嵴顶处水平。一般采用间断缝合，必要时可配合水平或垂直褥式缝合。如为根向复位瓣术则需采用悬吊缝合。

（8）在冲洗、压迫、止血后，观察龈缘的位置及牙齿暴露情况，然后放置牙周塞治剂。

(9)术后护理等事项与骨切除术相同。

(四)术后修复的时机

牙冠延长术后修复体的制作应待组织充分愈合、重建后再开始,不宜过早。一般术后4～6周组织愈合,龈缘位置基本稳定后再行修复。在术后6周至6个月时,仍可有小于1 mm的变化。因此最好能够在手术后1～2周时先戴临时冠,永久修复体最好在术后6周再开始,涉及美容的修复应至少在术后2个月后开始。如果过早修复,往往会干扰组织的正常愈合,并在组织充分愈合后导致修复体边缘的暴露。

二、残根牵引术

如果牙体缺损位于牙槽骨水平以下,行冠延长术会使冠根比增加而不美观,因此如果通过正畸牵引后再做骨修整则可以很好地调整冠根比例。另一方面,还应考虑牙根的实际长度,以免去除根周骨后导致牙根松动。与普通正畸装置不同的是,用于牙根的正畸牵引术,要求牵引装置体积不要太大,以免显露金属而不美观;有足够的支抗,以免带来无法预测的基牙移动;另外因牙根断面位于牙槽骨水平以下,因而应该能放置到足够的深度;最好是固定矫治器而少用活动矫治器,后者会增加疗程,且需要患者的高度依从性。下面将要阐述由Oesterle和Wood提出的在邻牙上黏结支抗弓丝的牙根正畸牵引技术。

首先必须进行牙髓治疗,在牙根牵引的同时进行永久或暂时的桩核修复。另外,放置预成冠用以牙根的牵引。这样在治疗期间可以维持间隙,保证修复后牙冠外形的协调对称。如果在牵引之前制作永久桩核,则核至少应比常规短3 mm,以便留出牵引后的切端空间。在暂时冠颊侧近远中的中心嵌入牵引钉(Cotlene-Whaledent,New York,NY),使其尽可能地接近牙龈。将牵引钉轻微龈向弯曲,用以增加即将放入的弹性弓丝固位力(图12-7)。在颊侧用0.16 mm×0.23 mm的不锈钢弓丝弯制一个圈曲,正对需牵引牙冠的中部。圈曲作为弹性附件,向弯曲以防止弹性装置的脱位。圈曲应紧贴牙面,以防止牙根在牵出过程中舌向移位。弓丝黏固在邻牙上并延伸两个邻牙牙面,在末端弯制成环形以增加固位(图12-8)。每侧黏固两个邻牙可以减少牙根牵出时邻牙的相对移动风险。

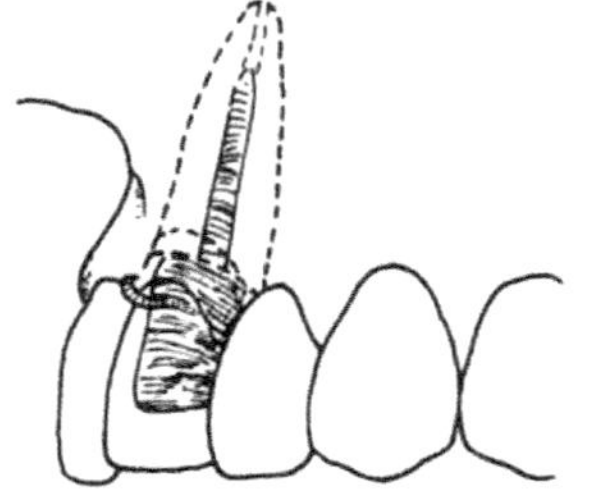

图12-7 暂时冠颊侧近远中的中心嵌入牵引钉

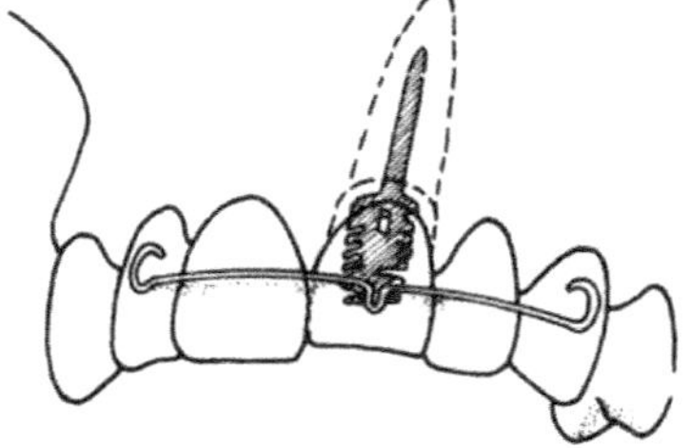

图12-8 作为弹性附件的圈曲正对需牵引牙冠的中部

将弓丝结扎在牵引钉上,牙根因受力而移动直到所需的龈水平。牙齿被牵出的距离由下列3项相加来计算(图12-9):①残根最低边缘至牙槽嵴顶的距离(如果破坏延伸到牙槽嵴顶以下);②2 mm的生物学宽度;③至少1 mm的距离以防止冠的边缘过分延伸到龈下。如果破坏延伸到牙槽嵴水平,至少需要牵出3 mm。用光敏树脂将弓丝黏结固定在4个基牙上,使暂时冠与邻近牙齿之间产生1 mm的距离,用橡皮圈将暂时冠上的钉与弓丝结扎在一起。每周复诊一次牵引,牙齿将以每周1.0～1.5 mm的速度延长,依此类推,重新调并更换橡皮圈。

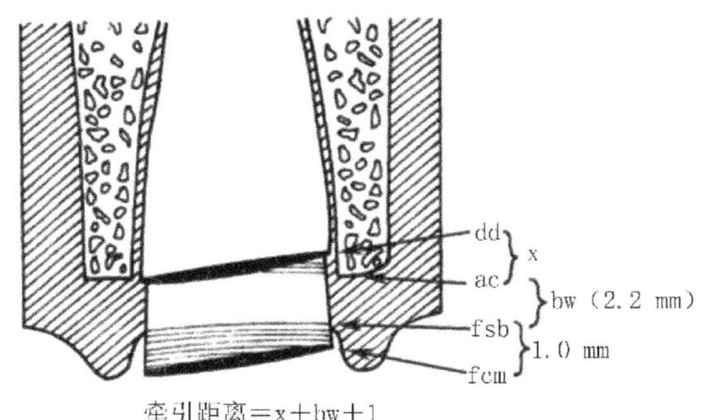

图 12-9 牙根牵引量的计算方法

牵引总量等于牙根折断最低点距牙槽嵴顶的距离(X)加 2 mm 生物学宽度(bw)再加冠边缘到龈沟底的1 mm距离。ac＝牙槽嵴。bw:生物学宽度,dd:折断延伸的最低处,fcm:最终冠的边缘,fsb:龈沟底

当暂时冠颊侧的牵引钉到达弓丝水平,牵引就此结束,不再加力。保持器的制作为:去除橡皮圈,用结扎丝将钉与弓丝结扎,尽力使暂时冠上的钉进入弓丝的圈曲中,以确保没有咬合干扰,否则创伤会影响牙龈的健康与稳定,保持 1 个月,再进行下一步治疗(图 12-10)。如果在牵引开始前牙周组织健康,牙槽骨和牙龈附着会随着基牙的牵引而冠向移动(图 12-11),而显得临床牙冠过短,需要配合牙冠延长术将牙槽骨和龈缘恢复到邻牙的水平(图 12-12)。即在基牙牵引到位后翻瓣,去除部分牙槽骨,使骨的水平与邻牙相当。外科手术完成 4 周后,就可以开始进行最终的修复(图 12-13)。但如果在牵引前已有牙周组织缺损,这种现象将不明显。

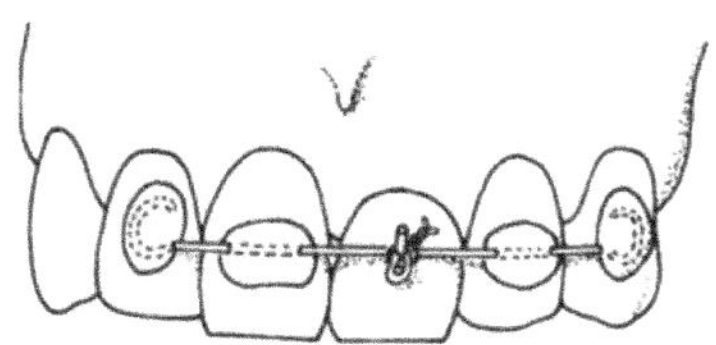

图 12-10 牵引结束后保持 1 个月

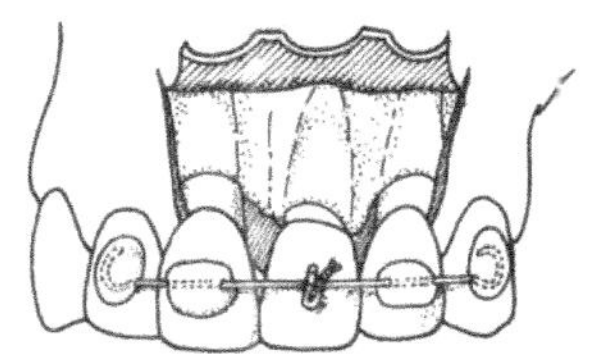

图 12-11 牙槽骨和牙龈附着会随着基牙的牵引而冠向移动

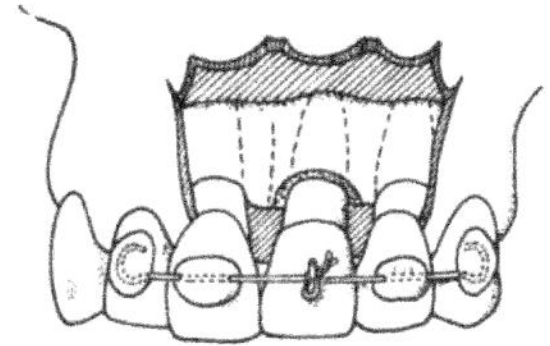

图 12-12 配合牙冠延长术调整龈缘水平

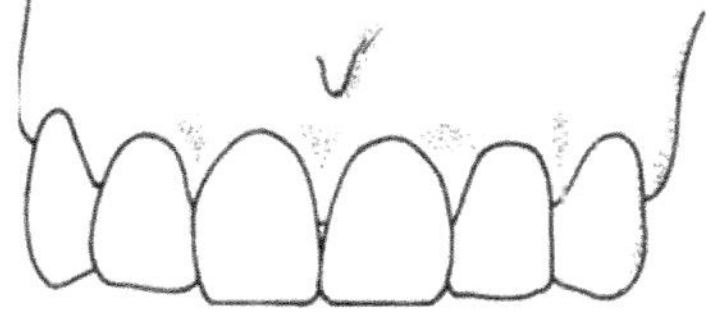

图 12-13 龈缘调整后完成冠修复

三、牙根切除术后的残冠残根修复

当多根牙的牙体缺损导致髓室底破坏,或伴有根分歧骨病变,或其中一个牙根因牙周或根尖疾病无法保留等情况下,有时需要采用牙根切除手术来保存患牙。牙根切除手术包括截根术和分根术。截根术又称为牙根部分切除术,不涉及牙冠,仅将牙根去除,余留部分可行冠或桩核冠修复;分根术是将患牙从根分歧到牙冠截成两瓣,形成大小基本相同的两个牙,再行单冠或联冠修复,有时需要桩核冠修复。

(一)截根术

1.适应证

(1)因严重垂直向骨吸收导致根分歧暴露,需要去除一个或多个牙根。截根术中去除磨牙的一个或多个牙根是为了根治出现病变的区域,以维持良好的口腔卫生环境,控制菌斑。减少病损扩散到余留牙根及邻牙的危险。

(2)用于保留在牙髓治疗中出现问题的患牙,包括底穿或侧穿、器械折断、器械无法进入的解剖畸形、根管堵塞和其他非特异性问题。当某一牙根折断,或者在根面有无法治疗的龋损,而其他牙根完好时,可以通过截根术保留该患牙。

(3)由于两邻牙牙根相距过近以致外展隙消失,需截除一个牙的一个牙根,以便能保留两个牙,实际上截除其中一个牙根主要是为了能改善邻牙和被截患牙的预后。

Bower 发现在 58%的上下颌第一磨牙中,根分歧入口比现有最小刮治器的宽度还要窄,器械很难进入,截根是唯一能开辟充分清洁该区域的方法。另外,截根还可以通过改变根分歧的解剖形态使之更容易清洁,重建根分歧的菌斑控制。根分歧区病变也不能机械地认为必须使用截根术。Hamp 等在一项临床研究中报道了 100 例患者的 175 颗有不同程度根分歧病变的多根牙。大约一半进行截根术,另一半进行刮治、根面平整或其他治疗方法。在 5 年的追踪调查中,两组患者的患牙都保留完好。医师不同的治疗理念,患者的接受程度和许多其他因素,使不同治疗方式所占的比例不同。

2.禁忌证

(1)融合根或同一患牙上距其他牙根很近的根,是截根术的禁忌证。

(2)如果根分歧距根尖很近,不能截根,因为剩余的骨量不足以支持余留牙根。在下颌磨牙,根分歧必须在颈 1/3 时才能行截根术,上颌第一前磨牙一般不行截根术。

(3)如果所有牙根周围的牙槽骨都大量均匀地吸收,截除一个根也于事无补。余留牙根的骨支持不会比截除前更好。

(4)被保留的牙根不能进行成功的牙髓治疗,也不宜采用截根术。

3.截根术后剩余牙根的牙周支持能力

通过截根术可以保留重要的功能牙,从而避免行可摘局部义齿修复。但是,应当注意这些牙承担力的能力由于牙周附着的减少而降低。当牙周疾病导致骨水平降低时,牙周附着也相应减少。比如,下颌第一磨牙根分歧以上的根柱、近中根、远中根分别提供 31%,37%、32%的牙周附着面积,但如果根分歧暴露,由根柱提供的牙周附着将丧失。上颌第一磨牙根柱提供 32%的牙周附着,近中、远中和腭根分别提供 25%、19%、24%的表面附着区域。截除第二磨牙相应的牙根,将导致相似的支持结构丧失量。但是,第二磨牙根柱的长度变化很大,有时比第一磨牙要长。第一磨牙和第二磨牙牙根总的表面积相差只有 0.5%~1.2%。截根术后的患牙可作为固定义齿、牙周夹板的基牙,或悬臂梁固定义齿的对牙。

4.截根技术

截根术的一般程序为:先行截根手术,用暂时性充填物保护牙髓,同时尽可能快地进行牙髓治疗。

具体方法:用一细长的金刚砂钻从根分歧穹隆处开始截根,在手术中去除被截牙根的所有部分,不遗留根分歧穹隆的痕迹,以免形成悬突,影响菌斑的清除,增加组织感染的可能性(图 12-14)。

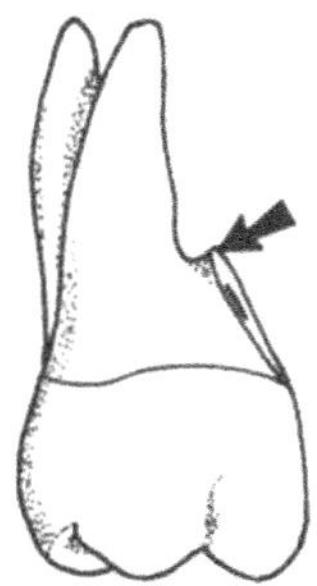

图 12-14 截根后留下的尖锐棱角将会影响菌斑清除

5.截根后剩余牙体组织的修复

(1)全冠修复:在全冠预备时,如果发现锐边,应将之磨平。在 73%的下颌第一磨牙可以发现中间分叉嵴,在上颌磨牙有一个与远中和腭根相连的嵴。预备全冠的边缘线应向根方延伸以封闭并盖过暴露的髓室(图 12-15)。由于截根术后牙根外形已经改变,原则上不必将预备体边缘线过分延伸,即将来全冠边缘不必覆盖的所有截根区域。

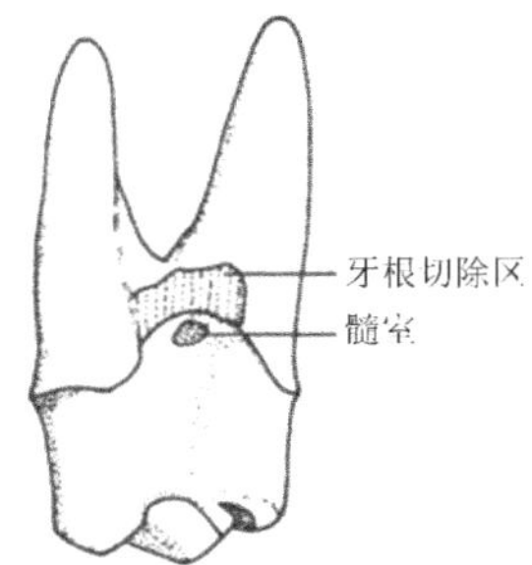

图 12-15 上颌磨牙远中颊根切除术后冠边缘位置

(2)桩核冠修复:如果由于牙周的原因截除上颌第一磨牙牙根,通常牙冠有足够的牙体组织,只需将髓腔内进行银汞充填即可。在这个区域内不需要进行桩修复,因为剩余牙根通常较细小,桩只可能削弱而不能加强余留牙根。但如果截根患牙的牙冠已有缺损则需要进行桩核修复,其中传统的铸造桩核比预成桩要好。当牙冠预备完成时,由于桩的周围牙周条件不够好,而且截根术后余留牙根直径较小,因此核的体积不能太大。

6.牙体预备和牙冠外形

截除一个牙根以后,由于牙体外形的改变而使牙体预备和牙冠的外形恢复与常规修复有所不同。

(1)上颌磨牙远中颊根截除术后:上颌磨牙的远中根是经常被截除的牙根之一(图 12-16),截根术后分开的远中颊根与第二磨牙相邻,患者不易清洁,因此经常会发生牙周问题。由于远中根是相对较小的一个,从面观察预备体的面常只呈现相对较小的改变。这种情况下,通常无法修复完整牙冠的整个面形态。结果是远中外展隙比正常要大,以便患者易于清洁。由于在正常牙列中,远中颊尖在近中颊尖之后而不能看到,因此减小远中颊尖通常不会产生美学问题。在修复完成后要恢复邻面接触点正常的颊舌向宽度,远中颊尖处的接触点下方应有一个明确的凹陷区(图 12-17)。由于这个区域不易自洁,牙冠的外形必须与牙根外形相适应,以防食物嵌塞,牙龈损害。

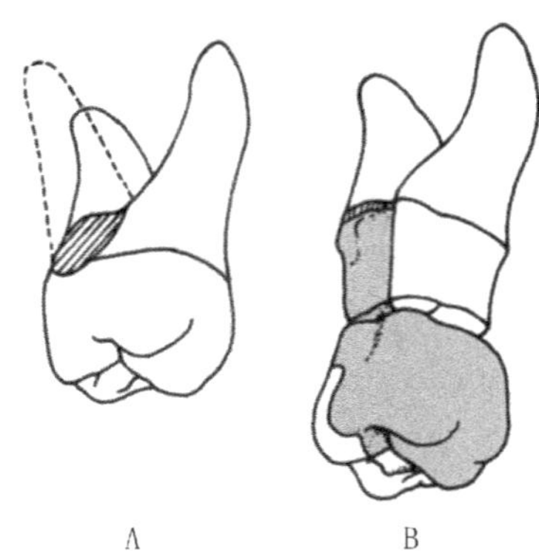

图 12-16　上颌第一磨牙远中根截除术后

A.截除面平整后的外形；B.核冠修复后

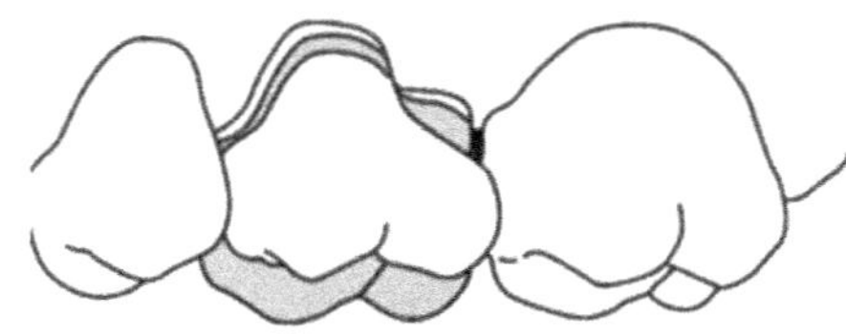

图 12-17　上颌磨牙远中颊根截除术后

(2)上颌近中颊根截除术后：近中颊根的缺失比远中颊根缺失会导致更严重的牙周支持组织丧失(图 12-18)。近中颊根占上颌第一磨牙牙根面积的 25%～36%，与根柱周围骨丧失的总量有关。如果截除近中颊根，牙根颊舌向结构将有更多的丧失，剩余牙体外形的面观更接近三角形。在牙冠的近中面接触点的颊侧龈外展隙区会有一凹陷(图 12-19)。

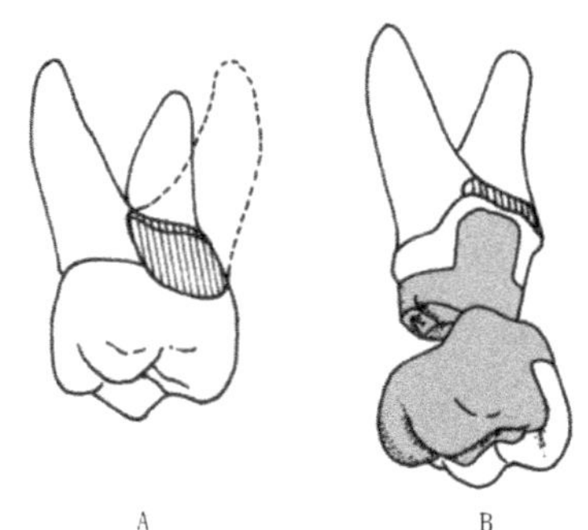

图 12-18　上颌磨牙近中颊根截除术后

A.断面；B.金属核烤瓷冠修复后

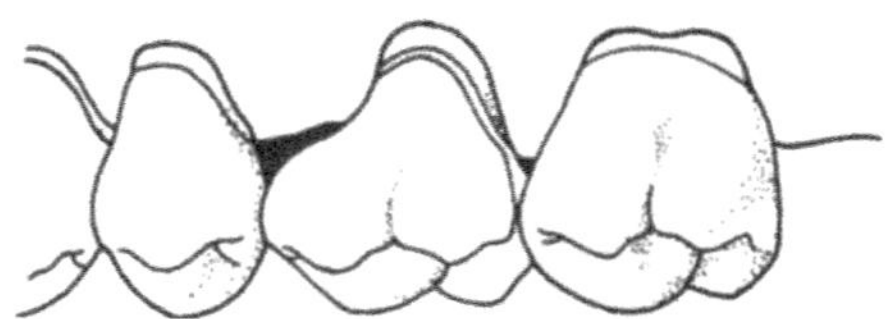

图 12-19　上颌磨牙近中颊根截除术后完成冠修复

(3)上颌磨牙腭根截除术后：在上颌磨牙腭根被截除的情况下，由于受截除后剩余牙根外形的影响，预备体腭侧面将较平坦(图 12-20)。预备体颊舌径将缩小，中央沟与邻牙的面在一条直线上，颊尖在颊舌向上近乎正常的位置。舌尖较小，可能只比中央沟舌侧较窄的嵴大一点。通常在预备体和修复体的颊侧根分歧腭侧交界处有一明显的凹陷，全冠的最终形态应减小颊舌径，可不恢复舌尖(图 12-21)。因为舌尖的存在不利于牙冠舌侧牙龈区的清洁。它也会在患牙上产生较严重的扭矩移动，使牙齿舌倾或冠下方预备体折断。

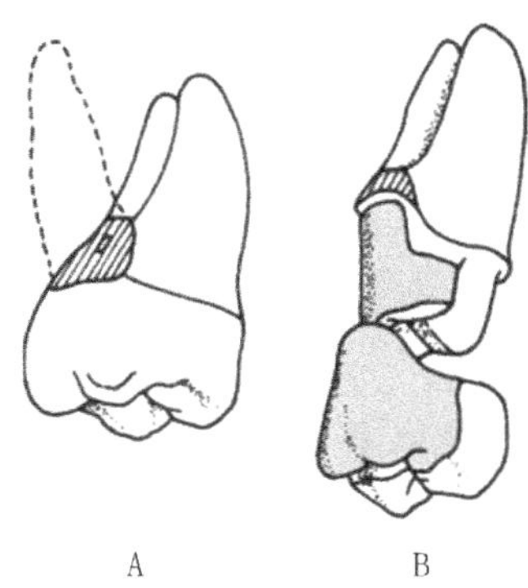

图 12-20 上颌磨牙腭根截除术后

A.断面；B.金属核烤瓷冠修复，预备体腭侧面将较平坦

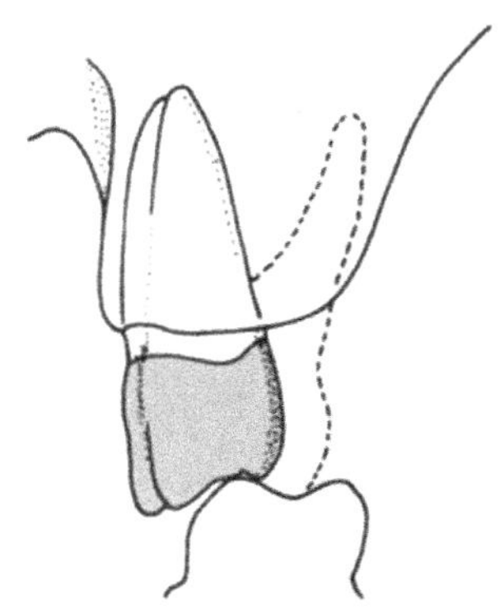

图 12-21 上颌磨牙腭根截除术后，全冠补面减径设计

(4)上颌磨牙两个颊根截除术后：去除上颌磨牙两个颊根，只保留腭根(图 12-22)。牙体预备时根据牙根的形状预备成椭圆形，或者环绕牙根本身外形。最终修复的冠以反或对刃的方式与对牙咬合接触，从而使力不会指向颊侧方向(图 12-23)。

(5)下颌磨牙半切术：下颌磨牙只有两个根，截根术后通常保留一个根。如果被截的牙根位于牙弓的末端，并且对颌牙邻接正常，则保留的近中根直接单冠修复即可，最终形态类似前磨牙(图 12-24)，而如果近中根被截除，则远中根可作为小跨度固定桥基牙来修复，面形态可恢复原有磨牙外形，桥体为卫生桥设计(图 12-25)。有时其中的一个根也可以作为跨度较大的固定桥远中基牙来修复磨牙(图 12-26)，但这种设计风险大，因为剩余牙根的牙槽骨支持要小于完整牙齿牙槽骨支持的 1/3。

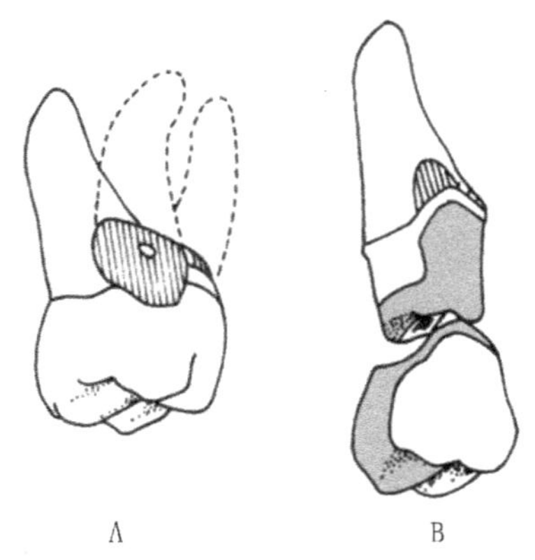

图 12-22　上颌磨牙两个颊根截除术后

A.断面；B.金属核及烤瓷冠修复后

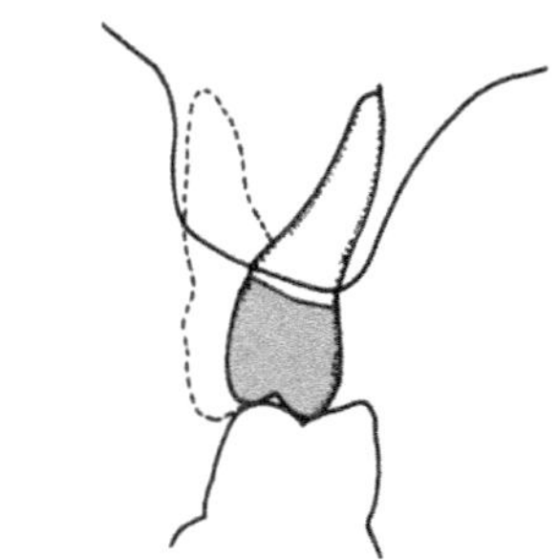

图 12-23　上颌磨牙两个颊根截除术冠修复后的补接触形态

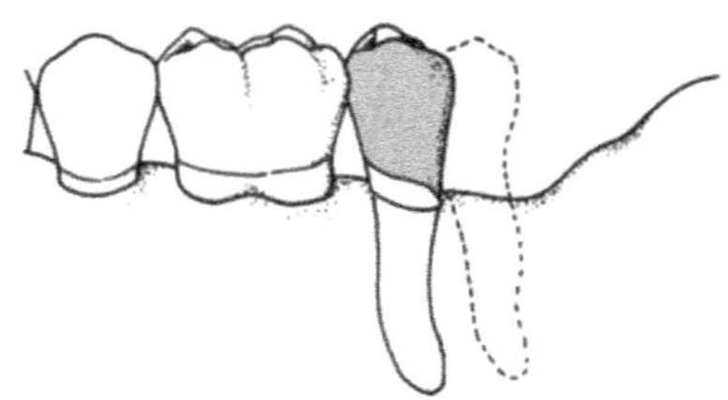

图 12-24　下颌第二磨牙远中根截除术后，近中根单冠修复

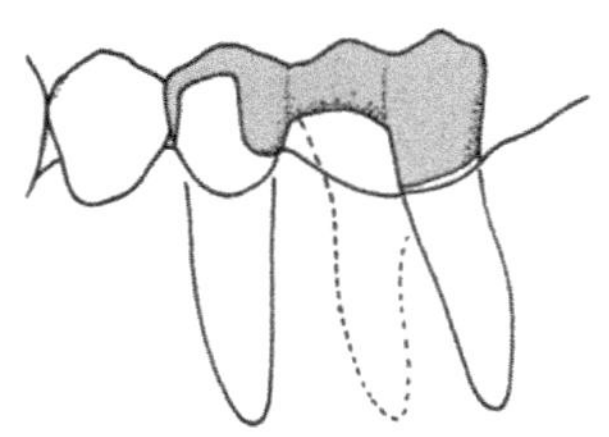

图 12-25　远中根作为固定桥基牙，其补面及桥体形态

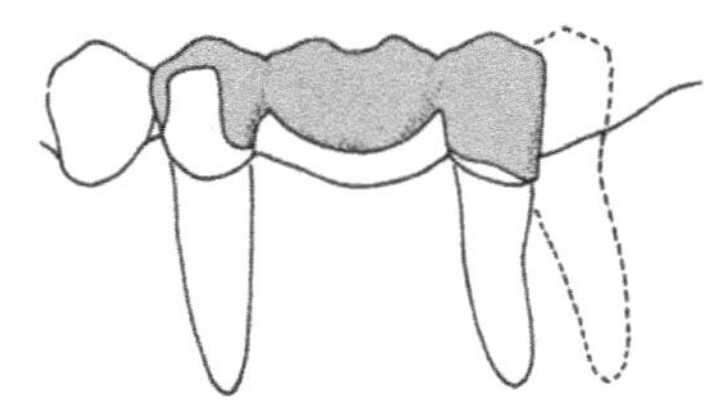

图 12-26　术后余留牙根仅能提供原有支持力的 1/3

(二)分根术

如果磨牙经过半切术后每个牙根都需要保留，称为分根术。

(1)适应证：当牙体缺损导致髓底穿孔，而两个牙根的牙周情况尚好者，可考虑通过分根术分离近远中根。(2)分根术后的牙体修复：分根术后可设计单冠或联冠修复。修复中应注意的是，如何使两个牙根修复后形成正常的龈外展隙。没有龈外展隙,将会导致邻面接触点达到龈下,修复预后很差。有时两根从根分歧分出后明显自然分开,可直接修复;但如果没有自然分开,则须采取一些措施去创造分离条件。一是通过正畸的方法移动牙根使其分离(图 12-27);二是在各自根面上预备根内肩台来实现(图 12-28);三是采用架空根分歧设计。所谓架空根分歧,即是在牙根根长足够、骨支持良好、且两个牙根明显分开的情况下,直接全冠修复。特别是上颌牙根,作分根术而不是截根术。这些根被分离后可单独牙体预备或桩核修复用"全冠"重新组合(图 12-29),实际上是以很短的根间夹板将各个根以凹形连接。夹板或"全冠"的面形态,与正常磨牙的牙冠形态大体相同,在分根时形成金属根分歧,并使根分歧方移动,形成架空状态(图 12-30)。这样既改善了根分歧的形态,也避免了继发龋的发生。

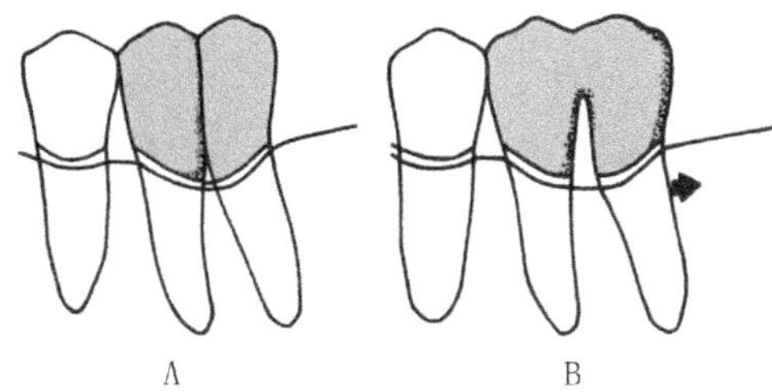

图 12-27 下颌第一磨牙分根术后的龈外展隙
A.无龈外展隙;B.可通过正畸力将牙根向远中移动后重获龈外展隙

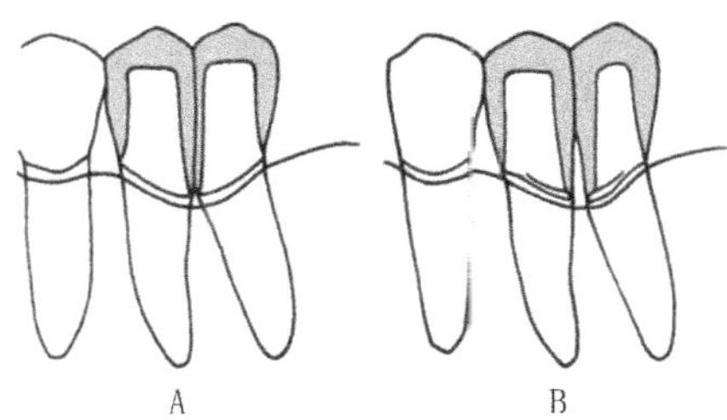

图 12-28 分根术后两根间的龈外展隙
A.无龈外展隙;B.在根分歧处预备根内肩台以恢复外展隙

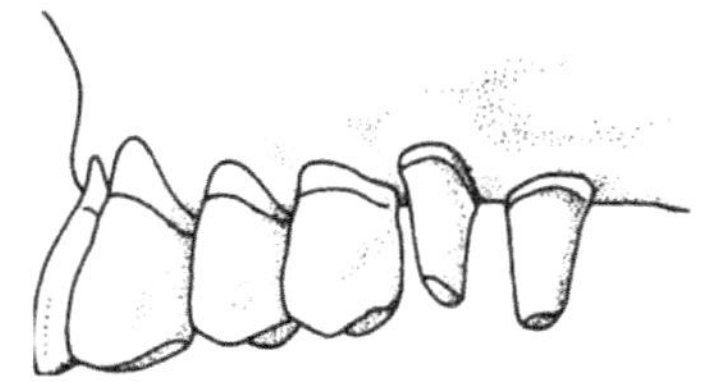

图 12-29 磨牙分根术后各根单独进行牙体预备

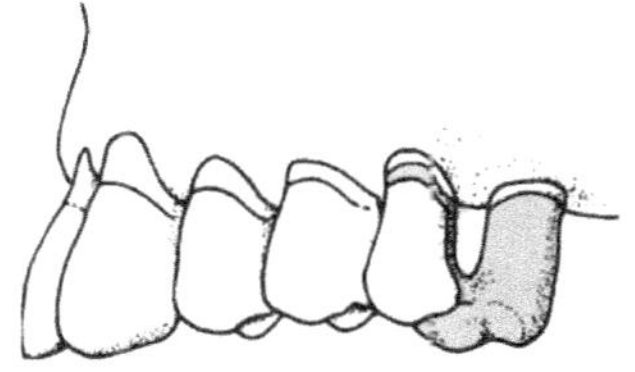

图 12-30 分根术后两颊根联冠形成"架空根分歧"

(三)根切除术的临床评价

根分歧病变的手术治疗后到底成功率有多高,文献报道的数据各不相同。Ehrlich 等报道根分歧病变通过截根术治疗后 10~18 年的成功率为 87%。而 Ross 和 Thompson 报道的磨牙根分歧病变经过保守治疗而没有进行截根的病例观察 5~24 年,成功率与之相仿(88%)。Hamp 等报道 87 颗经过截根的患牙 5 年内均保存完好,但在同样时间内,经过保守治疗的 88 颗根分歧病变的牙齿也保存完好。

Langer 等发现,截根术后的患牙最终失败主要表现为根折,失败通常发生于治疗后 5~10 年,在 5~7 年时失败的发生率为 55%。失败多由牙体牙髓病变或修复引起,比如不良的根管充填、不适当的桩修复等,而不是由于牙周本身。下颌牙比上颌牙截根术后失败发生率更高。可能是因为下颌牙截根术通常会造成单根支持,而上颌牙截根术后通常会使患牙保留两个牙根,为稳定性提供了更多的支持。牙周条件不好的牙齿,修复的成功有赖于尖牙保护的建立,较小的覆及较低的后牙牙尖斜度。

(王 戬)

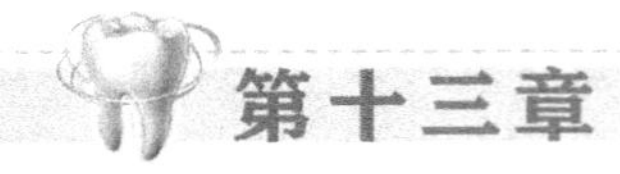

第十三章 全口义齿的修复

第一节 全口义齿修复前的检查与交流

在开始进行全口义齿修复治疗前，医师必须对接诊的无牙颌患者的个体情况进行全面、系统的了解，确定正确的诊断和治疗计划。

一、检查与诊断

(一)问诊

在接诊患者的最初阶段，医师应通过问诊，即交谈的方式，了解患者对于义齿修复的主观要求。既往治疗病史、全身健康状况、性格特征和精神心理状态，以及患者的经济状况。通过与患者的交流，开始与患者之间建立相互信赖的、良好的医患关系。医师与患者的交流与沟通应贯穿整个治疗过程，在开始修复前尤为重要，它不仅有助于确定正确的诊断和修复设计，而且应使患者充分了解自身条件和义齿修复所能达到的效果，以及可能遇到的问题，治疗的过程中必须得到患者的积极配合，这是获得最佳修复效果的重要基础。在问诊时应主要了解以下内容。

1.主观要求

在开始修复治疗前，医师必须充分了解无牙颌患者的要求，包括患者希望义齿所能达到的修复效果。如果曾经进行过全口义齿修复，应了解要求重新修复的原因和要求。此外，还应了解患者对于全口义齿修复治疗的过程、费用，以及可能达到的效果的理解程度。

2.既往牙科治疗史

应了解缺牙原因、缺牙时间的长短、口腔修复治疗史、旧义齿使用时间及效果。缺牙的原因和时间，以及不良义齿修复史均影响牙槽嵴的骨质吸收程度。医师应分析患者主诉，发现既往义齿修复中存在的问题。

3.身体状况

(1)年龄：患者的年龄通常与其支持组织的生理状况和适应能力有关。年龄越大的患者，或身体健康程度越差的患者，牙槽嵴和黏膜的萎缩程度越严重，组织也越敏感，神经肌肉的协调性和适应性也越差，影响义齿的修复效果，而且适应新义齿的时间也越长。

(2)性别：男性与女性患者对义齿的美观性要求有差别，女性更注重美观。女性更年期的患者，因内分泌的改变，易发生全身骨质疏松，骨质吸收速度快，牙槽嵴萎缩程度更加严重，而且易出现口干、烧灼感和疼痛，情绪波动较大，耐受力和适应能力均较差。

(3)全身健康情况。①骨质疏松：因为钙和骨代谢异常，从而导致全身骨质疏松和牙槽嵴过度吸收。常见原因有年龄较大(增龄改变)，内分泌改变(如更年期女性和糖尿病患者)，或服用某些药物的影响。②口干症：因为唾液分泌功能降低或唾液腺破坏，导致唾液分泌过少，黏膜干燥，义齿固位差，黏膜易受损伤。常见原因有内分泌改变(如更年期女性和糖尿病患者)、免疫系统疾病(舍格伦综合征等)或放疗等。③自主行为能力降低：患有脑血管疾病后遗症、帕金森病和老年痴呆等疾病的患者，口颌系统神经肌肉协调能力较差，对于全口义齿的学习和适应较困难，而且需要患者家属协助维持口腔卫生。自主行为能力完全丧失，口颌系统神经肌肉协调能力极差者，不宜进行全口义齿修复。

4.性格特征和精神心理状态

患者的性格特征和精神心理状态与其对全口义齿修复效果的满意程度有直接关系。性格开朗、积极乐观、有耐心的患者，通常能够积极配合医师的治疗，并能够主动地学习和适应义齿的使用，对全口义齿易于满意。而性格急躁、敏感、偏执、冷漠，或心理状态不稳定的患者，则多不能积极配合医师的治疗，态度消极，不能主动地学习和适应义齿的使用，对修复效果满意度低，常将义齿修复中出现的不适归咎于医师的责任，容易发生医患之间的矛盾。

5.社会背景

包括患者受教育的程度、职业特点、家庭关系、经济条件等，这些均会影响患者对全口义齿修复治疗过程及预后的认识与理解程度，对修复效果的期望与要求，以及在治疗过程中与医师配合的程度。

(二)口颌系统检查

牙列缺失导致口颌系统的形态和功能发生一系列的变化，其改变的程度与患者的年龄、全身健康状况、缺牙的原因和时间等个体因素有关。因此，在制作全口义齿之前，应对患者进行全面、系统的检查，明确诊断，并根据每个患者的个体情况，确定适宜的治疗计划和修复设计。

1.颌面部检查

(1)面部形态：颌面部左右是否对称，比例是否协调，唇的丰满度和上唇的长短。面部正面形态特征属于方圆型、卵圆型还是尖圆型，侧面面型是直面型、凸面型还是凹面型。

(2)下颌运动与颞下颌关节：下颌运动是否正常，有无张口偏斜、张口困难和习惯性下颌前伸，颞下颌关节有无弹响，关节区和肌肉有无疼痛。

2.口内检查

(1)牙槽嵴：检查牙槽嵴的平整程度，拔牙窝是否完全愈合，有无骨尖、骨棱和组织倒凹，比如上颌结节颊侧有无过大倒凹，上下颌隆突是否过大、过突。同时应观察牙槽嵴的吸收程度，牙槽嵴是高宽、低平还是呈刀刃状，上下颌牙槽嵴吸收程度是否一致。

(2)黏膜：检查牙槽嵴黏膜的厚度是否正常，是否有黏膜萎缩或增生。有无因咬合力过大或不良义齿修复导致的松软牙槽嵴、龈瘤、黏膜充血、肿胀或溃疡等。

(3)系带和肌肉的附着：牙槽嵴较丰满的，肌肉和系带的附丽点则相应地离牙槽嵴较远，可扩大义齿基托的伸展，因此义齿固位作用好。牙槽嵴因吸收过多而变低平，则肌肉和系带的附着点距离牙槽嵴顶较近或与之平齐，当肌肉活动时，容易造成义齿脱位。

(4)腭穹隆的形状：腭穹隆高拱者全口义齿的固位和稳定效果好。腭穹隆平坦者虽然垂直向支持作用较好，但是组织抵抗侧向力的能力差，义齿不稳定。

(5)上下颌弓的形状和位置关系:观察颌弓的(近远中)长度、(左右)宽度和形态。颌弓的形态通常与面型一致,分为方圆形、卵圆形和尖圆形3种。检查时应注意上下颌弓的形状和大小是否协调,如上下颌弓形状和大小不同,相差较多时,会给排列人工牙造成困难。可分为水平关系和垂直关系。

上下颌弓的水平关系:①正常关系,上、下颌颌弓的前后位置关系正常,形状和大小大致相同。侧面观上下颌弓的唇面基本在同一平面上,或上颌弓位于下颌弓的稍前方,又称为Ⅰ类关系,即中性颌关系。②上颌前突(或下颌后缩)关系,上颌弓位于下颌弓的前方和侧方,上颌弓大,下颌弓小,又称为Ⅱ类关系,即远中颌关系。③下颌前突(或上颌后缩)关系,下颌弓位于上颌弓的前方和侧方,上颌弓小,下颌弓大,又称为Ⅲ类关系,即近中颌关系。

上下颌弓的垂直关系:上下颌弓的垂直位置关系通常用颌间距离表示,即正中颌位时上下牙槽嵴之间的距离。此距离的大小与原来天然牙的长度和拔牙后牙槽嵴吸收的程度有关。牙槽嵴吸收严重者颌间距离较大,过大的颌间距离虽然可方便排列人工牙,但因人工牙离牙槽嵴顶较远,容易产生不利的杠杆作用,在咀嚼时易引起翘动,导致义齿不稳定。而颌间距离过小者,虽然上下颌牙槽嵴丰满,有利于义齿的固位和支持,但由于义齿修复间隙过小,造成人工牙排牙困难,常需磨除人工牙的盖嵴部。

(6)舌的大小和位置:牙列缺失后,由于没有了牙列的限制,舌体会变得肥大,充满口腔。全口义齿修复后,舌经过一段时间适应,可逐渐恢复正常形状。当在义齿修复初期或因人工牙排列位置偏舌侧,使舌运动空间缩小时,患者会感觉不适,而且舌的运动会对义齿产生较大的侧向力和脱位力,使义齿不稳定。在正常情况下,舌的前缘通常位于下颌前牙的舌面或前部牙槽嵴顶处,使口底组织与义齿舌侧边缘之间形成良好的边缘封闭。无牙颌患者常见舌后缩现象,舌体后缩,舌尖与下颌前牙之间有较大空间,而且其间常有大量唾液聚集,不利于义齿前部舌侧的边缘封闭,而舌后缩同时导致舌后部向两侧挤压下颌后牙,产生不利的侧向力和脱位力,使下颌义齿不易固位和稳定。

(7)唾液分泌情况:检查唾液分泌的量和黏稠度。口干症患者唾液分泌量少而黏稠,口腔黏膜干燥,甚至红肿、光亮。

(8)对旧义齿的检查:如果患者戴用旧义齿,应检查旧义齿的固位与稳定,义齿基托与组织密合情况,边缘伸展情况,垂直距离和正中关系是否正确,人工牙的材料、排列位置、型、磨耗程度和咬合接触关系等。对旧义齿存在的问题应进行分析,待重新修复时尽可能给予改正。

二、全口义齿与种植全口义齿的选择

在患者初诊时,修复科医师需要对种植义齿进行介绍,并说明普通全口义齿与种植义齿的差别,给患者提供选择的机会。对于比较年轻的患者、对义齿效果要求高的患者,以及牙槽嵴比较低平既往义齿修复效果差的患者要给予重点介绍。种植义齿在全球范围取得的成功应该让患者了解,种植义齿将会比普通全口义齿效果明显提高的情况也应让患者了解。对无牙颌患者,在条件允许的情况下,应该鼓励他们用种植覆盖义齿或种植固定义齿修复,以提高义齿的功能,提高老年生活质量。

(张　玉)

第二节 全口义齿的固位、稳定与支持

一、固位、稳定和支持的定义及相互关系

固位是指义齿承托区和周边组织抵抗义齿从这些组织区域脱位的能力，是指义齿抵抗垂直向脱位的能力，即抵抗重力、黏性食物和开闭口运动时使义齿脱落的作用力——脱位力而不脱位。稳定是指义齿能够抵抗以一定角度加在义齿上的力（非垂直向力），即能抵抗水平和转动作用力，避免翘动、旋转和水平移动，从而使义齿在功能性和非功能性运动中保持其与无牙颌支持组织之间的位置关系稳固不变。固位、稳定和支持是全口义齿的3个基本要素。支持是指义齿承托组织抵抗义齿向组织方向移位的能力，也就是说当受力后，承托组织（牙槽嵴和黏膜）有足够的支持力，防止义齿下沉。支持是固位和稳定的先决条件，有了良好的牙槽嵴和黏膜条件，就有可能实现义齿的固位和稳定。固位又是稳定的前提，没有固位，稳定无从谈起。这3个要素既有区别又有联系，虽然说支持反映了患者的自身条件，但是经过医师的努力，提高义齿的固位和稳定，也能部分弥补支持的不足。对于任何条件不同的个体，只有充分利用其支持条件，将全口义齿的固位和稳定实现最大化，才是高质量的全口义齿。

二、影响全口义齿固位的有关因素

全口义齿的固位力取决于义齿基托与黏膜的密合程度与吸附面积、唾液的质量、边缘封闭等因素。

（一）颌骨的解剖形态

颌骨的解剖形态是指无牙颌颌弓的长度和宽度，牙槽嵴的高度与宽度，腭穹隆的形态，唇、颊、舌系带和周围软组织附着的位置等。这些因素均直接影响全口义齿基托的伸展，影响基托与黏膜吸附面积的大小，从而影响义齿固位力的大小。如果患者的颌弓宽大，牙槽嵴高而宽，系带附着位置距离牙槽嵴顶远，腭穹隆高拱，义齿基托面积大，固位作用好。反之，如果颌弓窄小，牙槽嵴低平或窄，系带附着位置距离牙槽嵴顶近，腭穹隆平坦，则义齿基托面积小，不易获得足够的固位力。

（二）义齿承托区黏膜的性质

义齿基托覆盖下的口腔黏膜应厚度适宜，有一定的弹性和韧性。如果黏膜过于肥厚松软，移动度较大，或黏膜过薄没有弹性，则不利于基托与黏膜的贴合，影响义齿的固位。

（三）唾液的质量

唾液的质量影响吸附力、界面作用力和义齿基托的边缘封闭。唾液应有一定的黏稠度和分泌量，才能使义齿产生足够的固位力。唾液过于稀薄会降低吸附力和界面作用力。口腔干燥症患者，或因颌面部放疗破坏了唾液腺分泌功能的患者，唾液分泌量过少，不能在基托与黏膜之间形成唾液膜，则不能产生足够的吸附力和界面作用力。而唾液分泌过多，使下颌义齿浸泡在唾液中，不能发挥界面作用力，也会影响义齿的固位。

(四)义齿基托的边缘

在不妨碍周围组织功能活动的前提下,全口义齿基托的边缘应充分伸展,并有适宜的厚度和形态。这样既可以尽量扩大基托的面积,又可以与周围软组织保持紧密接触,形成良好的边缘封闭作用。基托边缘伸展不足会减小基托的吸附面积,未伸展至移行黏膜皱襞或边缘过薄的基托边缘则不能形成良好的边缘封闭。但基托的过度伸展会妨碍周围组织的功能活动,对义齿产生脱位力,会破坏义齿的固位,并造成周围软组织的损伤。上颌义齿基托后缘无软组织包裹,为达到边缘封闭,义齿基托应伸展至软硬腭交界处的软腭上,并在基托边缘组织面形成后堤,利用此处黏膜的弹性,使基托边缘向黏膜加压,达到紧密接触。

三、影响全口义齿稳定的有关因素

义齿的固位和稳定相互影响,良好的固位有助于义齿在功能状态时的稳定,但只有良好的固位并不能保证义齿在功能状态下能够完全保持稳定。义齿在功能状态下的稳定还取决于义齿受到的水平向和侧向作用力的大小,以及义齿支持组织抵抗侧向力的能力。义齿的设计和制作应尽量避免产生侧向力,尤其是对于义齿支持组织抵抗侧向力的能力较差的患者。

(一)颌骨的解剖形态

颌骨的解剖形态不仅影响固位力的大小,而且也决定其抵抗义齿受到的侧向力的能力。颌弓宽大,牙槽嵴高而宽,腭穹隆高拱者,义齿较容易稳定。而颌弓窄小,牙槽嵴低平,腭穹隆平坦者,义齿的稳定性差。

(二)上下颌弓的位置关系

上下颌弓的位置关系异常者,包括上下颌弓前部关系不协调(如上或下颌前突,上或下颌后缩),上下颌弓后部宽度不协调,其义齿均不易达到稳定。

(三)承托区黏膜的厚度

承托区黏膜过厚松软,移动度大,也会导致义齿不稳定。承托区黏膜厚度不均匀,骨性隆突部位黏膜薄,义齿基托组织面在相应部位应作缓冲处理,否则义齿基托会以此处为支点而发生翘动。

(四)人工牙的排列位置与咬合关系

人工牙排列的位置以及基托磨光面形态应处于唇、颊肌向内的作用力与舌肌向外的作用力大体相当的部位,此时唇颊肌和舌肌作用于义齿人工牙及基托的水平向作用力可相互抵消(图 13-1),此位置称为中性区。如果人工牙的排列位置偏离中性区,过于偏向唇颊或舌侧,唇、颊、舌肌的力量不平衡,就会破坏义齿的稳定。

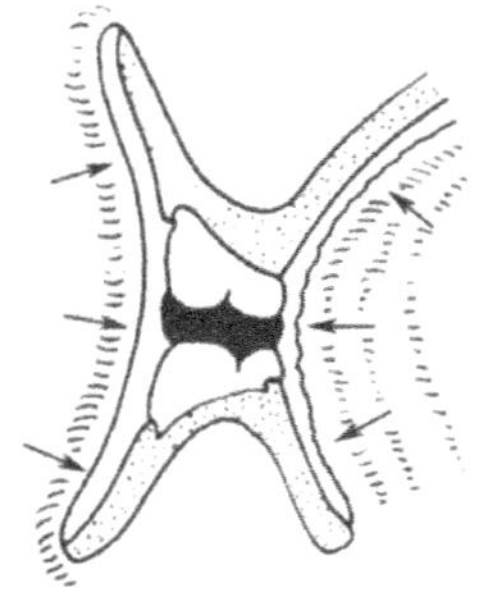

图 13-1　人工牙及磨光面与颊舌的正确关系

人工牙的排列位置还应尽量靠近牙槽嵴顶。无论是水平向还是垂直向偏离牙槽嵴顶过多，会使义齿在受到咬合力时以牙槽嵴顶为支点产生翘动。人工牙的𬌗平面应平行于牙槽嵴，且应平分上下颌间距离。人工牙高度和倾斜方向应按照一定的规律排列，使牙尖形成适宜的补偿曲线和横𬌗曲线，正中咬合时上下牙具有适宜的覆𬌗、覆盖关系和均匀广泛的接触，前伸和侧方运动时达到平衡咬合，或者采用特殊面形态的人工牙，尽量避免咬合接触对义齿产生侧向作用力和导致义齿翘动。

（五）颌位关系

天然牙列者，上下颌咬合在正中时位置关系恒定、可重复。无牙颌患者采用全口义齿修复时，首先应确定上下无牙颌的位置关系，使义齿的咬合关系建立在稳定、可重复的正确位置上。如果颌位关系确定错误，义齿戴入患者口内后就不能形成稳定的、尖窝交错的均匀接触关系和咬合平衡，而出现咬合偏斜、早接触和干扰，使义齿在行使功能时无法保持稳定。

（六）义齿基托磨光面的形态

义齿基托的磨光面形态应形成一定的凹斜面，义齿唇、颊、舌侧肌肉和软组织的作用能对义齿形成挟持力，使义齿基托贴合在牙槽嵴上保持稳定。如果磨光面为突面，则唇颊舌肌的作用会对义齿产生脱位力。

四、牙槽嵴吸收程度对修复效果的影响

牙槽嵴吸收程度分级：Atwood（1971 年）根据无牙颌牙槽嵴的形态，将牙槽嵴吸收程度分为 4 级。

一级：牙槽嵴吸收较少，有一定的高度和宽度，形态丰满者。

二级：高度降低，尤其是宽度明显变窄，呈刀刃状的牙槽嵴。

三级：高度明显降低，牙槽嵴大部分吸收而低平者。

四级：牙槽嵴吸收达基骨，牙槽嵴后部形成凹陷者。

显然，牙槽嵴级别越高，修复效果会越好。一般年轻患者，或成为无牙颌时间不长的患者，多数为一级牙槽嵴。一级牙槽嵴可用常规修复方法修复，容易获得较好效果。т随着戴义齿时间延长，或全身健康状况差者，牙槽嵴条件将成为二级，甚至三级、四级，需要采月不同的特殊方法，使其义齿能恢复一定的功能。牙槽嵴的级别反映的是患者的支持因素，也间接影响义齿的固位和稳定。

（宋培培）

第三节 全口义齿的关键技术

一、印膜技术

印模是用可塑性印模材料取得的无牙上、下颌牙槽嵴和周围软硬组织的阴模。准确的印模，要反映口腔解剖形态和周围黏膜皱襞和系带的功能活动状态，以取得义齿的良好固位作用。

(一)印模的要求

1.适当地扩大印模面积

印模范围的大小决定全口义齿基托大小，在不妨碍黏膜皱襞、系带及软腭等功能活动的条件下，应当充分伸展印模边缘，以便充分扩大基托的接触面积。义齿的固位力与基托的接触面积成正比例，即接触面积越大，固位力也越大。在无牙颌上单位面积所承受的咀嚼压力与接触面积成反比例，即接触面积越大，无牙颌上单位面积所承受的咀嚼压力越小。

无牙颌印模的范围、印模边缘要与运动时的唇、颊、舌侧黏膜皱襞和系带相贴合，还要充分让开系带，不妨碍唇、颊和舌系带的功能运动。印模边缘应圆钝，有一定的厚度，其厚度为 2～3 mm。上颌后缘的两侧要盖过上颌结节到翼上颌切迹，后缘的伸展与后颤动线一致。下颌后缘盖过磨牙后垫约 6 mm，远中舌侧边缘向远中伸展到下颌舌骨后间隙，下缘跨过下颌舌骨嵴，不应妨碍口底和舌运动。

2.使组织受压均匀

由于口腔的各部分组织各有其不同的解剖特点，缺牙时间不一致，使牙槽嵴各部位吸收不均匀而高低不平。在采取印模时，应注意压力要均匀，否则影响模型的准确性。在有骨突、骨嵴、血管、神经的部位，应缓冲压力，避免戴义齿后产生疼痛。对磨牙后垫、松软黏膜等组织活动性较大的部位，应防止压力过大而使其变形，可在个别托盘的组织面相对应部位多刮除些印模材料，或在托盘上钻孔，在取印模时，使多余的印模材料自孔流出，以缓冲压力。

3.组织面紧密接触

指印模组织面与无牙颌组织表面应当紧密接触。原因是，印模组织面形成基托组织面与无牙颌组织面的密合度与义齿的固位力成正比例，即两个接触面贴合得越紧密，固位力就越大。紧密接触的义齿基托组织面和无牙颌组织面之间有唾液，形成一定的固位力。唾液与基托组织面间，唾液与无牙颌组织面之间存在异分子的附着力，唾液的同分子之间的黏着力，黏着力和附着力共同构成义齿固位的吸附力。接触面和接触面间的贴合度与吸附力成正比例，当唾液黏稠度合适时，接触面积越大，越密贴，则吸附力也越大。

4.边缘封闭

取印模时，在印模材料可塑期内进行肌肉功能整塑，由患者自行进行或在医师帮助下，唇、颊和舌做各种动作，塑造出印模的唇、颊、舌侧边缘与功能运动时的黏膜皱襞和系带吻合，以致所形成的义齿基托边缘与运动时的皱襞和系带相吻合，防止空气进入基托与无牙颌组织面之间，以达到良好的边缘封闭。

(二)印模的种类

印模种类根据取印模的次数而分，可分为一次印模法和二次印模法，二次印模法亦名为联合印模法；根据印模的精确程度而分为初印模法和终印模法；依照是否进行肌肉功能整塑而分为解剖式印模法和功能印模法；按印模操作方法分为开口印模法和闭口印模法。

(三)取印模方法

1.开口式印模法

开口式印模法是指在患者张口的情况下，医师用手稳定印模在位而取得印模的方法。

(1)一次印模法：是在患者口中一次完成工作印模的方法。先选择合适的成品托盘，若托盘边缘短，可用蜡或印模膏加长、加高边缘。如患者腭盖高，在上颌托盘中央加适量的印模膏，在口中试戴托盘后，用藻酸钠印模材料在患者口中取印模。此方法简便，但难以进行准确的边缘整塑。

(2)二次印模法:又称双重印模法、联合印模法,是在患者口中制取二次印模完成工作印模的方法。此法操作复杂,但容易掌握,所取得的印模比较准确。

取初印模:取上颌初印模,选与患者口腔情况大致相似的成品托盘,将印模膏放置在60～70 ℃热水中软化。取适量软化的印模膏放置在托盘上,用手指轻压印模膏,使其表面上形成牙槽嵴形状的凹形;医师在患者的右后方,右手持盛有印模膏的托盘,左手示指拉开患者的左口角,将托盘旋转放入患者口中;托盘柄对准面部中线,拉开上唇,托盘对向无牙颌,向上后方加压,使托盘就位;以右手中指和示指在口盖处稳定托盘在一定位置,然后左手的拇指置于颊的外面,示指置于颊的内面,牵拉颊部肌肉向下前内方向运动数次。即可在印模边缘上,清晰地印出颊系带和上颌结节颊侧黏膜皱襞功能活动时的外形,而完成左颊侧区肌功能整塑。右颊侧区整塑方法和步骤同上,但手的方向相反。唇侧区肌功能整塑方法是医师用两手中指稳定托盘后,将拇指置于上唇外面,示指置于唇内,牵动上唇向下内方向运动数次;即可清晰地印出上唇系带印迹,冲冷水使印模膏硬固后,使印模从上颌后缘脱位,从口内旋转取出。检查初印模,组织面应清晰,印模边缘伸展和厚薄合适,唇、颊系带印迹清晰。如印模边缘过厚过长,应去除过多的印模膏,然后逐段地在酒精灯火焰上烤软,在热水中浸一下,立即再放在患者口中就位,进一步做肌功能整塑。

取下颌初印模,医师在患者的右前方,右手持托盘,左手示指拉开患者右口角,将托盘旋转进入患者口中;将两手示指放在托盘两侧相当前磨牙部位,拇指固定在下颌骨下缘,轻压使印模托盘就位;在印模托盘就位过程中,嘱患者将舌微抬起,印模托盘完全就位后嘱患者舌向前伸并左右摆动;医师用右手示指稳定托盘,左手示指和拇指放置在患者左颊的内外,牵动颊部向上前内方向;用左手示指稳定托盘,右手示指和拇指放置在患者右颊的内外,牵动颊部向上前内方向,并拉动下唇向上内。应注意稳定托盘,以免印模移动而影响印模的准确性。

制作个别托盘:①将初印模的组织面均匀刮去一层,缓冲区域应多刮除些,去除组织面的倒凹,周围边缘刮去1～2 mm,经过处理后的初印膜就称之为个别托盘。个别托盘更适合个别患者的口腔情况,便于取得准确的终印模。②用室温固化塑料或光固化基托树脂材料制作个别托盘。取初印模后灌注石膏模型,用变色笔在模型上画出个别托盘的范围,在画线范围内,铺一层基托蜡,目的是便于塑料托盘与模型分离,并留出放置第二次印模衬层材料的位置。调拌适量的室温固化塑料,于粥状期时,涂塑个别托盘,厚度约2 mm,边缘应低于移行皱襞1～2 mm。待塑料硬固后,经磨光形成个别托盘。也可以用预成的光固化塑料基托铺在模型上使之贴合,修整边缘,光照固化制作个别托盘。此种方法虽然费时、费事,但所取得的印模准确。

取终印模:先试个别托盘,检查托盘边缘不应妨碍系带和周围组织活动,取出托盘。嘱患者发"啊"音,找出颤动线的位置,用口镜柄轻轻自颤动线向前方稍加压,检查后堤区组织的弹性,用变色笔或甲紫标示出颤动线和后堤区范围;或在个别托盘后缘加一层蜡,使对后堤区组织加压。调拌藻酸钠印模材料或硅橡胶终印材料做二次印模材料,放置在托盘内,旋转放入口中,以轻微压力和颤动方式使印模托盘就位,作肌功能整塑。在整塑时,不应让肌肉活动度过大而超过功能性运动范围。活动度过大或印模材料流动性较大时,可使印模边缘过短。如活动度过小或印模材料过稠流动性小时,可使印模边缘过长、过厚。由于终印模与口腔软组织紧密贴合,边缘封闭好,吸附力大。如果印模取下有困难,不可强使印模脱位,否则印模将脱离托盘。最好让空气从上颌后缘进入印模和黏膜之间,破坏负压,使印模脱位。也可以让患者含漱或鼓气,从唇侧边缘滴水,使印模容易取下。

2.闭口式印模

先在口中取上、下颌初印模，灌注石膏，形成初模型(研究模型)，在模型上用室温固化塑料或蜂蜡板形成上、下颌暂基托。要求暂基托固位好、平稳、不变形。在上颌基托上形成殆堤，基托加殆堤形成殆托。殆堤平面的前部在上唇下缘露出约 2 mm，并且平行于瞳孔连线，后部平行于鼻翼耳屏连线。测量面部下1/3垂直高度，垂直高度要比要求的距离约低 2 mm，所低的距离是二次印模材料的厚度。确定下殆托的高度和形成正中殆位记录，先取下颌终印模，再取上颌终印模，采用氧化锌丁香油糊剂印模材取终印模。嘱患者咬在正中颌位时，借咬合力使印模材料分布均匀，而不会使压力过于集中在某一区域。让患者作吹口哨、噘嘴唇、舌前伸和左右摆动，以主动方式完成印模边缘的整塑。闭口式印模法操作步骤多，技术要求高。此法常用于全口义齿重衬。

二、颌位记录

颌位关系或称颌位泛指上下颌之间的相对位置关系。颌位关系通常包括垂直关系和水平关系两个内容。垂直关系为上下颌之间在垂直方向上的位置关系，常用鼻底至颏底的面下 1/3 高度表示，称为垂直距离。水平关系为上下颌之间在水平方向上的位置关系。口颌系统在进行各种功能活动时，下颌可进行灵活的、有规律的运动，与上颌处于各种不同的相对位置。在下颌的各种颌位中多数是不稳定的(比如下颌前伸和侧方运动中的颌位)，只有少数颌位是稳定的。这些稳定的颌位是口颌系统健康地行使功能的基础。当天然牙列存在时，下颌有 3 个最基本的稳定颌位，一个是正中殆位，又称为牙尖交错位，是指上下颌牙尖窝交错最广泛接触的位置。正中殆位使上、下颌之间保持稳定的垂直高度和水平位置关系，正中殆位时的垂直距离又称为咬合垂直距离。第二个稳定的颌位是当下颌后退到最后，髁突位于关节凹生理后位时的位置，称为正中关系位。少部分人的正中殆位与正中关系位为同一位置，但多数人的正中殆位于正中关系位的前方 1 mm 范围之内。第三个颌位是当升降颌肌群处于最小收缩，上下唇轻轻闭合，下颌处于休息的静止状态，称为息止颌位，又称下颌姿势位。下颌处于息止颌位时，上下牙列自然分开而无接触，上下牙列之间存在一个相对稳定的间隙称为息止间隙，此间隙在上下切牙切缘之间平均高度 2～3 mm，因此息止颌位时的垂直距离应比正中殆位的咬合垂直距离高 2～3 mm。

当牙列缺失后，没有了上下颌后牙的支持和牙尖锁结作用，正中殆位消失，上下颌之间只有颞下颌关节、肌肉和软组织连接，下颌位置不稳定，由于肌张力的作用，常导致面下 1/3 高度变短和下颌习惯性前伸，采用全口义齿修复已无法完全准确地恢复原天然牙列正中。此时水平方向唯一稳定、可重复的颌位是正中关系位，最可靠的做法就是在适宜的垂直高度上，在正中关系位建立全口义齿的正中殆。因此，在制作全口义齿前，需要先取得无牙颌的颌位关系记录，即确定并记录垂直距离和正中关系。

(一)确定垂直距离

确定垂直距离的方法有如下几种。

1.息止颌位法

无牙颌患者采用全口义齿修复后，应与天然牙列一样，在息止颌位时上下人工牙列之间也应该存在相同的息止间隙。通过测量无牙颌患者息止颌位时的垂直距离，然后减去 2～3 mm 的息止间隙，即可得到该患者的咬合垂直距离。息止颌位法是确定无牙颌患者垂直距离最常用的方法。

2.面部比例等分法

研究表明，人的面部存在大致的比例关系，其中垂直向比例关系有二等分法和三等分法。二等分法是指鼻底至颏底的距离(垂直距离)约等于眼外眦至口角的距离。三等分法是指额上发迹至眉间点，眉间点至鼻底，鼻底至颏底三段距离大致相等。可利用面部比例确定面下 1/3 调试。

3.面部外形观察法

垂直距离恢复正常者，正中咬合时上下唇自然闭合，口裂平直，唇红厚度正常，口角不下垂，鼻唇沟和颏唇沟深度适宜，面部比例协调。

4.拔牙前记录法

在患者尚有余留天然牙维持正常的正中咬合时记录其垂直距离，或记录面部矢状面侧貌剪影。

此外还有发音法、吞咽法，测量旧义齿，参考患者的舒适感觉等方法。临床上需要结合不同的方法，互为参考。

(二)确定正中关系

无牙颌患者的下颌常习惯性前伸，如何使下颌两侧髁突退回到生理后位是确定正中关系的关键。确定正中关系的方法有如下几种。

1.哥特式弓描记法

由于正中关系位为下颌后退的唯一最后位置，因此下颌在前伸和左右侧方运动过程中的任何其他颌位(又称非正中关系位)一定位于正中关系位的前方。哥特式弓描记法利用𬌗托将描记板和描记针分别固定于患者的上颌和下颌，当下颌作前后运动和左右侧方运动时，描记水平面内各个方向的颌位运动轨迹，获得一个“V”字形图形，因其形状像欧洲哥特式建筑的尖屋顶，因此称为“哥特式弓”。当描记板固定于上颌，描记针固定于下颌时，描记板上的哥特式弓尖端向后(图 13-2)。当描记板固定于下颌，描记针固定于上颌时，哥特式弓尖端向前。哥特式弓的尖端即代表正中关系，当描记针处于此尖端时下颌的位置即为正中关系位。哥特式弓描记法有口外描记法和口内描记法。

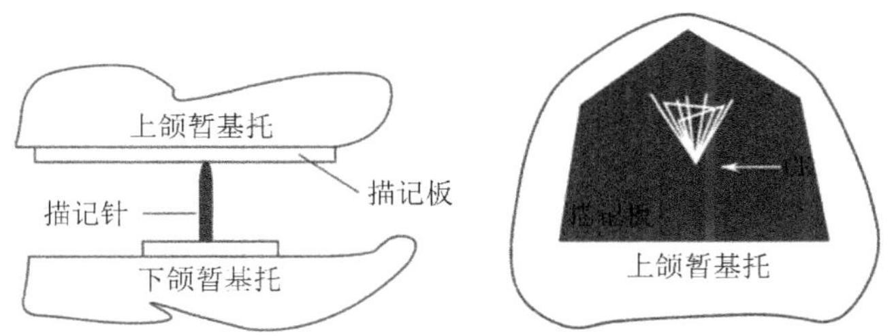

图 13-2 哥特式弓描记器(口内法)及“V”字形描记轨迹图形

2.直接咬合法

直接咬合法是利用𬌗托上的蜡堤和𬌗间记录材料，设法使患者下颌后退并直接咬合在正中关系位的方法。有很多方法可以帮助患者下颌退回至正中关系位，具体如下。

(1)卷舌后舔法：临床上常在上𬌗托后缘正中部位黏固一个小蜡球，嘱患者小开口，舌尖向后卷，舔住蜡球的同时慢慢咬合。因为舌向后方运动时，通过下颌舌骨肌等口底肌肉的牵拉可使下颌后退至正中关系位。

(2)吞咽咬合法：在做吞咽动作时下颌通常需要退回至正中关系位。因此，在确定正中关系时可让患者边做吞咽动作边咬合。

(3)后牙咬合法：当下颌退回正中关系位时，咀嚼肌可以充分发挥作用，患者感觉舒适。可嘱患者有意识地直接用后牙部位咬合，或者医师可将手指置于堤后部，让患者轻咬，体会咬合能用上力量时下颌的位置，然后医师将手指滑向堤颊侧，上下堤即可自然咬合在正中关系位。

(4)反射诱导法：在确定正中关系时应使患者处于自然、放松的状态，避免因精神紧张而导致肌肉僵硬和动作变形。采用暗示的方法，比如嘱患者“上颌前伸”或“鼻子向前”，可反射性地使其下颌后退。也可结合吞咽咬合法或后牙咬合法，同时医师用右手的拇指和示指夹住患者的颏部，左手的拇指和示指分别置于下托后部颊侧，右手轻轻向后用力，逐渐引导下颌后退。

(5)肌肉疲劳法：在确定正中关系前，嘱患者反复作下颌前伸的动作，直至前伸肌肉疲劳，此时再咬合时下颌通常可自然后退。

(6)肌监测仪法：利用肌监测仪释放的直流电脉冲刺激，通过贴于皮肤上的表面电极，作用于三叉神经运动支，使咀嚼肌产生节律性收缩，可消除肌紧张和疲劳。用肌监测仪法可分别确定垂直距离和下颌后退位。首先经过一定时间较温和的电刺激后，可获得准确的息止颌位，此时可确定息止颌位垂直距离。然后可采用直接咬合法确定正中关系，或者再加大刺激强度，直接确定正中关系位。

严格来说，采用肌监测仪直接确定的颌位，或者采用吞咽咬合法、后牙咬合法和肌肉疲劳法等方法确定的颌位并不是正中关系位，而应该是升下颌肌群肌力闭合道的终点，或称肌位，通常位于正中关系位的稍前方。在天然牙列，肌力闭合道终点通常与正中𬌗位一致。因此，在肌力闭合道终点建立全口义齿的正中𬌗可能更加合理。研究表明，在正中关系位向前 1 mm 范围内均可建立全口义齿的正中𬌗，称为“可适位”。而肌力闭合道终点为建立正中𬌗的“最适位”。但是，肌位的变异性较大，稳定性和可重复性不如正中关系位，因此在临床上为无牙颌患者确定准确的肌位要比确定正中关系位困难。如果全口义齿在正中𬌗关系位建𬌗，为了保证正中关系位、正中𬌗位和肌位之间的协调，可使义齿人工牙在正中附近的一定范围内(前后向 1 mm)有稳定的咬合接触，即有“自由正中”或“长正中”。如果采用哥特式弓描记法确定水平颌位关系，也可以在哥特式弓顶点前方 0.5～1.0 mm 的位置建立义齿的正中，可能更接近其最适位。

三、排牙技术

(一)个性化排牙

个性化排牙不同于常规的整齐一致的排列方法，是指根据患者牙弓情况、天然牙大小及排列、患者的喜好等，在不影响义齿固位和稳定的前提下，将个别牙排列成轻微拥挤、重叠状，或者牙齿颜色略不同，以显现个性化特征，避免与年龄不符的过于整齐的“义齿外貌”。随着患者对美观要求增高，个性化排牙将会有更多的应用。

(二)人工牙的𬌗型

全口义齿的𬌗型可以分为解剖式和非解剖式两类。

1.解剖式牙

解剖式型是指采用解剖式人工牙或半解剖式人工牙的型。人工牙面形态与天然牙相似，有牙尖和窝沟，在正中上下牙可形成有尖窝交错的广泛接触关系，在非正中可以实现平衡咬合。与刚萌出的天然牙相似的解剖式牙的牙尖斜度为 33°角和 30°角。也有的人工牙模拟老年人的面磨耗，牙尖斜度略低，为20°角左右，又称为半解剖式牙。牙尖斜度大的解剖式牙咀嚼效率高，但咬合时通过牙尖作用于义齿的侧向力也大，对于牙槽嵴低平或呈刃状者，不利于义齿稳定和支持组织健康。某些特殊形式的解剖式牙与天然牙略有不同，如舌向集中，后牙的上牙舌尖较大而颊尖缩小，下牙的中央窝宽阔，易于达到侧方平衡，侧向力小。舌向集中是适用于牙槽嵴重度吸收无牙颌患者的一种改良型。

舌向集中𬌗的优点：具有解剖牙和非解剖牙的优点，美观、咀嚼效率高，水平力小；垂直向力集中于下颌牙槽嵴顶，下颌义齿更稳定；上颌义齿只有后牙舌尖起作用，颊尖可以更偏向牙槽嵴颊侧，可避免排列反𬌗，增进美观；在“正中支持”周围2～3 mm范围内易于获得有“正中自由”的平衡咬合。

2.非解剖式𬌗型

非解剖式𬌗型是指采用非解剖式人工牙的𬌗型，人工牙𬌗面形态与天然牙不同，又包括平面𬌗和线性𬌗等。非解剖式牙的侧向力小，有利于义齿的稳定和支持组织的健康，而且正中咬合时有较大的自由度，适用于上下颌骨关系异常，或牙槽嵴条件较差者。非解剖式牙为平面咬合，因此排牙简单，可以不使用可调节𬌗架。但非解剖式牙的咀嚼效能和美观效果一般不如解剖式牙。平面𬌗为无尖牙，无尖牙𬌗面仅有窝沟而无牙尖，上下人工牙为平面接触，义齿平面也为平面式，无曲线。

线性𬌗的设计源于Goddard，后由Frush于1966年改进完成。其特点是上下后牙单颌为平面牙，对颌为颊尖刃状牙(图13-3)。线性者𬌗虽然上颌后牙𬌗面和义齿平面均为平面，但下颌后牙𬌗面成嵴状，上下颌后牙为平面与线的接触关系。使全口义齿的𬌗型从解剖牙的三维关系和平面的二维关系改为一维的线性接触关系。

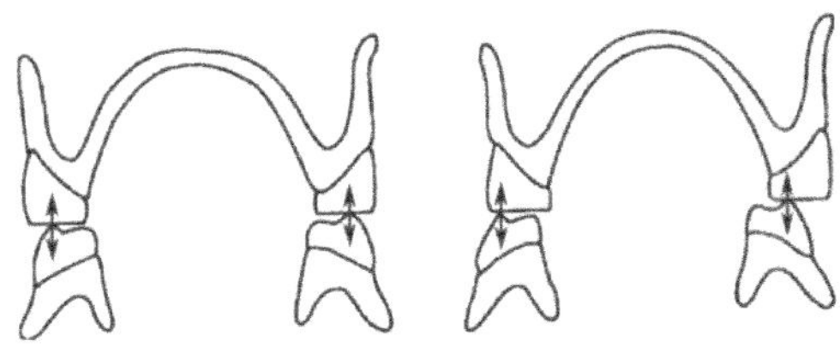

图13-3 线性𬌗示意图

四、选磨调𬌗

全口义齿初戴及以后的随诊过程中，都要涉及选磨调𬌗的问题。在确认颌位关系正确之后，还需要检查咬合关系，确定正中𬌗、侧方𬌗和前伸𬌗时是否平衡。完善的平衡接触关系应该是：正中𬌗时上下前牙不接触，上下后牙尖窝交错，上下后牙功能尖(上后牙舌尖和下后牙颊尖)均分别与对牙𬌗中央窝或边缘嵴接触；侧方𬌗时，工作侧上牙颊尖舌斜面均与下牙颊尖颊斜面接触，上牙舌尖舌斜面与下牙舌尖颊斜面接触，平衡侧上牙舌尖颊斜面与下牙颊尖舌斜面接触；前伸𬌗时，上前牙切端及其舌斜面与下前牙切端及其唇斜面接触。要认真检查有无早接触、干扰或低𬌗，然后进行选磨调𬌗。选磨是根据咬合检查的结果，调磨正中𬌗的早接触点，以及侧方𬌗和前伸𬌗时的牙尖干扰，使达到正中𬌗、侧方𬌗和前伸𬌗平衡接触关系。全口义齿即使采用面弓转移上可调节𬌗架排牙，取得了平衡，但义齿制作过程的任何步骤都可能产生误差，使得完成的义齿在口内不能达到咬合平衡。因此，咬合检查和选磨调𬌗是全口义齿修复不可缺少的步骤。

(一)调殆的方式

咬合检查与选磨调𬌗分为口内调𬌗与上𬌗架调𬌗两种方式。将完成的义齿戴入患者口内进行咬合检查,根据咬合印记调𬌗时,由于全口义齿为黏膜支持,口内咬合检查时义齿有一定的动度,咬合检查结果的准确性和可重复性较差,使得口内调𬌗的准确性差。因此,正确的做法是将义齿重新上𬌗架调𬌗。

重新上𬌗架调𬌗的方法有两种:一种是在义齿装胶、热处理后,打开型盒时保持模型与义齿不分离,然后根据𬌗架上保留的模型对记录将模型连同义齿重新固定在𬌗架上,并进行选磨调𬌗。用此种方法可去除因蜡型制作、装盒、装胶等处理时导致的人工牙变位、垂直距离增高等误差。但如果是在颌位关系确定和面弓转移上架等步骤中出现的误差,则无法去除;另一种方法是将完成的义齿戴入患者口内,重新取得颌位关系记录,然后再重新上𬌗架调𬌗。

(二)咬合检查

咬合检查的目的是确定正中𬌗、侧方𬌗和前伸𬌗咬合接触滑动过程中存在的早接触、𬌗干扰和低𬌗的部位。所谓早接触是指当正中𬌗多数牙尖不接触时个别牙尖的接触;𬌗干扰是指侧方和前伸接触滑动过程中多数牙尖不接触而个别牙尖的接触;低𬌗是指多数牙尖接触而个别牙尖不接触。咬合检查通常是将咬合纸置于上下牙之间,然后在咬合接触的部位会染色显示咬合印记,医师根据咬合印记判断需要调磨的部位,调磨后重新进行咬合检查。经过反复检查和调磨,最终达到平衡𬌗接触。咬合检查应用不同颜色的咬合纸,在正中𬌗、侧方𬌗和前伸𬌗分别进行。正中𬌗检查时应使上下牙在小开口范围内作快速叩齿动作,前伸检查时下牙从正中𬌗向前接触滑动至前牙切缘相对,侧方𬌗检查时下牙从正中𬌗向工作侧接触滑动至工作侧颊尖相对。

(三)调殆注意事项

(1)保持垂直距离,避免调𬌗降低垂直距离。

(2)保持𬌗面形态,避免调磨过多而将人工牙𬌗面的牙尖和沟窝形态磨除。调𬌗工具应使用小的磨头或大号球钻。

(3)调𬌗时应单颌调磨,每次调磨量要少,每次调磨后重新咬合,检查时调磨过的接触点应保持接触,即“原地点重现”,避免变成低𬌗,越调磨接触点越多,逐渐达到多点接触甚至完全接触平衡。调磨应顺沿接触点的走向。

(四)选磨调殆的步骤

1.正中𬌗早接触的选磨

正中𬌗早接触可分为支持尖早接触和非支持尖早接触。对于上牙颊尖和下牙或下牙舌尖与上牙的早接触,应按照 BULL 法则,调磨非支持尖,即调磨上后牙颊尖和下后牙舌尖。对于支持尖早接触,即上牙舌尖或下牙颊尖分别与对牙中央窝和近远中边缘嵴之间的早接触,应结合侧方𬌗平衡侧接触情况,如果正中𬌗有早接触的支持尖在作为平衡侧时也存在干扰,则调磨支持尖。如果作为平衡侧时无𬌗干扰,则调磨与支持尖相对的对𬌗牙的中央窝或边缘嵴。

2.侧方𬌗𬌗干扰的选磨

工作侧的𬌗干扰发生在上后牙颊尖舌斜面和下后牙颊尖颊斜面之间,或上后牙舌尖舌斜面与下后牙舌尖颊斜面之间。同样应按照 BULL 法则,调磨非支持尖。平衡侧的𬌗干扰发生在上后牙舌尖的颊斜面和下后牙颊尖的舌斜面之间。应结合正中𬌗,如果平衡侧𬌗干扰牙尖在正中存在早接触,则调磨此牙尖,否则分别少量调磨上下功能尖的干扰斜面,避免降低牙尖高度。对于侧方𬌗工作侧前牙的干扰,应选磨下前牙的唇斜面或上前牙的舌斜面,避免磨短上前牙。

3.前伸𬌗𬌗干扰的选磨

前伸𬌗后牙的干扰发生在上颌后牙远中斜面与下颌后牙近中斜面，调磨应同时遵守 BULL 法则和 DUML 法则，即分别调磨上牙颊尖远中斜面和下牙舌尖近中斜面。对于前伸𬌗前牙𬌗干扰，应选磨下前牙的唇斜面或上前牙的舌斜面，避免磨短上前牙。

五、重衬技术

全口义齿重衬是指在全口义齿基托的组织面上添加一层树脂衬层。当牙槽嵴骨吸收和软组织形态改变，导致基托组织面与承托区黏膜不密合时，通过重衬的方法，使重衬的树脂充满不密合的间隙，使基托组织面与承托区黏膜组织恢复紧密贴合，可增加义齿的固位力，有利于咀嚼压力在承托组织上的合理分布。由于无牙颌剩余牙槽嵴的持续性骨吸收，全口义齿戴用一段时间后，如果发现基托不密合，应及时重衬，以避免义齿固位不良，因翘动导致基托折裂，和因承托组织受力不均导致的疼痛及牙槽嵴过度吸收。还有一种重换基托的方法，是指保留人工牙，重新置换基托，这种方法不常用。在重衬处理前，应确定其颌位关系正确，咬合关系异常者应先作适当选磨调𬌗。对于存在明显压痛点和黏膜红肿、溃疡者，应先进行适当修改或停戴义齿，使黏膜组织恢复正常。

（一）直接法重衬

所谓直接法重衬是采用自凝树脂直接在患者口内进行全口义齿基托组织面重衬的方法。首先需将义齿清洗干净，组织面均匀地磨除约 1 mm，形成粗糙面。为了避免重衬的自凝塑料黏固在义齿磨光面和牙面上，可在其上涂布一薄层凡士林，起分离剂的作用。为了避免自凝树脂刺激患者黏膜，也可在承托区黏膜上涂一薄层凡士林。然后，调拌自凝树脂，并在基托组织面及边缘涂布树脂单体，待调拌好的自凝树脂处于粘丝期时，将其涂在基托组织面上。将义齿戴入患者口里就位，引导患者轻轻咬合在正中位，同时进行边缘功能性整塑。在重衬的自凝树脂初步硬化而尚有一定弹性时，将义齿从患者口内取出，同时应避免义齿扭动变形。将义齿在温水中浸泡 3～5 分钟，至自凝树脂完全硬固，然后磨除多余的树脂，并将边缘磨光。最后，将重衬完成的义齿再戴入患者口内，检查义齿的固位、边缘伸展和咬合关系，进行适当的磨改和调𬌗。

重衬前应了解患者是否为过敏体质，避免引起变态反应。重衬过程中应在自凝树脂尚有一定弹性时及时将义齿取出，而不要等树脂完全硬固后再将义齿取出，避免树指固化时放热灼伤黏膜，或因自凝树脂进入组织倒凹区而无法将义齿取出。

（二）间接法重衬

间接法重衬是用义齿作为个别托盘，组织面加入终印模材后在口内取得闭口式印模，再将义齿及其上的印模材直接装盒、装胶，用热凝树脂替换义齿基托组织面上的印模材料，达到重衬目的。对于义齿基托边缘过短，需要接托的患者，或对自凝树脂过敏的患者，适合采用间接法重衬。

间接法重衬的操作方法是：先将义齿清洗干净，将组织面均匀磨除约 1 mm。调拌适量的终印模材置于义齿基托组织面，将义齿在口内就位后咬合在正中𬌗位，同时进行边缘功能性整塑。待印模材凝固后从口内取出义齿，去除多余的印模材，将义齿直接装盒。待型盒内石膏硬固后，直接开盒，按常规方法涂分离剂、装胶和热处理。

（三）软衬

软衬材料具有良好的弹性，无刺激性，能与义齿基托牢固结合，将其衬于基托组织面，使基托作用于承托区黏膜的咀嚼压力得以缓冲，可减小支持组织受力避免压痛。适用于牙槽嵴低平或刃状、黏膜薄、支持能力差的患者。常用软衬材料有丙烯酸树脂类和硅橡胶类两种，可采取直接重衬或间接重衬，也可在义齿制作过程中基托装胶时同时加入软衬。软衬材料的缺点是不宜抛光，易老化变硬。目前常用的软衬材料最长可维持约 5 年左右的时间。对无牙颌患者进行软衬前必须对其口腔软硬组织情况进行全面评价。如果患者牙槽嵴较丰满，黏膜厚度适中，弹性好，进行一般的常规义齿修复即可取得较好的效果，有学者的研究表明口腔黏膜厚度有 1.5 mm 时没必要进行软衬，因为软衬可致基托位移加大。但如果患者年龄较大或有糖尿病、衰弱性疾病、磨牙症、口干症以及牙槽嵴低平、口腔黏膜很薄缺乏弹性者宜进行软衬处理。若患者牙槽骨倒凹明显而不能承受手术治疗时，使用软衬材料有利于义齿的就位和减轻疼痛。使用软衬材料的意义如下。

1.保护口腔软硬组织健康

Kawano 等的研究表明软衬材料相当于一个缓冲垫，可使支持组织上的压力分布更加均匀，能减轻局部组织的应力，在力的传递过程中能将冲击力减少 28.2%～96.5%，从而起到减压调节器的作用。Sato 和周小陆等采用有限元分析的方法进行研究，发现常规下颌全口义齿的应力主要集中在下前牙区的舌斜面和后牙区的颊舌斜面上，使用软衬材料后应力减小。Kawano 等发现下颌舌骨嵴区应力最大，软衬后应力分布范围无明显改变，但最大应力值明显减小。当患者年龄较大或有全身性疾病而牙槽骨吸收严重、口腔黏膜变薄或弹性下降时采用软衬材料，可利用其弹性缓冲力对黏膜及骨组织的压迫作用，减少疼痛的发生，从而提高患者的满意度；当组织倒凹较大或骨性隆突明显，其表面黏膜薄时采用软衬材料可减少局部受力，减少疼痛的发生，并利于义齿的顺利就位。

2.增进修复体的固位

软衬材料作为义齿下的衬垫，可提高义齿组织面的密合度，封闭修复体边缘，缓冲和吸收过大或不均匀力，伸入组织倒凹区，从而提高修复体的固位能力。

3.提高义齿的咀嚼功能

软衬后全口义齿的咀嚼功能有改善。Kayakawa 等对常规义齿和软衬后义齿进行了咀嚼功能的比较，结果证明软衬材料可使患者的肌肉、关节更协调，从而软衬后咀嚼效率增高，最大咬合力加大，咀嚼频率减低，咀嚼时间缩短，咀嚼肌活动趋于减低。

(四)组织调整剂重衬

如果患者原来有旧义齿需重新修复，要认真检查原义齿并了解其使用情况，若由于旧义齿的不合适对口腔黏膜造成了不利影响，出现黏膜压痛、溃疡、变形变位时，在重新修复前有必要用一种特殊软衬材料——组织调整剂进行组织调整，先恢复其口腔黏膜的健康。帮助受压不均变形的黏膜恢复到原来状态，促进黏膜溃疡的愈合，然后再重新开始新的义齿制作。

六、复制义齿技术

(一)复制义齿的介绍

复制义齿就是通过不同的材料对旧义齿进行复制，将复制出的义齿加入新义齿的制作过程中，使新义齿的全部或部分与旧义齿相似或完全相同的义齿制作技术。利用复制义齿技术制作新义齿，可以更多地参考旧义齿的人工牙排列位置及磨光面形态，缩短患者适应新义齿的时间。临床上常可见到，一些多年戴用全口义齿的患者，当更换新义齿时，因为新义齿与旧义齿有较大区别难以适应，而将新义齿弃之不用的情况。尤其老年人，接受新事物的能力差，这种情况更加突出。利用复制义齿技术制作新义齿,将能很好地解决上述问题。

早在1953年,已有学者认识到复制义齿的重要性,其后,不同学者设计了很多复制旧义齿的方法。全口义齿复制技术从制作方法上,可以大致分为灌注式和加压式两种。灌注式是在旧义齿远中接上两蜡道后,利用特定容器通过不同的印模材料,复制出旧义齿的阴模,亦可直接在阴模的远中开窗,取出义齿后,再灌入蜡和/或树脂材料,完成义齿的复制。加压式是在各种密封容器中,通过不同材料复制出旧义齿的阴模,取出旧义齿后,在阴模内加入蜡和/或树脂材料,通过加压的方式制作出义齿。

(二)复制义齿的分类

全口义齿复制技术从复制义齿的制成品上,可以分为全复制技术和部分复制技术。全复制技术复制出的义齿与原义齿完全相同。部分复制技术复制出的新义齿只有部分与原义齿相同。不同学者设计的部分复制技术各有不同,在新义齿加入的新元素主要集中在人工牙咬合面的调整和基托组织面的改变。随着旧义齿戴用时间增加,会出现人工牙牙面磨耗,垂直距离下降;牙槽嵴萎缩,义齿组织面与承托组织不贴合。因此,全复制技术较适用于备用义齿、过渡义齿、外科护板,或当义齿因损坏而修理时,需要复制出一副义齿临时应用等情况;而部分复制技术可保留一定的旧义齿信息,但又可以为义齿加入一些新的元素,因此,较适合用于戴用一定时间后的义齿更换。

(三)改良复制义齿技术的特点

有学者结合目前临床常用材料及方法,用改良复制义齿技术,为需要更换旧义齿的患者制作新义齿,他们的制作步骤的特点如下。

1.用藻酸盐印模材料复制旧义齿

由于使用复制义齿技术的目的主要是制作出一副义齿用于确定颌位关系,让技师可以参考旧义齿的人工牙位置进行排牙,参考磨光面形态进行义齿磨光面的制作,并且能用作暂基托取闭口式印模。因此,义齿复制的精度要求不需要很高。此外,在以往的研究中,用于义齿复制的容器较大,需要的复制介质材料的量也是比一般印模相对多的。考虑以上因素,他们选择了价格较便宜,容易获得的藻酸盐印模材料和常规义齿制作装盒时使用的金属型盒来进行,使本方法更容易推广。

藻酸盐材料凝固后置于空气或水中会影响尺寸的稳定性,一般建议在15分钟内灌注,但在100%的湿度下,尺寸变化较小,具有较好的尺寸稳定性。义齿复制步骤中,参照常规装盒的方法,用藻酸盐印模材料将旧义齿埋入型盒,待藻酸盐材料凝固后5~10分钟即可开始在人工牙部位灌注红蜡,在基托部位灌注自凝树脂材料,注入自凝树脂材料后便马上关闭型盒,型盒对于内部水分的挥发有一定阻隔作用,到自凝树脂材料完全固化大约需要20分钟。因此,使用藻酸盐材料和金属型盒配合,能满足对义齿复制的临床要求。同时,使用红蜡和树脂基托相配合,能充分利用红蜡的易于排牙操作和自凝树脂材料作为暂基托的强度两者配合,使复制出的义齿既有足够的强度又易于操作。

2.利用旧义齿确定颌位关系

戴有旧全口义齿的患者,颌位关系的确定可以参考旧义齿的颌位和人工牙的磨耗程度进行,但是,常规全口义齿制作步骤中,对旧义齿的参考是很有限的。通过复制义齿技术,可以复制出与旧义齿相同的义齿作为工具,直接在旧义齿的𬌗面加上烤软的红蜡、确定新的颌位关系。垂直距离的确定可以根据旧义齿人工牙的磨耗量、息止颌位等进行确定;正中关系也可以直接参考患者旧义齿的正中关系进行确定；对于偏侧咀嚼的患者，可以根据两侧人工牙的磨耗量，习惯性肌力闭合道和息止颌位等进行调整、确定；对于人工牙严重磨耗，下颌代偿性前伸的患者，可在旧义齿人工牙面加上烤软的红蜡片，诱导患者下颌后退，重新确定颌位关系。对于颌位关系确定有困难的患者，可以加用哥特式弓描记法来确定。𬌗平面、中线位置的确定也可以同步进行。同时，亦可以直接与患者交流，更准确地达到患者对义齿的要求。

3.根据旧义齿位置进行人工牙的排列与基托磨光面形成

全口义齿的人工牙位置和磨光面形态是影响义齿固位和稳定的重要因素。换而言之，全口义齿人工牙的位置如果不在中性区范围内，磨光面形态与周围肌肉组织不协调，不只影响义齿的固位与稳定，还会破坏周围肌肉的平衡状态。在患者戴用一副义齿多年后，若没有明显不适，就说明随着旧义齿戴用时间增加，周围的肌肉、神经调控已经适应义齿，根据旧义齿形态形成了口腔内的中性区。通过义齿复制方法，送到技师手上的就会是蜡牙形成的牙列，技师在排牙时，可以直接参照旧人工牙的位置，刮掉一个牙，排列一个新牙。使排列出的人工牙弓形与旧义齿非常接近。对于垂直距离升高较多的患者，要注意将升高的部分平分在上下颌上，以免平面过高或过低。而且义齿磨光面的制作，由于具有复制自旧义齿的自凝树脂暂基托，形态、角度也会自动形成，为技师节省了大量工作。由于有旧义齿的蜡型做参考，减少了人工牙位置、磨光面形态不符合医师或患者要求而重新制作的机会，人工牙的排列与基托磨光面的外形将会更适合患者。

4.采用闭口式印模

印模的制取方法可以分为解剖式印模和功能性印模。解剖式印模能获得口腔黏膜在非功能状态下的形态。功能性印模是在功能压力下取得的印模，能获得口腔黏膜在功能状态下的形态。解剖式印模法一般是患者在开口状态下由医师操控下获得，容易受医师取印模时手指压力的力度与方向影响；功能性印模一般是在患者闭口状态下取得，能根据患者的咬合力而调整不同区域的压力，使取得的印模可以更接近患者口腔功能下的状态。通过复制义齿技术，可以在临床试牙成功后，采用闭口式印模技术，取得终印模。将终印模直接送技工室装盒，更换基托材料进行热处理。在取闭口式印模前，需要再次确定基托伸展是否合适，对过长的边缘予以调改，过短的边缘用边缘整塑材料加长。选择有高度尺寸稳定性和流动性的加成型硅橡胶材料取闭口式印模，避免了义齿印模材料从门诊送交技工室加工之间出现尺寸改变。由于加成型硅橡胶材料的操作时间较长，使患者有绝对足够的时间进行主动边缘整塑。此外，较高的流动性，避免了在闭口式印模过程中咬合垂直距离不必要的加高，减少患者戴义齿后出现不适的可能。

5.缩短医师椅旁操作时间

义齿的复制步骤可以交由技师或护师进行，对于临床医师来说，要完成的步骤就只有在复制的义齿上，确定新义齿的咬合关系、𬌗平面高度和中线位置，检查复制效果，试牙，取闭口式印模和戴义齿，可以大大减少临床椅旁操作时间。此外，由于有复制出的义齿，颌位关系的确定有更多的参考因素，出现偏差的机会更少，花费的时间也更少。由于有闭口式印模，义齿组织面与基托在功能状态下可以贴合得更好，减少了戴用新义齿出现不适的机会，由于新义齿与旧义齿非常相像，患者适应快，同时减少了复诊调改的次数，也增加了患者对医师和新义齿的信心。减轻了患者在身体上和精神上的负担。

6.复制义齿的适用范围

引入了颌位关系的重新确定、基托边缘的整塑和闭口式印模等，使义齿复制制作方法适用于旧义齿人工牙已有不同程度磨耗、基托边缘过长或过短的旧义齿、不同的牙槽嵴形态、不同吸收级别的牙槽嵴、与旧义齿基托组织面相比已经出现不同程度的吸收、甚至已出现松软牙槽嵴的情况等。但是新义齿是参考旧义齿制作，因此不适用于不能接受旧义齿，甚至对旧义齿有排斥意向的患者。此外，本方法使用了闭口式印模，而且使用了凝固时间较长的加成型硅橡胶印模材料，因此，不适用于不能保持稳定咬合状态完成闭口式印模的患者，如帕金森病、面肌痉挛等。

（宋培培）

第四节　单颌全口义齿

上下颌牙列缺失（全口无牙颌）是天然牙列因牙齿缺失导致的最终结果，在其演变过程中，会出现单颌牙列缺失，而其对颌可能为完整的天然牙列或有牙列缺损。单颌全口义齿是指修复单侧（上颌或下颌）牙列缺失的全口义齿，其对颌可能为完整的天然牙列，也可能为采用固定义齿或可摘局部义齿修复的牙列缺损。单颌全口义齿修复的难度要大于全口义齿。

一、单颌全口义齿修复中的问题

与全口义齿比较，单颌全口义齿修复的难点主要表现在以下两个方面。

（一）无牙颌支持组织负荷大

天然牙和无牙颌的负荷能力相差较大，其力耐受值分别为 56.75 kg 和 9.08 kg，两者的比值约为 6∶1。因此，天然牙通过单颌全口义齿作用于无牙颌牙槽嵴的力较大，容易导致压痛和牙槽嵴的过度骨吸收。此外，由于牙列缺失后骨吸收导致无牙颌颌弓与对颌牙弓前后位置和宽度的不协调，常常导致单颌全口义齿的人工牙不能排列在牙槽嵴顶位置，也会增加牙槽嵴的负担。

（二）义齿难取得良好的固位和稳定

单颌全口义齿依靠基托吸附力和大气压力固位，而其对颌的天然牙由牙周膜固定在牙槽骨内，如此相差悬殊的固位条件使得单颌全口义齿更容易脱位。而对于单颌全口义齿来说，更困难的是其很难获得满意的稳定效果。全口义齿的咬合平衡是其获得稳定的重要保证，在制作义齿时可以根据平衡的需要来调整人工牙的排列位置和倾斜角度，而天然牙列不存在平衡，不需要利用平衡来保持牙列的稳定。因此，根据对颌天然牙列的曲线和牙尖斜度来排列单颌全口义齿的人工牙时，难于达到平衡的要求，尤其是当天然牙列存在过长、下垂、倾斜、错位、磨损、深覆𬌗等曲线异常的时候。无牙颌颌弓与对颌牙弓位置关系不协调，单颌全口义齿的人工牙不能排列在牙槽嵴顶位置，也会对单颌全口义齿的稳定产生不利的影响。此外由于对颌天然牙列的存在，患者容易保持原有的咀嚼习惯，而不利于单颌全口义齿的稳定和支持组织的健康。

二、单颌全口义齿修复要点

（一）天然牙调𬌗

调磨过高、过锐的牙尖和边缘嵴，改善𬌗曲线和𬌗面形态。需要调磨较多的过长、下垂牙，必要时需先做牙髓失活。低位牙需采取牙体缺损修复方法恢复𬌗曲线。对颌缺牙较多，而余留牙健康情况较差时，可考虑采用覆盖义齿修复，有利于义齿达到平衡𬌗。

(二)根据已有的咬合关系排列人工牙

为了使单颌全口义齿尽可能达到平衡𬌗,在排牙时应注意减小前牙覆𬌗,以利于获得前伸平衡𬌗。后牙尽量排在牙槽嵴顶上,必要时可排反𬌗。可修改后牙𬌗面形态,增大正中自由的范围,获得近似于舌向集中𬌗的效果,以减小侧向力。

(三)减轻咬合力

为了减轻对颌天然牙对无牙颌的咬合负担,可通过以下措施来减小咬合力,同时增强无牙颌组织的支持能力。比如人工牙减径或减数,降低牙尖斜度,义齿基托充分伸展以分散𬌗力,单颌全口义齿基托组织面加软衬等。

(四)增加义齿基托强度

由于单颌全口义齿受力较大,人工牙排列可能偏离牙槽嵴顶,义齿不易稳定,或颌间距离小等问题,导致义齿基托容易折裂。常见义齿中线纵裂。义齿制作时应在树脂基托中增加金属网或使用金属基托来增加基托的抗折强度。由于对颌天然牙硬度大、𬌗力大,义齿人工牙磨耗快。因此,在选择义齿人工牙时最好选用质地较硬、耐磨的硬质树脂牙。

(张　玉)

第五节　即刻全口义齿

即刻全口义齿是在口内余留天然牙拔除前制作,在拔牙后即刻戴入的全口义齿。即刻全口义齿可以作为过渡性修复(暂时义齿),只在拔牙创愈合期间内短期使用,以后再重新修复;也可以在拔牙创愈合后,经过重衬处理,较长一段时间使用。

一、即刻全口义齿的优点

(1)最主要的优点是可以避免因缺牙而影响患者的面部形态美观、发音和咀嚼功能,不妨碍患者的社交活动和工作。即刻全口义齿尤其适用于演员、教师、公众人物及其他对自身形象要求较高的患者。随着社会的文明进步,要更多地考虑到患者失牙的痛苦,尽可能采用即刻义齿进行过渡修复。

(2)拔牙后立即戴入义齿,可起到压迫止血,有利于血凝块形成,保护伤口免受刺激和感染,减少拔牙后疼痛,促进拔牙创愈合等作用。

(3)利用患者余留天然牙的正中咬合关系,易于取得即刻全口义齿的正确的颌位关系。

(4)即刻义齿在拔牙后支持面部软组织,保持原有的咬合垂直距离、肌肉张力和颞下颌关节状态不变,患者易于适应义齿的使用。

(5)采用即刻义齿修复可参照患者余留牙的形态、大小和颜色选择相近似的人工牙,并可参照天然牙排列的位置和牙弓形态来排列人工牙,使义齿修复后尽可能恢复患者缺牙前的外观。

二、即刻全口义齿的缺点

(1)由于余留天然牙的存在,印模的准确性较差。此外,由于需在石膏模型上刮除余留牙,以及拔牙后牙槽嵴形态变化,使得义齿基托密合性较差。

(2)由于不能进行义齿蜡型试戴,即刻义齿戴入前患者不能准确了解修复后的外观情况。

(3)与常规全口义齿修复相比,即刻全口义齿修复技术较复杂,患者复诊次数和费用增加。

(4)由于在拔牙初期,牙槽嵴变化很大,有可能在等待伤口愈合过程中,需要多次重衬,以满足义齿行使功能的需要。

三、即刻全口义齿的禁忌证

(1)全身健康状况差,不能耐受一次拔除多个牙和长时间治疗的患者。

(2)拔牙禁忌证的患者,如患有牙槽脓肿、牙周脓肿等;口腔内存在其他感染、溃疡、肿物等病变的患者。

(3)对即刻全口义齿修复的治疗过程、费用,以及戴义齿后可能出现的不适等问题不能接受的患者。

四、即刻全口义齿修复治疗步骤

(一)检查与治疗计划

即刻义齿修复前应了解患者全身健康状况、口内牙齿缺失和余留牙状况。如余留牙松动度、牙周袋深度、牙槽骨吸收程度,有无牙槽脓肿和牙周脓肿,余留牙咬合关系,有无咬合干扰和正中偏斜,缺牙区牙槽嵴形态,黏膜状况等。应先治疗严重的感染病灶,去除牙石,调去除咬合干扰。干扰严重的倾斜、移位后牙,常导致正中偏斜,影响颌位关系确定,可考虑先行拔除,待拔牙创初步愈合(3～6 周)后,再开始即刻义齿修复。原有可摘局部义齿的患者,如果义齿尚有一定的固位稳定性,可在拔牙前取印模,在旧义齿上加牙及延长基托,做成即刻全口义齿,拔牙后,立刻戴入。

(二)制取印模

由于天然牙的存在,使即刻全口义齿印模的边缘整塑和印模准确性受到一定程度的影响。即刻全口义齿的印模技术有以下 3 种方式。

1.成品托盘印模

采用成品有牙列托盘,在游离端缺隙处加印模膏取初印模,以此作为个别托盘,再加藻酸盐印模材取得终印模。此法简单,但印模的准确性差。

2.个别托盘印模

先用成品有牙列托盘加藻酸盐印模材取初印模,灌制石膏模型后,用自凝树脂制作覆盖余留牙和缺隙牙槽嵴的个别托盘(见可摘局部义齿个别托盘制作),经过边缘整塑后,用硅橡胶、藻酸盐等终印模材取终印模。

3.联合印模

先用成品有牙列托盘加藻酸盐印模材取初印模,灌制石膏模型后,用自凝树脂制作覆盖缺隙牙槽嵴(包括上腭)的个别托盘,或只空出余留牙的个别托盘。经过边缘整塑,在个别托盘上加终印模材取得牙槽嵴处功能性印模,保持个别托盘在牙槽嵴原位不动,再用成品有牙列托盘加印模材取得包括牙槽嵴和余留牙的完整印模。

(三)颌位关系记录

首先在工作模型上制作暂基托,并在缺牙区基托上放置适当高度的蜡堤,根据余留牙排列位置确定平面和唇侧丰满度。如果患者口内余留牙能够维持正常的咬合垂直距离和正中关系,可将蜡堤烫软后让患者咬合在正中𬌗位，以记录上下颌颌位关系。如果患者口内的余留牙不能维持正常的垂直距离和正中关系，需利用上下堤恢复正确的垂直距离，并确定正中关系位。在记录颌位关系时必须明确上下颌余留牙之间无𬌗干扰和正中偏斜，如果余留后牙𬌗存在干扰，应在取印模前先调或将有𬌗干扰的余留牙先行拔除，以确保记录正确的颌位关系。对于上前牙缺失或排列位置异常的患者，还应在𬌗堤唇面记录中线、口角线和唇高线。

（四）模型修整与排牙

即刻全口义齿修复的特殊之处是在拔牙前取印模和灌制石膏模型，因此，在义齿制作前需要对工作模型进行修整，即将需要拔除的余留牙刮除，并修整牙槽嵴形态。模型修整时，首先将石膏牙在平齐两侧牙龈乳头处削除，然后修整其唇颊侧和舌腭侧斜面，形成圆钝的牙槽嵴形态。上颌牙拔除后拔牙窝唇颊侧组织塌陷相对较多，舌腭侧组织很少塌陷。下颌与此相反，拔牙窝舌侧组织塌陷较多。因此上颌牙的唇颊侧和下颌牙的舌侧应适当多刮除一些石膏。一般情况下，牙龈健康的上颌余留牙唇颊侧可刮除 2～3 mm，舌腭侧不超过 2 mm。牙槽骨吸收较多有牙周袋者，应将牙周袋袋底的位置（牙周袋深度）画在模型石膏牙的唇颊侧，牙槽嵴修整磨除至画线处。

石膏牙削除和牙槽嵴修整可一次全部完成，然后开始排列人工牙。如果需要复制余留牙（特别是余留前牙）的形态和排列位置时，可逐个牙分别进行。先选择或调改好与余留牙大小、形态相同的人工牙，在削除一个石膏牙并进行局部牙槽嵴修整后，将人工牙排列在相同的位置上。人工牙的排列应遵循全口义齿的排牙原则，达到平衡。

（五）完成义齿

根据全口义齿蜡型制作要求完成义齿基托蜡型，经过装盒、装胶、热处理、打磨、抛光等步骤，完成义齿制作。最终完成的义齿在戴入患者口内前应浸泡在消毒溶液内备用。

（六）拔牙与义齿即刻戴入

即刻义齿制作完成后，可进行外科手术拔除余留牙，并同时进行牙槽嵴修整术，去除牙槽嵴上的骨突和明显的组织倒凹。外科手术完成后，将即刻义齿从消毒液中取出，冲洗干净，以免义齿黏附的消毒液刺激伤口，然后将义齿戴入患者口内就位。如果戴入时有压痛或不能就位，可检查并磨改基托进入组织倒凹部位，使义齿能够顺利就位，然后进行初步调。

（七）术后护理

（1）患者在术后 24 小时内不宜漱口和摘下义齿，否则不利于止血和拔牙窝内血凝块的形成。由于术后组织水肿，义齿摘下后重新戴入比较困难，还会刺激伤口引起疼痛。患者在术后 24 小时内应进流质或软食，避免吃较硬、过热的食物。

（2）术后 24 小时后复诊，摘下义齿，了解和检查患者戴用义齿情况，缓冲义齿压痛区，调𬌗。

（3）术后 1 周内，或在肿胀消退前，夜间戴用即刻义齿，以免因伤口夜间肿胀，导致次日早晨义齿就位困难。但患者应在饭后摘下义齿清洗并漱口，以保证拔牙创伤口的清洁。清洗后应马上重新将义齿戴入。术后 1 周拆除缝线后，患者可开始在夜间不戴用义齿。

（八）复诊与基托重衬处理

患者戴即刻义齿后应定期复诊检查，如果出现疼痛或其他不适，应及时复诊处理。随着拔牙创愈合，牙槽嵴骨组织改建和吸收，即刻全口义齿戴用一段时间后，基托组织面可能与牙槽嵴黏膜不密合，影响固位和支持。即刻全口义齿一般需要在初戴后 3 个月至半年内进行基托组织面重衬处理。即刻义齿经过重衬处理后，可以较长期地使用。也可以在牙槽嵴骨组织形态基本稳定后，重新制作全口义齿。

（张　玉）

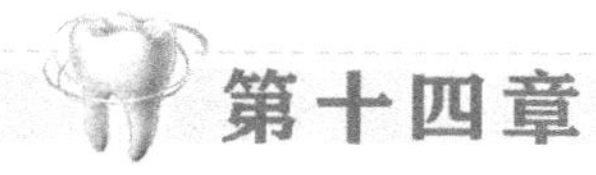

第十四章

口腔种植

第一节　种植义齿的基础

一、种植义齿的解剖学基础

(一)颌骨的组织结构特征

颌骨的组织学结构由骨密质和骨松质组成。骨密质位于颌骨外层和固有牙槽骨的部位,在结构上是交叉排列的骨板和骨小梁。位于固有牙槽骨部位的骨密质包绕牙根,其结构致密但有许多小孔以容纳牙周膜的神经、血管通过,因此又有硬骨板或筛状板之称。在牙槽骨内的骨小梁的排列与承受的咀嚼压力分布相适应,牙根之间的骨小梁排列成水平向,而根尖区则呈放射状。在下颌某些部位,由于骨小梁交织排列,骨质致密,有利于牙种植修复的成功,因此下颌种植的成功率高于上颌。在牙槽窝底部的骨小梁排列较密集,成束状,逐一斜向后上,构成下颌骨的加固结构。

(二)颌骨的解剖结构

1.上颌骨的解剖结构

上颌骨的形状不规则,可分为一体四突,即上颌体、额突、颧突、腭突和牙槽突。与牙种植手术有关的主要解剖结构位于牙槽突和上颌体。上牙槽突骨外板骨质较薄。上颌前牙区的牙槽突略向唇侧倾斜,该区牙根尖的上方为鼻底。在 2 个上中切牙之间靠腭侧为门齿孔,有神经血管束由此向上经切牙管走行。在进行牙种植手术时应注意上述解剖结构。上颌体分前外、后、上、内四面。上颌体的内腔宽大,即上颌窦,呈底朝下的锥状体。在上颌后牙区行种植手术时应特别注意该结构。上颌骨在承受咀嚼压力明显的部位,骨质特别致密,形成尖牙支柱、颧突支柱及翼突支柱,这 3 对支柱均从牙槽突向上达颅底。牙列缺损或牙列缺失以后,这 3 对支柱的骨质仍然致密,有利于牙种植体植入后的早期稳固。

2.下颌骨的解剖结构

下颌骨分为下颌支和下颌体,绝大多数牙种植体手术在下颌体区进行,只有少数类型的种植手术涉及下颌支区域。颏孔是下颌神经管的前端开口,孔内有神经血管束。下颌体的上缘又称牙嵴缘,相当于上颌骨的牙槽突,其内外骨板较上颌者致密。下颌骨的下缘外形圆钝,较上缘厚实。下缘的前部为下颌骨的最坚实处,因此,牙种植体在该区植入后的早期稳固较好,成功率也较高。下颌支呈垂直的长方形骨板，上端有两突，即喙突和髁状突。两突之间为下颌切迹，有神经、血管通过。下颌支内侧面有下颌孔，下牙槽神经血管束由下颌孔进入下颌管，在下颌后牙区行种植手术时应特别注意该结构。

3.缺牙区的牙槽骨

牙齿缺失后，牙槽骨因丧失生理功能的刺激而逐渐被吸收形成牙槽嵴，牙槽嵴的形态与质地因个体差异及部位的不同而有很大差别，与种植体的选择、植入部位的确定，以及牙种植手术的设计方案都有密切关系，所以在进行牙种植手术之前，必须从解剖及组织学的角度充分了解缺牙区牙槽骨的宽度、高度及质地。

(1)牙槽骨的形态。①牙槽骨的形态改变：牙齿缺失后，牙槽骨不断发生垂直及水平性的吸收。已有学者证明，牙槽骨在两年内吸收的总量中有70%～80%发生在最初1～3个月内。Atword等在1971年追踪观察拔牙后的牙槽骨高度，发现上颌前部平均每年被吸收0.5 mm，下颌前部吸收程度为上颌的3倍。②牙槽骨的分类：缺牙后牙槽嵴的宽度及高度直接关系到种植体的选择及种植修复效果。因此，牙槽骨的形态分类可为种植体的选择及种植手术的制定提供依据。Lekholm和Zarb提出将牙槽骨按其吸收后残余量分为5个级别：A级为大部分牙槽嵴尚存；B级为发生中等程度的牙槽嵴吸收；C级为发生明显的牙槽嵴吸收，仅基骨尚存；D级为基骨已开始吸收；E级为基骨已发生重度吸收。

(2)牙槽骨的质地：牙齿缺失后，牙槽骨板消失，被致密的骨小梁型的骨结构代替。拔牙后1周，牙槽窝内有新骨形成，深部区域开始有骨吸收；2周后创口完全被新生上皮及结缔组织所封闭；3个月后浅层有骨组织形成，其骨小梁呈海绵状，原有牙槽窝壁界限不清楚；6个月后牙槽窝区域形成粗大的骨小梁；1年后骨组织致密。

Lekholm和Zarb根据骨皮质与骨松质间的比例关系，以及骨松质内的密度将牙槽骨的质量分为4个级别：1级是颌骨几乎完全由均质的骨密质构成；2级是厚层的骨密质包绕骨小梁密集排列的骨松质；3级是薄层的骨密质包绕骨小梁密集排列的骨松质；4级是薄层的骨密质包绕骨小梁疏松排列的骨松质。

二、种植义齿的组织界面

目前常用的牙种植体主要是植入骨内、穿过牙龈的种植体，因此种植义齿的组织界面包括骨组织界面及牙龈上皮附着。

(一)牙种植体-骨界面

种植义齿的成功与否与牙种植体植入骨组织后形成的界面性质密切相关。目前认为成功的牙种植体界面可存在3种结合形式，即骨性结合、纤维骨性结合、生物化学性结合。这几种界面与骨内种植义齿的远期成功密切相关，而界面形式由多种因素决定，如种植体的设计、外科植入技术、骨组织情况、上部结构修复等。

1.骨性结合界面

骨性结合界面是指在光学显微镜下，种植体与周围骨组织直接接触，无任何纤维组织介于其间。骨性结合又称为骨整合或骨融合。骨性结合最早由Brancmmk等20世纪60年代初提出，并于20世纪80年代初在大量的实验和临床研究的基础上得以证实和确认。骨性结合概念的提出在种植学领域引起了很大的震动，它使种植体的应用有一个科学的理论基础，使人们对界面的本质有了进一步的认识。

骨性结合界面的形成受多种因素影响，如种植体表面结构与性能、植入区骨质情况、植入手术的创伤大小、种植体受载情况、种植材料的生物相容性等。研究证明，粗糙、不规则的种植体体部较光滑表面更有利于骨性结合界面的形成；手术创伤越小，界面上的坏死骨越少，所引起的炎性反应越小，越容易形成骨性结合界面；使用二段式种植体系可保证种植体在无负荷的状态下完全愈合。钙磷陶瓷和钛金属种植材料具有良好的生物相容性，前者能相对更早地形成骨性结合界面。

2.纤维骨性结合界面

纤维骨性结合界面是指种植体与骨组织之间介入了未钙化的纤维结缔组织。纤维层的厚度常反映种植材料生物相容性的好坏，并作为能否达到种植成功的标志。美国材料测试委员会认为材料植入骨组织 6 个月后，纤维层的厚度在光镜下小于 0.03 mm，才可选用一般的种植材料。组织学的研究表明纤维骨性结合界面上的纤维组织主要与种植体表面平行，或完全包绕种植体，与天然牙的牙周膜中的胶原纤维排列不同，且种植体周围的纤维组织中不含有牙周膜本体感受器。许多学者不赞同纤维骨性结合界面形式，认为它是种植材料生物相容性差的指标之一，并且不利于种植体界面的长期维持，种植体受力后，容易与纤维囊分离，种植体出现松动。

目前认为使骨性结合种植体与骨组织界面形成纤维骨性结合的因素有以下几点：①种植体在术后早期受到载荷(下颌在 3 个月以内、上颌在 6 个月之内)；②种植体植入术中，钻速过快，产热过高(高于 47 ℃)。③植入种植体时压力过大，造成周围骨坏死；④预备的植入窝直径过大(种植体与骨的间隙大于 0.5 mm)。

3.生物化学性结合界面

生物活性材料通过表面可控制的有选择的化学反应，能与组织形成生物化学性结合界面。生物化学性结合是指种植体材料的表面成分与骨组织之间形成在分子或离子水平上的结合，其结合力主要依赖于生物材料中与骨组织相类似的成分、结构与骨组织产生的化学反应，产生生物化学性结合的材料主要是指在成分、结构上与骨组织相类似的生物材料，如生物玻璃陶瓷类或羟基磷灰石类。

(二)牙种植体

牙龈上皮界面由于牙种植体是从口腔环境进入软组织及骨的内环境，因此种植体行使功能而黏膜下骨组织不受损害，就必须保证种植体-牙龈界面的健康，防止口腔内细菌等破坏因素侵蚀到颌骨内环境。因此，牙种植体成功的先决条件之一是能够获得附着于种植体颈部表面的口腔黏膜生物屏障。

用光镜、扫描电镜观察结果表明：种植术后有游离龈及龈沟上皮再生。在低倍镜下，可见种植体周围的健康游离龈缘，以及种植体表面的菌斑。在高倍镜下，观察到龈沟上皮紧贴种植体并向根方逐渐变细；紧贴种植体的上皮有 5～6 层细胞；在龈沟底，结合上皮细胞伸出长伪足，附着于种植体表面。

三、种植义齿的生物力学特点

种植义齿的远期成功率随着观察时间的延长而降低，出现种植体的松动、折断等问题。人们逐渐意识到骨内种植义齿修复的失败原因，有许多归结于力学问题。

种植义齿的受力情况不同于天然牙列，种植体一组织界面对侧向力和扭力的耐受能力远小于天然牙，而且受力时不允许种植体和周围组织有相对位移。如果应力在容许范围内，种植体和骨组织之间的相对微运动不会造成界面破坏，若种植体承受过大的应力则可能造成两种结果：①种植体及上部结构内部的折裂或折断。②种植体周围骨的吸收，最终导致种植体的松动、脱落。

从临床医学角度看，对种植体的生物力学相容性的要求包括以下 3 个方面：①种植体要能承受功能载荷，有足够的强度，保证不发生严重变形或断裂破坏。②种植体行使功能时要对周围骨组织产生足够的应力传递，避免骨失用性萎缩。③种植体对周围骨产生的应力传递不能超过生理限度，避免创伤造成的骨吸收或骨折。

（李海慧）

第二节　种植义齿的分类、组成与结构

一、种植义齿的分类

（一）按种植义齿的固位方式分类

种植义齿上部结构的固位方式由上部结构与基桩的连接方式所决定。分为固定式种植义齿和可摘式种植义齿两大类。

1.固定式种植义齿

固定式种植义齿上部结构的金属支架和基桩为固定连接，按照基桩固位形的设计特点，分为基桩外固位、可拆卸式和基桩内固位。

（1）基桩外固位种植义齿：基桩外固位又被称为水门汀粘固式种植义齿，是种植义齿最常见的固位方式之一。上部结构的固位形采用全冠固位形或者金属支架，其唇颊面或者殆面用烤瓷材料和硬质塑料恢复。基桩外固位适用于单个牙或多个牙缺失的修复，多个牙缺失时要注意基桩共同就位道的设计，保证粘固时能够顺利就位。

（2）可拆卸式种植义齿：可拆卸式种植义齿又被称为螺钉固位式种植义齿，是特殊设计的固定义齿。基桩上留有固位螺丝，金属支架上设计固位孔，支架被动地放置在多个基桩上，用固位螺栓固定。上部结构的唇颊面及面用烤瓷材料或硬质塑料恢复。该类种植义齿对金属支架的强度和铸造精度要求高，适应证范围广，单个牙或多个牙缺失，以及无牙颌患者均可使用。其可拆卸部分需在随访复查中由医师拆卸清洗和检查。

（3）基桩内固位种植义齿：基桩内固位设计为中空盲管状固位道，依靠固位桩插入并且粘固固位，仅用于殆力较小、对固位力要求不高的种植义齿，其对抗义齿旋转的能力较差，故临床已极少使用。

2.可摘式种植义齿

可摘式种植义齿是依靠基桩、牙槽嵴和黏膜共同支持的全口或局部覆盖义齿。在种植基牙数量不足时，或者对颌牙为天然牙列时，最好选用可摘式种植义齿。该类种植义齿能够适当增加其固位、支持和稳定，又能利用残余牙槽嵴的支持，防止种植基牙过载发生损伤。

（1）按顶盖设计分类：①覆盖式种植义齿可使用顶盖、栓钉、杆附着体设计，义齿的阴型固位部分的设计和常规覆盖义齿相同。②特殊的覆盖式种植义齿将常规覆盖义齿的顶盖设计改变为

特殊的固位类型，用于种植义齿而形成了该类固位结构特殊的类型。特殊的固位类型多为精密附着体、磁性结构和双重冠(套筒冠)结构。

(2)按附着体成型过程分类。①预成型：基桩上设计各种预成的附着体，以增加覆盖式种植义齿的固位力。根据附着体的预成形态变化，又分别设计为杆卡结构、栓道结构、球形结构、弹簧弹子结构、磁性固位等。②个别制作型：最主要的形式是圆锥双重冠结构。

(二)按种植义齿的部位和作用分类

按种植义齿在修复中的作用和部位分为全颌种植义齿和局部种植义齿，及种植基牙和天然牙联合固定义齿

1.全颌种植义齿

Spieckmann 教授将全颌种植义齿分为 4 类。

(1)可摘式种植义齿：有 2 个种植体作覆盖种植基牙，杆卡固位为主，可以有锁卡固位、球形固位、磁性固位。

(2)可摘式种植义齿：有 3～5 个种植体，通常是 4 个种植体作覆盖种植基牙，以杆卡固位为主，可以有锁卡固位、双重冠固位，以及其他的附着体固位。

(3)可摘式种植义齿：有 3～5 个种植体，通常为 4 个种植体作覆盖种植基牙。其特点是以杆卡固位为主，固位杆有延长臂，杆上可以再设计球形固位体或者其他附着体。另外，可以设计游离端种植基牙支持延长臂的远端。

(4)固定式种植义齿：有 4～7 个种植体，通常为 6 个种植基牙。上部结构有铸造支架，螺栓固位，种植基牙支持，属于可拆卸式固定种植义齿。

2.局部种植义齿

(1)单个牙缺失的种植义齿修复：单个牙缺失的种植义齿类似核桩冠修复，基桩经过修磨后形似核的形态，或者是在基桩上完成铸造内冠，采用基桩外固位或者螺栓固位的方法固定外层冠。

(2)种植基牙固定义齿：在缺失牙间隙内，至少设计 2 个或者 2 个以上的种植基牙，并与桥体的长度、弧度、患者的咬合力相适应。在有植入条件时，应该适当增加种植基牙数目，并采取减轻桥体𬌗力的措施，以保护种植基牙。

3.种植基牙和天然牙联合固定义齿

这种设计多见于游离端种植固定桥和中间种植基牙固定桥。在后牙的游离缺失部位植入种植体后，与靠近缺隙的天然牙共作固定桥的基牙，或在较长的缺牙间隙内植入种植体作固定桥的中间基牙，可将常规只能作可摘修复的病例改作固定修复或者将长固定桥改为复合固定桥，减轻了天然基牙的负担，扩大了固定义齿修复的适应证范围。

使用种植基牙和天然牙这两类性质不同的基牙是否合理曾有过争议，后经临床实践和生物力学研究证明联合设计是可行的。但是，临床应用中必须采取分散𬌗力的措施，防止种植基牙过载情况发生。使用中间种植基牙时要慎重，可酌情使用半固定连接。

(三)种植义齿的其他分类法

1.按种植方式和植入部位分类

按种植方式和植入部位分类可分为骨内种植、骨膜下种植、根管内种植(牙内骨内种植)和穿骨种植。目前应用最广泛的是骨内种植。

2.按种植材料分类

按种植材料分类可分为金属种植、陶瓷种植和复合种植。

二、种植义齿的组成及结构

种植义齿的组成分为上部结构和下部结构，其目的是为了分清位于口腔内的及组织内的上、下两部分，但随着其颈部的设计更新及其重要性的体现，穿龈部分自然就成了种植义齿的组成之一。

(一)牙种植体

在结构上，传统的牙种植体包括体部、颈部及基桩。随着牙种植体设计的改进，这 3 个部分逐渐分化出许多结构或组成，现介绍如下。

1.牙种植体的基本组成

(1)体部：种植体的体部是种植义齿植入组织内，获得支持、固位、稳定的部分。植入粘骨膜的部分称为支架，植入骨内的部分称为固位桩或固位体。

(2)颈部：种植体的颈部是种植体穿过牙槽嵴顶粘骨膜处的较窄部分，它将种植体的体部与基桩相连。一段式种植体的颈部与体部、基桩为一整体结构，而二段式种植体的颈部则较复杂。

(3)基桩或基台：是种植体暴露在黏膜外的部分，它将上部结构与种植体体部相接，为上部结构提供固位、支持和稳定。根据其结构长短及与上部结构的连接方式，基桩与基台的含义有所区别。基桩既包括露出黏膜较长的、供桩孔粘接的结构，又包括露出牙龈较短的、靠螺丝与上部结构相连的基台，即基桩包括基台。基台属于二段式种植体的结构，它通过其下端的内或外六面体抗旋转结构与种植体体部上端的外或内六面体结构相连。在某些种植区域，种植体体部的长轴与上部结构的牙冠长轴如不在一条直线上，可采用带角度基桩。

2.牙种植体的构件

二段式种植体的构件包括体部、基桩、愈合帽、黏膜周围扩展器、卫生帽、中央螺栓等。

3.牙种植体的种类

牙种植体的分类方法较多，为了方便叙述，下面分别按形态结构、手术次数、受载情况，以及在种植义齿修复中的作用进行分类。

(1)按形态结构分类。①螺旋种植体：螺旋种植体最先设计，其结构分基桩、颈部、体部 3 部分。在形态上，有的为空管状，有的则在体部表面加孔或沟槽。该类种植体的应用广泛，可适用于个别牙或多个牙甚至全牙列缺失。圆柱状种植体：目前发明的圆柱状种植体系统较多，其形态及制作方法、植入方法各异，但都是在钉、针及螺旋种植体的基础上发展起来的，其结构也分为基桩、颈部、体部 3 部分。其形态的差异主要在体部，有的为空管状，管壁上有孔；有的在空管外表面设计有螺纹；有的则为阶梯形圆柱状；有的还在体部表面喷涂钛浆或生物陶瓷。②叶状种植体：叶状种植体首先由 Rabert 在 1967 年提出，之后经 Rabert 等人的改进，设计了各种形态的种植体，以供不同的种植部位和不同的解剖条件使用。叶状种植体材料多用钛金属制成，有的喷涂钛浆，有的喷涂生物陶瓷在其表面，其形态包括无孔或有孔叶状种植体、闭口或开口叶状种植体、支叶状种植体、结节叶状种植体及其他变形体。叶状种植体的主要优点如下。薄：可用于骨量不足者。宽：表面积大，叶片有孔，有利于种植体与骨组织的结合。但叶状种植体的叶片状体部在长期受到咬合力作用的过程中容易造成种植体颊舌向摆动而引起失败，因此对叶状种植体的长期临床效果评价不甚理想。20 世纪 80 年代以来，其应用有所减少。③基架式种植体：基架式种植体最先由 Goldberg 在 1948 年提出，由支架、种植体颈部及基桩组成。适用于牙槽嵴宽度和高度不够的下颌无牙颌患者，也适用于游离缺失的病例，但不适宜于黏膜过薄的患者。④穿下颌骨种植体：穿下颌骨种植体由 Small 在 1973 年首先提出，适用于下颌牙槽嵴严重萎缩的患者。该种植体由水平板、固位针和螺纹柱组成。种植体经下颌下缘穿过下颌骨再穿出口腔黏膜，由 3～5 个固位针将水平板固定于下颌骨下缘，并附有 2～4 个螺纹柱，螺纹柱穿过下颌骨再穿过口腔黏膜，以支持义齿，由于该种植体的设计还存在一定的问题，因此发展缓慢，尚有待进一步研究。⑤下颌支支架种植体：下颌支支架种植体由 Vassous 在 1978 年首先报道。是一种在下颌升支和下颌联合处植入，主要用于下颌牙槽嵴严重萎缩的下颌种植体。采用该种植体的主要目的是避开下牙槽神经血管束进行种植。该种植体一般用钛台金或钴铬合金制成。

(2)按手术次数及受载情况分类。①一段式种植体：该类种植体的体部、颈部及基桩为一体，在一次性手术中整体植入，手术后立即受载。②二段式种植体：该类种植体的基桩可以拆卸，分为二段式埋植型、二段式非埋植型种植体。前者是用常规的二次性手术植入，愈合期无负荷作用；后者为一次性手术植入，愈合期有部分负荷作用。

(3)按种植体在种植义齿修复中的作用分类：分为全颌种植体、末端种植体、中间种植体。全颌种植体主要是指骨膜下种植体及下颌支种植体，末端种植体的应用解决了游离缺失修复中存在的问题，中间种植体的应用使缺失间隙大的患者不必戴用可摘局部义齿。

(二)上部结构及其制作的辅助构件

上部结构包括金属支架、人工牙、基托、固定螺丝及附着体，辅助构件包括转移杆和基桩代型。

1.上部结构

(1)金属支架：金属支架的作用是增强上部结构的强度、固位及分散𬌗力。该部分是贴近基柱或天然牙，表面以人工牙或基托覆盖的金属结构。金属支架除了与固定或可摘修复体相类似的部分外还包括预制帽或可铸帽。

(2)人工牙：人工牙用以替代缺失的天然牙，一般位于金属支架的𬌗方及唇颊方，主要行使咀嚼、发音及美观等功能，由于人工牙的材料选择、排列高度及𬌗面设计直接影响到种植义齿的效果及成功率，因此应引起种植医师的关注。

(3)基托：种植义齿的基托与常规可摘义齿者相类似，但它的边缘伸展少，并要求其组织面与黏膜紧密贴合，在功能运动中能与基桩较均匀地分担咬合力。

(4)固定螺丝：固定螺丝又称修复螺丝或固位螺丝。它是将上部结构与种植体的基桩或天然牙上的固位体相连接的螺丝，可拆换。

(5)附着体：种植义齿的附着体与半固定桥者相类似，可分为杆卡式、栓道式、套筒冠式及球类附着体。

2.修复制作辅助构件

(1)转移杆：转移杆又称印模帽或六角转移器、取模桩、桩帽等，用以将患者口腔内的基桩位置转移到工作模型上。

(2)基桩代型：基桩代型又称基桩复制器，用以配合转移杆，通过印模将黏膜上显露的基桩形态和位置转移到工作模型上。

3.上部结构与基桩的连接

(1)粘固固定连接：将上部结构粘接固定于基桩上的连接称为粘固固定连接。采用该连接方式的种植义齿称为基桩粘固型种植义齿（包括基桩内粘固种植义齿和基桩外粘固种植义齿），属于固定式种植义齿。

（2）螺丝固定连接：该类连接方式是采用修复螺丝将上部结构固定于基柱上。采用该连接方式者称为螺丝固定型种植义齿，又称可拆卸式种植义齿。在Brancmark系统中，修复螺丝又称金合金螺丝，在杆卡式种植义齿中又称为顶盖螺丝。

（3）附着体式连接：包括栓道式、套筒冠式、杆卡式及球类附着体式连接。

（4）磁性固位连接：磁性固位连接是利用磁体形成的固位力将上部结构与基桩相连。该类连接一般是配合其他连接形式应用的。

（李海慧）

第三节　种植义齿的设计与制作

一、牙种植体的植入和安装

（一）牙种植体植入术的基本原则

1.符合外科手术原则

牙种植手术应坚持无菌原则，手术操作精细轻柔，将手术创伤减少到最低限度。

2.防止副损伤

手术应防止伤及颌骨神经血管束，避免将钻头或种植体穿入下颌管、上颌窦及鼻腔。此外，应对颌骨倒凹估计充分，避免骨侧壁穿孔。

3.尽量减少钻孔产生的热损伤

绝大多数牙种植体手术需要钻骨，术中应使用大量的生理盐水冲洗降温。注水方式包括中心注水和周边注水，前者的水是通过钻头喷出，在器械设计上较为复杂，后者与普通牙钻一样，喷水头在手机上。

4.注意与上部结构的关系

从牙种植手术的设计，包括选择种植体类型和数目、到种植体的植入，都应注意与上部结构的关系。

（1）牙种植体的植入位置：以利于咬合力的分散为原则。

（2）牙种植体的植入方向：应根据缺牙区牙槽嵴形态、骨量及邻牙条件等综合考虑。如在行上前牙区种植时，钻针长轴的延长线应在下切牙切缘上；在行下前牙种植时，钻针长轴的延长线应指向前牙舌隆突；在行上、下颌后牙区种植时，钻针长轴延长线则应分别对着下磨牙颊尖及上磨牙舌尖等。

（二）术前准备

种植体植入术前准备包括全身检查、局部检查、模板制作、种植体的选择、种植体的数目确定等。

1.术前常规检查及治疗

（1）全身检查：术前一般应了解患者的血压、脉搏、呼吸，以及心、肝、肾功能等，常规应做血常规检查，以了解患者的抗感染能力及凝血功能，避免术后出现出血不止。

(2)局部检查：常规检查口腔各组织、器官、结构的情况，如颌骨、牙槽骨的大小及形态，与对颌（𬌗）的关系、软组织的情况，常规通过X线全景照片，配合牙片了解颌骨及其结构、标志的情况。

(3)术前处理及治疗：对口腔内影响种植手术或修复效果的疾病，应事先处理或治疗，并综合口内情况进行种植修复设计。如牙体及牙周疾病应在种植术前治疗，种植区不足的骨量可用自体或/和人工骨改善。

2.模板制作

模板是用于准确地判断种植部位的骨量和骨质，掌握植入的位置与方向，并便于术者在术前根据患者的条件设计好的上部结构。用于种植外科手术中的模板又称外科导板。

3.种植体的选择及其数目的确定

(1)按种植部位选择种植体。①上颌前牙区：一般有足够的骨量。通常以螺旋种植体应用较多。②上颌前磨牙区：有较多的骨量，特别是上颌第一前磨牙区，可选用骨内种植体作为中间种植基牙。但是该区的骨质较疏松，颊侧骨板较薄，应选用较长较粗的骨内种植体。③上颌磨牙区：离上颌窦较近，钻头或种植体容易误入上颌窦。可用上颌末端骨膜下种植体，以坚厚的腭部组织支持为好，也可在该区先用自体骨或人工骨垫高上颌窦底后，选用骨内种植体。④下颌前牙区：多采用骨内种植体，极少的情况选用穿下颌骨种植体。⑤下颌前磨牙区：若能避开颏孔，可选用骨内种植体，否则会伤及颏神经血管。⑥下颌磨牙区：在该区种植可改善下颌游离缺失的可摘局部义齿的修复效果。若牙槽嵴顶为刀刃状，可选用叶状种植体；若牙槽嵴顶平坦且颊舌向较宽，可选用柱状骨内种植体。

(2)按牙槽骨的萎缩情况选择种植体：Lew 等根据牙槽骨的萎缩情况对残余牙槽嵴进行的分类，可指导选择种植体。

(3)种植体数目的确定：首先根据局部解剖结构和预定的修复要求，确定种植部位。除了垂直骨量不足的区域（如牙槽骨严重吸收的上颌窦区域或下颌后段），大多数区域均可采用螺旋种植体。对于无牙𬌗患者，若采用固定修复，种植体数目最少为 4 个，在解剖结构允许的情况下，以 5 个或 6 个为宜，若拟定以覆盖式种植义齿修复，种植体数目则可适当减少，种植体之间距离可稍大些。一般来说，种植体间距不小于 3.5 mm。

(三)牙种植体植入术的种类

1.按植入部位分类

(1)骨膜下种植术。

(2)骨内种植术：由于骨内种植体的种类繁多，形态各异，各系统使用的配套器械也不完全一样，因此手术方法有所差别，但总的来说大同小异。

(3)穿下颌种植术：由于该手术在骨内种植术的基础上，涉及下颌骨下缘及皮肤，手术较特殊，方法操作也较复杂。

(4)下颌支种植术：该手术涉及下颌支。

(5)牙内骨内种植术：该手术较简单，适用于稳固个别松动的天然牙。但由于该方法的远期效果不肯定，目前应用较少。

2.按拔牙后骨质的愈合状态分类

(1)即刻种植：即刻种植是指牙齿拔除后，立即选择体部与牙根形态相类似的种植体植入牙槽窝，待周围骨组织结合良好后，再行第二次种植手术。由于种植体植入后，与牙槽窝骨组织之间存在着较大的间隙，种植体的早期稳定不理想，故应尽量减少种植手术中种植体与种植窝之间的间隙，或者采用膜引导组织再生技术。

(2)延期种植：延期种植是指拔牙 3 个月后，待拔牙创口愈合，牙槽骨吸收稳定后做牙种植手术。目前，临床上多采用这种方法，其原因是种植体植入后，种植体早期稳定良好，种植体与骨组织容易形成骨整合，成功率高。但该方法要求患者在拔牙创口愈合期不戴用义齿或戴用可摘义齿。

3.按种植次数及种植体结构分类

按完成种植所需的次数及种植体结构，将牙种植手术分为一段式种植、二段式非埋植型种植和二段式埋植型种植。

(1)一段式种植：通过手术将体、颈、基桩为一整体的种植体(一段式种植体)一次性植入骨内的方法称为一段式种植，该植入方法简便省事，拆线后即可用暂时修复体修复缺牙，若手术不需缝线的，种植术后即可修复缺牙，因此患者容易接受。待数个月后(一般需 3～6 个月)，此时的骨改建基本完成，再进行最终的修复。但这种方法植入后基桩直接暴露于口腔内，在骨组织愈合阶段受到一定的功能负荷和口腔环境因素的影响，不利于界面的愈合，从远期疗效看，不如其他种植方法的成功率高。

(2)二段式非埋植型种植：只通过一次手术将可拆卸基桩的种植体(二段式种植体)植入组织内的方法称为二段式非埋植型种植，该类种植体植入后，种植体颈部装置露出口腔黏膜，周围的骨组织在愈合期受到的负荷非常小。骨愈合后，将基桩与体部相连，不需做第二次手术即可行义齿修复。该方法综合了二段式埋植型种植与一段式种植的优点，实际上是这两种种植方法的改良形式。

(3)二段式埋植型种植(二次性种植)：二次性种植是分两次进行手术，第一次将种植体体部植入，待骨组织愈合后，再行第二次手术将基桩与种植体体部相连。这种种植方法的种植体为二段式，该方法又称为二段式埋植型种植，两次手术的间隔时间一般为 3～6 个月(上颌为 5～6 个月、下颌为 3～4 个月)。该方法使种植体在植入后早期避免了咬合力作用、纤维组织向根端迁移、炎症等不利于骨组织愈合的因素，能与骨组织形成良好的结合，所以成功率较高，远期效果令人满意。

二、种植义齿上部结构的设计

(一)种植义齿的修复治疗原则

种植义齿的修复必须建立在符合生物机械学原理的基础上，使用较特殊的种植体做基牙恢复缺失牙的形态和功能；且需保护口腔组织健康，保护口内余留牙；并保证种植义齿有良好的固位、支持和稳定性能，坚固耐用。修复过程应严格遵循上述原则。

(二)种植义齿上部结构的设计

种植基牙是种植义齿的特殊结构，使种植义齿成为义齿修复的一种特殊形式。除了遵照常规义齿设计的原则外，种植义齿还要考虑上部结构与下部结构的结合。

1.对颌牙列对设计的影响

种植义齿的对颌可能有不同的牙列，可能是种植义齿、全口义齿、可摘局部义齿、固定义齿或天然牙列，而种植义齿侧也可能为全颌种植义齿、单个或多个牙缺失的种植义齿。应针对不同的组合情况进行设计。如对颌是天然牙列时，要注意保护种植基牙，防止咬合创伤；如调磨或修复天然牙，恢复天然牙列的曲度和牙体突度；尽可能把人工牙排列在中立区和接近基桩处。对颌是天然牙列时，全牙列的种植义齿最好设计为可摘式种植义齿。如果种植侧的支持和固位条件极佳，也可以设计固定式种植义齿。对颌牙列为可摘式局部义齿时，种植侧可以是局部固定式种植义齿，或者是全颌覆盖式种植义齿。对颌牙列为种植义齿时，同样可以设计类型相同的种植义齿。

2.种植基牙的保护

可摘式种植义齿的基牙数目较少，常常缺乏一定质量和足够数量的骨组织，或者是种植体的排列和位置不适合作固定式种植义齿的基牙。此时应该采取分散𬌗力，防止过载的措施保护基牙，如让种植基牙和牙槽嵴共同承担载荷、充分利用磨牙区牙槽嵴的支托作用、减小种植基牙受到的侧向力和扭力、缓冲龈组织倒凹等都是保护基牙的措施。设计固定式种植义齿时，由于基桩的可调改性极小，多个种植基牙时必须设计共同就位道。以减少上部结构戴入时受到的非轴向力，保护基牙。

3.上部结构设计的选择

上部结构的设计涉及各种因素，如颌骨的解剖生理条件、种植体的类型、数目、部位、角度、颌间间隙等，应作综合评判，种植基牙的支持力、固位力及共同就位道的取得是选择固定式种植义齿上部结构最重要的指标。

固定式种植义齿的上部结构与固位方式密切相关，基桩外固位的固位体几乎都采用全冠固位形或者是支架，而可拆卸式种植义齿则采用金属支架和固位螺栓以便于清洗和修补。故在有较好条件和种植体系来源时，推荐多使用后者。

可摘式种植义齿的上部结构与附着体的形式相关。如杆卡结构的固位夹或者分段固位卡，栓道结构的栓道，球状结构的圆筒，弹簧弹子结构的阴性部分，磁性固位的固定磁体，双重冠结构的外层冠固位体等。设计选择除受口内条件影响外，更多的受附着体来源的影响，也不排除医师和患者对某种附着体的偏爱倾向。

4.设计中应该注意的问题

(1)𬌗力传导：种植义齿对𬌗力传导有较高的要求，良好的设计能够将𬌗力沿种植体长轴传导到种植体周围的骨组织，以尽量减小种植体承受的侧向力和扭力，有助于保护软、硬支持组织。

(2)应力分散：骨性结合的种植体能够较好地传导应力。适当增加种植基牙的数目，或者采用减小𬌗力的各种措施，有利于应力分散。但骨性结合的种植体对冲击力缺乏缓冲作用，当𬌗力过大或者集中于某些部位时，容易对种植基牙造成不可恢复的创伤。故设计时应注意安装散压装置，或者在上部结构和基桩之间使用弹性连接，以加强种植义齿的缓冲作用。

(3)咬合设计和咬合关系：种植义齿根据对颌牙列状态设计，适当的咬合、𬌗力的恢复应控制在适当的范围内。适当减小垂直向𬌗力，严格控制种植义齿承受的侧向力，可避免种植基牙受到损伤。种植义齿应有良好的咬合关系，无咬合障碍。全颌可摘式种植义齿的前伸和侧方𬌗应为均匀的平衡接触，正中𬌗为稳定的尖窝接触关系，而固定种植义齿应为组牙功能𬌗或尖牙保护𬌗。

(4)金属支架：有单端桥体部分时，支架的游离端受力情况类似单端固定桥，负重反应和屈矩反应均发生在末端种植基牙侧，有较大的杠杆作用发生。在固定式种植义齿中，对末端种植基牙的支持力和固位力的要求很高。金属支架在𬌗力的冲击下，有疲劳极限，设计金属支架时，除满足口腔环境对金属的生物学性能要求外，还应保证材料的力学性能，以确保种植义齿的使用期。

(5)种植体颈周健康与设计：种植义齿的设计应有利于种植体颈部周围组织的健康。设计中应保护龈上皮形成的上皮附着，便于清洁和自洁。人工牙的轴面边缘应位于龈上 1.0～1.5 mm，且龈面应光滑，以减少菌斑附着，固定式种植义齿人工牙的邻间隙应该适当加大，以减少食物嵌塞。在前牙区由于美观和发音的原因，可设计可摘式龈垫或改良盖嵴式桥体。

三、局部种植义齿上部结构的设计和制作

(一)局部种植义齿上部结构的分类设计

局部种植义齿与固定义齿基本相似，修复成功与否和上部结构的设计有密切关系。设计中，可能单独使用种植基牙，也可能联合使用两种基牙，如何将𬌗力合理、有效地分配，防止种植基牙过载创伤，是修复设计的关键。

1.单个牙缺失的种植义齿

单个前牙或者后牙缺失，若咬合关系及邻牙的排列基本正常，可以设计为单个种植基牙支持的种植义齿。其基本形式类似核桩冠修复体，基桩经修磨后直接成为核桩或是在基桩上完成内层蜡型核冠，外冠通常采用烤瓷全冠修复，还可采用螺栓固位方式。冠边缘应尽量不与龈组织接触。前牙唇侧因美观原因将边缘伸入龈下，并将其唇(颊)舌径适当缩小。基桩与种植体长度比例应该小于 1∶1。基桩上修复的烤瓷全冠要减小覆𬌗，适当加大超𬌗。

设计中应注意：①基桩顶部与对颌牙的间距应保持 1.5 mm 以上，基桩的𬌗龈距应该不少于 5 mm。②若基桩偏小或者略偏离牙弓，可先制作内层冠矫正轴向，然后再取模制作烤瓷冠修复。③应该适当减小基桩的聚合度，以增加固位力。

2.局部固定种植义齿

固定式种植义齿的设计与固定义齿设计相类似，应与𬌗力的大小，桥体的长度、桥体的弧度相适应。多个种植基牙之间要有共同就位道，由于基桩轴向的可调整范围较小，只能对基桩做轻微磨削处理。基桩应有足够的高度，以满足固位力要求。种植桥基固定桥的两端最好有天然牙毗邻，有助于𬌗力的传导和分散。桥体的𬌗面应该采取减轻载荷的措施，特别是降低牙尖斜度，以减少侧向力，防止过载创伤。种植基牙数目与缺牙间隙大小有密切关系，由于种植体的直径比天然牙根直径小(一般小于 4 mm)，通常应尽量增加种植体的数目，以利支持和固位。

3.种植基牙和天然基牙联合固定义齿

用于游离端种植桥基固定桥和中间种植桥基固定桥。以种植体和天然牙联合做基牙的固定式种植义齿在学术上尚有一定的争议，而临床上一直在应用这类设计。种植基牙和天然基牙是两类生物力学性能不同的基牙，最大差异在于骨性结合界面和牙周膜。当种植基牙和天然基牙连接成为一整体后，由于固定桥的支架作用，原动度较大的天然基牙和动度极小的种植基牙各自的生理运动丧失，代替的是固定桥较小的生理运动，两种基牙的骨界面的性质和结构不同，受力反应有较大的差异，给这种特殊的联合固定式种植义齿修复提出了新的研究课题。目前有关的研究方向是连接方式、种植体系统及修复材料的改进，以适应该类种植义齿的特殊需求。

(1)游离端种植桥基固定桥：在游离缺失部位植入种植体后，把常规只能制作可摘局部义齿的病例改作固定式种植义齿修复。后牙游离缺失的区域是𬌗力最大的磨牙部位，如果单独用种植基牙支持上部结构，对种植基牙的支持力要求很高，对种植基牙数目和分布要求亦高，故临床有时联合使用与缺隙毗邻的天然牙做基牙，共同支持固定桥。

设计要求：①游离缺失牙数量较多时，应适当增加种植基牙数目。②固定桥的远端一般恢复到第一磨牙的远中部位，与对颌的第二磨牙略有接触。③降低牙尖斜度，防止侧向力对种植基牙的创伤。④避免使用松动的天然牙做基牙，以保护种植基牙。⑤跨度较大的桥与天然基牙采用半固定连接。

(2)中间种植桥基固定桥：在较长的缺牙间隙中植入种植体作为中间基牙，能够将长固定桥改为复合固定桥，减轻了两端天然基牙的负荷。首先要注意中间种植基牙的位置、方向和角度；其次，桥体的载荷较大时，最好不要使用单个中间种植基牙；此外，中间种植基牙应该与天然基牙获得共同就位道，必要时可以采用内层冠的方法调整轴向关系。其桥架最好采用整体铸造的方法，以减小桥体的挠曲变形，使应力分布较为合理。

4.可摘局部种植义齿

种植体的植入部位、数目和排列不适合制作固定式种植义齿时，或种植基牙的固位力和支持力明显不足时，均可以设计可摘局部种植义齿，其形式主要为局部的覆盖义齿，临床应用较少。

(二)局部种植义齿上部结构的制作要点

局部种植义齿上部结构的制作遵循义齿制作的一般原则，注重种植义齿的特殊性。在临床应用中，局部种植义齿以局部固定式种植义齿为主。其制作包括修复前的常规准备、制取印模和模型、记录咬合关系、制作金属支架、试戴支架并上架、完成上部结构及戴入上部结构。现将局部种植义齿的特殊制作要点叙述如下。

1.转移种植基桩的位置关系

把种植基桩的位置、形态、方向从口内准确地转移到模型上，是上部结构制作的关键步骤，具体做法如下。

(1)制取初印模：灌制石膏初模型印模，模型包括全部种植基牙及余留牙。

(2)制作全牙列的个别托盘：在初模型上用自凝塑料制作全牙列的个别托盘的𬌗方与种植基牙相对应的部位开窗，便于拆卸基桩。取模前应将专用的转移杆戴入种植体上。转移杆除模拟基桩外，还便于与印模材料嵌合。个别托盘底部开窗处盖上一层蜡片，蜡片正好覆盖转移杆上端的固定螺丝。

(3)制取终印模：灌制工作模型，用硅橡胶类印模材料制取终印模，去除托盘上覆盖的蜡片，卸下固定螺丝，取出印模，此时的印模带有转移杆。灌模前，将基桩代型用固定螺丝将基桩代型和转移杆连接在一起以便灌模时让基桩代型底部埋入模型内。待模型硬化后松解转移杆内的固定螺丝，继后取出托盘，便获得了有基桩代型的工作模型。制取印模和模型时保持基桩的位置的措施：①基桩代型的龈上段形态应该与口内基桩完全一致和转移杆高度吻合，而基桩代型的龈下段应有倒凹，以便固定于工作模内。②固定螺丝分别在口内固定基桩和转移杆，在口外固定基桩代型和转移杆时应该采用相同的紧固度。③选用的硅橡胶印模材料应该有足够的强度，不会因为脱出印模、移动或紧固固定螺丝引起转移杆位置的轻微变化。另外，个别托盘底部开窗处应稍高于转移杆的顶端，避免取模时托盘造成转移杆的轻微移动。

2.金属支架的制作

(1)基桩外固位设计：金属支架的设计和制作与常规固定义齿相似。种植基牙的固位体是全冠，金属支架由固位体、桥体和连接体组成，支架应留足 1.5～2.0 mm 的瓷层空间，支架铸造后，在模型上试戴，必要时在口内试戴。如果基桩之间未能平行，且经调磨也无法取得共同就位道时，应做内层冠。为了兼顾颈部龈组织的健康和美观，基桩外固位体的唇颊侧应达龈缘，而舌腭侧应暴露种植体颈部，便于清洁。

（2）可拆卸式设计：该类设计是局部固定种植义齿的特殊类型。基桩上留有固位螺孔，金属支架的固位体上设计有固位孔，支架被动地放置在基桩上，用固定螺丝固位。前牙固位孔的位置应该在舌侧，后牙固位孔的位置则在𬌗面中央或者稍有偏移，最好是在人工牙的中心的功能尖窝处。桥架预留烤瓷空间。可拆卸式种植义齿的制作难度较高。要求多个基桩相互平行，才能保证支架获得共同就位道。

（3）可拆卸和半固定联合设计：该类设计多用于种植基牙和天然基牙联合固定桥。种植基牙按可拆卸式设计、制作桥架的天然基牙端设计栓体，天然基牙上制作全冠或者嵌体，并设计栓道，供桥架的栓体插入，提供支持。制作时需先完成栓道，后设计栓体，最好能够使用成品精密附着体，以保证精度。

（4）其他：其他的组合形式有冠外固位与可拆卸螺丝固位合并使用。其支架的制作方法基本相同。

3.完成上部结构

金属支架经过试戴后，回到工作模型上，常规上瓷，完成烤瓷修复。后牙咬合设计为组牙功能𬌗，前牙适当减小覆𬌗，𬌗力沿种植基牙长轴传导，桥体设计为改良盖嵴式，前牙固位孔留在舌侧金属上，不能影响咬合，后牙者留在𬌗面中央。

四、全颌种植义齿上部结构的设计和制作

（一）全颌种植义齿上部结构的种类

全颌种植义齿的上部结构由人工牙、金属支架、连接体组成。人工牙由全瓷或全塑材料制成，代替天然牙行使功能。金属支架由金钯合金、镍铬合金、钛合金等制成。连接体将人工牙与固位体连成整体，并依靠金属底层冠或螺丝固定在基柱上，使种植义齿的上部结构与下部结构连成一体。上部结构与基桩的连接方式有固定连接、固定可拆卸连接及可摘连接。根据其连接方式不同将全颌种植义齿分为全颌固定式种植义齿及全颌覆盖式种植义齿。

1.全颌固定式种植义齿

全颌固定种植义齿是由金属底层冠或螺丝直接将上部结构固定在基桩上。患者不能自行取戴。其上部结构由种植体单独或种植体与悬臂下黏膜共同支持。上部结构的龈端不与牙龈组织接触。此类种植义齿又分为基桩粘固型和螺丝固定型两类。

2.全颌覆盖式种植义齿

全颌覆盖式种植义齿的上部结构直接覆盖在基桩上。附着体及基托下组织上，利用种植体和基托下组织共同支持。患者可以自行摘戴上部结构。根据其固位形式不同分为双层冠附着式种植义齿、杆卡附着式种植义齿、球类附着式种植义齿及磁性固位式种植义齿。

（二）全颌种植义齿上部结构的分类设计

1.全颌固定式种植义齿

（1）金属支架设计：上部结构的金属支架是由与基桩相连的固位体及固位体之间的连接体和桥体组成。①支架悬臂的设计：全颌固定式种植义齿包括不带悬臂及带悬臂的固定式种植义齿，前者是指末端种植体常位于上颌的上颌结节处及下颌的后磨牙区，上部结构的远端无游离臂。带悬臂的全颌固定式种植义齿是指种植体分布在颌骨的前段，上部结构的远端存在游离臂；一般认为悬臂越短越好，最好不超过 20 mm。②支架材料的选择：𬌗力在多个种植体上是否均匀分

布也取决于金属支架的材料。其材料刚度越高，支架的弹性模量越高，抵抗变形的能力越强，支架及种植体骨界面的应力分布越均匀，但刚度大的材料不利于应力的缓冲。因此在临床上应结合具体情况使用刚度适宜的上部修复材料。③支架的适合性：支架的适合性在上部结构中极为重要，它不仅影响上部结构的固位和稳定，而且适合性差造成的应力集中，还可导致过载并引起骨丧失。支架应与基桩达到“被动就位”。即不需施力即可使支架与基桩吻合。

(2)人工牙：人工牙是位于金属支架𬌗方及唇颊方，与支架共同构成桥体的部分，主要行使咀嚼、发音及美观等功能。当牙槽嵴条件及支架的生物力学相容性良好时，选用瓷牙，可适当增加咀嚼效率，当牙槽嵴低平，支架的生物力学相容性较差时，选用塑料牙，以便对种植体起到应力保护作用，避免过载对种植体的损害。排牙时应尽量减少悬臂区的咬合接触，以保证人工牙的𬌗面与对颌牙之间有足够的自由接触。当对颌为可摘义齿时，应将𬌗平面降低 0.1 mm，以形成低𬌗状态，或减小咬合面、减少咬合接触点或减径、减数等。

2.全颌覆盖式种植义齿

(1)种植义齿的支持组织：种植义齿的支持组织由颌骨条件、植入种植体的数目及部位所决定。若植入两枚种植体，种植义齿以基托下组织支持力主，种植体起固位和辅助支持作用；若植入 3～4 枚种植体，种植义齿由种植体、附着体、基托下组织联合支持；植入 5～7 枚种植体则以种植体支持为主。

(2)附着体：附着体是覆盖式种植义齿的固位装置，它包括种植体基桩上的主属顶盖或帽状冠，基桩间的连接体及上部结构组织面相对应部位的配套固位装置。根据其结构、形式不同可分为：①杆卡式附着体；②双套冠附着体；③球扣式附着体；④磁性固位附着体。根据其功能不同可分为刚性附着体和弹性缓冲式附着体。

(3)人工牙：要求基本同全颌固定式种植义齿。

3.全颌固定式与全颌覆盖式种植义齿比较

(1)全颌固定式种植义齿。优点：种植义齿稳定性良好，咀嚼效率高，制作时易获得正中𬌗位、使用舒适。上部结构与牙槽嵴黏膜无接触，因而消除了来自上部结构的基托使牙槽嵴吸收的不利因素。在生理范围内的咬合力，对种植体周围骨组织起到了良好的生理刺激作用。缺点：患者在发音、美观方面可能出现问题，可能无足够的唇支持，因此不适宜于颌骨缺损的病例。保持口腔卫生困难。使用的种植体多，骨丧失量亦多，手术时间长、费时，价格高。固定式种植义齿内部各部件之间及种植体周围骨受到破坏性的应力较明显。

(2)全颌覆盖式种植义齿。优点：所用种植体较少、价廉、手术的范围小、时间短、危险性小，所以适宜于老年患者。适应范围广，特别适用于骨量较少或者对颌为天然牙的单颌无牙颌的患者。美观和功能方面的困难易于克服，摘上部结构的基托可以补偿牙槽骨缺损及改良唇支持，以防止唾液溢出和改善发音。易于保持口腔的清洁。基托、种植体内部及种植体周围组织所受的破坏性应力小。缺点：较固定式种植义齿容易产生不适感，患者不愿意接受。种植体与黏膜共同支持的覆盖式种植义齿需要定期检查和重衬。咀嚼效率较固定式种植义齿低。

(三)全颌种植义齿上部结构的制作要点

种植体植入 3～6 个月后，经口腔临床检查和 X 线检查，黏膜正常，种植体与周围骨组织结合良好，确信可以作为基牙后即可制取诊断印模，根据种植体的位置、数目、咬合关系、颌间距离以及患者对功能、美观的要求，确定最终的修复设计。

1.固定式种植义齿上部结构的制作

固定式种植义齿上部结构的制作以二段式埋植型种植为例。

(1)制取印模和模型:种植体植入 3～6 个月后行二期黏膜开孔术暴露种植体顶部,去除愈合螺丝,连接基桩,完成 II 期手术。①取初印模,制作个别托盘:用藻酸盐印模,灌制石膏初模型,托盘应覆盖全部基桩及牙槽嵴,向后盖过磨牙后垫或上颌结节。②制取终印模:在二期手术后 10 天进行。把基桩准确地从口内转移到模型上。③制作暂基托:先用自凝塑胶制成暂基托,允许基桩穿出并可用螺丝紧固。从工作模型卸下固定基托的螺丝,取下塑料基托,放入口内试戴并紧固螺丝,检查塑料基托在口内的就位情况。

(2)𬌗关系:在工作模型上制作蜡颌堤,蜡𬌗堤在固位螺丝处留出空间,以备拆卸。按常规记录颌间关系和垂直距离,最后转移到可调节𬌗架上。

(3)排牙:遵循全口义齿的排牙原则,所排牙列的牙弓形状和颌弓形状及种植体的排列曲度应基本一致。最好使用无尖塑料牙,通过少排第二磨牙来减短牙弓长度,达到减小咬合力、减短支架远中悬臂长度的目的。

(4)制作唇(颊)侧导模:排好人工牙后,用石膏制取人工牙的唇(颊)侧形态记录即导模,沸水冲掉排牙用的蜡,在𬌗架上检查导模的吻合程度。此时留存于人工牙舌侧的空间即为将来金属支架的空间位置。

(5)制作金属支架:①螺丝固定型种植义齿金属支架蜡型(熔模)的金属支架在工作模型上,将金属成品桥接圈以固定螺丝固定在所有基柱代型上,然后使用铸造蜡或自凝塑料连接桥接圈形成支架熔模。支架熔模向远中牙槽嵴方向延长 15 mm 左右形成悬臂。熔模的制作要点如下:a.熔模必须保证铸造的精密度,以达到支架在基桩上"被动就位"。b.应保证金属支架具有足够的强度。c.熔模的唇(颊)面和𬌗面方向上应设置固位型供人工牙附着。d.使用成品桥接圈作铸型时,要求制作支架的金属和桥接圈能够熔铸在一起,同时所选用制作支架的金属能满足口腔生物学和材料学的要求。e.熔模设计宜简单,易于制作。f.在整个熔模制作过程中,应随时使用排牙后制取的人工牙导模做参考。按常规的方法进行包埋、铸造、磨光后的支架分别在模型上和口内试戴、检查就位情况和适合性。支架的龈面应离开黏膜 2 mm 以上,也应高度磨光。②基桩粘固型种植义齿的金属支架熔模:此类种植义齿的支架熔模由全冠固位体、桥体及连接体组成。在工作模上按设计要求,用铸造蜡或自凝塑料在基桩上做金属帽状冠及连接杆的支架熔模,要求与螺丝固位型种植义齿金属支架熔模一致。人工牙和桥体之间应留有 2 mm 以上的足够空间,如果间隙不够,可适当修改熔模铸型或调整支架的位置,直到符合要求为止。按常规完成包埋、铸造、磨光,然后在工作模型上和口内试戴、调整。

(6)完成种植义齿:金属支架经口内试戴后,将其放回工作模型上。在咬台架上利用排牙后制取的导模将人工牙复位,且用蜡将人工牙及金属支架连接成一个整体,然后在𬌗架上做进一步调磨。要求:①上部结构完全被动就位于基桩上,固位体与基桩完全密合无间隙,有良好适合性。②在正中颌位,𬌗面应有均匀的接触面,在非正中𬌗位有适当的接触面。③有适当的息止颌间隙、正确的垂直距离、良好的发音功能及令患者满意的美观。检查完毕后,将上部结构放回𬌗架上,按常规方法完成种植义齿制作。

(7)初戴上部结构:制作完成的全颌固定式种植义齿的上部结构,在口内初戴,上部结构被动就位于基桩上,有良好的适合性、与对颌关系协调、咬合接触良好、无任何不适感觉,如有必要作进一步调整。最后将经抛光或上釉后的上部结构用螺丝或恒久粘固剂固定于基桩上。应根据每一种植体系推荐的特定转矩，调节螺丝松紧度到最佳状态。用螺丝固定上部结构后，用牙胶或自凝塑料暂封固位孔。对基桩外粘固型种植义齿，直接用恒久粘固剂将其上部结构粘固于基桩上。戴入上部结构后，常规医嘱，预约患者定期复诊，以便及时做必要的调改。

2.覆盖式种植义齿上部结构的制作

覆盖式种植义齿上部结构的制作以杆卡式覆盖种植义齿为例。

(1)制取带基桩的印模和模型：按制取固定式种植义齿印模和模型的方法制作带基桩的工作模型。

(2)连接杆的制作：一种方法是直接选用成熟的种植系统配套的成品连接杆，根据患者口内种植体的部位、种植体间的距离，选择合适的长度和类型，或根据具体情况调整其长度，然后在工作模上将杆与金属顶盖焊接在一起。另一种方法是先用铸造蜡制作连接杆蜡型，即先在工作模型上，让金属顶盖被动就位，然后制作与顶盖相连接的连接杆蜡型。应保持杆与牙槽嵴顶有适当距离，以利清洁和人工牙的排列。如金属顶盖设计为基桩内固定时，可将固位桩、顶盖和连接杆的蜡型连接成整体，最后完成整体铸造，打磨后用恒久粘固剂固定。

(3)制取带连接杆的印模和模型：将杆附着体固定后，在金属杆的下方用软蜡填塞空隙、消除倒凹，用二次印模法完成全颌印模，灌制人造石的工作模型。

(4)杆附着体的阴性固位体的制作：一种方法是选用预制成品杆附着体的阴性固位体(曲槽形套筒)，按种植义齿的支持形式选择刚性连接或弹性连接的配套固位体。另一种方法是先用蜡制作杆附着体的阴性固位体蜡型，在制作蜡型时应注意曲槽形套筒与阳性部分连接杆的均匀接触，并在蜡型的基托面设计固位型，以利于与基托组织面材料结合。最后按常规包埋、铸造、打磨。

(5)完成上部结构：将曲槽形套筒被动就位于连接杆上，再用蜡或塑料制作基托𬌗堤，然后按常规制作全口义齿的步骤记录颌位关系，按全颌种植义齿的排牙原则排列人工牙，试戴，最后完成上部结构。制作上部结构也可采用先按全口义齿的常规制作步骤完成全口义齿，然后在义齿组织面内安放附着体的阴性部分。其步骤是：①试戴全口义齿直到合适。②制备基托组织面附着体阴性部分的位置。③将附着体阴性部分套合在阳性连接杆上，调拌自凝塑胶置于备好的基托组织面凹陷内，立即将义齿放入口腔内就位，待自凝塑胶固化后，取下义齿，最后调整不足之处。

(6)初戴上部结构：将完成的覆盖式种植义齿的上部结构在口内初戴，有以下要求：①完全就位：上部结构戴入时应无翘动；杆附着体的夹卡式曲槽形套筒与连接杆间留有1 mm间隙；基托组织面无压痛；基托尽可能伸展到磨牙后垫和颊侧区或上颌结节处。当上部结构受力时，夹卡式曲槽形套筒完全就位，与连接杆紧密接触；当咬合力消除时上部结构又恢复到原来的位置，基托起到对软硬组织的缓冲作用。②调改咬合：使在正中𬌗时无切牙接触，达到正中𬌗与非正中𬌗的咬合平衡。上部结构戴好后，常规医嘱，并预约复诊时间。注意留出缓冲间隙，基托组织面与基桩之间或附着体阴性部分与阳性部分之间均应留有1 mm左右的间隙(刚性连接的形式除外)，根据上部结构鞍基承托区黏膜的厚度和致密度。

(王 河)

第四节 种植义齿的适用范围

种植义齿修复是口腔修复的一项新技术，是常规修复方式的补充，不能完全取代其他的传统修复方法。其成功的关键因素不仅涉及种植材料的性能，种植体设计的合理性与加工精度和人体生理机制的科学性，更重要的是取决于种植义齿适应证的选择和治疗方案、措施的正确性。种植手术的目的是为义齿修复提供支持和固位。随着医学技术的进步，除少数绝对禁忌证外，相对禁忌证在疾病治愈或控制后仍可接受种植手术。

一、种植义齿修复的条件

(一)全身条件

全身健康是保证种植义齿成功的条件之一。全身的疾病将反映到口腔局部，从而影响手术的成功及种植体与组织的结合；患者因心理或生理因素，不能习惯戴用具有较大基托的可摘义齿，或者因基托刺激出现恶心或呕吐反应时，可采用种植义齿修复；有主观愿望和要求，自愿接受种植义齿修复并能按期复查和保持口腔卫生者，可考虑做种植义齿修复；患者有条件定期多次地接受医师的追踪观察，以便医师能及时处理所遇到的问题，才能保证种植体与骨组织结合良好并达到预期效果。

(二)局部条件

患者牙列缺损以后牙槽骨的吸收情况、残余牙槽嵴的形态、骨的质量、骨皮质与骨松质的比例、缺牙区颌骨的高度、宽度、厚度等，都是应考虑的局部因素。

1.骨条件

应该考虑颌骨是否健康正常，有无外伤及手术引起的大面积缺损，有无颌骨肿瘤、囊肿、埋伏牙、阻生牙、鼻窦炎、牙源性炎症等。

2.口腔黏膜

应检查缺损区口腔黏膜的健康状况，有无炎症、黏膜增生及系带的附着情况是否影响手术及修复等。

3.余留牙状况

余留牙是否正常将是直接影响种植义齿成功的因素之一，特别是缺牙区邻近的天然牙是否稳固、有无牙周疾病、龋坏及根尖周病变。

4.咬合情况

余留牙的位置及排列关系到种植手术及修复技术。严重的错𬌗、紧咬𬌗将造成种植义齿修复困难及组织创伤，引起骨吸收，导致种植失败。

5.口腔卫生

保持种植体周围软硬组织的清洁关系到种植义齿是否能长期与骨组织产生整合，达到功能状态下的稳定。种植体颈周可建立类似天然牙颈部的生物封闭区，也有对口腔内细菌侵入的防御能力。但种植体颈部周围牙龈的生物封闭作用要弱得多，因此保持口腔卫生是保证种植成功的重要条件之一，必须引起足够的重视。

6.不良习惯

患者如有长期夜磨牙习惯,可造成种植体周围骨组织的创伤,如有舌运动的不良习惯,也会给种植义齿带来伤害。

二、种植义齿的适应证

患者健康、牙槽嵴有足够的高度和宽度、种植区的骨质密度及骨量理想、寻皮质有足够的厚度都是决定种植成功的关键。

(一)个别牙缺失

邻牙完好无损,患者又不愿意磨除牙体组织时,可通过严格的病例选择,王确的外科手术及修复设计,将种植体直接植入颌骨以修复失牙,这类种植义齿可以在功能和美观上达到与天然牙相似的程度。

(二)少数牙缺失

少数牙缺失后既不习惯戴用可摘局部义齿,又不愿磨邻牙做固定义齿(FPDs),其咬合关系尚正常,可以采用在牙缺失间隙植入种植体以修复缺失。

(三)多数牙缺失

多数牙缺失的肯氏Ⅲ、Ⅳ类患者,常规采用修复,义齿在美观、舒适及功能上都有一定限制;采用修复则有桥体跨度过大,修复困难;采用种植固定桥或种植体做中间基牙的固定桥修复,联合天然牙制作上部结构修复缺失牙,则可以解决跨度大的问题,使不能做 FPDs 的患者接受种植固定桥修复。

(四)游离端缺失

游离端缺失的肯氏Ⅰ、Ⅱ类患者,通常采用 RPDs 修复,但一般难于克服远端游离鞍基的下沉及对基牙的扭力,能恢复的生理功能也有限,若缺牙区牙嵴高度、宽度、咬合关系均理想,可在缺牙区植入种植体,行固定种植义齿修复。

(五)全口牙列缺失

全口牙列缺失后的修复多数是采用可摘式全口义齿修复,通常能满足大部分患者对功能、美观、发音的要求。但也有部分用可摘式全口义齿修复,效果不能满足患者的需要。例如,牙槽嵴严重吸收致过分低平、肌附着位置过高、舌体积过大、舌动度过大或颌骨缺损等,致常规全口义齿难于获得足够的支持、固位及稳定,咀嚼功能受影响时,可植入 2~4 枚种植体,根据不同设计,行覆盖式全口义齿或固定式全口义齿,以增加全口义齿的支持、固位和稳定作用。

(六)颌骨缺损

颌骨缺损采用常规修复方法失败者,可采用种植方法增加修复体的固位力。

(七)正畸治疗

正畸治疗需种植支持者,可在正畸治疗以前制作种植义齿,也可在正畸治疗完成后以支持种植体制作种植义齿。

三、种植义齿的禁忌证

(一)全身因素

(1)心血管疾病:冠心病、风湿性心脏病、先天性心脏病等。

(2)血液疾病:血友病、贫血、再生障碍性贫血、白血病等。

(3)内分泌疾病:甲亢、糖尿病、类风湿等,泌尿系统疾病如肾炎等肾及尿道疾病。

(4)神经系统疾病:精神病、癫痫病等。

(5)代谢障碍性疾病。

(6)对钛金属过敏的患者。

(7)精神紧张不能与医师合作者。

(二)局部因素

1.牙龈、黏膜的疾病

扁平苔藓、复发性口炎、口腔白斑等牙龈黏膜疾病对种植区软组织愈合有影响,应予以注意。

2.牙周病

全口牙周变性、牙周萎缩的患者,其颌骨的质与量均不理想,种植修复后效果不佳。

3.骨的质和量

骨质疏松,骨极度吸收后的剩余骨不足以支持种植体。

4.颌骨的疾病

颌骨肿瘤、囊肿、血管瘤、骨髓炎、鼻旁窦炎等将严重影响种植手术及其预后。

5.缺失牙区的距离

缺失牙的近远中距离太短,颌间距过小的患者也不适于选择种植义齿修复。缺牙间隙常规应不少于高 10 mm,宽不少于 8 mm。

6.其他

严重错𬌗、紧咬𬌗、夜磨牙症、偏侧咀嚼等不良咬合习惯的患者,因咬合不平衡或者咬合力过大,可能造成种植体周围骨组织的创伤而导致失败。

(李海慧)

第五节　美学种植的原则与风险

一、概述

直到 20 世纪末,牙种植的主要目标还是致力于获得骨结合,并以此作为判定种植体成功的主要标准。伴随着种植技术的逐渐成熟,无论是骨质量良好的种植位点,还是同期或分阶段进行组织增量的种植位点,获得长期稳定的骨结合已经成为现实。伴随着时间的推移,医患双方对种植治疗效果的要求明显提高,同时,循证的研究发现种植治疗存在大量或严重的美学并发症。因此,目前种植体成功的概念不仅包括成功地获得长期稳定的骨结合,还必须包括稳定的美学效果,即自然、协调和稳定的种植体周围软组织及逼真的修复体。

(一)美学区的概念

客观而言,美学区是微笑时暴露的牙/修复体及其周围组织结构的区域。主观而言,患者认为具有美学重要性的牙/修复体及其周围组织的区域均为美学区。美学区种植治疗需要达到满意的美学修复效果。

解剖学上,可将上颌骨分为上颌前部和上颌后部,上颌前部包含了上颌切牙和尖牙,上颌后部包含了上颌前磨牙和上颌磨牙。由于上颌前部的解剖位置比较突出，在口腔颌面部的功能活动，尤其是言语、笑时会有不同程度的牙、牙龈甚至牙槽黏膜的自然暴露，将美自然展现。高位笑线者，同时具备薄龈生物型、高弧线形龈缘时，更加引人注目。所以在美学区种植，需要利用特殊的种植技术、技巧工艺和材料，达到以假乱真的美学修复效果，而任何的瑕疵都无法进行有效的掩饰。

基于美学区的定义，美学区包括所有的能够暴露的位点，包括切牙、尖牙和前磨牙，甚至磨牙位点。但是，在讨论美学种植的特点时，通常以上颌前牙位点为例。

(二)美学种植的概念

美学种植的概念包括如下五个方面：以修复体为导向的种植治疗理念；获得长期稳定的骨结合；种植体周围软组织外观与天然牙的牙周组织接近或一致，并长期稳定和健康；修复体外观与天然牙的牙冠接近或一致；美学效果与周围牙列协调、一致。

不同个体的牙与牙列、牙龈与牙龈曲线等解剖学特征存在差别，无法用数值进行度量和统一。因此，目前要求美学种植的临床效果要与患者的口腔及面部结构相协调。长期稳定的骨结合是种植体周围软组织长期稳定的先决条件。种植体周围软组织的美学效果，也称之为红色美学，目标是形成健康自然的龈乳头、龈缘和附着龈。种植修复体的美学效果，也称之为白色美学，形成以假乱真的修复体外观形态。红色和白色美学效果均具备暴露性，患者或他人都可以进行主观和客观的评价。因此，美学区的种植治疗具有美学风险。

(三)美学种植的评价标准和并发症

1.美学种植的评价标准

迄今为止，种植治疗效果的评价标准并未统一，始终在不断完善，评价标准也在不断提高。尽管目前已经存在许多关于种植成功的评价标准，但这些评价标准多数只是评价种植体的骨结合，并很少涉及种植治疗的美学效果，将其称为“种植成功”的评价标准并不严谨。只评价种植体骨结合(或功能效果)，不考虑美学效果的种植治疗只能称为种植体的存留/存留率，不能称为种植治疗的成功/成功率尤其在美学区的种植治疗。

依据牙缺失后牙槽窝愈合的生理和病理学特点、牙周/种植体周围软组织的生物学特点及其对口腔环境中多种因素的易感性，获得与健康状态下牙周组织完全同样的恢复，尤其对存在硬组织和软组织缺陷的病例，在目前的技术条件下仍然充满挑战。

对种植治疗美学效果的评价，并非只是评价刚刚戴入修复体之后的即刻美学效果，也包括长期或影响长期美学效果的诸多方面。

(1)骨结合：评价种植治疗的美学效果，首先是依据原有的成功标准评价是否获得了长期稳定的骨结合。

(2)种植体的三维位置和组织支持：种植体植入的三维位置以及是否获得了充足的种植体周围骨组织和软组织的支持，这不但影响种植体周围软组织的即刻美学效果，而且是种植体周围软组织长期健康与稳定的重要因素，影响到长期美学效果。

(3)龈缘位置：种植修复体唇侧正中的黏膜边缘相对于切缘和/或种植体平台之间的位置。

(4)龈乳头的位置：龈乳头的顶点与邻面接触点之间的距离。

(5)附着龈：唇侧角化黏膜的宽度。

(6)种植体周围软组织健康状态：与牙周健康的评价标准相同，包括改良牙龈指数，探诊出血等。

(7)对称与协调:视觉效果的主观评价,如种植体周围龈缘、龈乳头和龈曲线与周围牙列的对称与协调性,修复体形态、大小、质地和光泽等。

(8)骨弓形态:牙槽骨骨弓轮廓形态。

Furhauser 提出了软组织评价指标,并称之为红色美学评分(pink esthetic score,PES)PES 评价七个项目:近中龈乳头、远中龈乳头、牙龈高度、龈缘形态、牙槽嵴缺损、牙龈颜色和质地。每项变化按"2、1、0"评分,"2"为最好、"0"为最差。与对照牙[即对侧同名牙(前牙区)或邻牙(前磨牙区)]进行比较以评价近中和远中龈乳头的完整性、不完整性或缺失,以及所有其他项目。最理想的效果为最高分:14 分。

Meijer 提出的评价标准中包含了白色美学的评价内容:①种植修复体的近远中径。②修复体的切缘位置。③修复体的唇面凸度。④修复体的色泽与透明度。⑤修复体的表面特征。⑥龈缘位置。⑦龈乳头位置。⑧龈缘外形。⑨黏膜颜色和表面特征。

2.美学种植的并发症

尽管目前有多种技术可以治疗美学种植并发症,但是很多并发症的治疗效果难以预期。因此,在治疗过程中,掌握美学种植的概念、技术、评价标准和风险因素,对避免发生美学种植并发症十分重要。美学并发症主要包括以下几点。

(1)修复体:临床冠形态欠佳,没有或不能达到理想的穿龈轮廓。

(2)软组织:龈缘、龈乳头和龈缘曲线不对称;龈缘退缩,颈部金属暴露;龈乳头降低,出现邻牙间隙"黑三角"黏膜过薄,透出下方的金属颜色。

通常按照 Miller 关于天然牙龈缘退缩的分类表述种植体周围龈缘退缩。①Ⅰ类,龈缘退缩未达到膜龈联合,无牙间骨和软组织丧失;预期能获得 100%的牙根覆盖。②Ⅱ类,龈缘退缩达到或超过膜龈联合,无牙间骨和软组织丧失;预期能获得 100%的牙根覆盖。③Ⅲ类,龈缘退缩达到或超过膜龈联合,伴有牙间骨和软组织丧失,或牙错位;预期无法获得 100%的牙根覆盖,只能获得部分牙根覆盖。④Ⅳ类,龈缘退缩达到或超过膜龈联合,伴有严重的牙间骨和软组织丧失,或牙错位;无法尝试牙根覆盖。应当意识到,与天然牙相比,种植体周围龈缘退缩的恢复更加困难。

通常按照 Jemt 提出的龈乳头指数评价种植体与天然牙间的龈乳头高度。测量时做邻牙和种植修复体的牙龈顶点连线,然后测量龈乳头和邻面接触点至连线之间的垂直距离。指数 0:没有龈乳头,也没有龈曲线形态;指数 1:牙龈乳头高度不足 1/2,软组织呈曲线;指数 2:牙龈乳头高度≥1/2,但不完整。与邻牙龈乳头不完全协调;指数 3:龈乳头完全充满邻间隙和邻牙龈乳头协调一致,外形理想;指数 4:龈乳头增生,过度覆盖邻间隙,软组织外形不规律。

(3)种植体周围边缘骨丧失:种植体唇侧骨壁吸收不但出现软组织并发症,也会危及种植体骨结合。

(4)骨弓轮廓:种植位点的骨弓凹陷没有矫正,或种植体唇侧骨板吸收发生骨弓凹陷。

总体而言,影响种植美学的因素包括医师、患者、材料和种植方案,这些因素综合在一起会形成各种类型的变数。但是,最重要的因素是医师,因为是医师选择了种植材料(种植体系统和骨增量材料等)、判断美学种植的指征、制订和实施了治疗方案。

二、美学种植的生理解剖学基础

美学区种植的系统评估包括种植治疗的常规评估和美学评估。显然,常规评估是决定能否进行种植治疗的基础,而美学评估是预期种植治疗的美学效果、美学风险、美学并发症和用于达到如上目的的额外治疗程序。

进行美学种植治疗之前，必须了解与之相关的生理和解剖学要点，才能正确地评估美学效果和风险因素，科学的制订治疗方案和有效的选择治疗程序与技术。

(一)笑线高度

口唇本身就是面部美学表达的组成部分。但更为重要的是，微笑时将牙、牙支持组织和前庭不同程度的暴露出来，形成愉悦笑容的同时，展现牙齿之美。

唇线与笑线分别描述静态和动态状态下的上唇下缘位置。唇线为口唇静止或唇肌收紧时上唇下缘的轮廓线，在修复治疗的功能和美学设计时，作为剩余牙槽嵴与殆平面走行的参考标志。下唇线则为口唇静止或收紧时下唇上缘的轮廓线。笑线为微笑时上唇下缘的假想线。笑时下唇线通常与上颌前牙的切缘曲线相平行，排上颌牙时切殆平面与之平行，将增强愉悦的观感。

上唇形态与其下方的牙和牙周组织的相对位置关系是评价缺失牙美学修复的重要因素按照程度将笑分类为微笑和大笑。根据放松状态下微笑时牙和牙周组织的暴露程度，笑线分类为高位、中位和低位笑线。

高位笑线，暴露上颌前牙位点的牙冠、龈缘、龈乳头、大部分附着龈甚至牙槽黏膜，暴露范围可达前磨牙或磨牙位点。

中位笑线，主要显露出上颌前牙位点的大部分牙冠，或部分龈缘、龈乳头和很少的附着龈。

低位笑线，下颌牙显露的比较明显，或上、下颌牙所显示的比例相似。

(二)牙与牙列

牙齿的形态具有重要的美学意义，不仅是唇侧的二维轮廓，更重要同时也更复杂的是牙齿的三维特点，包括大小、形态、质地、排列、轴向倾斜度、比例、邻面接触以及唇面观时在牙弓内的渐变等(图 14-1、图 14-2)。

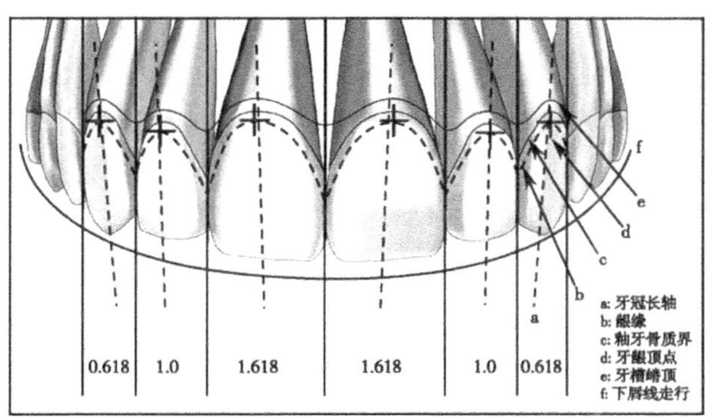

图 14-1 上颌牙列示意图

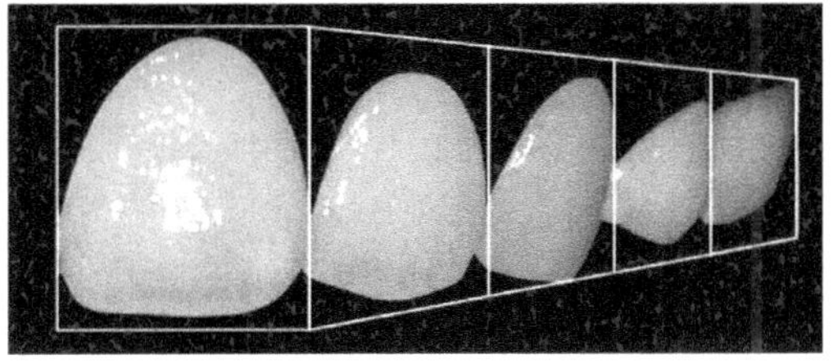

图 14-2 牙列的视觉渐变

1.牙冠

(1)牙冠大小:牙冠的大小不仅与牙齿美学相关,也与面部美学相关。牙冠的大小必须与面部参数协调,才能获得理想的美学效果。牙冠大小规律性强,平均宽度为上颌中切牙 9 mm,侧切牙 6 mm,尖牙 7.5 mm,第一前磨牙 7.2 mm,第二前磨牙 6.8 mm;下颌中切牙 5.0 mm,侧切牙 5.5 mm,尖牙 6.9 mm,第一前磨牙和第二前磨牙均为 7.0 mm。上颌中切牙宽度/长度比例为 75%~80%时,在美学上是令人愉悦的。缺牙时间过长会导致邻牙向缺隙移位、对颌牙伸长,从而影响缺隙的近远中向距离和垂直向距离,影响种植修复体的大小。如果修复空间受限,会影响种植修复的美学效果,可以进行术前正畸。如果种植体植入过浅,修复体外形趋向于平坦,且龈缘处会透出金属色。

(2)牙冠形态:通常,牙冠形态分为三类:方圆形、卵圆形和尖圆形。方圆形牙冠垂直嵴显著,边缘嵴和中央嵴将唇面三等分。尖圆形牙冠边缘嵴发育良好,中央嵴不明显。卵圆形牙冠中央嵴厚且发育良好,边缘嵴不明显,䶮面观,边缘嵴直接朝向舌侧。牙冠的形态有性别、年龄及个体差异。卵圆形牙冠以女性为多,方圆形牙冠以男性为多,尖圆形牙冠无性别差异。个别牙缺失时,应参考缺失牙的对侧同名牙、邻牙及旧照片,恰当设计牙冠的形态与特征;多颗牙缺失和牙列缺失时,还要结合患者的性别、面形等设计修复体的形态。如果天然牙形态为尖圆形或卵圆形,所选择种植体的平台直径应相应减小,形成正确的穿龈轮廓,获得美学修复效果。

(3)牙冠质地:牙冠的质地对美学种植有重要意义。牙冠表面有解剖性的釉面横纹、沟、嵴等,也有非解剖性的点蚀。这些解剖学特点与光线散射和反射的光学作用产生混合效果,形成牙冠的美学基础,修复体也同样如此。所以,要根据邻牙和对侧同名牙、患者的性别及年龄等因素,在修复体上恰当地制作解剖学和非解剖学特征,同时选择接近天然牙牙釉质光学特征的修复体表面材料,从宏观和微观两方面都尽量接近天然牙。

2.牙的位置与排列

(1)中线:中线为双侧上颌中切牙之间的一条假想垂直分割线。此直线位于面部正中矢状面上,通过两眼内眦之间、鼻尖和两颗中切牙的接触区,将牙弓与颌面部分成左右两部分。中线两侧的牙弓对称是获得美学的重要因素之一。尽管牙列不齐将严重影响到整体美学效果,但是个别病例虽然牙列并不完全整齐,在对称条件下的轻度牙列不齐,却也能展现动人的笑容。

(2)牙弓形态:根据牙排列形态,可将牙弓分为方圆形牙弓、尖圆形牙弓和椭圆形牙弓。方圆形牙弓的上颌切牙与尖牙的位置基本在一条直线上,四颗切牙平齐排列,这种排列方式使得牙面反射光效果良好,此类牙弓显得较宽,色泽较亮。尖圆形牙弓,自上颌侧切牙开始明显向后,使前段的弓形成 V 形。椭圆形牙弓的形态介于方圆形和尖圆形之间,自上颌侧切牙的远中逐渐弯曲向后,使前段的牙弓较圆。92%的上颌双侧尖牙牙尖连线(CPC 线)通过切牙乳头的中点,此线距上颌中切牙颊侧外形高点的距离平均为10.2 mm,切牙乳头的最后方距上颌切牙颊侧外形高点的距离平均为 12.5 mm,标准差为 3.8 mm。

(3)轴向倾斜度:通常上颌前牙牙轴存在倾斜。牙齿长轴的倾斜必须在垂直平面上进行分析,即在近远中向和唇舌向。从近远中向观,上颌中切牙长轴平行于中线或略向近中倾斜,尖牙则平行于中线或略向近中倾斜,侧切牙倾斜最明显。下颌中切牙长轴与中线平行或略向远中倾斜,尖牙倾斜的角度比侧切牙更大。从唇舌向观,前牙区牙根长轴与牙冠长轴不在同一直线上,牙根长轴与牙槽嵴长轴基本一致,牙冠长轴则略向舌侧倾斜。种植体的长轴应与缺失牙的长轴尽量一致,上颌前牙区种植体平台位置应略偏腭侧。若种植体的平台偏唇侧或长轴过度唇向倾斜，会导致修复体穿龈轮廓比邻牙更向唇侧，出现牙龈退缩；若种植体的平台过于偏腭侧或长轴斜向舌侧，会导致修复体补偿过大，进而影响发音、卫生维护及产生异物感。

(4)接触区：相邻两牙的邻面接触区(或称为接触点)的位置影响到牙冠长宽比例和楔状隙轮廓，形成了牙冠形态的个性化特征。上颌中切牙之间的切楔状隙，约为龈乳头到切缘距离的1/4，其余 3/4 是邻面接触区。中切牙与侧切牙之间的楔状隙分别为 1/3 和 2/3。侧切牙与尖牙之间的切楔状隙较宽，约为龈乳头到切缘距离的一半。尖牙与第一前磨牙间的切楔状隙和侧切牙与尖牙之间的楔状隙相当。后牙区无切楔状隙的标准因为尖牙是牙弓的拐点。通常随着时间和牙齿外形的变化，切楔状隙也在变化。

中切牙之间的接触点比中切牙和侧切牙之间的接触点更接近切缘，而中切牙和侧切牙之间的接触点则比侧切牙和尖牙之间的接触点更近切缘。这一渐变，使微笑时的弧形下唇线与龈乳头形成相对平行的美学特征。Morley 提出理想的上颌前牙邻面接触区从侧面观应具备如下条件：中切牙之间的邻面接触区为中切牙牙冠长度的 50%，中切牙和侧切牙之间的邻面接触区为中切牙长度的 40%，侧切牙和尖牙之间的邻面接触区为中切牙长度的 30%。邻面接触区之间的互相关系也强调了在上颌前牙获得美学比例的整体概念，也就是使牙列看起来从中线向两侧逐渐变小。由于邻面牙槽嵴顶距接触区的距离会影响龈乳头的形态，所以在制作修复体时要依据牙槽嵴顶的位置适当调整邻面接触区的位置，塑造美学龈乳头。

(5)牙弓渐变与视觉黄金比例：近大远小是一种自然视觉现象，当两个同样的物体放在距观察者不同距离的地方时，近处的物体会显得比远处者大。通常，在微笑时，前牙距观察者较后牙距观察者更近，会呈现出前牙较大后牙较小的效果。颊齿间隙是指微笑时上颌第一前磨牙与口角之间的阴影空间。颊齿间隙或侧方阴影区可以通过改变不同牙位牙齿的光影效果，帮我们达到渐变的效果。最重要的是尖牙与第一前磨牙的位置。

符合黄金分割比例的牙列排列，在笑时最赏心悦目。对牙与牙列的视觉黄金比例的界定是以笑时的正面观为评价视角。从美学感观角度，前牙牙列占整个笑容长度(口角之间的距离的0.618时最美，颊齿间隙占其余的 0.382；如果双侧尖牙之间长度为 1，则单侧尖牙至口角距离为 0.309，双侧距离之和为 0.618；如果单侧中切牙至尖牙为 1.618，则尖牙至口角为 1。牙冠在牙列中的视觉黄金比例，如果设定侧切牙宽度为 1，则中切牙为侧切牙的 1.618 倍，而尖牙为侧切牙的 0.618 倍。美学种植，无论是单颗、多颗牙缺失，还是牙列缺失，都应符合视觉黄金比例。

(三)硬组织

将支持牙的硬组织称为牙槽骨或牙槽突，牙缺失之后则称为牙槽嵴或剩余牙槽嵴，牙槽嵴的游离端称为牙槽嵴顶。牙槽嵴的质量和形态将影响到骨弓及其表面软组织的形态、种植体的稳定和种植治疗的美学效果。

从殆面观，牙槽突或剩余牙槽嵴的唇侧骨性弧线统称为牙槽骨弓或骨弓。骨弓的变化，一种为个别缺牙位点的牙槽嵴唇侧水平向骨吸收导致的骨弓凹陷。另一种情况为牙列缺失后牙槽嵴废用或不正确使用义齿导致的牙槽骨萎缩。以上两种情况均可伴有骨密度的改变。

1.上颌前部牙槽突轴向

生理情况下，上颌前部与后部的牙槽突轴向存在差异，并导致牙齿长轴的不同。前牙区牙槽突唇向倾斜。上颌前牙牙根和牙冠并非在同一长轴上，牙根长轴与牙槽突的长轴基本一致，牙冠长轴呈舌向内收，补偿了牙根和牙槽突的唇向倾斜。美学种植修复时，多数情况下必须补偿牙槽嵴的唇向倾斜。补偿方法是将种植体的植入位置贴近腭侧骨壁，使种植体平台位置偏向天然牙的腭侧，避免种植体长轴过度唇倾。种植体位于此位置时，可以保证种植体颈部唇侧有一定厚度的骨壁，避免因骨壁过薄引起的骨吸收和软组织退缩，同时可以灵活的选择基台，包括预成基台、可铸造基台和解剖式基台等，并能够依据具体的临床状态选择螺丝固位或黏结固位。

上颌前部牙槽突唇侧根方存在生理性凹陷，如切牙凹和尖牙凹。在种植体植入时，为了植入适当长度的种植体同时避免牙槽嵴唇侧根方穿孔，往往造成种植体长轴过度唇倾，引发种植修复的美学并发症。因此，为确保在理想的位置和轴向上植入种植体，这种临床条件下常常需要在种植体根方进行骨增量。

2.牙槽骨弓凹陷

上颌前牙的唇侧骨板菲薄，主要由骨皮质构成，呈根样凸出。个别牙缺失后，唇侧骨壁完整的牙槽窝的生理性愈合，尽管唇侧骨板会发生水平向和垂直向骨吸收和改建，但骨弓轮廓通常不会发生显著的变化。但是某些情况可以导致牙根唇侧骨板的部分或完全缺失，形成骨弓凹陷。

(1)外伤对牙槽突的直接撞击可造成唇侧骨板的骨折，或对牙冠的撞击，形成的杠杆力可造成唇侧骨壁的间接骨折，骨折将引起骨吸收。

(2)根尖脓肿通常首先破坏唇侧骨板，形成排脓通道。

(3)根尖周囊肿和肿瘤通常首先侵蚀和破坏唇侧骨板。

(4)牙周病或正畸施力不当时，唇侧骨板吸收。

(5)在传统的拔牙程序中，拔牙后进行拔牙窝的唇舌向指压“复位”，造成牙槽窝唇侧骨板的骨折，会增加唇侧骨板水平向和垂直向的骨吸收。因此，从美学种植的角度，应当摒弃这一错误的操作步骤，以微创拔牙方法保护牙槽窝骨板。

牙槽嵴唇侧骨板凹陷严重者，必须进行骨增量才能植入种植体。轻微的凹陷，虽然不会造成种植体周围骨缺损，但避开唇侧根方的骨缺损将造成种植体长轴过度唇倾，并因缺乏骨支撑使唇侧黏膜内陷，影响种植治疗的美学效果，也必须进行骨或软组织增量。

3.邻面牙槽嵴降低

牙槽突垂直高度的变化，通常指牙槽突垂直高度的降低。理想状态下，牙槽嵴与牙齿釉牙骨质界的轮廓一致。釉牙骨质界和牙槽嵴轮廓因牙位不同而异，在上颌前牙呈抛物线形，在后牙则较为平缓，在下颌前牙则介于前两者之间。同样，牙槽嵴的厚度也不相同，前牙的唇侧骨板菲薄、牙槽嵴呈刃状，后牙的颊侧和舌侧牙槽嵴厚度相似、较为圆钝。基于如上特点，上颌前部牙槽嵴垂直高度降低的程度显著高于其他部位。

两个参数界定牙槽嵴的垂直向高度：唇侧中点的牙槽嵴高度和邻面牙槽嵴高度。一般状态下，邻面牙槽嵴高于唇舌侧牙槽嵴。有文献报道，唇面和邻面牙槽嵴高度差在 1.01～3.10 mm。因此，牙槽嵴垂直高度的降低可分类如下：唇侧牙槽嵴高度降低、单侧或双侧邻面牙槽嵴高度降低以及唇侧和邻面牙槽嵴都降低。牙槽嵴垂直高度降低的原因为生理性或病理性因素。

(1)生理性牙槽嵴高度降低：在牙齿萌出过程中，牙槽嵴高度曾与釉牙骨质界处于同一水平。之后，釉牙骨质界将船向“提高”，牙槽嵴则根向“降低”。生理性牙槽嵴高度降低的另一个因素，是拔牙窝愈合过程中骨改建的结果。通常，非拔牙导致的生理性牙槽嵴高度降低属于全口牙列的生理性变化，整体外观仍然协调、自然，并不出现明显的或个别的龈缘退缩现象，在种植体植入时可以参照牙槽嵴高度设计平台的垂直位置及选择种植体类型。而拔牙后牙槽窝愈合导致的牙槽嵴高度降低，在种植体植入时需要参考牙槽嵴高度和种植位点处预期龈缘的位置，来决定种植体平台的垂直位置和选择种植体的类型。

(2)病理性牙槽嵴高度降低：牙周病是病理性牙槽嵴高度降低的主要因素，通常唇侧和邻面牙槽嵴均降低。由不良修复体导致的牙槽嵴吸收，牙槽嵴高度降低为不规则的表现，即唇侧和/或邻面(单侧或双侧)牙槽嵴高度的降低。病理性牙槽嵴高度降低将导致牙龈退缩并发生质量的变化。

唇侧牙槽嵴垂直高度的变化，具有重要的临床意义：牙槽嵴高度关乎种植体平台位置为是否进行骨增量的重要指征；与修复体边缘和龈缘位置密切相关；牙槽嵴高度降低则导致最终的龈缘曲线不协调。

修复单颗缺失牙时，牙间乳头能否得到支撑与邻牙牙槽嵴高度有关。因此，牙间乳头是否存在、修复的美学效果，甚至修复体的外形(尤其接触点的位置和范围)都依赖于种植位点的邻面牙槽嵴高度。如果邻面牙槽嵴大量丧失，牙龈乳头高度难以维持，即使外形正确修复体和邻牙之间出现缺隙(黑三角)的可能性也将增大。当邻面接触点到牙槽嵴顶距离小于 5 mm 时，牙龈乳头可以 100%存在；大于 5 mm 时，则会低于 50%

(四)软组织

1.牙龈生物型和龈缘形态

牙龈生物型分为薄龈生物型、中厚龈生物型和厚龈生物型。薄龈生物型的特点是牙龈具备菲薄的附着龈细长的龈乳头，厚龈生物型的特点是附着龈厚而宽、龈乳头低而圆钝，中厚龈生物型则介于两者之间。

龈缘的形态分为高、中和低弧线形龈缘。

通常，龈缘形态与牙龈生物型、牙冠形态存在相关性。薄龈生物型者具备高弧线形龈缘邻面接触点靠近冠方、牙冠形态呈尖圆形。厚龈生物型者具备低弧线形龈缘，邻面接触点靠近根方(甚至为邻面接触线)、牙冠形态呈方圆形。

不同的牙龈生物型具有不同的组织学和生物学特征，对口腔环境中各种刺激的生理和病理反应不同。

2.牙龈轮廓

不同的牙龈高度和龈乳头的高度，形成了规律性的波浪状龈缘轮廓，表现了牙列的天然美，也是评价传统或种植固定修复的重要方面。

(1)龈乳头：龈乳头的形态因牙位、牙龈生物型、牙冠形态和牙齿排列而不同，同时受到牙周健康状态、种植体植入的三维位置、牙或种植体支持的修复体等多种因素的影响。唇侧观因颈楔状隙的轮廓不同，龈乳头细长或圆钝，但在健康的牙周组织状态下，牙龈组织从颊侧到舌侧完全充满颈楔状隙。龈乳头充满颈楔状隙是天然牙美学和种植美学的重要标志，当龈退缩时暴露颈楔状隙，出现邻牙间“黑三角”，将严重损害美学效果。

牙龈乳头形态学支持为下方的牙槽嵴形态。牙槽嵴顶的走行与釉牙骨质界一致，呈抛物线形，在后牙区，呈“山谷”状，颊舌侧相对扁平，而前牙区的邻间骨则呈金字塔状，与龈乳头或龈谷的形态相匹配。对龈乳头高度起关键作用的因素还包括邻牙附着和颈楔状隙的大小。

生理状态下，邻面牙槽嵴顶点至邻面接触点之间的距离和颈楔状隙的轮廓是影响牙龈乳头形态的两个基本因素。前牙区颈楔状隙狭窄，邻面牙槽嵴顶点至邻面接触点之间的距离较大，龈乳头可以呈现细长、动人的美学形态。通常龈乳头充满并超出颈楔状隙的范围，龈乳头 100%充盈楔状隙时，邻面接触点距牙槽嵴顶之间的最大距离在天然牙之间为 4.5～5.0 mm，种植修复体与天然牙之间为 4.5 mm，种植修复体之间为 3.5 mm，种植修复体和桥体之间为 5.5 mm，天然牙和桥体之间为 6.5 mm，桥体和桥体之间为 6 mm。邻面接触点从中切牙到后牙区逐渐接近唇侧龈缘水平，远离切端，龈乳头高度也随之降低。Tarnow 检查了人类的邻间龈乳头，发现当接触点到牙槽骨的距离小于或等于 5 mm，98%的情况下都可存在龈乳头充盈。若为 6 mm，则降为 56%，7 mm 时只有 27%。

龈谷无角化，连接唇侧和舌侧龈乳头。天然牙龈谷的唇舌向剖面形态，因邻面接触区存在三种类型。①Ⅰ型：邻面接触区的唇舌向距离较大，龈谷较宽、呈马鞍状，通常表现在后牙区。②Ⅱ型：接触区的唇舌向距离较小，龈谷较窄、呈马鞍状，通常表现在前牙区。③Ⅲ型：邻面接触区呈点状接触，或相邻的两牙之间无接触、甚至存在缝隙，唇侧龈乳头与舌侧龈乳头之间融为峰状结构，无龈谷。

种植体周围龈谷参与种植体过渡带的构成，对龈乳头的长期稳定起重要作用。但是，与天然牙龈谷相比具有明显的特征。

牙槽窝愈合过程中，龈谷发生了角化。在多数病例，只是形成了Ⅰ型和Ⅱ型龈谷的马鞍状外形轮廓，起连接唇侧和舌侧龈乳头的桥梁作用，更恰当的称谓应当是龈桥，而不是无角化的龈谷；只有在少数病例，例如，即刻种植同期修复，才能继续保留无角化的龈谷。龈桥较龈谷宽而坚实，增强了对龈乳头的稳定作用，尤其在上颌前牙区种植体周围过渡带的近中和远中面较宽时，有利于种植体周围软组织的长期稳定和健康。

(2)牙龈顶点：龈缘呈弧线形，龈缘最根方的点称之为牙龈顶点。上颌中切牙和尖牙的牙龈顶点位于牙冠长轴略偏远中位置，侧切牙的牙龈顶点位于长轴上。高位笑线者，微笑时将暴露牙龈，苛求中线两侧牙龈的对称性时，牙龈顶点的对称显得十分重要。

(3)牙龈平面：牙龈平面为通过上颌中切牙和尖牙牙龈顶点的连线，应平行于瞳孔间水平连线和切平面，或垂直于中线。牙龈平面的严重倾斜将显著影响美学感观，需要用牙周手术、甚至正颌手术进行矫正。

(4)牙龈高度：Chiche 和 Pinault 确立了两种美观的牙龈高度：第一种，牙龈顶点不在同一水平，侧切牙牙龈顶点低于牙龈平面，通常位于牙龈平面冠方 1～2 mm 处。第二种，中切牙侧切牙及尖牙的牙龈顶点都处于同一水平。这两种牙龈外形的任何一种都可以在中线两侧对称存在。中线两侧牙龈高度不对称，或侧切牙牙龈顶点位于牙龈平面根方，都会造成视觉上的美学障碍，应进行相应治疗。

三、种植治疗的美学风险因素

近年来，研究种植治疗的美学风险因素的文献不断增多，尤其在 2003 年国际口腔种植学会(ITI)第三届共识研讨会上，专门成立了“牙种植学中的美学”的专题工作组(共识性论述发表于 2004 年 IJOMI 特刊)，逐渐形成了牙种植美学风险评估的 12 项因素(表 14-1)，并出版了专著“国际口腔种植学会(ITI)口腔种植临床指南：美学区种植治疗”该书的出版，标志着美学种植原则的确立和美学种植修复技术的成熟，口腔种植进入一个新的历史阶段。

牙槽骨的骨代谢是全身骨骼系统中最为活跃的骨组织，牙缺失后会发生牙槽嵴的水平向和垂直向骨吸收。龈缘和龈乳头的位置取决于牙槽嵴的位置，术前对牙槽嵴位置的评价尤其重要。

在术前分析和评估美学区种植治疗的美学风险，有助于评估种植治疗的预期效果、甄别美学种植的高风险患者、规避美学并发症、确定种植治疗难度和设计治疗程序。影响种植治疗美学效果的因素是极其复杂的，包括局部和全身因素。

表 14-1 美学风险评估(ERA)

美学风险因素	低	中	高
健康状态	健康,免疫系统正常		免疫系统低下
吸烟习惯	不吸烟	少量吸烟(＜10 支/天)	大量吸烟(＞10 支/天)
患者的美学期望值	低	中	高
笑线	低位	中位	高位
牙龈生物型	低弧线形,厚龈生物型	中弧线形,中厚龈生物型	高弧线形,薄龈生物型
牙冠形态	方圆形		尖圆形
位点感染	无	慢性	急性
邻面牙槽嵴高度	到接触点≤5 mm	到接触点 5.5～6.5 mm	到接触点≥7 mm
邻牙修复状态	无修复体		有修复体
缺牙间隙的宽度	单颗牙(≥7 mm)	单颗牙(＜7 mm)	两颗牙或两颗牙以上
软组织解剖	软组织完整		软组织缺损
牙槽嵴解剖	无骨缺损	水平向骨缺损	垂直向骨缺损

在确定种植治疗美学成功可能性的时候,应当考虑到继发于局部和全身因素的潜在并发症。

(一)常规性风险因素

1.全身因素

通常影响种植的全身因素是指影响创口愈合和骨重建能力以及对已发生骨结合的种植体长期维护产生负面影响的所有疾病和状态。Buser 等将全身风险因素分为高风险因素和风险因素,并且有大量的文献讨论对种植体骨结合的影响,但少有专门讨论这些因素对美学效果影响的文献。原因十分简单,不是因为这些因素不会影响软组织美学效果,而是已经知道凡是能够引起天然牙牙周病理性变化的因素都会影响种植体周围的软组织。并且,由于某些严重疾病的存在,或是放弃种植治疗,或是种植治疗已经不再考量美学效果,只能注重种植体骨结合。对高美学要求的患者,如果患有牙周病的易感因素,如糖尿病、服用皮质类固醇和化疗药物等,具有高度美学风险。

2.吸烟

吸烟会导致种植体周围感染,危及种植体骨结合和美学效果。对高美学风险的患者,应当劝患者戒烟,或放弃种植治疗。大量吸烟(＞10 支/天)应该被视为"高度美学风险"。

3.患者的美学期望值

目前,患者很容易获得牙种植能够替代缺失牙的信息,这不只是从医师得到的种植治疗建议,大部分信息来源于网络等媒体信息。网络上大量的种植信息有利于促进患者对种植的了解,有助于患者做好接受种植的心理准备(包括种植治疗过程和治疗费用)。但是,遗憾的是这种知识传播方式只注重于宣传种植治疗的优越性,很少提及种植治疗的并发症和风险,即使偶尔提到,也只是关于种植体的存留率。这会导致患者不切合实际的期望值,这种期望是医师难以达到的。在与患者讨论和确定种植治疗计划时,必须知道患者对功能和美学治疗效果的期望值。

对高美学期望值的患者,当局部条件较差时,具有高度美学风险。应该与患者一起详细讨论所存在的各种风险因素,使患者了解可能出现的治疗效果,避免在治疗后患者产生失望的心理。对高美学要求的患者,必须要更加谨慎地评估所有的美学相关因素,当局部解剖条件超出目前的技术能力时，应当选择放弃种植治疗。

（二）局部风险因素

1.笑线高度

在进行口腔功能活动，尤其是笑时，种植修复体及其周围黏膜的暴露程度、种植修复体与牙列的协调程度是界定美学风险的重要因素。如果看不到种植体周围龈缘，种植位点一般被认为美学风险很小或没有风险。这个区域暴露的越多，美学风险越大，反之亦然。

高位笑线患者美学风险显著增加，几乎完全与牙龈暴露有关，因为种植治疗的任何瑕疵都显而易见。因此，无论何种牙缺失类型（单颗牙缺失、连续多颗牙缺失或牙列缺失）的种植治疗都存在巨大的美学风险，必须获得健康、协调和自然的龈缘、龈乳头、修复体和牙槽嵴骨弓轮廓。尤其合并高弧线形、薄龈生物型牙龈时，必须审慎应对。

中位笑线患者美学风险加大，风险因素与显露的修复体有关，例如，修复体的大小、形状、色泽和视觉效果，与邻牙的相对比例与形状，龈楔状隙和切楔状隙的形状与外观，及其在牙弓和周围组织中的凸度等。

低位笑线患者因口唇可以有效遮掩未达到最佳效果的牙龈、牙冠比例和修复体的龈方部分，从而降低美学风险。

2.牙龈生物型

(1)薄龈生物型：如果邻牙的牙周健康，并且具有足够的邻面牙槽嵴高度，薄龈生物型能够获得完美的单颗牙种植的美学修复效果。

牙龈薄而脆弱的特性有助于形成并维持自然、可预期的牙间乳头，但是也增加了出现龈缘退缩的美学风险。为了实现长期稳定的美学效果，要求充分注意各个方面的细节，包括正确的种植体植入位置、足够的支持骨量、修复体的穿龈轮廓和合适的临床技术等。因为种植修复体要穿出结缔组织和上皮，这些结构对再造和维持龈乳头十分重要。

作为破坏令人满意的美学修复效果的重大风险，不能忽视这些组织在刺激下产生退缩的倾向。连续性牙缺失并且是薄龈生物型的患者，需要在种植治疗之前或同期进行牙周手术改变其组织特点。此类患者，龈退缩和组织变色的危险进一步增加，因此，更加苛求种植体的位置和修复体的形状。

为此类患者制订外科计划时，要求种植体更接近于腭侧（但仍位于唇舌向安全带内）从而使硬组织和软组织最大限度地覆盖于种植体表面。此时种植体长轴从修复体舌侧隆突穿出，有利于修复体的螺丝固位。

(2)厚龈生物型：在修复前上颌单颗牙缺失时，厚龈生物型风险较低。较厚的附着龈能有效地遮掩种植体和龈下金属构件的颜色，降低美学效果不佳的风险。此类生物学类型显然有利于保持种植体周软组织美学的长期稳定性。由于厚龈生物型患者更易于在增量手术后继发软组织瘢痕，因此从外科角度应当特别注意。

对于多颗前牙连续性缺失患者，厚龈生物型利弊兼之。较厚牙龈在保持其位置、形态和抵御退缩等方面是可预期的，但是，此种类型的组织限制了多颗牙缺失区龈乳头的成形能力。

(3)中厚龈生物型：兼备薄龈和厚龈生物型的优点和缺点，其远期种植修复的美学效果仍然面临巨大的挑战。

3.牙冠形态

如前所述，缺失牙和天然牙的牙冠形态与牙龈生物型相关。

在美学区，缺失牙和邻牙的形状显著影响到种植修复的风险程度。鉴于美学效果主要受到修复后牙龈结构和形态的影响，方圆形牙冠（软组织常常是厚龈生物型）可降低美学风险在这样的环境中，虽然种植修复难以获得细长、完美的龈乳头，但通常与患者的天然状态协调一致。在牙周健康状态良好时，尖圆形牙通常伴有菲薄、高弧线形的牙龈生物型软组织牙槽嵴垂直高度降低、龈乳头退缩时，尖圆形牙冠的患者会产生较大的邻面间隙（黑三角）如果为了掩饰或消除“黑三角”，而将牙冠制作为方圆形和加大的接触区来弥补牙间乳头的丧失，改变了龈缘和牙冠的自然形态，反而潜在性的损害了最终的美学形态。将导致严重的美学风险。这种临床状态伴有高位笑线时，会面临最高的美学风险。

4.邻面牙槽嵴高度

修复单颗牙缺失，种植修复体龈乳头的高度与稳定，主要取决于邻面牙槽嵴高度与稳定，与种植体周围的碟形骨吸收无关。因此，牙间乳头的观感、美学效果，甚至修复体的外形（尤其接触点的位置和范围）都依赖种植位点的邻面牙槽嵴高度。在局部感染导致邻牙周围牙槽嵴垂直丧失的位点，损害美学效果的风险明显增加。由于邻面大量的牙槽嵴丧失，外形正确的修复体和邻牙之间出现缺隙（黑三角）的可能性增大。而且沿着感染过的牙根表面进行牙槽嵴骨再生是不可预期的，目前的治疗方法获得成功的可能性不大。

不正确的种植体植入位置和修复方式也可以导致邻面牙槽嵴的吸收，如种植体侵入近远中向危险带，黏结固位时难以去除的黏接剂等因素。

多颗牙连续性缺失的大范围缺牙间隙，通常存在水平和/或垂直向的骨量不足，影响美学效果的风险较高。在美学区连续植入多颗种植体时，因为种植体之间的邻面牙槽嵴已经丧失，或种植体植入后种植体之间邻面牙槽嵴的稳定性缺乏可预期性，降低了种植体之间龈乳头的长期稳定性，具有高美学风险性。合并高位笑线和/或薄龈生物型，通常存在最大的美学风险。此类患者，必须在种植体植入之前或同期进行位点改进。位点改进的效果也不尽相同，水平向骨量扩增优于垂直向骨量扩增的效果。

5.种植位点的局部感染

种植位点的局部感染是一个广泛的概念。种植位点或种植位点周围存在感染或有感染病史，是术前评价种植治疗美学风险的重要考量。牙周病、牙髓病、创伤（根折，根吸收和根粘连）或异物（汞合金残留物、感染性牙根残留物）等局部感染，能够直接降低种植位点和其周围的硬组织和软组织的质和量。此外，局部感染经有效治疗，尽管已治愈，可能因为美学重要组织的丧失（尤其是邻牙牙槽嵴高度）和软组织的萎缩而导致牙龈退缩。局部感染的性质，如慢性或急性，决定了在感染有效控制之后的美学风险严重程度。总之，就局部感染来说，表现为化脓和肿胀的急性感染是美学效果的最高风险。慢性感染，尤其是牙齿的慢性根尖病，如果在种植体植入之前没有治愈，其美学并发症具有中度风险。

鉴于牙周高易感性和/或进展性或难治性牙周病的美学风险因素增大，应该特别审慎。此类患者具有生物学并发症的潜在风险，必须在种植治疗开始之前治疗牙周病。白介素-1（IL-1）阳性的患者，同时又大量吸烟时，生物学并发症的发生频率较高。应确诊此类患者，并在种植治疗之前告知潜在的美学并发症，在种植修复后的维护期应认真复诊。

6.邻牙修复状态

如果缺牙区的邻牙健康、没有修复体，对预期的美学效果不会有额外的风险。但是，如果邻牙存在进入龈沟内的修复体，有可能会发生种植体植入后的龈缘退缩，危及美学效果。尤其当修复体边缘与基牙肩台连接不正确或存在周围感染性肉芽组织时，美学风险显著增加。美学并发症通常是龈缘退缩导致的修复体边缘暴露或牙龈结构的改变。对此类患者，慎微细致的治疗计划极其重要。必要时，更换正确的修复体，或改变种植体植入和二期手术的黏膜切口设计，尽量避免因此而引起的种植体周围龈缘退缩，降低美学风险。

7.缺牙间隙的近远中向宽度

缺牙间隙的近远中向宽度是影响种植美学效果的重要因素。目前，从种植美学效果的角度，将牙缺失间隙分类为单颗牙缺失间隙、连续多颗牙缺失间隙和牙列缺失。

单颗牙缺失，邻牙和支持组织处于良好的健康状态时，龈乳头可以获得邻面牙槽嵴的支持，牙槽嵴到修复体邻面接触点的距离较小，获得美学治疗效果的可能性较高，美学风险较低。但是，对种植医师的技术要求高，因为周围的天然牙为种植修复体的龈缘、龈乳头和修复体本身提供了参照。缺牙位点的牙周状态较差或修复间隙不足时，将影响美学效果。

连续多颗牙缺失和牙列缺失具有显著的美学挑战性，其原因如下。

(1)种植体间的硬组织和软组织变化难以预测。

(2)牙槽嵴水平向和垂直向骨吸收将导致缺失牙之间的龈乳头退缩，由于重建邻面牙槽嵴的垂直高度缺乏可预期性，龈乳头重建的远期效果难以预期。

(3)缺乏相邻种植体之间牙槽嵴长期稳定性的临床证据。

(4)广泛的唇侧骨壁的水平向吸收，导致牙槽嵴骨弓形态的变化，必须进行骨弓的轮廓重建才能获得自然、协调的美学修复效果。

(5)为获得种植修复体从软组织中“长出来”的感觉和接近自然的根样隆起，对种植体的三维位置要求苛刻。

(6)必须正确选择种植体的直径，过粗的种植体可能加重骨吸收，引起唇侧骨板以及种植体之间的骨量丧失。

种植体和修复体的连接以最大限度地获得种植体间的组织支持为首要目标，因为即使是很小的错误也将对支持组织造成损害。因此，制订连续多颗牙种植的治疗计划，应该考虑到风险性增加，应对美学风险因素。

评估连续性牙缺失种植修复的美学风险性，缺失牙的位置是重要因素。两颗中切牙缺失因为在鼻腭区存在的“充足”的组织量，为获得美学效果提供了最佳机遇，愈合后能够获得对称的牙龈形态。修复中切牙和侧切牙的连续性缺失时，因为要再现解剖学上牙龈乳头的高度，增加了美学挑战。此外，要想使龈乳头得到支撑，使相邻的修复体呈现出从结缔组织中长出来的感觉，越来越依赖于选择直径和形状合适的种植体。侧切牙和尖牙的修复难度相同此类病例，应认真选择治疗方案，尽可能避免相邻的种植体植入。通常，侧切牙缺失伴有中切牙或尖牙缺失时，应该考虑用悬臂修复侧切牙位点，即在侧切牙位点用一个卵圆形桥体修复，只使用一颗种植体，最大限度地获得组织支持。连续性牙缺失，只要包含一个侧切牙连续的种植体植入时，被视为美学并发症的最高风险。

8.硬组织和软组织缺损

硬组织增量的目的，不单纯是为了扩大种植治疗的适应证和保证长期骨结合。因为龈缘和龈乳头的位置是依靠其下方的硬组织维持的，要获得长期的美学软组织稳定性，必须有充足的水平向和垂直向骨量。在拔牙时，如果牙周组织健康，骨和周围软组织创伤较小，牙槽窝愈合过程的水平向和垂直向硬组织的变化较小，不具备美学上的临床意义，种植治疗的美学风险较低。如存在具有临床意义的骨量不足，则需进行适当的硬组织和/或软组织增量治疗。目前的水平向骨增量技术，包括自体骨(块状骨颗粒状骨)移植和/或引导骨再生，均可获得预期的临床效果。但如何解决垂直向骨量不足是一个挑战，仍然难以完全恢复理想的牙槽嵴轮廓，常常导致美学缺陷。在前上颌区为了最有效地利用软组织量，建议潜入式或半潜入式种植。在局部条件允许的情况下，可以考虑非潜入式种植。

(1)水平向硬组织和软组织宽度：水平向骨量不足会增加美学治疗风险。如果水平向缺损有限，其他条件良好(如健康的邻牙牙周和修复状态)，可以达到预期的位点改善和美学修复效果。严重的水平向骨缺损和不健康的位点，损害美学效果的风险增大。此类患者，较深的植入种植体以回避牙槽嵴顶宽度不足，将危及骨和软组织的高度，并造成修复体的比例和轮廓失调而不利于美学效果，产生负面影响。这种情况，常常通过水平骨增量和/或软组织移植改善位点的方法得到有效治疗。近年来，此类技术得到极大的改进，为水平向缺损的位点提供了理想的预期效果。

(2)缺牙间隙的硬组织和软组织高度：即使是垂直骨高度的轻度不足，也难以预期增量的效果，不能获得美学效果的风险明显增加。多数情况下，引导骨再生技术能够增加种植位点的宽度，但是不能重新获得充足的高度。这将影响牙龈和修复体的形态。缺牙间隙垂直骨量丧失的美学风险也因合并许多其他因素而加大，尤其是邻牙的牙周健康因素。在邻牙牙周病没有治疗之前，垂直向骨量不足的位点不能进行增量治疗。可以考虑使用某些移植辅助材料(如釉基质蛋白)和外置法骨移植恢复牙周支持，并考虑拔除因牙周病不能保留并影响将来种植位点的牙齿。连续性缺牙区域的垂直向缺损，最具美学风险性，应该认真考虑其相应的移植技术，如牵张成骨、外置法骨移植和游离牙龈移植等。

四、美学种植的临床原则

牙种植相关的基本治疗程序已经确定。为达到美学种植的目标，应当建立正确的种植治疗理念、严格进行术前风险评估、合理地制订治疗方案、恰当地运用操作技巧，避免一切可能出现的并发症。

(一)以修复为导向的种植治疗理念

种植治疗属于器官重建的医学范畴，在种植学发展的早期，研究的重点是如何获得骨结合。在成功地获得骨结合的基础上，也就是在现阶段，将种植治疗的最终目标确定为获得缺失牙的长期、稳定的功能和美学修复。从这个角度出发，对实现长期稳定的骨结合、获得模拟天然牙牙冠的修复体、维持健康稳定的种植体周围软组织而言，修复体的三维位置起到重要作用，因此提出以修复体为导向的种植治疗理念。

1.以修复体为导向的种植体植入

基于种植治疗的最终目标，修复体应当准确地模拟天然牙牙冠的位置，才能符合人体的生理适用过程，否则将产生负面的效应，危及骨结合与软组织结合的长期稳定。实现这一目标取决于种植体的三维位置，换言之，修复体的位置决定了种植体植入的三维位置，称之为以修复为导向的种植体植入。修复体准确地模拟天然牙牙冠的位置有多种要求，但主要因素是修复体的穿龈轮廓和固位方式(螺丝固位或黏结固位)。

2.从三维空间判断修复体的位置

(1)修复空间：修复空间限制了修复体的外形。因此必须在术前评估修复空间对修复体形态的限制，必要时要采取辅助性正畸治疗创造合理的缺牙间隙和邻牙牙根之间的距离。

(2)计算机引导的种植体植入：种植体周围骨和软组织会对种植体和修复体做出反应。在复杂的解剖条件下，完全依据二维的放射线检查(如根尖放射线片和曲面体层放射线片)、模型分析和术中的直观判断，难以准确确定种植体的位置和修复体的形态，无法预期对种植治疗美学效果的负面影响。因此，在美学区植入种植体，可以依靠3-D放射线诊断技术确定牙槽嵴的状态，在计算机引导下制作外科模板，实现计算机引导下的种植体植入。

(3)辅助性增量程序：按修复体所要求的理想位置植入种植体时，判断硬组织和软组织是否充足或是否需要增量治疗，不但取决于对种植体骨结合的影响，还取决于是否影响修复后的美学效果。换言之，可能剩余骨量和软组织量并不影响种植体骨结合，但只要影响修复的美学效果，就必须进行硬组织和软组织增量的治疗程序。

3.美学修复体

目前的美学种植修复还限制在美学区种植体支持的固定修复范畴之内。迄今，主流的观点认为美学种植修复体等同于美学天然牙修复体。这种观点并不全面，甚至存在误区。天然牙的固定修复体是以天然牙作为基牙，基牙保存了龈沟和龈沟根方的所有结构，尤其是牙周附着的结构、方式和位置，而种植修复体则在与下方的支持方式、界面位置、与软组织的结合方式以及修复体的饰瓷空间等方面存在差异，各有利弊。

4.𬌗与𬌗型

前导𬌗，尤其在连续多颗前牙缺失时，会对骨-种植体界面的应力分布产生不利的影响，会影响骨结合的稳定，进而影响种植体周围的软组织稳定。因此，应当调整𬌗型，并考虑到调整𬌗型对修复体形态的影响。

5.软组织健康与稳定

软组织健康与稳定，是戴入种植修复体之后对美学效果的主要影响因素。以上阐述了与种植体周围软组织健康与稳定的多种相关因素。就软组织本身而言其影响因素包括余留牙列的牙周健康和种植体周围软组织健康两个方面。因此，在种植治疗之前的牙周处理、种植治疗过程中的软组织处理和戴入修复体之后的软组织维护都是与种植体周围软组织健康和长期稳定不可分割的重要相关因素。

(二)种植治疗方案

完整的种植治疗过程是由不同的治疗程序所组成，因种植治疗的美学目标不同，其诊断与设计程序、外科程序、修复程序、技工工艺程序和种植体(或种植修复体)维护等治疗程序中采用的治疗技术存在显著不同。所有的治疗程序都存在必然的内在联系每一个治疗程序的临床结果都将影响到下一个临床程序所选择的临床技术和产生的临床结果。

因此，医师应当基于患者的临床条件、所选择的生物材料、临床经验和病例的SAC分类完整的规划整个治疗过程，控制美学并发症，实现美学区种植的功能和美学修复。

(三)种植体的三维位置

准确的种植体三维位置是获得美学种植效果的绝对必要条件。基于以修复体为导向的种植体植入，是种植修复体决定了种植体的三维位置与轴向。在概念上，以种植体平台位置表述种植体植入的三维位置，包括位于缺牙间隙的近远中向位置、冠根向位置、唇舌向位置和种植体之间的距离。可以用安全带和危险带界定种植体平台在每个维度上所处的位置。种植体平台应当位于安全带内，当进入危险带时将导致种植体周围骨吸收和软组织退缩，发生美学并发症。

1.近远中向位置

在近远中向,危险带为接近邻牙根面 1.5 mm 的区域。

种植体平台与邻牙牙根之间的距离应该超过 2 mm,最低也不能小于 1.5 mm。因为种植体周围的碟形骨吸收在水平向通常为 1.0～1.5 mm,两者之间距离低于 1.5 mm 可引起邻面牙槽嵴吸收。一旦发生邻面牙槽嵴吸收,目前的治疗技术难以恢复其高度。

邻面牙槽嵴吸收,其高度可以降低到种植体平台水平,引起龈乳头高度的降低,出现“黑三角”。如果通过向根方延长邻面接触区的方式消除“黑三角”,将发生另一种美学并发症临床冠过长、龈缘轮廓不对称,同样损害美学效果。

2.唇舌向位置

在唇舌向,种植体平台的唇侧边缘应该位于安全带内。安全带位于理想修复体外形高点的腭侧,宽度为 1.0～1.5 mm,其唇侧和腭侧均为危险带。基于碟形骨吸收同样的考量,种植体平台边缘的唇侧应该保持 2 mm 以上的骨壁厚度。这样的种植体平台位置为修复体形成与天然牙相似的穿龈轮廓和牙冠形态创造了空间。

唇侧骨板厚度低于 2 mm、种植体平台超出了邻牙外形高点之间的假想线,侵犯唇侧危险带,将因唇侧牙槽嵴吸收导致龈缘退缩和种植体颈部金属暴露的风险。如果同时并发种植体长轴唇倾,将发生种植体的修复困难,并且难以形成合理的穿龈轮廓,导致龈缘退缩的潜在并发症。

种植体平台向腭侧偏离假想线超过 2 mm 时,则侵犯腭侧危险带,通常需要把修复体设计成盖嵴式,引起发音、舒适和卫生维护等问题。

在美学区,必须考量种植体平台直径对美学效果的影响。种植体平台直径应当模拟天然牙颈部的直径,直径过大可能难以避免种植体平台侵犯唇侧危险带,引起种植体周围边缘性骨吸收。

3.冠根向位置

种植体平台的冠根向位置的界定受三个关键因素的影响:釉牙骨质界、牙槽嵴高度和修复体龈缘。

(1)釉牙骨质界:种植体平台应该位于对侧同名牙釉牙骨质界根方 1 mm 处。这是关于种植体平台位置的传统描述,但其前提是假设牙槽嵴高度没有降低,仅适用于没有牙周组织丧失的缺牙位点。

(2)牙槽嵴高度:种植体平台应该与牙槽嵴顶平齐。这同样是假设牙槽嵴高度没有降低。

(3)修复体龈缘:种植体平台应该位于修复体唇侧龈缘中点的根方 2～3 mm 处。

因此,种植体平台的冠根向安全带应当位于未来修复体唇侧龈缘中点的 2～3 mm 处,即 1 mm宽的窄带。在安全带的冠方和根方区域均为危险带。当小于 2 mm,种植体平台进入冠方危险带时,存在颈部金属暴露、修复体难以形成接近自然的穿龈轮廓的风险。超过 3 mm,存在唇侧骨吸收和继发性龈缘退缩的风险。

综上所述,种植体平台理想的冠向位置应当是位于对侧同名牙根方 1 mm 和唇侧黏膜中点根方 2 mm 处,并且恰好与牙槽嵴顶平齐。这样的平台位置为修复体完美模拟天然牙从黏膜中自然长处的感觉创造了空间。在术中,可以用术前确定了修复体龈缘位置的外科模板确定种植平台的位置。

当牙槽嵴吸收严重时，需要进行骨增量为种植体平台获得正确的冠根向位置。

在美学区，种植体平台垂直位置与龈缘根方之间距离大于 2 mm 时，将位于龈乳头根方 5 mm以上。这样的平台位置，导致修复体就位和去除黏结剂都非常困难。因此，建议选择螺丝固位修复体或解剖式基台避开这个难题。

4.种植体的轴向

必须依照种植修复体的位置形成正确的种植体轴向。理想的状态是种植体的长轴与修复体的长轴一致。由于剩余牙槽嵴厚度和根方凹陷的限制，可能产生种植体植入方向的唇向倾斜，限制了选择螺丝固位的修复体进行修复，并且难以形成理想的穿龈轮廓；近远中向倾斜是严重的操作失误，必须加以避免。

5.种植体之间的距离

通常，两颗种植体之间的距离应该在 3 mm 以上。否则种植体周围的碟形骨吸收将导致龈乳头的丧失，发生种植体之间邻间隙的“黑三角”，或形成过长的邻面接触区。

(四)拔牙位点保存

天然牙牙槽嵴和牙龈解剖形态的保存或重建是成功地获得美学治疗效果的先决条件。拔牙之后，在拔牙窝愈合过程中所发生的，或在拔牙之前已经存在的不同程度的牙槽嵴吸收和牙龈退缩，是美学种植治疗的主要影响因素。有多种外科技术进行硬组织和软组织增量，但问题在于难以恢复牙槽嵴高度。为此，提出了一个新的治疗理念和临床技术：拔牙位点保存。拔牙位点保存是在拔牙同期进行拔牙窝内生物材料移植，阻断或减缓拔牙后牙槽嵴吸收和龈乳头萎缩，实现保存尚未吸收的牙槽嵴和弧线形的龈缘形态，维持牙槽嵴的高度，为龈缘和龈乳头提供支持。简而言之，保存位点处的硬组织和软组织解剖学天然形态。Sclar 在拔牙窝内植入Bio-Oss，表面覆盖可吸收性胶原，用过渡义齿进行固位和稳定，并称为 Bio-Col 技术。Jung 在拔牙窝内植入 Bio-Oss Collagen，表面覆盖腭黏膜，并称为牙槽嵴保存。有学者描述了该技术的要点和临床指征，称之为拔牙位点保存或种植位点保存，强调对保存牙槽嵴的同时改善新形成的附着龈的质量。拔牙位点保存技术的临床程序为微创拔牙，清创，在种植窝根方植入 Bio-Oss、冠方植入 Bio-Collagen，表面移植腭黏膜并缝合固定，覆盖生物材料与口腔环境隔离，过渡义齿修复、延期种植体植入。该技术适用于正常的拔牙窝、慢性感染的拔牙窝和有利型骨缺损的拔牙窝。腭黏膜移植同时起到改善角化黏膜宽度和厚度的作用。

在美学区种植治疗时，拔牙位点保存非常重要，通常可以减少或避免在拔牙窝愈合之后再使用额外的重建程序。

(五)种植位点改进

骨和软组织缺损，依据程度和类型不同，将影响种植体植入的三维位置和骨结合，甚至不能进行种植体植入。为此，必须进行与种植体同期或分阶段的骨和软组织增量，即种植位点改进。美学区的种植治疗，所存在的软组织和/或硬组织不足尽管不会影响种植体植入和骨结合，但只要是不利于获得种植治疗的美学效果，就应当进行种植位点改进，恢复或重建位点的解剖学结构和形态(图 14-3)。

目前，已经获得临床证实的种植位点改进技术较多，硬组织改进技术包括引导骨再生(GBR)和/或自体骨移植等，软组织改进技术包括游离或带蒂的黏膜移植等。

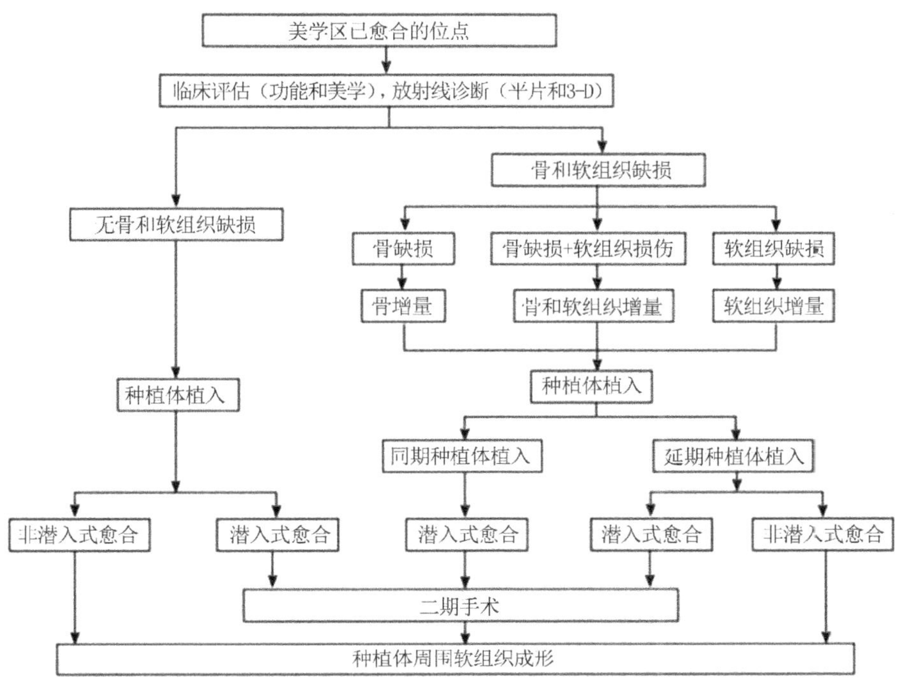

图 14-3 美学区已愈合位点的种植外科治疗程序

(六)种植体周围软组织成形

在非潜入式种植、潜入式种植的二期手术的同期，无论是否应用软组织改进程序，均可进行种植体周围软组织成形，引导和塑形种植体周围软组织，使龈缘和龈乳头形成理想的美学形态，并有利于过渡带的长期稳定(图 14-4)。

过渡带是种植体平台至黏膜边缘所创造出的种植体周围软组织轮廓，对最终修复体的外形轮廓起主要决定作用，并影响到种植体周围的软组织支持效果。强调过渡带概念具有多种含义。①在美学区应当通过临时修复体等临床技术诱导和成形种植体周围软组织，形成健康和美学的种植体周围过渡带。②和过渡带相接触的修复体材料应当具备良好的牙周软组织生物相容性和亲和力，对过渡带的长期稳定发挥重要作用。③过渡带的形态，是选择固位类型和基台种类的重要依据。④制取印模时，应当将过渡带的轮廓形态准确地转移至石膏模型上，便于医师和技师的交流以及确定种植修复体的穿龈轮廓。

种植体周围软组织成形技术分为两类：愈合帽成形和过渡义齿成形。

1.愈合帽成形种植体周围软组织

愈合帽成形种植体周围软组织的优点是临床操作简便。成形的方法包括预成愈合帽(例如，唇侧带有斜面的美学愈合帽和解剖式愈合帽等)和个性化愈合帽。

2.过渡义齿成形种植体周围软组织

设计良好的过渡义齿，不但对患者起到美学上的缓解作用，还能在愈合期的组织生长起到保护作用，有利于软组织成形和愈合。使用固定式或可摘式均可，但应达到如下要求：满足患者的美学要求、容易制作和调改、无间歇性垂直向压力、耐用和具有诊断价值等。过渡义齿分类如下。

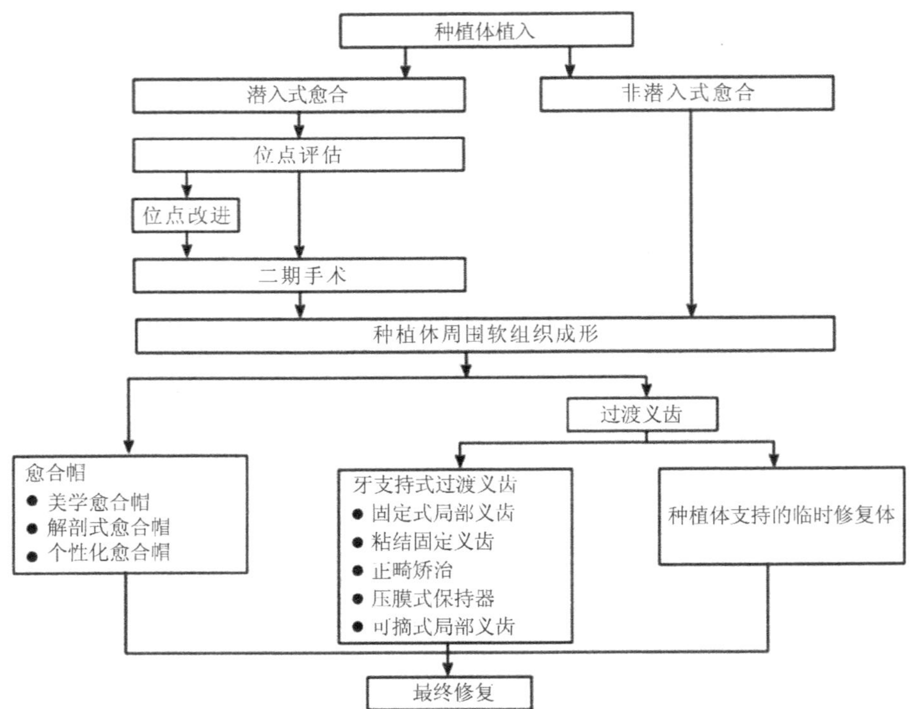

图 14-4 美学区种植体周围软组织成形的治疗程序

(1)牙支持的过渡义齿。

固定式局部义齿:如果缺牙位点的邻牙计划进行冠修复,这种临时修复体可以为位点成熟期提供良好的美学和功能。

黏结固定义齿:如果䂢间距离受限,将带有纤维丝侧翼的义齿固定到邻牙的腭侧面,提供美学的临时固定修复。修复方法是在邻牙邻接面进行非常小的固位预备(仅限于牙釉质),然后用复合树脂黏结以固定义齿。

正畸矫治器:如果患者正在正畸治疗,或患者能够接受使用托槽固定方丝和临时义齿。对患者的优点是可以低位保持临时修复体,并且易于调整固定修复体的位置。

压膜式保持器:如果䂢间距离受限,也不能采用正畸矫治器的方法时,可以使用带有卵圆形义齿的压膜式保持器作为临时修复体,对移植位点的压力是可调节的。建议不要广泛的使用压膜式保持器,因为会发生䂢干扰和过度的义齿磨耗。

可摘式局部义齿(RPD):如果没有垂直向的骨量不足,患者使用可摘式局部义齿是有益的。丙烯酸树脂可摘式局部义齿可以获得腭侧组织固位,义齿可以设计成适应软组织形态的卵圆形。

(2)种植体支持的临时修复体。为了最大限度地获得美学治疗效果,获得良好的穿龈轮廓和过渡带形态,在戴入最终修复体之前,使用临时修复体,引导和成形种植体周围软组织。通过1~3次调整临时修复体的穿龈轮廓,一次或逐步建立理想的修复体形态,建立所期望的穿龈轮廓和黏膜质量。戴入临时修复体后3~12个月内,种植体周围黏膜将趋于成熟和稳定。因此,建议临时修复体至少要戴3个月。同时,临时修复体对未来种植体周围软组织的美学效果和最终理想的修复体外形具有诊断价值。用临时修复体制作个性化印模帽,通过临床印模程序,准确地将最终定型的临时修复体的穿龈轮廓和获得的种植体周围过渡带的形态转移至石膏模型上。这样，就把已获得的临床效果准确地转移到牙科技工手中，制作最终修复体。为了尽可能精确地获取和转移穿龈轮廓，采用二次印模法为最终修复体制作石膏模型。

（七）美学修复体

无疑，修复体是美学种植治疗的重要组成部分。美学修复体包括两个概念：正确的穿龈轮廓和自然、协调的修复体。

1.穿龈轮廓

穿龈轮廓是指牙或修复体的唇面或颊面轴向轮廓，范围从上皮性龈沟底向软组织边缘延伸，至外形高点。种植修复体的美学效果，除了牙冠要近似于天然牙的解剖学特征之外，还要具备类似于天然牙从颌骨内自然长出的感觉，简言之，具备接近自然的穿龈轮廓。起初，穿龈轮廓是用于描述天然牙和修复体的术语，但在种植学中具备两重含义：①修复体自身的穿龈轮廓。②修复体穿龈轮廓对龈缘和龈乳头的成形和稳定作用，换言之，良好的修复体穿龈轮廓有助于形成和维持种植修复体的龈缘和龈乳头位置及形态。

获得正确的穿龈轮廓，取决于：种植体植入的正确三维位置、选择恰当的种植体平台直径、具备良好软组织亲和性的基台或修复体材料（如瓷基台和瓷修复体）和正确的软组织引导技术。

2.修复体

制作修复体的材料和工艺技术不断进步，也提高了种植美学修复的质量。首先，种植修复体的形态是关键因素，尤其是多颗种植修复体的设计，已经没有传统固定修复的基牙作为参照，要特别注重修复体的解剖学特点：牙冠大小、形态、质地、位置与排列轴向倾斜度、黄金比例、邻面接触和唇侧观牙弓的渐变等。而满足这些要求，必须按照以修复为导向的种植理念植入种植体。其次，为了实现美学种植治疗，修复体应在各种光学条件下与天然牙的光学特性没有区别。目前，瓷优于其他材料，尤其是金属类材料，因而目前瓷基台全瓷冠在种植治疗，特别是美学区的种植治疗中的应用越来越广泛而趋于成熟。结合 CAD/CAM 技术可以达到逼真的修复效果。但在强度、费用等方面，仍需要进一步改进。

（八）种植体植入时机

种植体植入时机的新分类由依据拔牙后时间转变到依据牙槽窝的愈合概念，即种植体植入时的牙槽窝愈合状态。Ⅰ型，即刻种植，拔牙位点没有任何骨和软组织愈合；Ⅱ型为软组织愈合后的早期种植，在拔牙后 1～2 个月，拔牙位点软组织愈合，但没有显著的骨愈合；Ⅲ型部分骨愈合后的早期种植，在拔牙后 3～4 个月，拔牙位点软组织愈合，并有显著的骨愈合Ⅳ型，延期种植，拔牙后 6 个月，或更长的时间，拔牙位点完全愈合。拔牙后前 12 个月的愈合期中牙槽嵴宽度约降低 50%，其中 2/3 的变化发生于前 3 个月。黏膜的外径变化反映了牙槽窝骨壁的改建，通常造成垂直向 0.7～1.8 mm 和水平向 2.6～4.6 mm 的降低。因此，基于牙槽窝愈合过程中牙槽嵴的变化，早期和即刻种植有利于防止牙槽嵴的进一步吸收。一项回顾性临床研究：经过 4 个月的潜入式愈合之后，在种植体植入时大部分可达 3 mm 水平向边缘骨缺损间隙已经骨性愈合、缺损消失，这些研究结论支持即刻和早期种植体植入。尽管即刻早期种植的成功率和常规种植没有显著性差异，但这与严格筛选适应证有关，可以缩短缺牙时间，但研究的主要焦点还是在于技术本身对牙槽嵴和龈乳头的保存作用。因此，在美学区牙槽窝愈合不同阶段的临床状态对美学效果可能产生的影响，是选择种植时机的重要考量。

（李海慧）

第六节　牙种植体生物并发症治疗

一、牙种植体周围黏膜炎治疗

(一)适应证

牙种植体周围黏膜炎患者。

(二)操作程序及方法

1.治疗前阶段

在进行牙种植体周围黏膜炎的治疗前，首先应当进入治疗前阶段，其内容包括：①进行详细的牙周探诊(PPD、BOP、mPI)。②采用平行投照技术拍摄根尖片。③去除可能造成种植体周围感染的风险因素，如不良的口腔卫生习惯，吸烟和不良的修复体边缘等。

2.非手术治疗阶段

非手术治疗是牙种植体周围黏膜炎的首选方案，其目的在于去除牙龈以上和部分能够达到的种植体表面上的菌斑和牙石，一般来说牙种植体周围黏膜炎是可逆的，其常用的治疗程序如下。

(1)机械刮治清创：①尽可能取下上部修复体。②选择合适材料的刮治器，推荐采用碳纤维材料刮治器。③使用合适型号的器械去除龈上菌斑和牙石。④使用合适型号的器械，紧贴种植体探入龈袋，以70°角行龈下牙石的去除，注意力度控制，避免损伤种植体表面。

(2)局部抗菌漱口水的使用：选择合适的抗菌漱口水，推荐使用0.2%的氯己定溶液漱口，每天4次。

(3)全身抗生素的使用：仍没有明确证据显示全身应用抗生素的剂量及何种抗生素更为有效，可根据炎症程度和临床经验全身应用抗生素。

(4)选用其他辅助方法：①超声器械。②龈下喷砂系统(推荐使用氨基己酸粉或者碳酸氢钠粉)。③Er∶YAD或者CO_2激光系统。④光动力系统。

3.再评估阶段

在非手术治疗1～2个月后，应当进行再评估，以确定进行维护治疗或者再次进入非手术治疗阶段，评估内容包括：①牙龈质地、颜色等的评估。②详细的牙周探诊，注意与治疗前对比。③口腔卫生习惯及相关风险因素改变(如戒烟)的评估。

4.维护治疗阶段

当再评估阶段牙周探诊深度减少或者维持稳定，牙龈健康状况改善，患者相关风险因素控制良好时，可进入维护治疗阶段。根据每个患者的感染程度，制订个性化的维护方案，随访期由3个月1次至1年1次不等。不推荐随访间隔超过1年。

二、牙种植体周围炎治疗

种植体周围炎的治疗是一项系统治疗，分为以下几个阶段：系统疾病控制、非手术治疗、手术治疗和支持维护。

(一)适应证

牙种植体周围炎患者。

(二)操作程序及方法

1.系统疾病控制阶段

口腔疾病多为全身系统因素和局部因素共同作用,因此在开始种植周围炎局部治疗前,应首先详细询问患者的系统病史,包括糖尿病、高血压、心脏病、自身免疫性疾病等。并与相关医师共同开展治疗,控制全身疾病。

2.非手术治疗阶段

排除或控制影响种植体周围炎的系统疾病的同时,改善和控制口腔局部卫生环境是治疗种植体周围炎的关键。常用治疗程序如下。

(1)评估种植体保留价值:具保留价值植体开展周围炎治疗,种植体周围骨组织发生严重吸收导致种植体松动是拔除种植体的唯一绝对指征。相对指征包括:①骨吸收达植体长度 2/3 以上。②难治性种植体周围感染。③合并其他疾病的种植体(如肿瘤、双膦酸盐相关的骨坏死)。

(2)手工洁治器(碳纤维洁治器、钛质洁治器、树脂洁治器)洁治清除种植体周围龈上和龈下菌斑结石。

(3)超声波洁治辅助开展全口牙周治疗。

(4)光动力和激光(CO_2激光、diode 激光、Er:YAG 激光)处理彻底种植体表面及牙周袋,控制菌斑附着。

(5)龈下喷砂及氯己定冲洗。

(6)向患者示范针对性的口腔清洁技术和清洁工具,如牙刷、牙线、邻间隙刷等。

(7)局部和全身抗生素应用。

3.手术治疗阶段

非手术治疗方法无法实现暴露的种植体形成再生性骨结合,常需进行手术治疗以降低再感染风险。手术方法包括切除性手术(清理病变周围袋并结合种植体表面成形)和骨增量术。手术要点如下。

(1)完善基础治疗,出血指数显著减少,无溢脓或脓肿形成。

(2)应综合考虑患者既往治疗病史、影像学表现、美学表现及相关临床参数,与患者充分沟通后确定手术方案。

(3)种植体表面去污化:由于种植体为粗糙表面,要清除表面细菌和内外毒素可行的表面处理剂选择包括枸橼酸、盐酸四环素、氯己定、过氧化氢、氯胺-T、无菌盐水、改良超声洁治(喷砂)。

(4)切除性手术:减少或去除基础治疗不良和/或难以去除的增生或病变的种植体周围袋。影像学检查骨吸收为水平型或碟形吸收。

(5)再生性手术:应在基础治疗控制炎症后进行。在选择再生性手术治疗和拔除植体后重新种植两种方案进行认真比较。植骨材料可选择自体骨和多种生物材料。

4.支持维护阶段

完善种植体周围炎治疗后,完善的健康卫生宣教和定期口腔卫生维护是保证治疗效果的必要内容。每半年或一年复诊 1 次,复诊时间应根据患者口腔菌斑控制状况相应调整,依从性差及口腔卫生不良者应增加复诊次数。复诊内容:①口腔卫生状况检查。②种植体周围牙龈状态检查。③种植体稳定情况。④影像学检查。⑤必要的口腔卫生维护。

(李海慧)

第七节　牙种植体专业口腔卫生维护

口腔种植义齿修复完成后，定期专业的口腔健康维护和随访是保证种植义齿长期健康行使功能的关键。种植体周围黏膜炎和种植体周围炎是种植义齿修复的最主要生物学并发症，大量的临床研究和动物实验表明菌斑生物膜的积聚是种植体周围感染性疾病发生与发展的主要原因。因此，种植体周围菌斑控制成为种植义齿专业口腔卫生维护的根本目标，包括患者口腔卫生自我维护的促进和专业医疗口腔卫生维护。

一、适应证

适用于各类口腔种植患者。

二、操作程序及方法

(一)健康教育

(1)详细询问患者的口腔卫生习惯，包括口腔清洁规律、刷牙时间长短、次数、清刷工具等。

(2)结合患者口腔具体情况，推荐恰当的清洁工具，并指导患者掌握正确的清洁方法。

(3)对于特殊清洁器具的使用应先示范，然后让患者在医师指导下反复操作，直至掌握为止。

(4)积极鼓励患者戒除吸烟习惯。

(二)种植义齿的随访

(1)随访时间：戴牙后1周、1个月、3个月、6个月、1年。

(2)询问患者义齿使用情况：包括有无种植义齿松动、脱落、固位不良、损坏、周围疼痛、咬物不适、食物嵌塞、咀嚼效率低下等，评估患者主观满意度。

(3)通过临床检查明确种植体与修复体有无松动及松动部位，并予以相应处理。

(4)对种植义齿的咬合情况分析并进行相应调整。

(5)通过根尖片、全口牙位曲面体层X线片(俗称全景片)等影像学检查对种植体周围骨吸收情况进行监测。

(6)通过种植义齿周围的探诊、种植义齿周围龈组织出血指数的测量、种植体周龈沟液成分及含量变化的分析、口腔卫生状况的评估、附着龈宽度的对比和牙龈美学的观察在随访中及时发现软组织的异常，并与上次复查结果对比。菌斑面积占全口现存牙面面积20%以下较为理想。可通过应用菌斑显示剂向患者展示其口腔卫生状况，并进行必要的强化指导，推荐最适合且可行的菌斑控制方法。

(三)种植义齿菌斑控制

(1)机械性菌斑控制是种植义齿菌斑控制的首选方法，包括牙刷、牙线、牙间隙刷、牙龈按摩器、口腔冲洗器等自主清洁手段的应用，辅以定期椅旁刮治与洁治等医疗手段。尤其，应针对复诊时发现的自主清洁不佳的区域进行预防性洁治，可综合运用超声洁治、手工洁治器(碳纤维洁治器、钛质洁治器、树脂洁治器)洁治。

(2)化学性菌斑控制包括抗生素、表面活化物、酚类化合物等合成或天然抑菌剂的口腔局部应用,主要包括冲洗、含漱、局部缓释等方法。

(3)其他菌斑控制手段:激光(CO_2激光、diode激光、Er:YAG激光)处理、光动力疗法等手段。

(4)开展必要的治疗:针对复诊发现的种植体周围黏膜炎或周围炎开展相应的治疗。

(四)治疗牙周病

(1)建立正确的刷牙方法和口腔卫生习惯,保持口腔卫生。

(2)定期对天然牙行龈上洁治术、根面平整术,消除龈上及龈下菌斑、牙石,并对种植义齿进行专业维护。

(3)消除其他局部刺激因素,如𬌗创伤。

(4)药物治疗。

(5)纠正全身性或环境因素,如吸烟。

(6)及时、定期复查口腔卫生情况,视情况进行相应处理,严格遵循医嘱。

(五)控制糖尿病

(1)加强局部抗生素的应用,加强抗感染能力。

(2)有效控制血糖,使血糖浓度正常或接近正常。

(3)降低高血糖对骨愈合的不良影响,兼顾并发症的治疗及骨组织的保护。

三、注意事项

口腔种植修复的卫生维护是保证种植体长期成功率的关键,与种植体感染性疾病相关的致病因素包括局部因素和全身系统性因素。因此,在对种植牙开展长期系统维护的同时,不可忽视全身系统疾病的控制。

(李海慧)

第八节 牙种植体植入术

一、牙种植一期手术

(一)适应证

(1)牙列缺损或缺失的患者。

(2)口腔颌面部软硬组织缺损患者,具备适合种植体植入的局部及全身条件,可通过种植体提供赝复体修复的固位或支持者。

(3)全身健康状况能承受种植体植入手术;骨的代谢状况可满足种植体植入后完成骨结合进程;牙种植修复完成并承受功能性负荷后骨组织的新陈代谢能维持骨的生理性改建及更新者。

(二)禁忌证

(1)如采用种植治疗有可能危及全身健康和生命者。

(2)骨代谢方面的障碍影响种植体的骨性整合进程或者在种植修复承受功能性负荷后不能继续完成骨的生理性改建及更新者。

(3)影响创区愈合、种植体骨结合进程及种植体周围骨改建更新的局部因素如急性炎症、骨量不足等。

(三)操作程序及方法

1.术前饮食

如采用局麻的话，术前可进适量的饮食。如果要使用全麻的话，要求患者术前12小时禁食禁饮。

2.术前用药

(1)预防性抗感染：根据患者的全身及局部状况，预计手术创伤大小及持续时间决定是否需预防性抗感染处理。如有必要时可使用青霉素类及其他抗菌药物，预防性用药时间为术前30～60分钟；口腔内的处理可于术前应用口腔抗菌含漱液漱口。

(2)镇静及镇痛药：术前30～60分钟通过一些镇静剂的应用可使患者能较放松和配合，提高痛阈。如口服镇静剂地西泮2.5～5 mg，或肌内注射苯巴比妥钠100 mg。对敏感的患者，术前30分钟使用300 mg布洛芬也可提高痛阈。

3.消毒铺巾

(1)口周皮肤消毒：调节椅位的高低及患者头位，用手术帽将患者头发包好，用眼罩遮盖保护眼睛。用75%乙醇或0.5%碘伏消毒口腔周围皮肤，从唇部向四周消毒，上至眶下，下至上颈部，两侧至耳前。用75%乙醇或0.5%碘伏消毒口腔内剩余牙列及口腔黏膜。

(2)铺无菌孔巾：孔巾仅显露口腔、鼻孔及口鼻周围的部分皮肤。无菌巾应覆盖至患者腰部以下，上方应越过头部。

4.局部麻醉

种植手术可采用口腔内局部浸润麻醉，必要附加神经阻滞麻醉。首选酰胺类麻醉药，如盐酸阿替卡因和盐酸甲哌卡因等。浸润麻醉时，麻醉药物的用量一般每个位点0.8～1.2 mL。根据手术计划范围将药物缓慢注射于唇(颊)侧、舌腭侧及牙槽嵴顶黏膜下方。根据手术需要，必要时可附加神经阻滞麻醉，其操作要点与常规拔牙的麻醉操作相同。

5.切口与翻瓣

于牙槽嵴顶作切口，根据手术计划及显露的需要可于唇(颊)侧作辅助松弛切口，用骨膜分离器于骨膜下分离翻起黏骨膜瓣显露术区，清理骨面至种植区无软组织或肉芽组织等存留。有需要时用咬骨钳、骨锉或大球钻对牙槽嵴顶做必要的修整。

6.种植窝预备

(1)种植点定位：于计划植入部位用球钻或枪钻定位，并使之有利于后续的先锋钻进入，可利用一些辅助工具如外科模板、种植体间距尺等辅助定位。

(2)预备种植窝至预定深度：用先锋钻于定点部位在4 ℃生理盐水冲淋冷却下钻磨进入。插入方向杆，利用方向杆观测种植窝三维空间上的方向和位置，与对颌牙的关系等。多牙种植时，在第一个种植窝制备至预定的深度并且方向杆确认其三维位置及角度正确后，将此方向杆保留于种植孔中，参照其进行后续的种植窝预备。如术前准备有外科模板者可利用其确认每个孔的位置及角度。

(3)扩孔钻逐级扩大种植窝：每个种植系统皆提供有直径逐渐增大的扩孔钻，按顺序逐级扩大种植窝，扩孔过程中注意调整钻速、钻磨时施加的压力等，并在持续4 ℃生理盐水冲淋冷却下操作，避免种植窝的热灼伤。

(4)种植窝嵴顶部成形(可选):需要这一操作步骤的种植系统有两类,一类是植体外形设计为柱形,但其颈部有扩大,其种植窝预备工具中设计有与此颈部相对应的扩孔钻,其扩入深度与该类型种植体的颈部扩大相对应,最终形成与种植体外形设计相一致的种植窝外形;另一类是种植体本身设计是根形,但扩孔钻为柱形,最终利用嵴顶部成形钻将接近种植窝嵴顶部制备成上大下小,与根形种植体外形接近的形状。

7.植入种植体

根据种植体外形设计及外科操作程序的要求,将种植体植入种植窝。

8.安装覆盖螺帽或愈合基台

种植体植入就位后可选择埋入式愈合或穿龈愈合方式。种植体植入时初期稳定性不足,旋入就位所需的扭力<15 N·cm,或同期进行了骨增量操作者可选择埋入式愈合方式;种植体植入时初期稳定性较为理想,种植体旋入就位所需的扭力>15 N·cm,未进行骨增量手术者可选择穿龈愈合方式。埋入式愈合或穿龈愈合方式分别选择安装覆盖螺帽或愈合基台(又称牙龈成形器)。可采用手动或机动螺丝批将其安装于种植体上。

9.软组织瓣的复位及缝合

复位黏骨膜瓣,缝合关闭创口。

10.种植体植入后即刻修复

除了埋入式愈合及穿龈愈合方式外,如果骨的质和量较理想,植入后能达到足够的初期稳定性者,可在植入种植体后,立即放置临时基台,于此临时基台上完成临时修复体。种植体完成骨结合的同时,软组织围绕此临时修复体形成牙的穿龈轮廓。

11.术后医嘱及饮食建议

根据患者的全身健康状态,手术创伤大小、手术持续时间选择是否使用预防性抗感染治疗。如有必要时使用青霉素类及其他抗菌药物,用药 3~5 天。口腔抗菌含漱液如 0.12%氯己定含漱液含漱,每日 2~3 次,用药 7~10 天。

根据手术创伤的大小和患者耐受疼痛情况,给予口服镇痛剂如布洛芬缓释胶囊 300 mg,每天 2 次;疼痛较严重者可采用盐酸曲马多片 50~100 mg,必要时可重复,但每天不超过 400 mg。

术后 48 小时进流质。食物搭配以不干扰创口的愈合为原则。

(四)注意事项

(1)种植窝预备操作需在 4 ℃生理盐水冲淋冷却下钻磨进入,逐级扩大,避免产热导致骨灼伤。

(2)整个操作过程应避免器械脱落后误吞或误吸,必要时可通过调整合适的体位、纱布保护咽喉部位、器械预先带线等方式避免。

(3)骨结合期应维持种植区无干扰健康环境,让种植体在无干扰下完成骨结合进程。

二、牙种植二期手术

对选择了埋入式愈合者,患者在完成骨结合进程后,需要进行二期手术显露种植体,接入后续的上部修复结构及进行必要的软组织成形或修复术;另外,选择了穿龈愈合方式者在完成骨结合后,如果存在有软组织方面的缺陷时,也需在此时进行二期手术,对软组织进行必要的修复或成形。二期手术包括暴露种植体,诱导形成种植体袖口以及对软组织进行必要的修复前处理。

二期手术通常是在种植体已完成骨结合后进行。

(一)适应证

同“牙种植一期手术”。

(二)禁忌证

同“牙种植一期手术”。

(三)操作程序及方法

1.术前准备

(1)阅读病历,了解一期手术时的种植体类型、数量和位置,植入时扭力,愈合帽的种类,骨替代材料和屏障膜的应用情况,植入术时的并发症等。摄X线片,与一期手术后的X线片对照分析骨的愈合情况。并根据X线片了解种植体的位置。

(2)重温修复计划,确定二期手术后牙龈的处理方式,决定术后安装牙龈成形器、临时基台或最终的修复基台等。有时可在暴露时就将最终的修复基台安上,然而,常规的做法是术后先用暂时性牙龈成形器,让软组织围绕其形成种植体穿龈部分的袖口外形,且在此愈合过程中软组织有一定程度的退缩并在完成愈合后形成稳定的软组织外形。

2.手术方法

二期手术显露种植体可采用环切刀环切法或直接切开显露法。环切刀环切法适用于附着龈较为丰富,能够确定种植体位置者。可通过X线片、一期手术所用的外科模板等确定位置。操作是在局部浸润麻醉下,将略大于种植体直径的环切刀按压通过软组织,用力旋转1~2圈达所需深度后,取走环切刀,有时一圈软组织会跟随环切刀带出。如未随环切刀完全脱位,可用蚊式钳夹持后,用11号手术刀片游离取出。检查术区,确认能完全显露种植体顶端。必要时需要用尖刀去除更多软组织,如有骨质生长超过种植体边缘,可用小的锐利的骨凿或者用球钻在4 ℃生理盐水冷却下小心钻磨去除。多余骨去除后的牙槽嵴外形应与愈合基台或永久修复基台的穿龈外形一致。最后用专用螺丝批旋出覆盖螺帽,将牙龈成形器就位后缝合。

切开显露法适用于无法确定种植体确切的位置,或希望保留更多附着龈的患者。于局部浸润麻醉后用手术刀作嵴顶切口,在预计位置的近远中各延长约3 mm,接着小心翻起颊舌侧全厚黏骨膜瓣,直至完全显露种植体上端。用止血钳清理种植体周围,取出愈合螺丝。如有骨质生长越过种植体上方,影响牙龈成形器就位时应先将其去除。用带刻度的牙周探针或其他测量器具测量软组织厚度,选择合适高度的牙龈成形器。其高度高出牙龈1.5~2.0 mm的高度,确保软组织在术后围绕其愈合而不会越过其上部平面而影响穿龈轮廓的形成。选择后将牙龈成形器旋入,旋入时应注意其方向与种植体方向一致以免损坏种植体内部螺纹。旋入后确认其完全就位,如临床不能确认是否就位,可拍X线片证实。复位软组织使其贴合于牙龈成形器颈部,有需要时间断或褥式缝合。

安装牙龈成形器后,种植体周围的软组织围绕其完成愈合并形成种植体袖口。一般来说,应用预成的牙龈成形器即能满足大部分需求,但由于袖口的形态和位置就是种植牙穿龈部位的形状,在美学上如需要达到与天然牙相似的穿龈形态时,可制作个性化的牙龈成形器,诱导牙龈按要求的位置和形态生长。有的病例在二期时还需同时做作必要的软组织成形术,修除过厚的牙龈组织或修复附着龈等。

(四)注意事项

(1)整个操作过程应避免器械脱落后误吞或误吸,必要时可通过调整合适的体位、纱布保护咽喉部位、器械预先带线等方式避免。

(2)二期手术去除过多的覆盖于种植体上端的骨质时,应注意避免刮伤种植体表面;在将牙龈成形器或基台固定在种植体上时,应注意两者之间不可卡住或滞留任何组织成分。

(王 河)

第九节 软组织游离移植术

种植区软组织游离移植术是矫正牙种植体周围角化黏膜缺损或黏膜过薄的一类外科技术。根据治疗目的,该类手术可分为全层黏膜游离移植术和结缔组织游离移植术两种术式。

一、全层黏膜游离移植术

(一)适应证

种植区角化黏膜缺损或宽度不足 2 mm,导致牙种植美学欠佳或种植体周围黏膜封闭不良。

(二)操作程序及方法

1.麻醉

术区局部浸润麻醉。

2.黏膜切口

在角化黏膜缺损区边缘,沿牙槽嵴顶水平、并向唇(颊)侧做梯形切开黏膜。

3.黏膜移植床制备

沿骨膜上向唇(颊)侧翻起黏膜瓣,并向根方滑行、缝合固定,制备黏膜移植床。

4.全层黏膜瓣切取

硬腭黏膜是黏膜移植的临床常用供区,具体部位通常选择在上颌前磨牙腭侧硬腭黏膜部位。根据黏膜缺损大小,切取全层腭黏膜,修除黏膜下脂肪和腺体组织。供区创面可用纱布压迫止血或采用碘仿纱布缝合保护。

5.黏膜瓣缝合固定

将全层黏膜瓣缝合固定在移植区,并与黏膜创面边缘对位缝合。

(三)注意事项

(1)黏膜瓣应充分伸展,并牢固固定在移植床表面。

(2)黏膜瓣与移植床之间应紧密贴合,避免黏膜瓣下积血或积液。

二、结缔组织游离移植术

(一)适应证

牙种植体周围黏膜薄,影响黏膜健康或种植美学效果。在特殊情况下该术式可以与植骨手术同期进行。

(二)操作程序及方法

1.麻醉

术区局部浸润麻醉。

2.切开与翻瓣

沿牙槽嵴顶向唇(颊)侧做梯形切开黏膜,于骨膜上向唇(颊)侧翻起黏膜瓣。在同期植骨情况下,也可以从骨面翻起黏骨膜瓣。

3.结缔组织瓣切取

硬腭黏膜是黏膜移植的临床常用供区,具体部位通常选择在上颌前磨牙腭侧硬腭部位。根据黏膜缺损大小,翻起腭黏膜表皮层,切取黏膜下结缔组织,修除黏膜下脂肪和腺体组织。供区创面可用纱布压迫止血或采用碘仿纱布缝合保护。

4.黏膜瓣缝合固定

将结缔组织瓣缝合固定在移植区,黏膜伤口对位缝合。

(三)注意事项

(1)结缔组织瓣应充分伸展,并牢固固定在移植区。

(2)结缔组织瓣与黏膜瓣之间应紧密贴合,避免黏膜瓣下积血或积液。

(王　河)

第十节　即刻种植术

一、适应证

除了与常规的牙种植相同的适应证以外,以下情况可选择即刻种植。

(1)牙体牙髓病治疗失败需拔牙者。

(2)牙周病患牙,无法通过牙周治疗保存者。

(3)外伤性牙脱位。

(4)根折或冠根折,已不能通过传统的方式进行治疗修复者。

(5)以上患牙局部无明显污染及急性炎症,牙槽嵴骨量无大的缺失者。

二、禁忌证

除了与常规的牙种植相同的禁忌证外,以下情况不适宜即刻种植。

(1)拔牙前或后有严重的骨缺损。

(2)牙根尖周围骨量不足,种植体难以获得足够的初期稳定性。

(3)拔牙或外伤脱落牙槽窝有严重污染或急性炎症者。

(4)邻近牙病变(未经治疗控制的牙周病、根尖周炎等)可能污染种植区者。

三、操作程序及方法

(一)术前用药、麻醉及消毒铺巾等

与“牙种植一期手术”程序相同。

(二)拔除患牙

微创拔牙技术拔除患牙,尽量减少根周牙槽骨的损伤。

(三)牙种植技术的选择

可选择翻瓣或不翻瓣技术进行牙种植操作。

(四)种植窝预备并植入种植体

(1)定点:虽然拔牙窝对种植的方向和位置有一定的参考意义,但通常不能完全按照原拔牙窝的位置和方向植入种植体,需要根据修复的需求重新于牙槽窝内定位。由于牙槽窝内壁通常为斜面,定点时需用球钻在牙槽窝腭侧骨壁斜面上形成一小的平台,以利先锋钻按需要的方向和位置钻磨进入。

(2)先锋钻制备至预定深度:根据手术设计将先锋钻于定点部位钻磨进入至预定深度,注意在整个过程中观察其进入的三维位置和角度上符合最终修复的需求,可利用术前准备的外科模板、邻牙的位置和方向等协助判定。

(3)扩孔钻逐级扩大种植窝及植入种植体:操作方式与前述牙种植一期术相同。

植入种植体后,未愈合的拔牙窝通常在牙槽嵴顶部大于种植体直径,这样在种植体牙槽窝骨壁间有一间隙,如果小于 2 mm 者可不用植入骨替代材料,大于 2 mm 时需植入人工骨替代材料;另外,为避免骨结合进程中牙槽骨的过度吸收或有部分种植体暴露者,需要采用 GBR 技术进行骨替代材料植入及覆盖屏障膜,这时通常需进行翻瓣操作。

(五)封闭牙槽窝

由于即刻种植者,术前拟拔除的牙或牙根所占据的部位没有软组织,在即刻种植牙种植体后,如果简单地复位黏骨膜瓣通常无法关闭创口,可采用以下方式之一进行创口的关闭,封闭牙槽窝。

1.愈合基台或过渡性修复体关闭法

完成前述的操作后,上入愈合基台或过渡性修复体,复位黏骨瓣使其紧贴愈合基台或过渡性修复体,缝合创口。这种方法适用于单根牙即刻种植,并且在种植体植入时有足够的初期稳定性者。

2.游离角化黏膜瓣移植关闭法

游离角化黏膜瓣移植关闭法是将口腔内其他部位的黏膜游离移植,关闭创口。操作方法是:完成前述的植牙以及可能的骨替代材料植入操作后,将唇颊腭侧软组织复位,修整牙槽窝周围的软组织边缘,去除上皮并修剪整齐,测量此时牙槽窝黏膜缺损区域的形状和大小,于口腔其他部位切取类似形状和同样大小的角化黏膜瓣,覆盖于牙槽窝表面,进行必要的修剪,使其边缘的结缔组织面与牙槽窝边缘的结缔组织面紧密贴合,十字交错缝合固定。供区通过简单缝合(不要求完全关闭创口)止血,也可采用碘仿纱条反包扎止血。常用的供区是上颌第一、第二前磨牙腭侧 5 mm 处的角化腭黏膜;也可从腭部其他部位、无牙牙槽嵴顶处、上颌结节处等部位切取角化黏膜瓣。

3.移行瓣关闭法

移行瓣关闭法是通过松解唇(颊)侧黏骨膜瓣,将其向牙槽嵴顶方向推移关闭创口。这种方法由于破坏了原附着龈的附着位置,在种植体完成骨结合,二期手术时还需对附着龈进行修复处理。另外也可采用颊舌龈乳头交错缝合法关闭伤口。

4.生物胶原材料封闭伤口法

生物胶原材料封闭伤口法是利用生物胶原材料如胶原膜、胶原塞等经缝合固定于创口处关闭创口。由于这些胶原材料暴露于口腔内后短期内溶解消失,所以这种方法仅仅用于植入区软硬组织较为充足,种植体植入时有较好的初期稳定性及植入的深度部位较为理想者。

四、注意事项

(1)拔牙时应注意微创操作,尽量避免破坏牙槽窝骨壁。

(2)由于失牙后,不管是否即刻植入种植体,牙槽窝唇侧骨板高度和宽度皆有一定程度的吸收退缩,种植体植入位点应略偏向腭(舌)侧。

(3)术后保证创区清洁,有必要时使用青霉素类或其他抗菌药物预防性抗感染治疗,用药3～5 天。

(4)种植体在无干扰下愈合,如安装了愈合基台或临时修复体者,应注意日常功能性活动不对种植体产生过度负荷。

(王　河)

第十一节　自体骨切取术

一、下颌骨颏部取骨术

(一)适应证

(1)取骨区域位于下颌前牙根方区域。

(2)需要较大量的骨皮质和骨松质。

(二)操作程序及方法

(1)双侧颏孔或下齿槽神经孔阻滞麻醉和前庭沟局部浸润麻醉。

(2)下颌 33～43 前庭沟内切口＋远中松弛切口。骨膜下剥离黏骨膜瓣,暴露颏部取骨区域。

(3)取骨范围位于双侧颏孔前 5 mm,下前牙根尖下 5 mm,下颌骨下缘以上 5 mm 的范围内,通常保留中线颏隆突处的唇侧骨板。

(4)在中线两侧使用裂钻、来复锯或者超声骨刀制备两个长方形截骨线,仅切透骨皮质。

(5)用单面凿沿着骨截开线轻轻敲击,将骨块从舌侧骨板表面折断橇起。也可将块状骨分割,分段获取。

(6)骨块取出后,可使用刮匙等工具再获取一定骨松质颗粒。

(7)骨面止血,取骨量较大时填入骨替代材料以恢复颏部外形。

(8)缝合软组织。

(三)注意事项

(1)术中严格避免损伤邻近重要解剖结构,如颏神经、下前牙根尖。

(2)颏部取骨术后有可能出现下唇部或者下前牙感觉异常等并发症,需要术前向患者详细交代,避免纠纷。

二、下颌骨外斜线取骨术

(一)适应证

外斜线取骨常用于牙槽突块状植骨供骨区。

(二)操作程序及方法

(1)下颌骨外斜线区域、升支前缘行局部浸润麻醉。

(2)外斜线偏舌侧前庭沟切口,向后沿升支前缘向上,一般不高于𬌗平面 1 cm,切开软组织直达骨面,向前延伸至下颌第一磨牙颊侧。

(3)使用骨膜分离器从下颌体翻起软组织瓣,骨面上沿下颌升支的方向上下滑动将黏骨膜瓣翻起,显露升支的外侧面。

(4)供骨区域可包括下颌升支及下颌体部的颊侧骨皮质部位,可根据所需骨量大小设计截骨线。常用的截骨线包括上、下、前、后 4 条。

(5)上截骨线:第一磨牙远中根的颊侧开始向后达下颌升支与下颌体交界稍后。截骨线需要位于外斜线内侧 2 mm 以上,使用裂钻或者超声骨刀与牙长轴平行、垂直骨面进行截骨。

(6)前、后截骨线:前截骨线通常设计在下颌第一磨牙远中根的颊侧,后截骨线设计在下颌升支与下颌体交界稍后,与上截骨线相连。

(7)下截骨线:下截骨线与上截骨线平行,与前后截骨线相连。

(8)完成各截骨线切口操作后,先用一薄的骨凿通过敲击楔入骨内,轻轻敲击将骨块分离后取出,用吸收性明胶海绵填塞取骨区。

(9)复位软组织瓣,严密缝合。

(三)注意事项

(1)外斜线取骨以骨皮质为主,先用钻或者骨锯截开骨皮质,然后用超声骨刀紧贴骨皮质继续完成取骨。操作过程避免损伤下牙槽神经。

(2)软组织切口不应过高,不要超过颊脂垫尖的位置,以免切开后导致颊脂垫脱出干扰术野。

三、髂骨取骨术

(一)适应证

需要较大移植骨量时选择髂骨作为供区。

(二)操作程序及方法

(1)全身麻醉,仰卧位,用沙袋将术侧臀部垫高以使髂嵴突出。

(2)将髂嵴内侧皮肤向中线方向推压,使髂嵴表面皮肤移向嵴的内侧,然后平行于髂嵴切开皮肤、皮下组织和及覆盖在髂嵴上的肌层及骨膜,切口向后的长度根据需要采取的骨量而定。

(3)向内翻开骨膜至髂嵴下达切口下 3 cm 以上,外侧翻开至髂嵴边缘。

(4)使用骨凿或者骨锯截取髂骨内侧单层骨皮质联合骨松质骨块,最少应距离髂前棘 1 cm 处的顶部开始行截骨术。

(5)取骨创面生理盐水冲洗,充分止血。

(6)分层缝合骨膜、肌层、皮下及皮肤,保证解剖复位。渗出较多可放置引流条。

(三)注意事项

(1)皮肤切口应该起于髂前上棘后方 1.0～1.5 cm 处,避免损伤肋下神经,以及股外侧皮神经。

(2)术后 6 周内应避免剧烈运动。

(王　河)

第十二节　牙槽突外置式植骨术

一、适应证

(1)剩余牙槽骨高度和宽度不能满足种植体植入要求。

(2)供区及受区局部软组织健康,无炎症。

二、禁忌证

供区及受区软组织存在急慢性炎症。

三、操作程序及方法

(1)局部浸润麻醉,牙槽嵴顶切口,加双侧松弛切口(梯形软组织瓣)。切口位置应该超过植骨区域2 mm以上。

(2)骨膜下剥离黏骨膜,保证软组织瓣的完整性。剥离范围应该覆盖整个植骨区域。

(3)刮净植骨床残余软组织,适当修整。可在骨皮质上打孔。

(4)按取骨术操作规范要求于供区取得合适骨块。

(5)修整植骨块,使之与受区解剖形态吻合,与植骨床尽可能贴合。

(6)制备固定螺丝进入的孔洞,并且以钛钉将植骨快稳定固定在受区骨床上。

(7)自体骨屑或者骨替代品填塞植骨块与受区之间遗留的缝隙。

(8)必要时可在植骨块上加盖引导性组织再生屏障膜。

(9)复位软组织瓣,无张力严密缝合。

四、注意事项

(1)术中尽量减少骨块离体时间,保证植骨块的牢固固定及稳定性,以利移植骨存活和充分再血管化。

(2)创口关闭前需充分减张,妥善关闭伤口。

(3)术后口服抗生素 3～7 天,含漱漱口液 2 周。

(4)向患者交代手术后注意事项,避免剧烈运动等。

(5)根据患者情况,嘱其 2～4 周进软食,避免术区受到外力干扰。

(王　河)

第十三节　牙槽突骨劈开种植术

牙槽突骨劈开是针对牙槽突宽度不足所采用的一种水平骨增量方法,通常与牙种植体植入术联合应用。根据牙槽突水平骨缺损程度，该方法可分为牙槽突单纯骨劈开种植术和牙槽突骨劈开联合引导骨再生植骨同期种植术两种术式。

一、牙槽突单纯骨劈开种植术

(一)适应证

缺牙区牙槽突唇(颊)侧凹陷，牙槽骨宽度应大于 5 mm，牙槽嵴劈开后唇(颊)侧骨板厚度应大于 3 mm。

(二)禁忌证

(1)术区局部存在急性炎症。

(2)牙种植体无法获得初期稳定性。

(3)牙槽突唇(颊)侧根方伴有明显倒凹。

(4)牙槽突以骨皮质为主，中央无明显骨松质。

(5)全身禁忌证同本章“牙种植体植入术”。

(三)操作程序与方法

1.麻醉

术区局部麻醉(浸润和/或阻滞麻醉)。

2.手术切口设计

通常采用牙槽嵴顶横向或联合唇(颊)侧纵向切口设计。

3.翻瓣

沿骨膜上向唇(颊)侧翻起黏膜瓣，显露牙槽嵴顶和唇(颊)侧牙槽突。

4.种植窝定位

按牙种植体的设计位置，略偏舌/腭侧定位。

5.牙槽嵴水平骨劈开

采用薄骨刀或超声骨刀，水平向劈开牙槽嵴，方向保持与牙槽突唇(颊)侧骨面平行或略呈唇颊向倾斜。

6.牙槽嵴唇(颊)侧纵向骨劈开

采用薄骨刀或超声骨刀，在唇(颊)侧劈开骨板的近中和远中纵向劈开，呈梯形切口设计。深度不超过水平劈开深度。

7.牙槽嵴扩张

采用专用扩张器或薄骨刀，向唇颊向缓慢扩张骨板。

8.牙种植窝制备

按牙种植体植入术外科操作方法和程序，逐级制备牙种植窝，深度应超过骨劈开深度。

9.牙种植体植入

以手动或机动植入牙种植体。

10.骨间隙植骨

在扩张的骨间隙内植入骨充填材料。如间隙＜2 mm，可不植骨。

11.伤口缝合

严密缝合，关闭黏膜伤口。

(四)注意事项

(1)黏膜翻瓣应保留牙槽突唇(颊)侧骨膜。

(2)水平骨劈开长度应超过牙种植体边缘,保证种植体被唇(颊)侧骨板完全覆盖。

(3)骨劈开深度应避开重要解剖结构。种植体的植入深度应超过骨劈开深度 2 mm。

(4)唇(颊)侧骨板厚度应大于 3 mm。

(5)骨劈开与扩张操作中应保持骨板的完整性,避免造成骨板折裂。

(6)牙种植体应具有良好初期稳定性。

(7)黏骨膜瓣应充分减张,确保伤口无张力缝合。

(8)术后 1 小时内术区适度压迫止血,防止黏膜瓣下积血或积液。

(9)术后预防性使用抗生素,防止出现感染并发症。

(10)术后加强口腔护理,保持术区清洁。

二、牙槽突骨劈开联合引导骨再生植骨同期种植术

(一)适应证

缺牙区牙槽突唇(颊)侧凹陷,牙槽骨宽度为 3～5 mm,牙槽嵴劈开后唇(颊)侧骨板厚度为 2～3 mm。

(二)禁忌证

(1)术区局部存在急性炎症。

(2)牙种植体无法获得初期稳定性。

(3)牙槽突唇(颊)侧根方伴有明显倒凹。

(4)牙槽突以骨皮质为主,中央无明显骨松质。

(5)全身禁忌证同本章“牙种植体植入术”。

(三)操作程序与方法

1.麻醉

术区局部麻醉(浸润和/或阻滞麻醉)。

2.手术切口设计

通常采用牙槽嵴顶联合唇(颊)侧纵向切口设计。

3.翻瓣

沿骨面向唇(颊)侧翻起黏骨膜瓣,显露牙槽嵴顶和唇(颊)侧牙槽突。

4.种植窝定位

按牙种植体的设计位置,略偏舌腭侧定位。

5.牙槽嵴水平骨劈开

采用薄骨刀或超声骨刀,水平向劈开牙槽嵴,方向保持与牙槽突唇(颊)侧骨面平行或略呈唇颊向倾斜。

6.牙槽嵴唇(颊)侧纵向骨劈开

采用薄骨刀或超声骨刀,在唇(颊)侧劈开骨板的近中和远中纵向劈开,呈梯形切口设计。深度不超过水平劈开深度。

7.牙槽嵴扩张

采用专用扩张器或薄骨刀,向唇颊向缓慢扩张骨板。

8.牙种植窝制备

按牙种植体植入术外科操作方法和程序,逐级制备牙种植窝,深度应超过骨劈开深度。

9.牙种植体植入

以手动或机动植入牙种植体。

10.唇(颊)侧植骨

在唇(颊)侧植骨,并覆盖生物屏障膜。

11.伤口缝合

严密缝合,关闭黏膜伤口。

(四)注意事项

(1)水平骨劈开长度应超过牙种植体边缘,保证种植体被骨板完全覆盖。

(2)骨劈开深度应避开重要解剖结构。种植体的植入深度应超过骨劈开深度 2 mm。

(3)唇(颊)侧骨板厚度应大于 1 mm。

(4)骨劈开与扩张操作中应保持骨板的完整性,避免造成骨板折裂。

(5)牙种植体应具有良好初期稳定性。

(6)黏骨膜瓣应充分减张,确保伤口无张力缝合。

(7)术后 1 小时内术区适度压迫止血,防止黏膜瓣下积血或积液。

(8)术后预防性使用抗生素,防止出现感染并发症。

(9)术后加强口腔护理,保持术区清洁。

(王 河)

第十四节 引导骨再生技术

引导骨再生技术(GBR)是根据不同细胞迁移速度各异的特点,利用屏障膜阻挡迁移速度较快的结缔组织和上皮细胞,允许有潜在生长能力、迁移速度较慢的成骨细胞优先进入骨缺损区,实现新骨再生。屏障膜和骨移植材料(图 14-5)的使用是 GBR 的两个关键影响因素,对于维持骨再生的稳定空间发挥着重要作用。

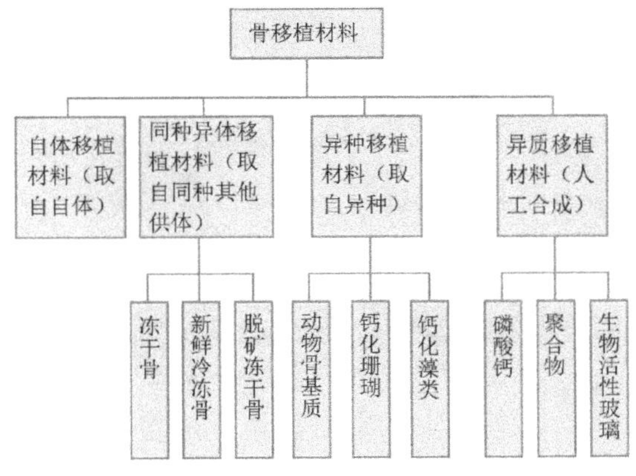

图 14-5 常用骨移植材料类型

一、适应证

GBR 应用广泛，在全身条件许可前提下，局部适应证主要包括以下几种。

(1)术前增加种植区骨量。

(2)即刻种植时的骨缺损。

(3)种植手术中出现的骨裂开或骨壁穿孔。

(4)种植体周围炎造成的骨吸收。

(5)配合其他骨增量手术。

二、局部风险因素

(1)未控制的牙周病。

(2)术区急、慢性感染。

(3)未控制的口腔局部病变。

三、临床操作步骤

(一)瓣的设计

植骨材料在黏膜下的无干扰愈合和软组织创口的无张力关闭是 GBR 获得成功的关键所在。骨缺损区局部增量后，牙槽嵴体积增加，通常需在唇/颊侧做骨膜松弛切口以利于创面关闭。

切口和瓣的设计应遵循口腔外科已有原则，其中包括创造一个宽基底的瓣以保证良好血供。含有两个垂直松弛切口的梯形瓣和只有一个松弛切口的角形瓣是常用的设计形式(图 14-6、图 14-7)。

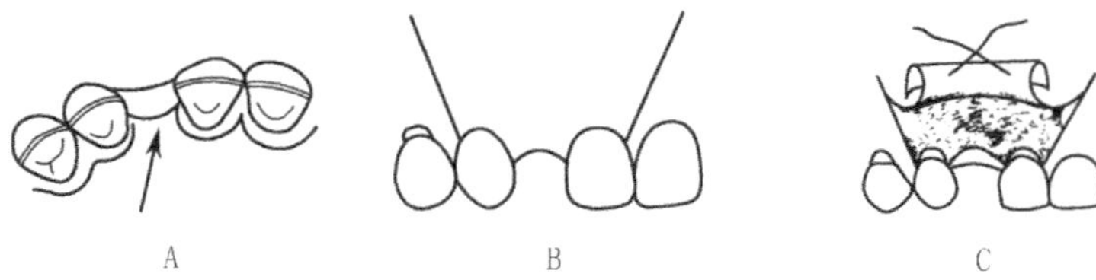

图 14-6　梯形切口设计示意

A.偏腭侧水平切口；B.垂直松弛切口；C.梯形瓣

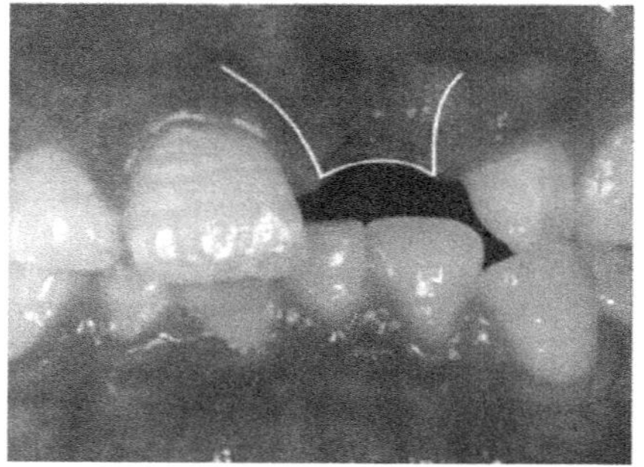

图 14-7　保留龈乳头的梯形瓣设计

(二)切口设计

包括缺牙区牙槽嵴顶水平切口和垂直向松弛切口。

1.牙槽嵴顶切口设计

(1)上颌:牙槽嵴顶略偏腭侧切口。

(2)下颌:牙槽嵴顶正中切口。

2.垂直松弛切口设计

(1)下颌:牙槽嵴顶切口延伸至邻牙龈沟内,转向前庭区做垂直松弛切口。

(2)上颌:上颌前牙区是美学敏感区,是否需要增加垂直松弛切口及切口是否需要包括龈乳头尚存争论。

由于轮廓扩增后软组织创口的无张力关闭至关重要,因此,增加垂直松弛切口常不可避免,此时,可将其设计在尖牙的远中,以免瘢痕线显露或术后通过激光手术予以去除。

保留龈乳头的切口设计,可减少邻面牙槽嵴的吸收,但是瓣太小,垂直线样瘢痕处于美学关键部位。累及龈乳头的瓣基底宽,视野清晰,血供好,但可能引起较多的邻面牙槽嵴吸收。

因此,在遵守 GBR 原则的基础上,切口设计可以是个性化的。

(三)植入植骨材料

理想的植骨材料应具备骨传导作用、骨诱导作用和骨生成作用。但迄今尚无任何一种材料能同时满足两种以上的特性,因此有学者建议将不同的材料混合应用,自体骨屑直接覆盖于暴露的种植体表面,然后在其外侧覆盖低替代率的植骨材料(图 14-8)。种植体植入并同期 GBR 时,覆盖于种植体表面的植骨材料厚度应不小于 2 mm。

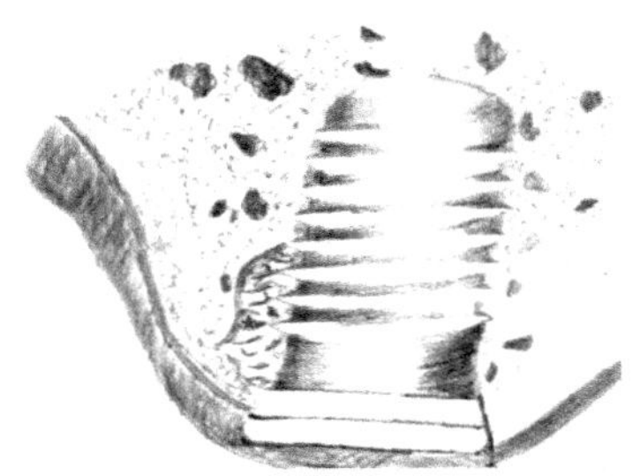

图 14-8 轮廓扩增的三层技术概念示意

二层骨移植材料(种植体表面为自体骨屑,外层为人工植骨材料)

(四)屏障膜的放置与固定

屏障膜的覆盖范围应超过缺损边缘 2 mm,其中胶原膜放置时应平整无皱褶(图 14-9)。

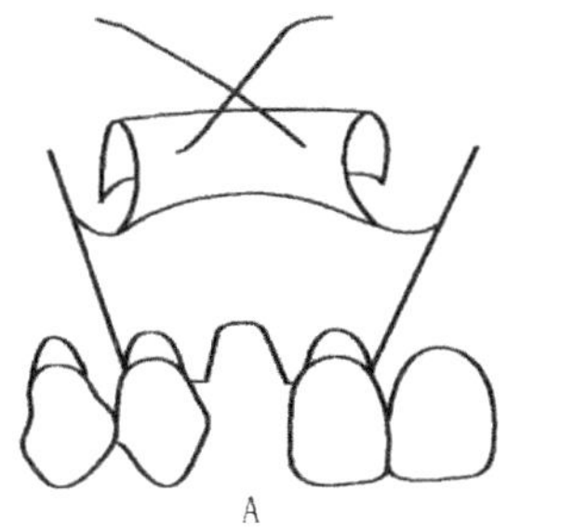

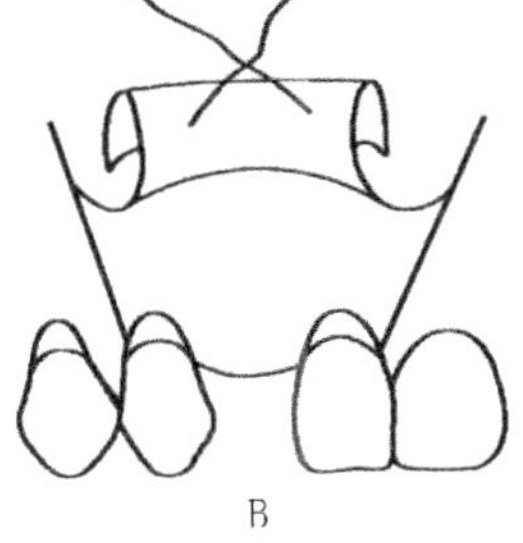

图 14-9 GBR 示意

A.植骨材料覆盖缺损区 B.覆盖屏障膜(双层膜技术)

胶原膜的固定方法:一是将膜边缘嵌入黏骨膜下方,直抵骨壁,靠黏骨膜瓣的挤压固位;二是在膜的中央穿一小孔，用种植体覆盖螺丝固定；三是用膜钉固定于邻近骨壁上。缝合时应避免膜发生移动。

（五）创口关闭

（1）创缘无张力对合。通常用 15 号刀片在唇/颊侧瓣内进行减张缝合。

（2）避免太多缝线，缝线之间的最佳距离是 2～3 mm。

（3）牙槽嵴顶切口多用 5-0 缝线间断单线缝合；松弛切口多用 6-0 缝线间断单线缝合（图 14-10）。连续多颗牙的缺牙间隙等预计会显著肿胀的区域，应用 4-0 缝线。

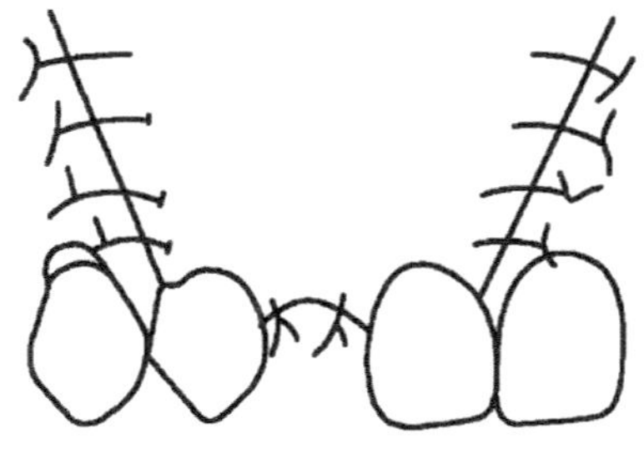

图 14-10　间断缝合示意

四、同期 GBR 手术的决策标准

针对不同骨缺损类型，制订恰当的治疗方案。当满足以下条件时，GBR 可与种植体植入同期进行。

（1）符合功能和美学需求的种植体的三维植入位置。

（2）种植体有一定的初期稳定性。

（3）种植体周骨缺损形态为成骨效果好的有利型骨缺损。

骨缺损的分类有多种，VandenBogaerde 将种植体周骨缺损分为闭合性和开放性骨缺损，是临床判断骨缺损严重程度的一种简易方法，缺损区的剩余骨壁数越多，骨愈合能力越强（图 14-11）。

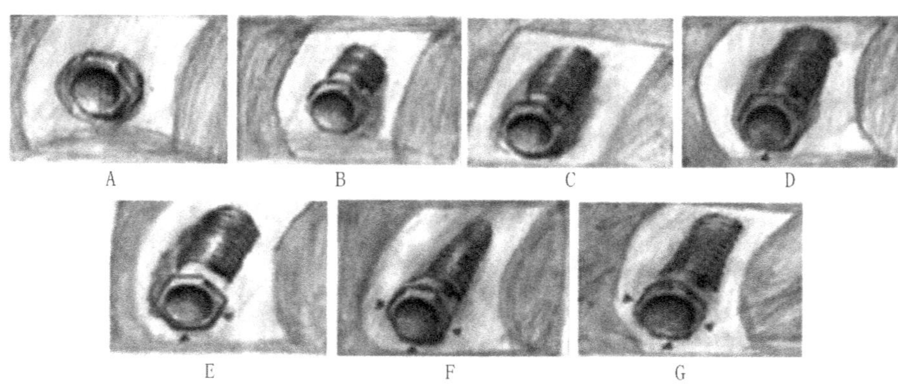

图 14-11　种植体周骨缺损分类示意

A.闭合性缺损；B.开放性骨缺损，种植体在骨面上方；C.开放性骨缺损，种植体在骨面下方；D.开放性骨缺损，种植体与一壁骨接触；E.开放性骨缺损，种植体与二壁骨接触；F.开放性骨缺损，种植体与三壁骨接触，位于牙槽嵴内；G.开放性骨缺损，种植体与三壁骨接触，位于牙槽嵴外

五、并发症及处理

GBR 的并发症主要发生在使用不可吸收膜时，其分类如下。

(一)膜的暴露和感染

1. Ⅰ类

不足 3 mm 的膜暴露，无脓性渗出。处理：使用 0.2%氯己定液局部抗炎，暴露的膜可暂不做处理，但需每周随访，3～4 周后，将膜取出。

2. Ⅱ类

大于 3 mm 的膜暴露，无脓性渗出。处理：必须立即将膜取出，关闭软组织创面，并局部应用阿莫西林或头孢类抗生素。

3. Ⅲ类

膜暴露伴脓性渗出。处理：立即取出膜，局部清创去除感染组织，全身应用抗生素。

4. Ⅳ类

脓肿形成，但膜未暴露。处理：立即切开，并将膜取出，彻底清创去除感染组织，局部抗生素冲洗并配合全身用药。

(二)与骨膜松弛切口相关的损伤

如眶下神经或颏孔损伤、舌下血肿等。这些损伤一旦发生，后果严重。应熟悉相关解剖结构，细心操作以充分规避。

(王　河)

第十五节　上颌窦底提升术

一、概述

上颌窦底提升术是针对上颌窦腔气化增大导致的骨高度不足所采取的骨增量技术，通过将上颌窦黏膜从窦底骨壁剥离并抬升后，创造新骨再生空间以获得所需骨量。

健康的上颌窦黏膜较薄，0.3～0.8 mm，易与上颌窦内壁剥离。当长期吸烟或患有慢性上颌窦炎时，窦黏膜性状发生改变，变薄或增厚、质地变脆、与下方骨壁粘连，增加了黏膜穿孔风险。约 31.7%的上颌窦内存在骨性分隔，增加了手术操作难度和黏膜撕裂风险。

上颌窦的动脉血供来自上颌动脉(MA)发出的若干分支，其中上牙槽后动脉(PSAA)和眶下动脉(IOA)是血供的主要来源(图 14-12)。当牙槽嵴严重吸收时，血管分支距离牙槽嵴顶的距离变小(表 14-2)，术中注意避免对其造成损伤。

临床中常采用的术式为侧壁开窗上颌窦底提升术和经牙槽嵴顶上颌窦底提升术。

二、适应证

(一)局部适应证

垂直骨高度不足(通常指小于 10 mm)或颌间距离过小。

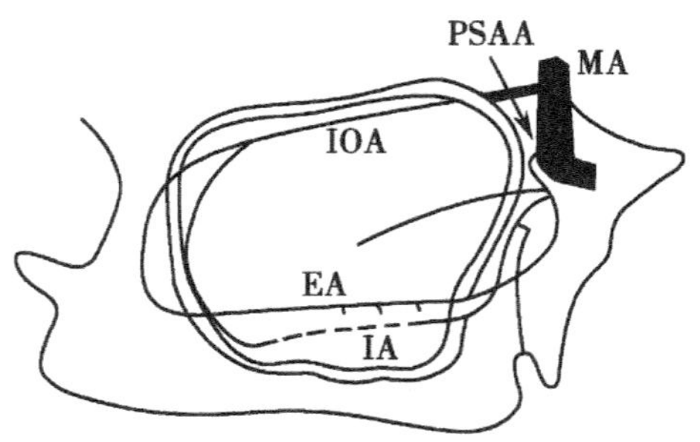

MA.上颌动脉;PSAA.上牙槽后动脉;IOA.眶下动脉;EA.骨外血管吻合支;IA.骨内血管吻合支

图 14-12　上颌窦区血供示意(侧面观)

表 14-2　血管距牙槽嵴顶距离与剩余牙槽骨高度之间的关系

项目	A+B	C	D	E
牙槽嵴至血管距离(mm)				
平均值	21.5	16	11.08	9.6
数值范围	17～27	15～18	8～15	7～12
剩余牙槽骨高度(mm)				
平均值	12.56	8.4	8	2.1
数值范围	9～20	5～10	3～7	1～4

注:A～E 代表 LEKHOLM 和 ZARB 牙槽嵴分类。A.大部分牙槽嵴尚存;B.发生中等程度的牙槽嵴吸收;C.发生明显的牙槽嵴吸收,仅基底骨尚存;D.基底骨已开始吸收;E.基底骨已发生重度吸收。

(二)局部风险因素

(1)上颌窦内感染(积脓症)。

(2)慢性上颌窦炎。

(3)牙源性感染。

(4)炎症或其他病理性损伤。

(5)严重的过敏性鼻炎。

三、侧壁开窗上颌窦底提升术临床操作步骤

操作步骤如下(图 14-13)。

(一)切口和瓣设计

切口设计时需考虑:翻瓣后能充分暴露术区,视野清晰;方便颊侧骨壁开窗操作;减小对局部血供的影响。

常用切口:牙槽嵴顶偏腭侧做水平切口,距骨窗边缘至少一颗牙处做垂直松弛切口,可设计为角形(图 14-13A)或梯形瓣。当垂直松弛切口位于尖牙区时,要注意不能超过前庭沟,以免损伤眶下神经分支。

(二)骨窗设计

(1)骨窗形态和范围:骨窗形态可分为边缘圆滑的矩形或椭圆形(图 14-13B)。以往开窗范围均较大,通常设计为:下缘在窦底上方 2～5 mm,近中缘距上颌窦前壁约 3 mm,上缘距下缘 8～10 mm,长度约 15 mm。优点在于可使术者清楚观察到窦腔内情况,易于剥离黏膜和放置植

骨材料；缺点是手术创伤大、术后反应重。在熟练操作的基础上应尽量减小开窗范围，减少损伤，缩短骨窗愈合时间。

(2)开窗骨块的处理：开窗骨块可有两种处理方式。一种是形成一个上部铰链状的骨瓣(图 14-13C)，将其翻入窦腔作为新的上颌窦底。优点在于同期植入植体时，翻入窦腔的皮质骨块可成为通向上颌窦腔的屏障，防止骨屑或植骨材料进入窦腔；缺点是翻入骨瓣时，锐利的骨边缘可能会损伤窦黏膜。另一种是将开窗骨块完全取下，黏膜提升后复位或粉碎后与植骨材料混合，置入提升空间内。优点是安全、易操作。

(三)窦底黏膜的提升

将窦黏膜从窦壁小心剥离并松解后，向上、向内推起，术中可通过鼻通气试验检查黏膜的完整性(图 14-13D)。当黏膜与窦壁完全分离后，可看到其随呼吸节律而上下运动。窦内置入植骨材料，并根据剩余牙槽骨的条件决定是否同期植入种植体(图 14-13E)。

(四)关闭骨窗

可将开窗的游离骨块复位后覆盖屏障膜或直接行 GBR 以关闭骨窗(图 14-13F)。

(五)创面关闭

单线间断缝合(图 14-13G)。

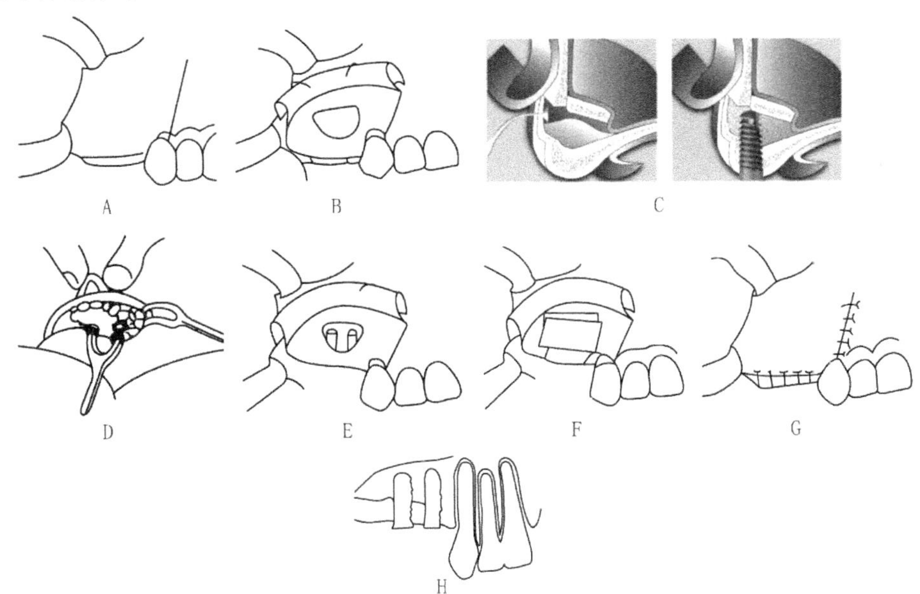

图 14-13　侧壁开窗上颌窦底提升术临床步骤示意

A.角形切口；B.侧壁开窗；C.铰链状骨瓣，提升黏膜；D.鼻通气试验；E.填入植骨材料，同期植入种植体；F.胶原膜覆盖骨窗；G.间断缝合；H.术后放射线影像表现

四、经牙槽嵴顶上颌窦底提升术临床操作步骤

该术式的手术路径是从牙槽嵴顶进入，使上颌窦底产生微小骨折或缺损后，向上推起窦黏膜，使之与窦底骨壁分离后，置入植骨材料，或直接植入种植体。

(一)切口设计

通常无须翻瓣，常用切口为牙槽嵴顶正中或偏腭侧水平切口。

(二)窦底黏膜的提升

(1)Summers 骨凿冲顶技术:采用 Summers 骨凿,敲击上颌窦底骨壁致其骨折,利用骨折骨块将窦底黏膜顶起,直至达到提升高度(图 14-14)。

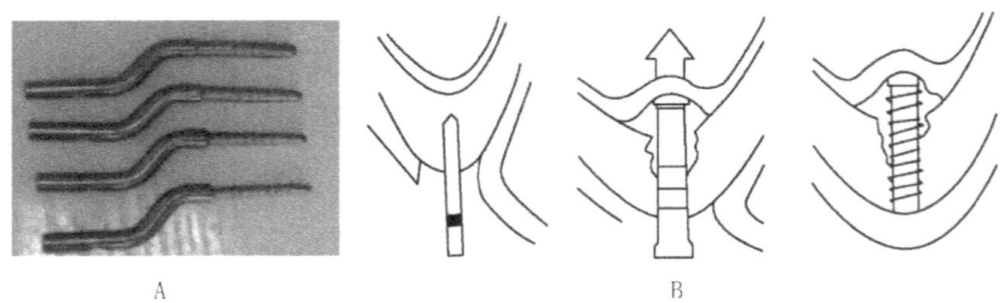

图 14-14 Summers 骨凿及上颌窦底冲顶示意

A.Summers 骨凿;B.上颌窦底冲顶示意图

缺点:冲顶过程中产生的振荡会给患者带来不适,操作不当易导致窦黏膜穿孔。

(2)超声骨刀技术:根据超声骨刀可有效切割硬组织,但不损伤软组织的特性,利用其钻透骨壁时产生的振荡及水流的冲击力,使窦黏膜与窦底骨壁分离(图 14-15)。

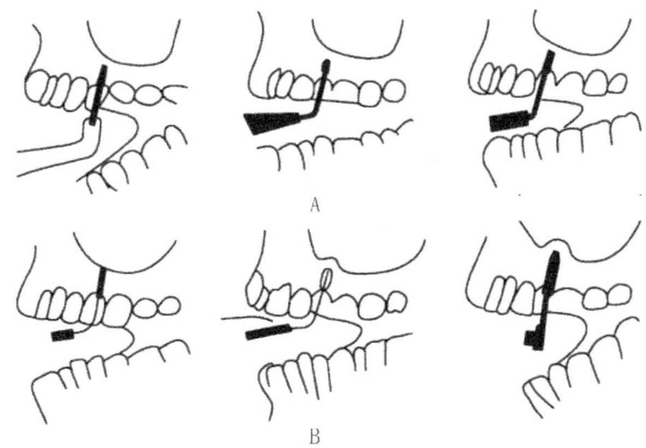

图 14-15 超声骨刀经牙槽嵴顶上颌窦底提升术示意

A.种植窝制备,超声骨刀逐步钻透上颌窦底壁止于其下方约 2 mm;B.提升窦底黏膜,同期植入种植体

优点:减轻患者术中不适感;手术安全性和可靠性高;初学者易于掌握。

五、并发症及处理

常见并发症分为术中并发症和术后并发症。

(一)术中并发症

1.出血

可采用加压止血或等待自然凝血。

2.黏膜穿孔

直径小于 3 mm 时,无须处理,小心剥离穿孔周围的黏膜使其折叠即可关闭穿孔;直径在5~10 mm 时,须将穿孔周围的黏膜剥离起来以防止裂口继续扩大,然后用屏障膜覆盖穿孔处以免植骨材料进入窦腔;直径大于 10 mm 时,穿孔则难以修复,通常需要终止手术。

3.污染

注意术中无菌操作，去除口腔内病灶。

(二)术后即刻并发症

主要表现为出血。口腔出血最有效的处理方法是压迫止血，鼻腔出血施以冷凝加压。

(三)术后远期并发症

包括：①窦内未成骨；②种植失败；③上颌窦炎；④口腔-上颌窦瘘。此时，需取出种植体，清除病灶后择期修复。

(王　河)

第十六节　上置式植骨术

上置式植骨术(onlay 植骨术)是将从自体获取的游离骨块固定于骨缺损区，使之与原有牙槽骨愈合以增加骨宽度或高度的骨增量方法，其骨改建和新骨形成是一个包含骨生成、骨诱导及骨传导的复杂过程。移植骨块的来源和受植区不同，骨块吸收率也不相同，由于骨吸收常无法避免，因此适当过量植骨是必要的。

一、适应证

(一)局部适应证

对于严重的颌骨吸收和大面积骨缺损，onlay 植骨是首选方案。通常当剩余骨高度小于 5 mm，水平骨宽度小于 4 mm 时，可考虑 onlay 植骨。

(二)局部风险因素

(1)尚未控制的牙周病患者或口腔卫生极差者。

(2)颌骨病理性改变，如术区颌骨囊肿、异物或感染性病灶。

(3)病理性黏膜病变，如白斑、红斑、扁平苔藓等。

二、临床操作步骤

(一)切口和瓣设计

切口设计既要保证受植床的完全显露，又要防止植骨后软组织裂开。常用切口与 GBR 相似，垂直松弛切口需至少远离植骨区 5 mm。

(二)受植床的制备

修整受植床骨表面，并在骨皮质上钻孔，增加可游离出的成骨细胞数，加速骨愈合。

(三)游离骨块的获取

供骨区的选择取决于骨缺损的外形和范围。缺损范围小，可选口内供骨区，如颏部、下颌升支、下颌骨外斜线等(图 14-16)。缺损范围大，则需选择口外供区，如髂骨、腓骨等。

(四)移植骨块的贴合和固定

修整游离骨块，使之与受植骨床适合并贴合。用钛钉或直接用种植体将骨块固定于受植区。在受植区与移植骨块的间隙内填塞植骨材料，表面覆盖屏障膜。

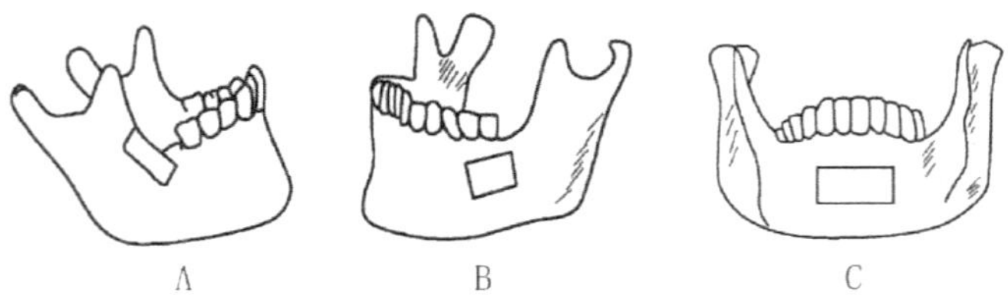

图 14-16　常用的口内供骨区示意

A.下颌升支;B.下颌骨外斜线;C.颏部

(五)软组织的处理

onlay 植骨成功与否,软组织的处理至关重要。常用方法如下。

(1)充分松弛黏骨膜瓣后减张缝合。

(2)利用转瓣技术或结缔组织移植。

(3)应用异体组织补片。

三、并发症及处理

并发症分别来自供骨区和受植区。

(一)供骨区并发症主要是对邻近组织产生的影响

如术后疼痛、局部血肿、敏感度变化、感染、取骨区局部骨折等。口内供骨区中,颏部取骨的并发症发生率最高。

处理:供区并发症应以预防为主,术前给予布洛芬等止痛剂有助于缓解术后疼痛和肿胀。

(二)受植区并发症及处理

1.移植骨块污染

浸泡在碘伏中或重新取骨。

2.伤口裂开

磨除骨块暴露部分,去除死骨,局部及全身使用抗生素抗感染,并重新关闭创面。

3.骨块吸收

改用较短、较细的种植体或重新植骨。

(王　河)

第十七节　牵张成骨术

牵张成骨(DO)是通过对骨切开后仍保留骨膜和软组织附着及血供的骨段,施加特定的牵张力,促使牵张间隙内新骨形成,以增加垂直或水平骨量的方法。其生物学基础为 Ilizarov 提出的张力-拉力法则,即对生物活体组织逐渐施加牵张力时产生的刺激可促使一些组织结构再生与生长,不仅可以发生在骨组织,皮肤、筋膜、肌肉、血管、周围神经等也均相应得以延长。骨折断端的距离,移动骨块的坚固固定及良好的血供是保证其成骨效果的重要因素。

一、适应证

(1)垂直骨缺损在 10 mm 及以上者。

(2)牙槽嵴节段性缺损,尤其位于美学区时。

(3)狭窄牙槽嵴需行水平牙槽嵴牵张。

(4)骨性粘连牙或种植体的垂直向位置改变,无法通过正畸解决时。

二、临床操作要点

(一)切口设计

切口位置要考虑避免影响软组织扩张并保护血供。颊侧黏骨膜要充分剥离,避免损伤舌侧骨膜。常用切口为前庭切口。

(二)骨切开及牵张器的安放

在预计牵引的部位行骨切开术或骨皮质切开术,并安放牵张器。前者有利于暴露术野和关闭创口;后者有利于保证移动骨块牙槽嵴顶的血供。

(三)间歇期

从骨切开术后到开始施加牵张力的 5~7 天内为间歇期,目的是使切骨间隙内形成初期的骨痂组织。

(四)牵张期

从牵张开始到结束,需持续 1~2 周。影响新骨形成的主要因素是牵张的速度和频率。目前临床上最常用的牵张速度为 0.8~1.0 mm/d,分 1~2 次进行。

(五)固定期

上颌 4~6 个月,下颌 3~4 个月,目的是防止新生骨组织发生塌陷,保障牵张效果。种植时机常选择在牵张结束后 8~12 周(图 14-17)。

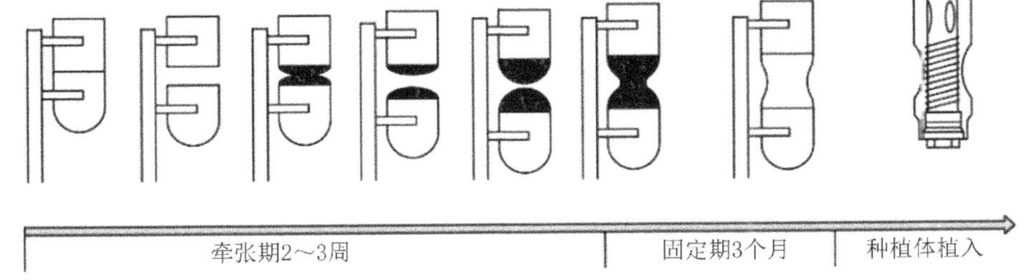

图 14-17 牵张成骨过程示意

三、并发症及处理

(一)术中并发症

牵张器安放困难;骨切开时损伤舌侧软组织;移动骨段或基骨骨折、牵张器干扰咬合等。此类并发症应以预防为主,完善的术前设计至关重要。

(二)牵张过程中的并发症

常见过程中并发症:①牵张方向不正确,主要表现为向舌侧偏移;②移动骨段吸收;③创口裂开或黏膜穿孔;④牵张器折裂等。

处理：加强抗感染措施并放慢牵张速度。

(三)牵张后并发症

常见牵张后并发症：①术区感染；②成骨效果欠佳。

处理：术后使用抗生素抗感染；保持良好的口腔卫生；成骨不佳时，可通过其他骨增量方法弥补纠正。

牵张成骨术的并发症相对较多，但如果做到术前设计周密，术中谨慎操作，术后护理得当，通常可有效规避并发症的产生。

(王　河)

参考文献

[1] 武媛.新编口腔医学诊疗精要[M].南昌:江西科学技术出版社,2020.

[2] 白荣.实用口腔疾病诊断与护理[M].北京:科学技术文献出版社,2020.

[3] 周爱娟.口腔科疾病诊断与治疗[M].北京:科学技术文献出版社,2020.

[4] 马莉莉.现代口腔科疾病诊疗新进展[M].长春:吉林科学技术出版社,2019.

[5] 李刚.口腔疾病[M].2 版.北京:中国医药科技出版社,2021.

[6] 牛林,李昂.口腔临床病例解读丛书 口腔修复临床病例解读[M].北京/西安:世界图书出版公司,2021.

[7] 王敬娈,罗思阳.现代临床口腔疾病诊疗学[M].长春:吉林科学技术出版社,2019.

[8] 李中孝.临床口腔科疾病诊疗新编[M].哈尔滨:黑龙江科学技术出版社,2019.

[9] 王惠元.口腔解剖学[M].长沙:中南大学出版社,2021.

[10] 闫伟军,朴松林,刘鑫.临床口腔疾病诊疗指南[M].厦门:厦门大学出版社,2021.

[11] 黄文博.口腔科疾病预防与诊断治疗[M].开封:河南大学出版社,2021.

[12] 杜芹,肖力.儿童口腔疾病诊疗精粹[M].西安:西安交通大学出版社,2020.

[13] 刘苗.口腔疾病临床诊疗与修复[M].长沙:湖南科学技术出版社,2020.

[14] 李燕.口腔内科疾病临床诊疗[M].长春:吉林科学技术出版社,2020.

[15] 赵文艳,王泰.口腔常见疾病的诊疗及数字化技术应用[M].银川:阳光出版社,2020.

[16] 丘东海,林杭.口腔医学专业职业技能训练指导[M].北京:人民卫生出版社,2021.

[17] 汤春波,邹多宏.口腔种植并发症预防与处理[M].沈阳:辽宁科学技术出版社,2021.

[18] 张文.口腔常见病诊疗[M].北京:科学出版社,2020.

[19] 张江云.口腔疾病诊疗技术常规[M].长春:吉林科学技术出版社,2019.

[20] 孙杰.口腔内科常见疾病的诊疗及预防[M].哈尔滨:黑龙江科学技术出版社,2020.

[21] 张晓东.临床口腔疾病诊疗规范[M].天津:天津科学技术出版社,2019.

[22] 刘龙坤.实用口腔疾病诊疗技术[M].天津:天津科学技术出版社,2019.

[23] 袁萍.新编口腔疾病诊疗学[M].长春:吉林科学技术出版社,2019.

[24] 郭维华,李中瀚.口腔细胞实验操作技术[M].成都:四川大学出版社,2021.

[25] 张旭光,俞波.实用口腔临床牙体预备[M].北京:北京大学医学出版社,2021.

[26] 秦满.儿童口腔科临床病例解析[M].北京:人民卫生出版社,2021.

[27] 张扬.口腔疾病诊疗的思维与方案[M].北京:科学技术文献出版社,2019.

[28] 薪荷芽.现代临床口腔疾病诊疗技术[M].北京:科学技术文献出版社,2019.

[29] 李睿敏.现代实用口腔科疾病诊断与治疗[M].青岛:中国海洋大学出版社,2020.
[30] 刘琦.实用口腔临床诊疗精要[M].北京:科学技术文献出版社,2020.
[31] 李梅.现代口腔病诊疗进展[M].哈尔滨:黑龙江科学技术出版社,2020.
[32] 段咏华.实用口腔疾病临证指南[M].天津:天津科学技术出版社,2020.
[33] 牟雁东.新编口腔医学临床实践与新进展[M].北京:科学技术文献出版社,2020.
[34] 陶慧骞,但红霞.口腔黏膜瘙痒症的病因与治疗[J].国际口腔医学杂志,2021,48(1):119-124.
[35] 杜嵘,朱铭颐,周卓君.口腔全科诊疗理念在本科临床教学中的实践初探[J].医学理论与实践,2021,34(1):168-170.
[36] 花雯,韩佳南,王万春.口腔颌面间隙感染病原学特点及危险因素[J].中华医院感染学杂志,2021,31(9):1406-1409.
[37] 余擎.龋源性牙髓病的诊疗策略及进展[J].中华口腔医学杂志,2021,56(1):16-21.
[38] 颜孟雄,黄婧,杨再波.慢性牙周炎龈沟液 IL-10、IL-23、MCP-1 与牙周指数的相关性分析[J].分子诊断与治疗杂志,2021,13(2):255-258.
[39] 王珊.一次性根管治疗急性牙髓炎的临床疗效观察[J].智慧健康,2021,7(4):92-94.
[40] 梁晔,邵金龙,葛少华.牙周炎与银屑病相关关系的研究进展[J].中华口腔医学杂志,2021,56(6):591-597.